Thomas Lenarz

Hans-Georg Boenninghaus †

Hals-Nasen-Ohren-Heilkunde

14., überarbeitete Auflage

Mit 414 Abbildungen und 6 Tabellen

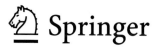

Prof. Dr. med. Thomas Lenarz
Direktor der Klinik und Poliklinik
für Hals-Nasen- und Ohren-Heilkunde
Medizinische Hochschule Hannover
Carl-Neuberg-Str. 1
30625 Hannover

Prof. Dr. med. Hans-Georg Boenninghaus†
Emeritierter Ordinarius für Hals-Nasen-Ohren-Heilkunde
Ehemaliger Direktor der Hals-Nasen-Ohren-Klinik
der Universität Heidelberg

ISBN-13 978-3-642-21130-0   ISBN 978-3-642-21131-7 (eBook)
DOI 10.1007/978-3-642-21131-7

Die Deutsche Nationalbibliothek verzeichnet diese Publikation in der Deutschen Nationalbibliografie;
detaillierte bibliografische Daten sind im Internet über http://dnb.d-nb.de abrufbar.

Springer Medizin

© Springer-Verlag Berlin Heidelberg 1970, 1972, 1974, 1977, 1980, 1983, 1986, 1990, 1993, 1996, 2001, 2005,
2007, 2012

Planung: Christine Ströhla, Heidelberg
Projektmanagement: Axel Treiber, Heidelberg
Lektorat: Ursula Illig, Gauting
Projektkoordination: Cécile Schütze-Gaukel, Heidelberg
Umschlaggestaltung: deblik Berlin
Fotonachweis Umschlag: shutterstock.com/Sukhonosova Anastasia
Zeichnungen: Regine Gattung-Petith, Albert R. Gattung, Edingen-Neckarhausen
Satz und Reproduktion der Abbildungen: Fotosatz-Service Köhler GmbH – Reinhold Schöberl, Würzburg

Gedruckt auf säurefreiem und chlorfrei gebleichtem Papier

Springer Medizin ist Teil der Fachverlagsgruppe Springer Science+Business Media
www.springer.com

Vorwort zur 14. Auflage

Die »Hals-Nasen-Ohrenheilkunde für Medizinstudenten«, erstmals 1970 erschienen, liegt jetzt in der 14. überarbeiteten Auflage als »Hals-Nasen-Ohrenheilkunde« vor. Der Text und die systematische Abhandlung der Krankheitsbilder sind an die neue Approbationsordnung angepasst. Dabei wurden auch die beiden Hauptteile »Gesundheitsstörungen« und »Krankheitsbilder« des neuen Gegenstandkataloges IMPP-GK (1, 2) berücksichtigt. Dadurch soll die Vorbereitung auf universitäre und staatliche Prüfungen erleichtert werden. Das Buch vermittelt das erforderliche Basiswissen durch Fakten und gesicherte Erkenntnisse. Moderne Entwicklungen und Fortschritte in Diagnostik und Therapie wurden unter diesem Gesichtspunkt berücksichtigt. Einige Kapitelteile mussten neu verfasst, nicht mehr aktuelle Inhalte entfernt werden.

Differenzialdiagnostik und Leitsymptome werden im Text hervorgehoben. Die Prüfungsschwerpunkte der bisherigen Staatsexamina werden jedem Kapitel vorangestellt, um dem Studierenden eine optimale Vorbereitung auf die Prüfung zu ermöglichen. Ein kurz gefasstes Repetitorium am Ende des Kapitels ermöglicht die Erfassung der wesentlichen Inhalte.

Alle nach einheitlichem Layout gestalteten Abbildungen sollen das Wichtigste instruktiv wiedergeben und helfen, sich in die schwierigen topographischen Beziehungen der Organe des Faches einzudenken sowie das Verständnis für die pathologischen Zusammenhänge zu erleichtern. Die ausführlich beschriebenen Untersuchungsmethoden werden um neue Verfahren ergänzt und sollen als Praxisanleitung dienen. Dabei werden die für die Praxis des Arztes wichtigen Verfahren besonders herausgestellt.

Die Zusammenstellung der Diagnosen und Symptome soll differenzialdiagnostische Überlegungen erleichtern und die Zusammenhänge zwischen Hauptsymptom und Diagnose aufzeigen.

Bei medikamentösen Therapieempfehlungen werden die Generika und beispielhaft Handelsnamen erwähnt. Alle Medikamente finden sich nach Einsatzgebieten geordnet in einer Liste im Anhang.

Im Text werden die international geltenden Nomina anatomica berücksichtigt. Das Buch enthält das gesamte zu vermittelnde Wissen für den Studentenunterricht. Falldarstellungen und Merksätze sollen den Praxisbezug des Wissens vertiefen. Am Ende eines jeden Kapitels finden sich praxisbezogene Prüfungsaufgaben mit Kapitel- und Seitenverweisen, um die Wiederholung des Stoffes zu erleichtern.

Zusätzlich wurde zur Überprüfung des Wissens unter Berücksichtigung des neuen Gegenstandkatalogs ein Fallquiz eingeführt.

Die 14. Auflage wurde allein von Th. Lenarz bearbeitet und herausgegeben. Der Autor hofft, dass auch diese Auflage den Studierenden der Medizin das Gebiet der Hals-Nasen-Ohrenheilkunde und der Phoniatrie und Pädaudiologie nahebringt und eine Hilfe bei der Examensvorbereitung darstellt. Dem Allgemeinmediziner und Nicht-HNO-Arzt soll das zur Ausübung des ärztlichen Berufes auf diesem Gebiet notwendige Wissen kompakt vermittelt werden.

An dieser Stelle möchte ich allen Mitarbeitern des Springer-Verlages danken, die unermüdlich an der Entstehung der Auflage mitgewirkt haben.

Mein besonderer Dank gilt Herrn Dr. N. Prenzler, Herrn Dr. J. Hromada, Herrn Dr. C. Weber, Herrn Dr. W. Burke und Herrn Dr. M. Durisin sowie Frau S. Nolte und Frau G. Richardson für ihren unermüdlichen Einsatz bei der Erstellung des Manuskriptes. Für die technische Unterstützung bei der Erstellung der Abbildungen darf ich der Fa. Karl Storz, Tuttlingen, meinen Dank aussprechen.

Hannover, im April 2012
Thomas Lenarz

Hals-Nasen-Ohrenheilkunde

Fehlbildungen verschiedenen Schweregrades führen zur Atemnot. **Verletzungen** des Kehlkopfes entstehen vorwiegend durch äußere Gewalteinwirkung, z. B. bei Verkehrsunfällen oder durch Fremdkörper. Akute **Entzündungen** des Kehlkopfes sind meistens durch Viren bedingt, während chronische Entzündungen häufig durch Nikotinabusus zustande kommen. Zu den spezifischen Entzündungen des Kehlkopfes gehören die Diphtherie, Tuberkulose und Lues. Von besonderer Bedeutung für Stimmbildung und Atmung sind die Stimmbandlähmungen. Kehlkopfkarzinome sind häufig und führen zu erheblichen funktionellen und sozialen Folgen.

■ Therapie

Schockbekämpfung, operative Versorgung (wie bei stumpfer Gewalteinwirkung), Blutstillung, Intubation oder Tracheotomie.

14.2.2 Innere Einwirkungen

F09 ▶ Fremdkörper

■ Ursachen

Gräten, Knochenstückchen, Nadeln in den Valleculae (oft auch in den Tonsillen), den Recessus piriformes oder der Glottis.

❯ Umfassende Diagnostik zur Fremdkörpersuche, um Komplikationen zu vermeiden.

■ Symptome
– Hustenreiz
– Atemnot
– Stechender Schmerz in Kehlkopfhöhe
– Hustenanfälle, wenn der Fremdkörper die Glottis passiert hat
– Bei größeren Fremdkörpern, die in der Glottis hängen bleiben, Erstickungsgefahr
– Bei längerem Liegen der Fremdkörper können Ödeme (bei Kindern!) oder Drucknekrosen entstehen
– Bei plötzlichem Kehlkopfverschluss »Bolustod«

Selten Gesichtsspalten: Mediane, schräge und quere Gesichtsspalten, Spalten der Unterlippe, des Unterkiefers und der Zunge.
Torus palatinus: Selten vorkommender knöcherner Wulst am harten Gaumen im Verlauf der Sutura palatina mediana.

■ Diagnose

Laryngoskopie (Lupenendoskopie). Röntgenaufnahme bei schattengebenden Fremdkörpern.

■ Therapie
– Entfernung aus dem Kehlkopf mit Spezialzangen bei indirekter oder direkter Laryngoskopie
– Falls dazu keine Möglichkeit und drohende Erstickung, Kinder an den Füßen hochhalten, u. U. Nottracheotomie (s. auch Bronchialfremdkörper, ▶ Kap. 17.1)

Intubationsschäden

Außer zu Verletzungen der Stimmbänder und Epitheldefekten bei der Intubation kann es nach länger liegendem Tubus zu umschriebener Granulationsbildung (**Intubationsgranulom**) in der Gegend des unmittelbar unter der Schleimhaut gelegenen Processus vocalis des Aryknorpels – häufig beiderseits – kommen (◘ Abb. 14.6).

■ Differenzialdiagnose

Kontaktgranulom.

■ Symptom

Die Heiserkeit tritt bei Granulationsbildung einige Tage oder Wochen nach der Intubation auf.

■ Therapie
– Sorgfältige Abtragung – möglichst bei direkter Laryngoskopie mit Hilfe des Operationsmikroskops –, sonst kommt es nicht selten zu Rezidiven
– Indikation zur Laserchirurgie
– Nach der Abtragung Stimmschonung

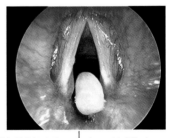

◘ **Abb. 14.6** Intubationsgranulom rechts (Mikrolaryngoskopie)

Left margin callouts:

Einführung:
Kurze Übersicht zum Kapitelinhalt

Inhaltliche Struktur:
Klare Gliederung durch alle Kapitel

Examen:
Das wurde schon geprüft (hier Stex Frühjahr 2009)

Prüfung:
Die wichtigsten Prüfungsinhalte sind markiert

14

Farbiges Leitsystem
führt durch die Sektionen

Exkurs:
Interessantes Hintergrundwissen zum besseren Verständnis

Bottom callouts:

Wichtig:
Zentrale Informationen auf einen Blick

Abbildungen veranschaulichen komplexe Sachverhalte

Tab. 14.2 Einteilung der Larynx- und Hypopharynxkarzinome nach Ausdehnung (N-Stadium ► Kap. 11.4.2, 20.4.2 u. 23.4.1).

	Kehlkopfkarzinom	Hypopharynxkarzinom
T_1	Tumor auf einen Unterbezirk begrenzt, Stimmlippe beweglich a: Befall einer Stimmlippe b: Befall beider Stimmlippen	Tumor ≤ 2 cm und auf einen Unterbezirk begrenzt
T_2	Tumor auf 2 Unterbezirke ausgedehnt, Stimmlippe bei Befall eingeschränkt beweglich	Tumor 2–4 cm oder Befall von 2 Unterbezirken
T_3	Tumor in mehr als 2 Unterbezirken, auf den Larynx begrenzt, Stimmlippe bei Befall fixiert	Tumor ≥ 4 cm und/oder Fixation des Hemilarynx
T_4	Einbruch in den Knorpel oder Überschreiten der Organgrenzen	Tumor infiltriert Nachbarstrukturen a: Schildknorpel, Schilddrüse, Ösophagus b: Prävertebrale Faszie, Mediastinum, A. carotis interna

Nach Dauerintubation mit Schädigung der subglottischen Schleimhaut oder der Trachealschleimhaut führen **entzündliche Reaktionen** (Ringknorpelperichondritis, Perichondritis der Trachealringe, Aryknorpelankylose) zu nachfolgender **Stenosierung** von Kehlkopf oder Trachea.

Praxisbox

Tracheotomie
In Intubationsnarkose oder örtlicher Betäubung. Hautschnitt quer unterhalb des Ringknorpels oder in der Mittellinie des Halses (❏ Abb. 14.28). Tracheotomie (= »obere« Tracheotomie, ❏ Abb. 14.28b).

Verbrühungen oder Verätzungen

❶ **Cave**
Glottisödem, Stridor.

■ **Diagnose**
Anfangs ödematöse Schwellung und Rötung der Kehlkopfschleimhaut, nach einigen Stunden weißliche Fibrinbeläge.

Beispiel

Die Patientin wurde wegen einer Struma nodosa bereits vor 10 Jahren strumektomiert. Jetzt steht eine erneute Operation an. Postoperativ kommt es zu massiver Atemnot mit inspiratorischem Stridor, der eine Reintubation, später die Anlage eines plastischen Tracheostomas erforderlich macht.

14.4.4 **Arthrogene Stimmlippenlähmungen**

Engl. *arthrogenous laryngoparalysis*

■ **Definition**
Ankylose des Aryknorpels.

■ **Ursachen**
Bei chronischer Polyarthritis, nach Langzeitintubation, nach Strahlentherapie und bei lange bestehenden Rekurrenslähmungen.

Funktionelle Stimmstörungen ► Kap. 26.3.2.

❓ Wann klären Sie eine Heiserkeit mit Hilfe einer Mikrolaryngoskopie und Probeexzision ab (► Abschn. 14.3.2, S. 296)?
❓ Welches Therapiekonzept ist bei Larynxtraumen erforderlich (► Abschn. 14.2, S. 289)?
❓ Wie unterscheiden sich Reinke-Ödem, Kehlkopfpolyp und Sängerknötchen (► Abschn. 14.3.2, S. 296)?

In Kürze

Plastische und Phonochirurgie
— Plastische Eingriffe
  — Chirurgische Stimmrehabilitation
  — Wiederherstellung des Speiseweges
  — Tracheostomaverschluss

Sagen Sie uns die Meinung!

Liebe Leserin und lieber Leser,

Sie wollen gute Lehrbücher lesen,
wir wollen gute Lehrbücher machen:
dabei können Sie uns helfen!

Lob und Kritik, Verbesserungsvorschläge und neue Ideen können Sie auf unserem Feedback-Fragebogen unter **www.lehrbuch-medizin.de** gleich online loswerden.

Als Dankeschön verlosen wir jedes Jahr Buchgutscheine für unsere Lehrbücher im Gesamtwert von 500 Euro.

Wir sind gespannt auf Ihre Antworten!

Ihr Lektorat Lehrbuch Medizin

Inhaltsverzeichnis

II Nase, Nebenhöhlen und Gesicht

III Mundhöhle und Pharynx

IV Larynx und Trachea

V Ösophagus und Bronchien

VI Hals

VII Kopfspeicheldrüsen

VIII Stimm-, Sprech- und Sprachstörungen

IX Begutachtung

X Leitsymptome und Differenzialdiagnose

Anhang

Notfälle und Erstmaßnahmen

- Akute Gleichgewichtsstörungen (▶ S. 118 f)

- **Blutungen**
- Nasenbluten (▶ S. 172)
- Gefäßunterbindungen und Embolisation bei schweren arteriellen Blutungen (▶ S. 174)

- **Fremdkörper**
- Kehlkopffremdkörper (▶ S. 290)
- Bronchialfremdkörper (▶ S. 330)
- Ösophagusfremdkörper (▶ S. 331)
- Nasenfremdkörper (▶ S. 175)

- **Hörsturz**
- Hörsturz (▶ S. 116 f)
- *M. Menière* (▶ S. 112 f)

- **Luftnot**
- Intubation (▶ S. 313)
- Tracheotomie (▶ S. 313 f)
- Kanülenträger (▶ S. 314)
- Tracheobronchoskopie (▶ S. 324 f)
- Medikamentöse Therapie (▶ S. 293 f)

- **Schmerzzustände bei Tumorerkrankungen** (▶ S. 263)

- **Verätzungen und Verbrühungen des oberen Speiseweges**
- Mundhöhle (▶ S. 239)
- Ösophagus (▶ S. 332)

Geschichte der Hals-Nasen-Ohrenheilkunde

Mitte des 19. Jahrhunderts wurden durch die **Entwicklung der Untersuchungsmethoden** Diagnose und Behandlung der Krankheiten von Ohr, Nase und Kehlkopf möglich. 1841 konstruierte der Kreisphysikus **Hofmann** einen perforierten Hohlspiegel mit Griff, 1851 erfand *Helmholtz* den Augenspiegel. *Von* **Tröltsch** führte 1855 den in der Mitte mit einem Loch versehenen Spiegel zur Beleuchtung und Betrachtung des Trommelfells (Stirnreflektor, »Ohrenspiegel«) in die Klinik ein. Der im gleichen Jahr von dem spanischen Gesangslehrer *García* erstmals an sich selbst erprobte Kehlkopfspiegel wurde von *Türck* und *von Czermak* 1858 systematisch für die indirekte Laryngoskopie eingesetzt. Den Ausbau der direkten Laryngoskopie, Bronchoskopie und Ösophagoskopie mit starren beleuchteten Rohren verdanken wir *Killian*, der 1897 als erster auf diese Weise endoskopisch einen Bronchialfremdkörper entfernte. Heute werden vor allem zu diagnostischen Zwecken flexible Endoskope verwandt. Das Untersuchungsmikroskop vor allem zur Otoskopie und Stroboskopie ist seit mehreren Jahrzehnten in Gebrauch.

Heute gewinnen die bildgebenden Verfahren einschließlich der computerassistierten Chirurgie zunehmend an Bedeutung für die Diagnostik und Therapieplanung.

Otologie und Rhino-Laryngologie entwickelten sich getrennt. Die **Otologie** bekam entscheidende Impulse durch Arbeiten, in denen *Schwartze* 1873 über seine Erfolge bei Operationen am Warzenfortsatz (Antrotomie) berichtete. Kurz darauf wurde die Methode der Radikaloperation des Mittelohres ausgearbeitet. *Kessel* führte 1875 erstmals die Operationen am Steigbügel durch. Die später in den Jahren ab 1945 entwickelten mikrochirurgischen Eingriffe am Ohr haben neben der Sanierung eines entzündlichen Prozesses im Mittelohr vor allem den Sinn, die Hörfunktion zu erhalten oder zu verbessern. Diese von *Wullstein* und *von Zöllner* ausgearbeiteten Tympanoplastiken ebenso wie auch die hörverbessernden Operationen bei der Otosklerose (zunächst Fensterungsoperation am horizontalen Bogengang, seit 1955 Operationen am Steigbügel) konnten erst nach Einführung des Operationsmikroskops und der Antibiotika eine weite Verbreitung finden.

Die Entwicklung audiologischer Untersuchungsmethoden – einschließlich der objektiven Audiometrie – und die Konstruktion von Hörgeräten in verschiedener Bauart haben Diagnose und Therapie der Hörstörungen entscheidend verbessert. Seit einigen Jahren ist es möglich, bei Gehörlosen und Ertaubten eine elektronische Hörprothese (Cochlea-Implantat) zur Wiederherstellung des Gehörs zu implantieren. Die **Rhino-Laryngologie** verdankt ihre ersten großen Fortschritte der Anwendung des Kokains als Oberflächenanästhetikum im Jahre 1884. *Billroth* nahm 1873 die erste erfolgreiche Laryngektomie vor. Die Prinzipien der Kehlkopfchirurgie bei gut- und bösartigen Tumoren wurden von *Gluck* und *Soerensen* Ende des 19. Jahrhunderts ausgearbeitet. In den letzten Jahrzehnten sind die operativen Eingriffe in der regionalen plastischen und rekonstruktiven Chirurgie von Gesicht und Hals erheblich weiterentwickelt worden. Die Mikrochirurgie des Kehlkopfes wurde unentbehrlich. Zunehmend kommen endolaryngeale laserchirurgische Verfahren zum Einsatz mit dem Ziel, die Funktionen des Kehlkopfes zu erhalten und Schluckstörungen zu vermeiden.

Operationen an den Nebenhöhlen der Nase werden vorwiegend endoskopisch durchgeführt. Die Methoden der Schädelbasischirurgie bei Traumen und Tumoren – einschließlich der Akustikusneurinome – wurden zum wesentlichen Teil durch Hals-Nasen-Ohrenchirurgen entwickelt und ausgebaut. Erkrankungen der Schleimhäute im oberen Aero-Digestiv-Trakt treten immer häufiger auf. Sie sind auch Gegenstand der Allergologie und Umweltmedizin im Fachgebiet.

Die Zusammenlegung der Otologie und der Rhino-Laryngologie zu dem Fach **Hals-Nasen-Ohrenheilkunde** erfolgte um die Jahrhundertwende zunächst an einigen, später an allen deutschen Universitäten. Die erste Hals-Nasen-Ohrenklinik entstand 1899 in Rostock. Die Gründe für den Zusammenschluss von Otologie und Rhino-Laryngologie waren einmal die gemeinsame Untersuchungstechnik der im Kopf-Hals-Bereich versteckt liegenden Organe, zum anderen aber die engen anatomischen, funktionellen und pathophysiologischen Zusammenhänge der schleimhautausgekleideten Räume der oberen Luftwege und – verbunden durch die Tube – der Mittelohrräume. Diese Erkenntnis ist bei der Therapie der Krankheiten des Fachgebietes stets zu berücksichtigen. Die Einheit des Faches

Hals-Nasen-Ohrenheilkunde, das in der Deutschen Gesellschaft für Hals-Nasen-Ohrenheilkunde, Kopf- und Halschirurgie sein wissenschaftliches Forum hat, muss auch im Interesse der Lehre und der Weiterbildung der Assistenten zu Hals-Nasen-Ohrenärzten erhalten bleiben.

Ohr

Das Ohr umfasst alle anatomischen Strukturen, die dem Hören und Gleichgewicht dienen. Beide Sinnessysteme sind entwicklungsgeschichtlich, anatomisch und funktionell eng miteinander verbunden.

Sie dienen der Orientierung im Raum und der menschlichen Kommunikation.

Das Gehör stellt die Grundlage der Sprache und ihrer Entwicklung dar. Erkrankungen des Ohres wie Schwerhörigkeit, Schwindel und Tinnitus gehören zu den häufigsten überhaupt – unabhängig von Lebensalter und Geschlecht.

Dieses Kapitel stellt die für das Verständnis der Erkrankungen wichtigsten embryologischen, anatomischen und physiologischen Grundlagen des Hör- und Gleichgewichtsorgans und des N. facialis dar. Die ausführliche Beschreibung der Untersuchungstechniken des Ohres und seiner Funktion ist auch als Anleitung im klinischen Untersuchungskurs gedacht. Die Krankheitsbilder werden systematisch und topographisch-anatomisch orientiert für das Außen-, Mittel- und Innenohr, den Hörnerven sowie für die zentrale Hörbahn dargestellt.

Anatomie und Physiologie

Das Ohr besteht aus einem peripheren und zentralen Teil.

Zum **peripheren Anteil** gehören:
- äußeres Ohr (Ohrmuschel, äußerer Gehörgang),
- Mittelohr,
- Innenohr (Labyrinth) und
- 8. Hirnnerv

Den **zentralen Anteil** bilden:
- Hörbahn,
- die Vestibularbahnen, d. h. die Teile des ZNS, die an der Regulation des Gleichgewichts beteiligt sind,
- zentrale Teile des N. facialis, die zum Innenohr ziehen.

Zum Verständnis von Erkrankungen des Ohres sind Kenntnisse zu Aufbau und Funktionsweise des Hör- und Gleichgewichtsorgans unbedingt erforderlich.

Beispiel

Als Säugling schien der Junge eine normale Entwicklung zu nehmen. Mit einem Jahr fiel auf, dass er fast nichts sprach. Trotz Verdachts der Eltern auf Schwerhörigkeit wurde die Diagnose Taubheit erst mit 2 1/2 Jahren gestellt. Trotz intensiver Förderung war seine Sprache schwer verständlich und rudimentär. Er konnte keine normale Schule besuchen und wird zeitlebens beruflich und sozial gehandikapt sein.

Beispiel

Seit seinem 18. Lebensjahr war der Patient beruflich starkem Lärm ausgesetzt. Seit dem 35. Lebensjahr verspürte er eine zunehmende beidseitige Schwerhörigkeit, die ihn in der zwischenmenschlichen Kommunikation und am Arbeitsplatz behinderte.

1.1   Entwicklung

Die im Felsenbein liegenden Sinnesorgane für Gleichgewicht und Gehör werden wegen ihres komplizierten Baus als Labyrinth bezeichnet.

Das **häutige Labyrinth** entwickelt sich am Ende der 4. Embryonalwoche aus einer Sinnesplakode, einer Verdickung des Ektoderms, durch Einsinken und Abschnüren zum Ohrbläschen. Ausstülpungen, Faltenbildungen und Umformungen lassen im Lau-

fe einiger Wochen eine endgültige Form des häutigen Labyrinths entstehen. Dabei bildet sich der phylogenetisch ältere, vestibuläre Anteil eher als der kochleäre. Die Sinneszellen (Haarzellen) sind im 6. Fetalmonat ausgereift. Der kochleäre und der vestibuläre Anteil weisen sowohl isolierte als auch kombinierte Missbildungen auf.

Das **knöcherne Labyrinth**, das in groben Umrissen der Form des häutigen Labyrinthes entspricht, entsteht aus einer mesenchymalen Hülle um diese epitheliale Labyrinthanlage. Zunächst bildet sich eine knorplige Labyrinthkapsel, an deren Stelle dann die mittlere enchondrale Knochenschicht tritt. Die Verknöcherung der knorpligen Kapsel geht von mehreren Zentren aus und ist im Allgemeinen bei 22 Wochen alten Feten abgeschlossen. Kompakter Knochen bildet sich schließlich als äußere und innere Schicht. Letztere ist das eigentliche »knöcherne Labyrinth«. Zwischen ihm und dem häutigen Labyrinth befindet sich der perilymphatische Raum. Bei Geburt sind sowohl das Innenohr als auch die Paukenhöhle bereits voll entwickelt.

Die **Mittelohrräume** entstammen dem Entoderm und entwickeln sich aus einem dorsalen Rezessus der ersten Schlundtasche zwischen erstem und zweitem Kiemenbogen (= Viszeralbogen = »Schlundbogen«). Es bilden sich zunächst nur Tube und Paukenhöhle. Das Antrum mastoideum ist erst zur Zeit der Geburt ausgebildet. Die Pneumatisation des Warzenfortsatzes und des Felsenbeins erfolgt in den ersten Lebensjahren.

Von den **Gehörknöchelchen** entwickeln sich Hammer und Amboss aus dem Mesenchym des ersten, das Steigbügelköpfchen aus dem des zweiten Kiemenbogens jeweils über knorplige Vorstufen. Der übrige Steigbügel entstammt der Labyrinthkapsel. Bei Ausbildung der Paukenhöhle werden die Gehörknöchelchen von Schleimhaut umhüllt. Das dabei zusammengedrängte Mesenchym wird zu Bändern, die die Gehörknöchelchen mit der Paukenhöhlenwand verbinden.

Vom Ektoderm aus bildet sich zwischen erstem und zweitem Kiemenbogen aus der ersten »Kiemenfurche« über eine sog. Ohrmuschelgrube der äußere Gehörgang. Sein Epithel trifft in der Tiefe auf das Epithel der Paukenhöhle. Die beiden Epithelschichten sowie das zwischen ihnen verbleibende Bindegewebe werden zum Trommelfell.

Die **Ohrmuschel** entsteht aus Material (6 Höcker) des ersten und zweiten Kiemenbogens.

Entwicklung des Ohres
- Die Entwicklung des Ohres ist bereits mit der 22. Schwangerschaftswoche abgeschlossen.
- Störungen der Entwicklung führen zu Missbildungen des äußeren, des Mittel- und Innenohres und des Hörnerven.
- Mehr als 60% der angeborenen Schwerhörigkeiten sind genetisch bedingt.

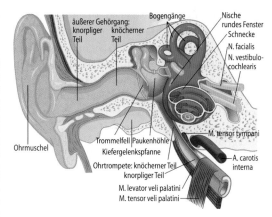

◘ Abb. 1.1 Übersicht über äußeres Ohr (orange), Mittelohr (rot) mit Gehörknöchelchen (*grau*) und Innenohr (Labyrinth, *blau*)

1.2 Peripherer Anteil

Das periphere Hör- und Gleichgewichtsorgan liegt im Schläfenbein (Os temporale), das sich zusammensetzt aus:
- Paukenteil (Pars tympanica),
- Schuppe (Pars squamosa),
- Felsenbein (Pars petrosa) mit Warzenfortsatz (Processus mastoideus) und Griffelfortsatz (Processus styloideus).

Nach klinischen Gesichtspunkten ergibt sich eine Einteilung (◘ Abb. 1.1) in:
- **Äußeres Ohr** mit Ohrmuschel und äußerem Gehörgang,
- **Mittelohr** mit Trommelfell, Ohrtrompete (Tube), Paukenhöhle und pneumatischen Räumen,
- **Innenohr** (Labyrinth) und
- **VIII. Hirnnerv** im inneren Gehörgang.

1.2.1 Äußeres Ohr

Engl. *external ear*

- **Definition**
Es besteht aus 2 Teilen: Ohrmuschel und äußerer Gehörgang.
- Die **Ohrmuschel** (◘ Abb. 1.2) wird durch den zwischen den Hautblättern liegenden elastischen Knorpel geformt. Hervorspringende

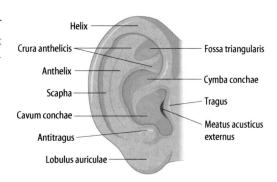

◘ Abb. 1.2 Ohrmuschel

Falten und Leisten sind der Tragus, der Antitragus, die Helix und die Anthelix mit den Crura anthelicis, zwischen denen die Fossa triangularis liegt. Das Ohrläppchen ist knorpelfrei. Das Cavum conchae geht in den äußeren Gehörgang über.
- Der **äußere Gehörgang** (◘ Abb. 1.1) besteht aus einem äußeren knorpligen, mit dem Ohrmuschelknorpel zusammenhängenden und einem inneren knöchernen Teil.

Der **knorplige Teil** besitzt ein bindegewebiges Dach und ist infolge bindegewebiger Spalten (Incisurae Santorini) dehnbar und verschieblich. Seine Haut enthält Haare mit Talgdrüsen. Das Sekret der Talgdrüsen – mit abgeschilfertem Epithel durchmischt – wird als Ohrenschmalz (Zerumen) bezeichnet. Das Zerumen wird durch das dünnflüssige, gelbe

Sekret der (fälschlicherweise so genannten) Zeruminaldrüsen erweicht. Diese apokrinen Knäueldrüsen liegen als kompakte Schicht unter den Talgdrüsen und münden teils mit ihnen zusammen in die Haarbälge, teils direkt in den Gehörgang.

Im **knöchernen Teil** ist die Haut dünn und mit dem Periost fest verwachsen.

Verlauf

Der äußere Gehörgang ist insgesamt 3–3,5 cm lang, am Übergang vom knorpligen zum knöchernen Teil findet sich eine Enge (Isthmus). An dieser Stelle zeigt der Gehörgang eine Krümmung.

> **Praxisbox**
>
> Durch Ziehen der Ohrmuschel nach hinten oben lässt sich der knorplige Teil des Gehörganges anheben und mit dem von hinten oben außen nach vorn unten innen verlaufenden starren knöchernen Teil in eine Achse bringen (wichtig bei der Untersuchung des Trommelfells und bei der Ohrspülung!).

Topographische Beziehungen
- Die hintere obere knöcherne Gehörgangswand ist dem **Antrum mastoideum** benachbart (Senkung bei Mastoiditis!).
- In der hinteren unteren Gehörgangswand verläuft der **N. facialis**.
- Die vordere Gehörgangswand grenzt an das **Kiefergelenk** und die vordere untere an die **Gl. parotidea**.
- Die obere Wand grenzt an das Epitympanum und den M. temporalis.

Gefäße des äußeren Ohres: Äste der A. temporalis superficialis, der A. maxillaris und der A. occipitalis (alle aus der A. carotis ext.).

Lymphabfluss des äußeren Ohres über die auf dem Warzenfortsatz liegenden Nodi lymphatici retroauriculares et infraauriculares und über die vor dem Ohr liegenden Nodi lymphatici parotidei in die Nodi lymphatici cervicales superficiales et profundi.

Sensible Nerven des äußeren Ohres sind:
- N. auriculotemporalis (aus V3): Gehörgang vorn und oben, Ohrmuschel vorn
- R. auricularis n. vagi: Gehörgang hinten (Hustenreiz bei Einführen des Ohrtrichters!), Hinterfläche der Ohrmuschel
- N. auricularis magnus (aus CIII): Gehörgang unten, Ohrmuschel hinten, Mastoid
- N. auricularis post. (aus N. VII): Gehörgang oben (sensibel, Hitselberger-Zeichen), hintere Ohrmuskeln (motorisch)

In Kürze

Äußeres Ohr
- Die Ohrmuschel dient der Schallaufnahme. Ihr Gerüst besteht aus elastischem Knorpel, der in den knorpeligen Teil des äußeren Gehörgangs übergeht.
- Der 3,5 cm lange äußere Gehörgang weist einen inneren knöchernen Teil (Os temporale) auf.
- Der Gehörgang grenzt an Kiefergelenk, Mastoid und Mittelohr.

1.2.2 Mittelohr

Engl. *middle ear*

Definition

Es umfasst Trommelfell, Tube, Paukenhöhle und die pneumatischen Räume.

Trommelfell
Der normale Trommelfellbefund

Das Trommelfell schließt den Gehörgang in der Tiefe gegen die Paukenhöhle ab. Es ist mit einem verdickten Rand aus Faserknorpel, dem **Anulus fibrosus** (= fibrocartilagineus, Limbus), in den knöchernen **Sulcus tympanicus** eingelassen. Der Sulcus besitzt oben eine halbkreisförmige Knochenaussparung, die **Incisura tympanica (Rivini)**.

Stellung. Das Trommelfell ist – bei Säuglingen und Kindern mehr als bei Erwachsenen – von hinten oben außen nach vorn unten innen geneigt, so dass die hintere Gehörgangswand mit dem Trommelfell einen stumpfen Winkel und die vordere Gehörgangswand mit dem Trommelfell einen spitzen Winkel bilden. Die hinteren Trommelfellanteile liegen dem Betrach-

reflex kommt dadurch zustande, dass das Licht bei der Spiegeluntersuchung nur in diesem dreieckigen Trommelfellbezirk bei normaler Trommelfellstellung senkrecht auffällt und reflektiert wird. Das Trommelfell lässt sich durch eine Linie entlang dem Hammergriff und eine Linie senkrecht dazu durch den Umbo in vier Quadranten einteilen (v.o. = vorderer oberer, v.u. = vorderer unterer, h.o. = hinterer oberer, h.u. = hinterer unterer). Im hinteren oberen Quadranten schimmern gelegentlich der ins Mesotympanum herabreichende lange Ambossschenkel und die im Winkel von 90° dazu nach hinten ziehende Sehne des M. stapedius durch das Trommelfell hindurch.

Farbe Die Eigenfarbe ist perlmuttgrau und wird durch das verwendete künstliche Licht und die im Licht durchscheinende, gelbliche mediale Paukenhöhlenwand etwa **rauchgrau**. Der Trommelfellglanz entsteht durch eine dünne Fettschicht (Ohrenschmalz).

Aufbau Die **Pars tensa** besteht aus **drei Schichten**: Epithelschicht, Bindegewebsschicht (= Lamina propria) mit den zum Gehörgang liegenden radiären Fasern (Stratum radiatum) und den paukenwärts liegenden zirkulären Fasern (Stratum circulare) sowie Schleimhautschicht.

In der **Pars flaccida** finden sich nur **zwei Schichten**: Epithel und Schleimhaut. Die Bindegewebsschicht und der Anulus fibrosus fehlen in der Pars flaccida. Zwischen Epithel und Schleimhaut findet man lediglich etwas lockeres Bindegewebe. Die Pars flaccida liegt in der Höhe des Epitympanum.

Beweglichkeit Die Beweglichkeit des Trommelfells und des Hammers lässt sich durch Lufteinblasung über die Tube ins Mittelohr prüfen, wenn gleichzeitig otoskopiert wird (**Valsalva-Versuch**). Bei nicht durchgängiger Tube gelingt das mit Hilfe eines außen mit einer Lupe abgeschlossenen Trichters, der luftdicht in den Gehörgang eingesetzt wird (**Siegle-Trichter**). Mit einem an den Trichter angeschlossenen Gummiballon kann dann zur Untersuchung der Trommelfellbeweglichkeit der Luftdruck im Gehörgang erhöht und erniedrigt werden (**pneumatische Ohrlupe**).

Gefäße und Nerven Ein Gefäß der A. auricularis prof. (aus A. maxillaris) und Nervenfasern (aus V3)

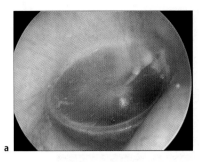

a

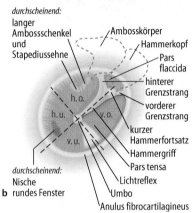

durchscheinend:
langer
Ambossschenkel
und
Stapediussehne

Ambosskörper
Hammerkopf
Pars flaccida
hinterer Grenzstrang
vorderer Grenzstrang
kurzer Hammerfortsatz
Hammergriff
Pars tensa
Lichtreflex
Umbo
Anulus fibrocartilagineus

h.o.
h.u.
v.o.
v.u.

durchscheinend:
Nische
b rundes Fenster

■ Abb. 1.3a,b Rechtes Trommelfell. **a** Normales Trommelfell; **b** anatomisches Schema

ter also näher, als die vorderen. Das Trommelfell hat die Form eines nach innen gerichteten flachen Trichters. An seiner Spitze befindet sich der **Umbo**.

Aufsicht (■ Abb. 1.3) Man unterscheidet den großen, unteren, gespannten Teil, die **Pars tensa**, und in der Incisura Rivini den kleineren, oberen, schlaffen Teil, die **Pars flaccida** (Shrapnell-Membran).

Zwischen Pars tensa und Pars flaccida ist vorn oben der vorspringende kurze Fortsatz des Hammers zu erkennen, zu dem als Fortsetzung des Anulus fibrosus der vordere und hintere Grenzstrang (Plica mallearis anterior bzw. posterior) von vorn und hinten ziehen. Der kurze Fortsatz setzt sich in den nach unten und innen verlaufenden Hammergriff (= Hammerstiel) fort. Der Hammergriff ist mit der Pars tensa fest verwachsen und scheint gelblich durch das Epithel hindurch. Sein unteres Ende entspricht dem **Umbo** (Nabel) des Trommelfells. Vom Umbo ausgehend sieht man den dreieckigen Lichtreflex, der mit der Basis nach vorn unten gerichtet ist. Der Licht-

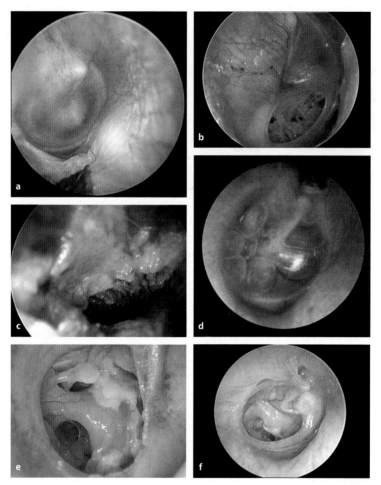

◘ Abb. 1.4a–f Pathologische Trommelfellbefunde. **a** Retrahiertes Trommelfell; **b** traumatische Trommelfellperforation; **c** Hämatotympanum; **d** Mittelohrerguss mit Flüssigkeitsblasen; **e** Trommelfelldefekt mit Tympanosklerose; **f** Mittelohradhäsivprozess

finden sich in dem sogenannten Kutisstreifen, der von hinten oben auf das Trommelfell übergeht, am Hammergriff herunterzieht und am Umbo endet. Kleine Gefäße strahlen vom Rand her radiär in das Trommelfell ein.

▶ Der pathologische Trommelfellbefund

Veränderungen der Stellung Durch eine Verlegung der Tube (Tubenmittelohrkatarrh, ▶ Kap. 4.2.1) kommt es zur Resorption der Luft im Mittelohr und zur Retraktion des Trommelfells, ◘ Abb. 1.4). Der Trommelfelltrichter vertieft sich:

- Der Hammergriff wird am Umbo einwärts und nach oben verlagert, er erscheint daher bei der Aufsicht verkürzt.

- Der kurze Hammerfortsatz springt dagegen stärker in den Gehörgang vor. Dadurch bildet sich eine hintere Trommelfellfalte.

- Die Spitze des dreieckigen Reflexes rückt durch die Stellungsänderung des Trommelfells vom Umbo ab oder fehlt völlig.

In einer isolierten Retraktion der Pars flaccida kann sich ein beginnendes **primäres Cholesteatom** bilden.

Eine **Trommelfellvorwölbung** ist vorübergehend nach einer Lufteinblasung ins Mittelohr zu sehen, vor allem erscheinen dann **atrophische Trommelfellbezirke** blasenartig vorgedrängt. Auch das gerötete und infiltrierte Trommelfell bei der akuten Otitis media und das milchige beim Seromukotympanum sind vorgewölbt.

Veränderungen der Aufsicht und der Kontinuität durch Trommelfelldefekte

- Bei der **akuten Mittelohrentzündung** kann eine winzige bis **stecknadelkopfgroße Perforation** des Trommelfells bestehen, die meist nur an dem austretenden Sekrettropfen und dem auf diesem Sekret befindlichen pulsierenden Reflex zu erkennen ist (◻ Abb. 4.6c).
- Nach **Traumen** sind die Perforationen oder Defekte des Trommelfells gezackt. Oft finden sich **schlitzförmige Perforationen**, ein blutig imbibierter oder lappiger Perforationsrand oder kleine Blutkoagel (◻ Abb. 1.4b).

Bei der chronischen Otitis media sind zu unterscheiden

- der **zentrale Trommelfelldefekt** (mesotympanaler Trommelfelldefekt), der rund- oder nierenförmig in der Pars tensa sitzt, verschieden groß sein kann, aber den Anulus des Trommelfells nicht zerstört haben darf (nicht randständiger Defekt). Er ist Ausdruck einer chronischen Schleimhauteiterung (chronische mesotympanale Otitis media, ◻ Abb. 4.8a, c).
- der **randständige Trommelfelldefekt** (epitympanaler Trommelfelldefekt), bei dem der Anulus im hinteren oberen oder vorderen oberen, dem Epitympanum gegenüberliegenden Abschnitt der Pars tensa zerstört ist oder der im Bereich der Pars flaccida liegt. Er ist Ausdruck einer chronischen Knocheneiterung (chronische epitympanale Otitis media, Cholesteatomeiterung, ◻ Abb. 4.8b, c; 4.9).

Veränderungen der Farbe

- **Rotfärbung:** Gefäßfüllung im Bereich des Kutisstreifens und des Hammergriffs, radiäre Gefäßinjektion der Pars tensa, diffuse Rötung des gesamten Trommelfells mit Verstreichen der Konturen sind nacheinander beim Beginn einer akuten Otitis media und in umgekehrter Reihenfolge beim Abklingen einer **akuten Otitis media** (◻ Abb. 4.6) zu beobachten.
- **Blaufärbung:** Erscheint das Trommelfell schwarz-blau verfärbt, handelt es sich um

einen Bluterguss in der Pauke (**Hämatotympanum;** ◻ Abb. 1.4c), wie er bei Schläfenbeinbrüchen und selten einmal als »idiopathisches Hämatotympanum« = »Otitis nigra« zu beobachten ist. Ein **Glomustumor** im Mittelohr oder ein hochstehender, durch eine Knochendehiszenz in die Pauke ragender **Bulbus venae jugularis superior** können blau durch das Trommelfell hindurchschimmern (Pulsationen!). Blau-rote **Blasen** auf dem Trommelfell sind Ausdruck einer »Grippeotitis«.

- **Gelbfärbung:** Bei einem Paukenerguss scheint das seröse Exsudat gelblich durch das Trommelfell hindurch (**Serotympanum**). Ist nicht die gesamte Pauke gefüllt, erkennt man eine haarfeine schwarze Niveaulinie, die dem Flüssigkeitsspiegel entspricht, und nach Lufteinblasung durch die Tube ins Mittelohr Flüssigkeitsblasen (◻ Abb. 1.4d).

  F06

- **Weißfärbung:** Eine diffuse weißliche Trübung des Trommelfells zeigt eine Verdickung an und kann Ausdruck früher abgelaufener Entzündungen in jeder der drei Trommelfellschichten sein. Partielle Trübungen von unterschiedlicher Intensität bis hin zu weißen Kalkplatten beruhen auf Einlagerungen und finden sich als Rückstand von entzündlichen Exsudaten meist in der Bindegewebsschicht der Pars tensa (**Tympanosklerose;** ◻ Abb. 1.4e). Die Funktion des Mittelohres kann, braucht aber dadurch nicht gestört zu sein. Ein milchig-mattes Trommelfell mit Gefäßzeichnung ist häufig Zeichen eines dahinterliegenden **Seromukotympanums**.
- **Dunkelgraufärbung**, gleichzeitig Veränderungen im Trommelfellaufbau: Ein über lange Zeit retrahiertes und dabei gedehntes und in der Faserschicht **atrophisches Trommelfell** erscheint bei der Spiegeluntersuchung dunkel. Das Gleiche gilt für »**Trommelfellnarben**«: Überhäutet sich ein Trommelfelldefekt, so regeneriert die Bindegewebsschicht nicht mehr, und die Narbe besteht dann nur aus der Epithel- und der Schleimhautschicht. Die Narbe hat scharfe, die Atrophie verwaschene Grenzen.

Veränderungen der Beweglichkeit

- Das atrophische oder umschrieben narbige **Trommelfell** zeigt beim Valsalva-Manöver eine stärkere Beweglichkeit, was sich an der leichten Veränderlichkeit der im Narbenbereich auftretenden Lichtreflexe ausdrückt.

— Das stärker **verdickte Trommelfell** und das durch Unterdruck in der Pauke eingezogene oder nach früheren Entzündungen mit der medialen Paukenhöhlenwand verwachsene Trommelfell (Adhäsivprozess) sind in ihrer Beweglichkeit eingeschränkt (■ Abb. 1.4f).

Ohrtrompete (Tube)

■ **Definition**

Die Ohrtrompete (Tuba auditiva eustachii, Tuba pharyngotympanica, ■ Abb. 1.1) ist ca. 3,5 cm lang und besteht aus einem vorderen medialen knorpligen Teil (2/3 der Länge) und einem hinteren, im Felsenbein liegenden lateralen knöchernen Teil (1/3 der Länge). Sie verbindet den Nasenrachenraum mit der Paukenhöhle. (Aufsteigende Infektionen von der Nase zum Mittelohr! Sie sind beim Kind wegen der kurzen, weiten Tuben besonders häufig.)

Knorpliger Teil Das Tubenostium im Nasenrachenraum ist trichterförmig erweitert. Der im Querschnitt hakenförmige Tubenknorpel kann bei der Postrhinoskopie als **Tubenwulst** über der Tubenöffnung erkannt werden. Das Lumen der Tube ist im knorpligen Teil spaltförmig, die Wände liegen aneinander. Beim **Schlucken** öffnen vor allem der M. tensor veli palatini (N. V3) und dazu der M. levator veli palatini (N. IX und N. X) durch Verlagerung des rinnenförmigen Tubenknorpels und Heben des Gaumensegels die Tube (**Druckausgleich** zwischen dem Druck im Nasenrachenraum, der der Außenluft entspricht, und dem Druck im Mittelohr, um die Schwingungsfähigkeit des Trommelfells zu gewährleisten!).

Knöcherner Teil Am Übergang vom knorpligen Teil zum knöchernen Teil befindet sich die engste Stelle der Tube (**Isthmus**). Das Lumen des knöchernen Teils ist rundlich und offen. Die knöcherne Tube (Semicanalis tubae auditivae) liegt im Canalis musculotubarius unter dem Semicanalis m. tensoris tympani. Die Tube kreuzt die A. carotis interna im Felsenbein.

Das mehrreihige **Flimmerepithel** mit Becherzellen und Schleimdrüsen im knorpligen Teil, dessen Flimmerstrom zum Nasenrachenraum gerichtet ist, geht im knöchernen Teil allmählich in das flache Epithel der Mittelohrräume über. Einlagerungen von lymphatischem Gewebe im Bereich des Tubenostiums im Nasenrachenraum werden als Tubentonsille bezeichnet.

Paukenhöhle

Die Paukenhöhle (■ Abb. 1.5) lässt sich von unten nach oben in **drei** ineinander übergehende Etagen einteilen:

— Das **Hypotympanum** (Paukenkeller) liegt, durch eine dünne Knochenwand (Paukenboden) getrennt, unmittelbar über dem Bulbus v. jugularis superior.

— Das **Mesotympanum**:
  — **Vordere Wand:** Dem Canalis caroticus benachbart. Oben Austritt des Musculus tensor tympani aus dem Semicanalis musculi tensoris tympani. Der Muskel zieht zum Hammergriff. Darunter Tubenöffnung.
  — Laterale Wand: Sie wird gebildet durch die Trommelfellinnenseite im Bereich der Pars tensa.
  — **Hintere Wand:** Knöcherne Wand zum Warzenfortsatz, in der der N. facialis verläuft. Oben Sehne des M. stapedius, der aus dem Processus pyramidalis austritt und zum Steigbügelköpfchen zieht (■ Abb. 1.6). Darunter Austritt der Chorda tympani, die vom N. facialis kommt und bogenförmig zwischen Hammergriff und Ambossschenkel durch die Paukenhöhle in die Glaser-Spalte zieht.
  — **Mediale Wand** (■ Abb. 1.6): Vorn das vorgewölbte Promontorium (Basalwindung der Schnecke), auf ihm der N. tympanicus. Hinten unten rundes Fenster, durch die runde Fenstermembran von der Scala tympani der Schnecke abgeschlossen. Hinten oben ovales Fenster mit Steigbügelfußplatte und Ringband (Abschluss gegenüber dem Vestibulum des Innenohres). Die Begrenzung der Nische zum ovalen Fenster nach oben wird durch den Fazialiswulst (knöcherner Fazialiskanal am Übergang von der horizontalen zur vertikalen Verlaufsstrecke) gebildet.

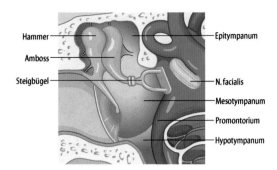

Hammer	Epitympanum
Amboss	
Steigbügel	N. facialis
	Mesotympanum
	Promontorium
	Hypotympanum

Abb. 1.5 Schnitt durch die Paukenhöhle

- Das **Epitympanum** (Kuppelraum, sog. Attikus) öffnet sich nach hinten über den Aditus ad antrum in das Antrum mastoideum, an dessen medialer Wand hinter dem Fazialiswulst der Bogengangswulst (knöcherner horizontaler Bogengang) liegt. Das Dach (Tegmen tympani et antri) grenzt an die mittlere Schädelgrube (**Abb. 1.6**). Hammerkopf und Ambosskörper liegen im Epitympanum und engen mit ihren Bändern und durch Schleimhautfalten den Kuppelraum und seine Durchlüftungswege ein (Bedeutung bei entzündlichen Mittelohrerkrankungen!).

Paukeninhalt

In der Paukenhöhle befinden sich die von Schleimhaut überzogenen drei Gehörknöchelchen (**Abb. 1.5**).

- Der **Hammer** (Malleus) besteht aus Griff (Stiel), kurzem Fortsatz, vorderem Fortsatz, Hals und Kopf. Der Hammergriff und der kurze Fortsatz sind in die Pars tensa des Trommelfells eingelassen, der vordere Fortsatz ist gegen die Glaser-Spalte gerichtet. Hammer und Amboss verbindet ein Sattelgelenk.
- Der **Amboss** (Incus) besteht aus Körper, kurzem Schenkel und langem Schenkel. Letzterer reicht ins Mesotympanum herab und ist an seinem Processus lenticularis durch ein Gleitgelenk mit dem Steigbügelköpfchen verbunden.
- Der **Steigbügel** (Stapes) besteht aus Köpfchen, vorderem und hinterem Schenkel und der Fußplatte im ovalen Fenster.

Die **Gehörknöchelchenkette** überträgt die Trommelfellschwingungen auf das Innenohr.

Binnenohrmuskeln

- **M. tensor tympani** (Innervation N. V3), der an der Basis des Hammergriffs ansetzt, und
- **M. stapedius** (Innervation N. facialis), der am Steigbügelköpfchen inseriert.

Die **Mittelohrschleimhaut** ist dünn, gefäßarm und liegt unmittelbar dem Periost auf (Mukoperiost). Sie hängt über das Antrum mastoideum mit der Schleimhaut der pneumatischen Zellräume zusammen (Ausbreitung von Entzündungen, Mastoiditis!).

Pneumatische Räume

Zur Zeit der Geburt sind nur Tube, Pauke und Antrum mastoideum angelegt. Die hyperplastische embryonale Schleimhaut bildet sich allmählich zurück. Die **Pneumatisation** des Warzenfortsatzes und weiterer Teile des Schläfenbeins geht vom Antrum mastoideum aus und ist etwa mit dem **6. Lebensjahr** abgeschlossen. Sie kann sehr ausgedehnt sein und außer dem Warzenfortsatz (**retrotympanale Räume**) die Schuppe, den Jochbogen und die Felsenbeinpyramide (**petrotympanale Räume**) umfassen.

> Die Pneumatisation ist abhängig von einer normalen Funktion der kindlichen Ohrtube, also davon, dass das Mittelohr frühzeitig und dauerhaft belüftet wird.

Anhaltende **Tubenventilationsstörungen** verhindern eine gute Pneumatisation. Sie können eine Umwandlung der Mittelohrschleimhaut bewirken und zum **Seromukotympanum** (► Kap. 4.2.2) und einer **Hemmung des Pneumatisationsvorganges** führen. Kommen Infekte zur anhaltenden Tubenventilationsstörung hinzu, so kann sich das Krankheitsbild der **chronischen Mittelohrentzündung** entwickeln (► Kap. 4.3.4). Man stellt deshalb später bei Vorliegen einer Otitis media chronica meistens eine gehemmte oder völlig fehlende Pneumatisation fest (Wittmaack-Pneumatisationslehre). Es lassen sich je nach **Grad der Pneumatisation** unterscheiden (**Abb. 1.7**):

- der kompakte Warzenfortsatz,
- der spongiöse Warzenfortsatz,
- der periantral pneumatisierte Warzenfortsatz und
- der ausgedehnt pneumatisierte Warzenfortsatz.

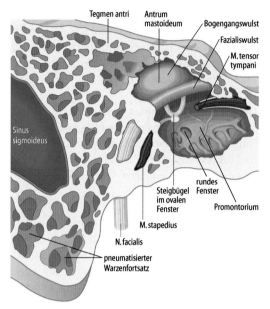

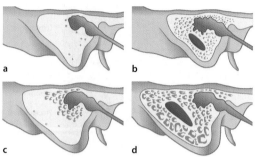

c · d

Abb. 1.7a–d Verschiedene Grade der Warzenfortsatz-pneumatisation. **a** Kompakter Warzenfortsatz; **b** spongiöser Warzenfortsatz; **c** periantral pneumatisierter Warzenfortsatz; **d** ausgedehnt pneumatisierter Warzenfortsatz

Abb. 1.6 Schnitt durch den pneumatisierten Warzen-fortsatz und Aufsicht auf die mediale Paukenhöhlenwand; Paukenhöhle und Antrum *rosa*

Alle **Warzenfortsatzzellen** (■ Abb. 1.6) stehen mit dem Antrum in Verbindung, sind in Antrumnähe klein und werden zur Peripherie hin größer. Dadurch sind die Abflussverhältnisse bei einer Entzündung und Schwellung der Schleimhaut der Warzenfortsatzzellen ungünstig. Besonders große Zellen findet man in der Warzenfortsatzspitze (Terminalzellen) und hinten im Winkel zwischen Dura und Sinus (Winkelzellen).

Die **Zellen der Felsenbeinpyramide**, die seltener pneumatisiert ist als der Warzenfortsatz, können nur in der Pyramidenspitze größeren Umfang annehmen. Sie stehen mit dem Antrum mastoideum und der Paukenhöhle durch schmale Zellzüge in Verbindung, die am Labyrinthblock vorbeiführen (perilabyrinthäre Zellen). Deshalb bestehen auch hier ungünstige Abflussverhältnisse.

> **Komplikationen** können sich bei Entzündungen der schleimhautausgekleideten Räume durch die engen nachbarschaftlichen Beziehungen vor allem zum Innenohr, zum Schädelinneren, zum Sinus sigmoideus und zum N. facialis ergeben.

Mittelohrgefäße (aus A. carotis ext. und int.)

- A. tympanica sup. aus A. meningea media für Epitympanum,
- A. tympanica inf. aus A. pharyngea ascendens für Paukenboden,
- A. tympanica ant. aus A. maxillaris für Tubenmündung und
- A. tympanica post. aus A. stylomastoidea für die hinteren Paukenabschnitte
- A. caroticotympanica aus A. carotis interna

Nerven In enger Beziehung zum Mittelohr stehen der N. tympanicus, der N. facialis und dessen Chorda tympani.

Der **N. tympanicus** ist ein parasympathischer Ast aus dem N. glossopharyngeus (IX), der zugleich sensible Fasern zur Versorgung der Paukenhöhlenschleimhaut führt (Otalgie ▶ Kap. 29.1.1). Er zieht auf dem Promontorium von unten nach oben durch die Paukenhöhle und läuft dann als N. petrosus minor, gedeckt von Dura mater, durch die mittlere Schädelgrube zum Ganglion oticum (**Jacobson-Anastomose** zwischen N. IX und N. V3). Dort erfolgt seine Umschaltung, worauf sich seine Fasern dem N. auriculotemporalis des N. mandibularis (V3) anschließen. Diesen verlassen sie wieder und gehen auf den N. facialis (VII) über, um schließlich im Bereich des Plexus intraparotideus die Glandula parotidea sekretorisch zu versorgen (Frey-Syndrom, s. Parotidektomie, ▶ Kap. 23.4.2).

Der **N. facialis** (VII; ■ Abb. 1.8) tritt zusammen mit dem N. vestibulocochlearis (VIII) durch den

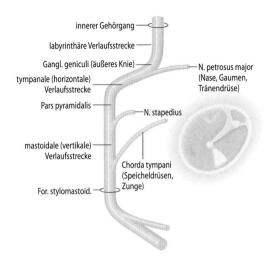

□ Abb. 1.8 Intratemporaler Verlauf des N. facialis rechts

inneren Gehörgang in das Felsenbein ein (**meatale und labyrinthäre Verlaufsstrecke**), biegt an seinem Ganglion geniculi nach hinten um (äußeres oder zweites Knie des Fazialis) und gibt dabei den **N. petrosus major** ab (sekretorische Versorgung der Tränendrüse sowie der Drüsen der Nasenhöhlen- und Mundschleimhaut nach Umschaltung im Ganglion pterygopalatinum). Dann zieht der N. facialis in einer annähernd **horizontalen (tympanalen) Verlaufsstrecke** in der medialen Paukenhöhlenwand oberhalb des ovalen Fensters entlang. Er ist hier nur von einer dünnen Knochenschicht bedeckt. Schließlich biegt er nach hinten um (Pars pyramidalis), taucht wieder in massiven Knochen ein und zieht in dieser **vertikalen (mastoidalen) Verlaufsstrecke**, auf der er den sehr kurzen **N. stapedius** sowie die **Chorda tympani** abgibt, zum Foramen stylomastoideum, aus dem er austritt und die mimische Muskulatur versorgt. Er führt sensible Fasern zum Gehörgang (N. auricularis posterior).

Die **Chorda tympani** (aus Fasern des **N. intermedius**, nicht motorischer Anteil des N. facialis) tritt hinten in die Paukenhöhle ein und zieht, von Schleimhaut umschlossen, durch die Paukenhöhle nach vorn zwischen langem Ambossschenkel und Hammergriff, etwa in Höhe der Grenze zwischen Pars tensa und Pars flaccida des Trommelfells, zur Glaser-Spalte. Durch diese verlässt sie die Paukenhöhle und tritt nach vorn unten von hinten her in den längs der seitlichen Pharynxwand verlaufenden **N. lingualis**

(aus V3) ein. Die **sekretorischen Fasern** der Chorda tympani werden im Ggl. submandibulare umgeschaltet und versorgen die Gl. submandibularis und die Gl. sublingualis sowie die kleinen Speicheldrüsen der vorderen Mundhöhle. Die **sensorischen Fasern** gelangen zu den Geschmacksknospen der vorderen zwei Drittel der Zunge.

In Kürze

Mittelohr
- Das Mittelohr besteht aus Trommelfell, Tube, Paukenhöhle und Mastoid.
- Normales Trommelfell: Lichtreflex, grau
- Pathologische Trommelfellbefunde: Retraktionen, Adhäsivprozess, Vorwölbungen, Perforationen, Farbänderungen und Veränderungen der Beweglichkeit
- Dauerhafte Perforationen sind Zeichen der chronischen Mittelohrentzündung.
- Farbänderungen:
  - Rot bei akuter Entzündung
  - Blau bei Hämatotympanum, Glomustumor (pulsierend) oder Bulbushochstand
  - Gelb bei Paukenerguss
  - Weiß bei Verdickungen und Tympanosklerose
  - Dunkelgrau durchsichtig bei Vernarbungen und Atrophie
- Die Tube besteht aus einem knorpeligen Teil im Nasopharynx und dem knöchernen Teil im Felsenbein, der in das Mittelohr mündet. Störungen des Öffnungsmechanismus führen zu Tubenbelüftungsstörungen, kurzfristig zu einem Tubenkatarrh, längerfristig zu Sero- und Mukotympanum und Hemmungen der Pneumatisation. Folgezustand: chronische Mittelohrentzündung.
- Paukenhöhle
  - Epitympanum: Hammerkopf und Ambosskörper, Antrum und Tegmen tympani
  - Mesotympanum: Trommelfell mit Hammergriff, Promontorium, Arteria carotis interna, Musculus tensor tympani, Tubenöffnung, Nervus facialis, Stapes mit Stapediussehne

▼

- Hypotympanum: Bulbus der Vena jugularis
- Pneumatische Räume: Zellen des Mastoids sowie der Felsenbeinpyramide und der Felsenbeinschuppe
- Der Nervus facialis verläuft durch das Felsenbein vom inneren Gehörgang durch das Labyrinth und das Mittelohr zum Foramen stylomastoideum. Er gibt mehrere Äste ab.
  - Der Nervus petrosus major geht ab am Ganglion geniculi und zieht zur Tränendrüse.
  - Der Nervus stapedius führt zum Musculus stapedius.
  - Die Chorda tympani, die frei durch das Mittelohr zwischen Hammer und Amboss verläuft, zieht zum Nervus lingualis.

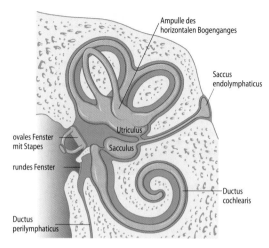

◘ Abb. 1.9 Endo- und perilymphatische Räume

1.2.3 Innenohr (Labyrinth)

Engl. *inner ear (labyrinth)*

- **Definition**

Das im Felsenbein liegende **knöcherne Labyrinth** umgibt als Kapsel das **häutige Labyrinth**. Zwischen dem Knochen und dem häutigen Labyrinth befindet sich der **Perilymphraum**, der durch den Ductus perilymphaticus (= Aquaeductus cochleae) mit dem Subarachnoidalraum in Verbindung steht (◘ Abb. 1.9). Es umfasst das Hör- und Gleichgewichtsorgan.

Die **Perilymphe** entstammt nur zum Teil dem Liquor cerebrospinalis. Biochemische Untersuchungen sprechen dafür, dass ein Teil der Perilymphe aus dem Blut filtriert wird. Die Resorption erfolgt durch die Venen des Perilymphraumes.

Die **Endolymphe** füllt das häutige Labyrinth aus. Sie entstammt der Stria vascularis (◘ Abb. 1.10) und wird im Saccus endolymphaticus resorbiert. Die unterschiedlichen Elektrolytkonzentrationen in Endo- und Perilymphe werden durch aktiven Ionentransport und passive Diffusion aufrechterhalten.

Die »**Corti-Lymphe**« ist Perilymphe, steht mit dem Perilymphraum der Scala tympani in Verbin-

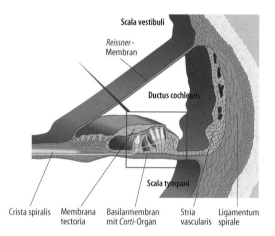

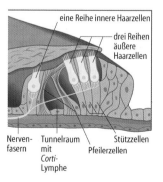

◘ Abb. 1.10 Ductus cochlearis mit Corti-Organ. Haarzellen *gelb markiert*

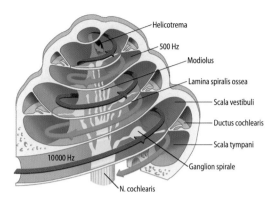

Abb. 1.11 Schnitt durch die Schnecke in der Schnecken-achse (Modiolus). Aufgeklappte Schnecke mit Perilymphbe-wegungen und Frequenzabbildung

dung und umspült die Haarzellen des Corti-Organs (■ Abb. 1.10).

Während Perilymphe bzw. »Corti-Lymphe« (Interzellularflüssigkeit) viel Natrium und wenig Kalium enthalten, ist die Endolymphe kaliumreich, aber natriumarm.

Schnecke (Cochlea)

- **Definition**

Sie umfasst das Hörsinnesorgan.

Die **knöcherne Schnecke** (■ Abb. 1.11) windet sich zweieinhalbmal spiralig um die Achse (**Modiolus**), die die Nerven und Gefäße enthält. Die Schneckenwindungen sind durch die Lamina spiralis ossea und den Ductus cochlearis jeweils in zwei mit Perilymphe gefüllte Etagen, die Scala vestibuli und die Scala tympani, geteilt. Die Skalen stehen an der Schneckenspitze durch das **Helicotrema** miteinander in Verbindung. Die **Scala vestibuli** öffnet sich in den Vorhof. Die **Scala tympani** (Verbindung zum Subarachnoidalraum über den Ductus perilymphaticus) grenzt an die mediale Paukenhöhlenwand, den Abschluss zum Mittelohr bildet die Membran des runden Fensters. Die Basalwindung der Schnecke wölbt sich als Promontorium in die Pauke vor.

Die mit Endolymphe gefüllte **häutige Schnecke (Ductus cochlearis)** hat im Querschnitt eine dreieckige Form (■ Abb. 1.10) und endet blind in der Schneckenspitze. Die obere Wand, die für Ionen durchlässige **Reissner-Membran**, trennt den Ductus cochlearis von der Scala vestibuli. Die äußere Wand, das **Ligamentum spirale**, trägt die Stria vascularis

(Endolymphbildung). Die untere Wand, die **Basilarmembran**, grenzt den Ductus cochlearis von der Scala tympani ab. Der Basilarmembran sitzt das Corti-Organ auf. Die Breite der Basilarmembran nimmt von der Schneckenbasis bis zur Schneckenspitze zu. Die Anteile der Lamina spiralis ossea sind dementsprechend an der Basis größer, an der Spitze kleiner. Die Erregung durch **hohe Frequenzen** erfolgt an der Schneckenbasis, durch **niedere Frequenzen** an der Schneckenspitze. Der Ductus cochlearis steht über den Ductus reuniens mit dem Sacculus in Verbindung.

Das **Corti-Organ** (■ Abb. 1.10) wird von der Membrana tectoria bedeckt, die vom Limbus laminae spiralis osseae ausgeht und mit den Sinneshaaren der äußeren Haarzellen in Verbindung steht. Man unterscheidet im Corti-Organ die Stützzellen (von innen nach außen: innere und äußere Pfeilerzellen, Deiters-Zellen, Hensen-Zellen, Claudius-Zellen), die zwei tunnelartige mit Corti-Lymphe gefüllte Räume (Tunnelraum) umschließen, und die in das Stützgerüst eingelagerten **Sinneszellen** (eine Reihe innere und drei Reihen äußere **Haarzellen**).

Vorhof (Vestibulum)

- **Definition**

Der **knöcherne Vorhof** liegt zwischen der Schnecke und den Bogengängen und ist mit Perilymphe gefüllt. In das zur Paukenhöhle gelegene ovale Fenster ist die Steigbügelfußplatte mit dem Ringband eingelassen. In zwei Vertiefungen des Vorhofs liegen Sacculus und Utriculus.

Die häutigen Vorhofsäckchen **Sacculus** und **Utriculus** stehen untereinander durch den **Ductus utriculosaccularis** in Verbindung. Von ihm zweigt der im knöchernen Aquaeductus vestibuli liegende Ductus endolymphaticus ab, der an der Pyramidenhinterfläche in einer Duraduplikatur, dem **Saccus endolymphaticus**, blind endet (■ Abb. 1.9). An der Einmündung des Ductus utriculosaccularis in den Utriculus findet sich eine Falte, die sog. utrikuloendolymphatische Klappe (Bast).

Die **Sinneszellen** (Haarzellen) liegen, umgeben von **Stützzellen**, in der Macula sacculi und der Macula utriculi (Maculae staticae). Die Sinneszellhaare (je Zelle etwa hundert Stereozilien und ein Kinozilium) sind in die gallertige **Otolithenmemb-**

1

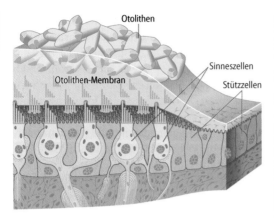

◘ **Abb. 1.12** Makula

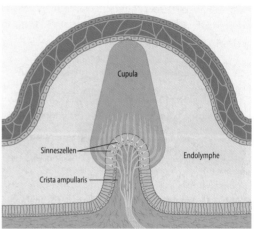

◘ **Abb. 1.13** Schnitt durch die Bogengangsampulle mit Crista ampullaris und Cupula

ran eingebettet, in deren Oberfläche kleine Kristalle aus Kalziumkarbonat eingelagert sind (◘ Abb. 1.12).

Bogengänge

■ **Definition**

Die halbkreisförmigen **knöchernen Bogengänge** stehen in den drei Hauptebenen des Raumes. Ein Schenkel jedes Bogenganges erweitert sich vor der Mündung in das Vestibulum zur **Ampulle**.

━ Der **laterale (horizontale) Bogengang** grenzt an das Antrum mastoideum und bildet dort den **Bogengangswulst**.

━ Der **obere (anteriore) Bogengang** grenzt an die mittlere Schädelgrube und tritt an der oberen Felsenbeinfläche als **Eminentia arcuata** hervor.

━ Der **hintere (vertikale) Bogengang** steht zum oberen Bogengang senkrecht. Die beiden nicht erweiterten Schenkel der vertikalen Bogengänge münden gemeinsam (Crus commune) in das Vestibulum, so dass nur fünf Öffnungen (Bogengangsmündungen) zum Vestibulum bestehen.

Die **häutigen Bogengänge** (◘ Abb. 1.9) liegen in den knöchernen Bogengängen und werden von Perilymphe umgeben. Sie enthalten **Endolymphe**. Jeder Endolymphschlauch ist unter Einbeziehung des Utrikulus als ringförmiges Gebilde anzusehen. In den Erweiterungen der Bogengangsschläuche (**Ampullen**) liegen die Sinnesendstellen.

Die **Sinneszellen** sitzen, umgeben von Stützzellen, auf der **Crista ampullaris**, die etwa ein Drittel des Ampullenlumens ausmacht. Die Sinneszellhaare

(je Zelle etwa 50 Stereozilien und ein Kinozilium) ragen in die **Cupula** hinein, ein gallertartiges Gebilde, das bis ans Dach der Ampulle reicht und die Ampulle **endolymphdicht** abschließt (◘ Abb. 1.13).

Hör- und Gleichgewichtsnerv

■ **Definition**

N. vestibulocochlearis = N. statoacusticus = N. VIII = N. octavus.

Der **VIII. Hirnnerv** tritt zusammen mit dem N. facialis (N. VII) in den inneren Gehörgang (Porus et Meatus acusticus internus) ein und teilt sich in den **N. vestibularis** (Pars vestibularis n. octavi) und den **N. cochlearis** (Pars cochlearis n. octavi). Im Grund des inneren Gehörgangs liegt das **Ganglion vestibulare** (Ganglion Scarpae), im Modiolus der Schnecke das **Ganglion spirale cochleae**.

Vom **Ganglion vestibulare** (bipolare Ganglienzellen) zieht der **N. utriculoampullaris** mit seinen Ästen zur Macula utriculi und zur Crista ampullaris des oberen und des lateralen Bogenganges, der N. saccularis zur Macula sacculi und der **N. ampullaris posterior** zur Crista ampullaris des hinteren Bogenganges. Neben der afferenten Innervation bestehen auch efferente Bahnen.

Vom **Ganglion spirale cochleae** ziehen Nervenfasern durch die Lamina spiralis ossea und die Basilarmembran, wobei sie ihre Myelinscheiden verlieren, bis zu den Haarzellen des Corti-Organs. Hier bestehen ebenfalls neben den **afferenten Fasern** (zahlreiche Fasern von einer **inneren Haarzelle**, dagegen nur eine Faser gemeinsam von mehreren äußeren Haarzellen) auch **efferente Fasern**, die vorwiegend zu den **äußeren Haarzellen** ziehen, einen modulierenden Einfluss haben und deren Ganglienzellen in der – vorwiegend – kontralateralen Olive liegen.

- **Gefäße des Innenohres**
- Die **A. labyrinthi** (A. auditiva interna) wurde bisher als Endarterie angesehen, bildet aber möglicherweise Anastomosen mit Mittelohrgefäßen. Sie entspringt entweder aus der A. inf. ant. cerebelli (AICA) oder direkt aus der A. basilaris, tritt in den inneren Gehörgang ein und teilt sich in folgende Äste: Die **Rr. vestibulares** für Vorhof und Bogengänge und basale Schneckenwindung und den **R. cochlearis** für die übrigen Schneckenwindungen (Hörsturz, ▶ Kap. 5.2.2).
- Die **A. subarcuata** versorgt Teile des Bogengangapparates. Sie entspringt aus der AICA, tritt in die Hinterfläche des Felsenbeines ein und verläuft in der Achse des oberen Bogenganges zum Labyrinth.

In Kürze

Innenohr
- Das Innenohr umfasst das Hör- und Gleichgewichtsorgan.
- Das heutige Labyrinth wird von der knöchernen Labyrinthkapsel eingefasst. Es wird von Perilymphe (natriumreich und kaliumarm) umspült. Es enthält die kaliumreiche Endolymphe, die in der Stria vascularis gebildet und im Saccus endolymphaticus resorbiert wird.
- Die Cochlea (Schnecke) ist das Hörsinnesorgan. Die 2,5 Windungen umfassen den Modiolus mit den Ganglienzellen des Hörnerven. Die basale Windung wölbt sich als Promontorium in das Mittelohr vor.
- Die Windungen werden durch Basilarmembran und Lamina spiralis ossea sowie die Reissner-Membran in die Scala vestibuli, die Scala tympani und die Scala media

▼

unterteilt. Hohe Frequenzen werden an der Schneckenbasis, tiefe an der Schneckenspitze abgebildet. Das Corti-Organ umfasst Stützzellen sowie die Hörsinneszellen (äußere und innere Haarzellen), von denen die afferenten Nervenfasern zu den Spiralganglienzellen im Modiolus ziehen und an denen efferente Fasern enden.
- Gleichgewichtsorgan: Vestibulum und drei senkrecht zueinander stehende Bogengänge
- Das Vestibulum umfasst Sacculus und den senkrecht dazu stehenden Utriculus zur Aufnahme von Linearbeschleunigungen. Die Sinneszellen liegen in der Makula, die Sinneshärchen werden von der gallertartigen Otolithenmembran mit eingelagerten Otolithen bedeckt.
- Die Bogengänge registrieren über die in die Cupula eingelagerten Sinneszellen Drehbeschleunigungen in den drei Dimensionen des Raumes.
- Der Nervus vestibulocochlearis läuft zusammen mit dem Nervus facialis im inneren Gehörgang.
- Blutversorgung: Arteria labyrinthi und Arteria subarcuata

1.3 Zentraler Anteil

1.3.1 Hörbahn (◻ Abb. 1.14)

Engl. *auditory pathway, central auditory system*

- **Definition**
Sie umfasst alle Strukturen des Zentralnervensystems, die an der Reizverarbeitung bis hin zur Sinneswahrnehmung, dem bewussten Hören, beteiligt sind. Es bestehen Verbindungen zu den Sprachzentren.

Afferentes System

Erstes Neuron Die peripheren Ausläufer der bipolaren Ganglienzellen des **Ganglion spirale cochleae** reichen bis zu den Haarzellen. Die zentralen Fortsätze (**N. cochlearis**) treten im Kleinhirnbrückenwinkel in den Hirnstamm ein und enden im **dorsalen und ventralen Cochleariskern**.

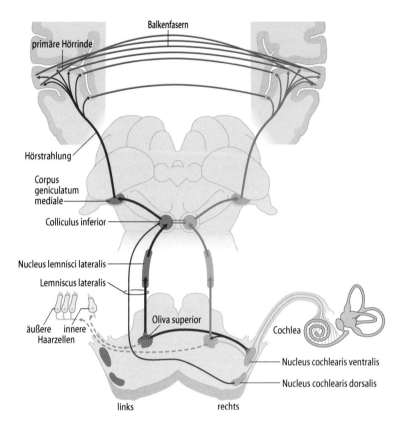

◘ Abb. 1.14 Hörbahn von dorsal (eingezeichnet afferente Bahnen von der rechten Schnecke, efferente Bahnen zu den Haarzellen des linken Corti-Organs, ab Oliven *grün gestrichelt*

Zweites Neuron Vom **dorsalen Kern** verlaufen die Fasern gekreuzt zum **Colliculus inferior** der anderen Seite. Vom **ventralen Kern** ziehen Fasern vorwiegend gekreuzt zur **oberen Olive** der anderen Seite, ein Teil ungekreuzt zur gleichen Seite.

Drittes Neuron Von der oberen Olive laufen die Fasern vom gleichseitigen ventralen Cochleariskern vereint mit Fasern, die gekreuzt von den Cochleariskernen der anderen Seite kommen, im **Lemniscus lateralis** über den **Colliculus inferior** (in beiden weitere Umschaltungen, Verbindungen zur kontralateralen Seite) zum **Corpus geniculatum mediale**.

Viertes Neuron Vom Corpus geniculatum mediale zieht die **Hörstrahlung** zum **primären auditorischen Kortex** in der **Heschl-Windung** des Schläfenlappens und zu den diesen umgebenden Projektionsfeldern der **sekundären Hörrinde**.

❯ **Der größte Teil der zentralen Hörbahn kreuzt also im zweiten Neuron auf die kontralaterale Seite. Da aber ein Teil der Fasern auch ipsilateral verläuft, ist jedes Corti-Organ mit dem auditorischen Kortex beidseits verbunden. Die kortikalen Hörsphären sind über Balkenfasern untereinander verbunden.**

Efferentes System

Außer diesen afferenten Bahnen bestehen efferente Bahnen, die den **sensorischen Input** steuern. Sie ziehen von der kontralateralen Olive gekreuzt vorwiegend zu den **äußeren Haarzellen** und in geringerer Anzahl von der ipsilateralen Olive ungekreuzt zu den von den inneren Haarzellen abgehenden **afferenten Hörnervenfasern**. Ihre Aufgabe besteht in der Anpassung des peripheren Hörsystems an die jeweilige Hörsituation in Form eines Regelkreises.

1.3.2 Vestibularisbahnen

Engl. *vestibular tracts, central vestibular system*

- **Definition**

Sie umfassen alle Anteile des Zentralnervensystems, die an der Regulation des Gleichgewichtes beteiligt sind (**◘** Abb. 1.15). Da es sich um ein multisensorisches Sinnessystem handelt, bestehen Verbindungen zu den Zentren der Blickmotorik, dem vestibulospinalen System, der Halswirbelsäule, dem Kleinhirn und der Hirnrinde.

Erstes Neuron Die peripheren Ausläufer des Ganglion vestibulare reichen bis zu den Sinneszellen der Maculae utriculi et sacculi und den Bogengangsampullen. Die zentralen Fortsätze (**N. vestibularis**) enden in den **drei Vestibulariskernen** (Schwalbe, Bechterew, Deiters) am Boden der Rautengrube.

Zweites Neuron Gekreuzt oder ungekreuzt zieht ein Teil der Fasern zum medialen Längsbündel und den Augenmuskelkernen (Nystagmus), ein weiterer Teil zur Formatio reticularis und den vegetativen Zentren, ein anderer Teil zum Kleinhirn und zur Kleinhirnrinde, ein Teil über das Kleinhirn (Nucleus dentatus) zum roten Kern der Haube und über den lateralen Thalamuskern zur Körperfühlsphäre und schließlich ein Teil als vestibulospinale Bahn zum Vorderhorn des Rückenmarkes und den motorischen Nerven (Muskeltonus).

1.3.3 Zentraler Verlauf des N. facialis

Engl. *facial nerve: central part*

Der **Nucleus nervi facialis** (zweiteilig), im ventralen Abschnitt der Formatio reticularis in der Rautengrube gelegen, wird **gekreuzt** (Mundast, Augenast, Stirnast) und **ungekreuzt** (Stirnast zusätzlich) von den **frontalen Zentralwindungen** her innerviert. Die Fasern verlaufen vom Kern in einem Bogen (inneres oder erstes Knie) um den Abduzenskern (**◘** Abb. 1.16). Zusammen mit dem N. intermedius verlässt der N. facialis am hinteren Rand des Brückenarmes das Gehirn, um neben dem N. vestibulocochlearis in den inneren Gehörgang einzutreten (**◘** Abb. 1.1; Verlauf durch das Felsenbein **◘** Abb. 1.8).

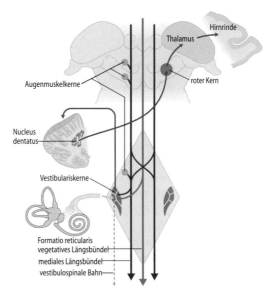

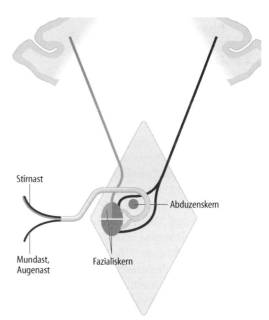

◘ Abb. 1.15 Vestibularisbahnen von dorsal (vom linken Vestibularorgan aus)

◘ Abb. 1.16 Zentraler Verlauf des N. facialis. Der Stirnast enthält ipsi- und kontralaterale kortikale Projektionen

Dem Nerven lagern sich Fasern aus dem Nervus intermedius für die Versorgung der Tränendrüse sowie sensorische Fasern für die Chorda tympani an.

In Kürze

Zentraler Anteil
- Die zentrale Hörbahn enthält afferente und efferente Anteile.
- Die zentralen Vestibularisbahnen sind eng eingebunden in das multisensorische System der Gleichgewichtsregulation. Sie bestehen aus den drei Vestibulariskernen, dem medialen Längsbündel zu den Augenmuskelkernen und der Formatio reticularis zu den vegetativen Zentren sowie Bahnen zum Thalamus und zum sensorischen Kortex.
- Der Kern des Nervus facialis im Hirnstamm enthält Projektionen aus dem motorischen Kortex. Der Teilkern für den Stirnast wird dabei von beiden Seiten versorgt, der Kern für die anderen Äste nur aus dem kontralateralen motorischen Kortex.

1.4 Physiologie

1.4.1 Das Hörorgan

Engl. *organ of hearing, auditory system*

- **Definition**
Das menschliche Hörorgan wird durch Schallwellen, d. h. durch mechanische Schwingungen eines bestimmten Frequenzbereiches, gereizt (obere Tongrenze etwa 20 000 Hz, untere Tongrenze 16 Hz). Die Schallwellen gelangen über die Luft oder – unter bestimmten Voraussetzungen (► unten) – über die Schädelknochen in das eigentliche Perzeptionsorgan, das Innenohr. Nach diesem **Schallantransport** erfolgen die **Schalltransformation** in der Schnecke, die **Reizfortleitung** im Nerven und die **Reizverarbeitung** in der zentralen Hörbahn.

Schallantransport

Der **Luftschall** trifft durch den äußeren Gehörgang auf das Trommelfell und versetzt dieses in Schwingungen. Das Trommelfell ist so beschaffen, dass es im mittleren Frequenzbereich nahezu die gesamte Schwingungsenergie der Luft aufnimmt, so dass nur wenig Schall reflektiert wird, d. h. der Schallwellen-

widerstand (die **Impedanz**) des Trommelfelles ist gering. Die Impedanz nimmt zu, wenn das Trommelfell durch eine Luftdruckdifferenz zwischen Mittelohr und äußerem Gehörgang aus seiner optimalen Lage herausgedrängt wird, sie ändert sich auch bei **Kontraktion der Binnenohrmuskeln**.

> ❯ Die Messung dieser Impedanzänderung ist Grundlage einer wichtigen audiologischen Untersuchungstechnik, der Impedanzaudiometrie (► Kap. 2.5.1).

Die Bewegung des Trommelfells wird beim Hören über die als Masse schwingenden (vibrierenden) **Gehörknöchelchen** auf die Steigbügelfußplatte und damit auf die **Perilymphe** übertragen (◘ Abb. 1.1). Das Größenverhältnis der Trommelfellfläche zur Fläche der Steigbügelfußplatte und die Bewegung der Gehörknöchelchen bewirken eine Verstärkung des Druckes (**Schalldrucktransformation**) bei gleichzeitiger Verringerung der Schwingungsamplitude (**Amplitudentransformation**) im Verhältnis von etwa 1:18 bis 1:22. Dadurch wird eine günstige Anpassung zwischen dem niedrigen Schallwellenwiderstand (Impedanz) der Luft und dem hohen der Innenohrflüssigkeiten erreicht (**Impedanzwandlung**).

Binnenohrmuskeln Die Binnenohrmuskeln dämpfen die Schwingungen der Gehörknöchelchenkette. Ein längeres **Nachschwingen**, das für die Schallübertragung sehr nachteilig wäre, wird so vermieden. Die Binnenohrmuskeln verhindern bei ihrer Kontraktion infolge der gelenkig gleitenden Verbindungen der Gehörknöchelchenkette außerdem, dass extreme Trommelfellverlagerungen durch **Schwankungen des Umgebungsluftdruckes** über die Gehörknöchelchenkette zum Innenohr durchkommen.

Knochenschall (Körperschall) Dieser entsteht, wenn Schallschwingungen, z. B. vom Stimmgabelfuß oder dem Knochenleitungshörer eines Audiometers, auf den **Schädelknochen** einwirken. Sie werden teils direkt unter Umgehung, teils unter Mitwirkung des Mittelohrapparates auf die Perilymphe übertragen.

Resonanztheorie Im Innenohr vollzieht sich die **Schallanalyse (Reizverteilung)** durch Anregung

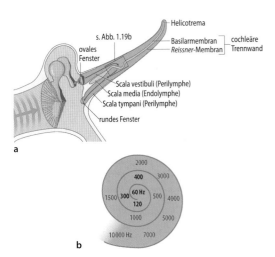

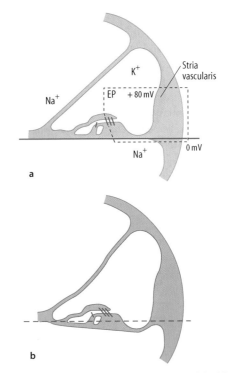

Abb. 1.17a,b Zuleitung des Luftschalles zum Innenohr.
a Auslenkung der Basilarmembran in Form der Wanderwelle;
b tonotope Abbildung der Frequenzen auf der Basilarmembran

von bestimmten Stellen der Basilarmembran ähnlich den Saiten eines Klaviers (v. Helmholtz).

Hydrodynamische Theorie Die heute allgemein anerkannte hydrodynamische Theorie nach von Békésy und Ranke stützt sich auf direkte Beobachtungen an Schneckenmodellen und anatomischen Präparaten und ist experimentell und theoretisch gut fundiert. Nach dieser Theorie führt die Bewegung des Steigbügels zu **Volumenverschiebungen** der angrenzenden Perilymphe. Voraussetzung hierfür ist, dass der elastische Verschluss des runden Fensters ein Ausweichen der Perilymphe gestattet. Durch die Volumenverschiebung wird die Basilarmembran – zusammen mit dem gesamten Ductus cochlearis – zunächst an umschriebener Stelle aus der Ruhelage ausgelenkt. Diese Ausbauchung der Basilarmembran pflanzt sich nun in Form einer **Wanderwelle** mit unterschiedlicher Geschwindigkeit und Reichweite vom Steigbügel in Richtung auf das Helicotrema fort (**Abb. 1.17**).

Die zunehmende Breite der Basilarmembran, ihre Elastizitätsverhältnisse und der abnehmende Durchmesser des knöchernen Kanals geben der Wanderwelle besondere Eigenschaften: Ihre Amplitude wächst im Fortschreiten bis zu einer gewissen Stelle mit maximaler Auslenkung an und bricht danach rasch zusammen, ähnlich den Wellen, die auf

Abb. 1.18a,b a Basilarmembran in Ruhe. *EP* endokochleäres Potenzial; b Basilarmembran ausgelenkt. Durch Verschiebung der Membrana tectoria Einwirkung von Scherkräften auf die Haarzellen und Abbiegen der Stereozilien

einen flachen Strand auflaufen. Hierbei kommt es zu einer **Dispersion**, d. h. einer räumlichen Trennung nach Frequenzen. Schwingungen mit **hoher Frequenz** haben ihr Amplitudenmaximum nahe dem Steigbügel, solche mit **niedriger Frequenz** in Nähe des Helicotrema.

> **Jede Frequenz wird je nach dem Amplitudenmaximum der Wanderwelle an einem Ort der Basilarmembran abgebildet, wie schon Helmholtz annahm (Einortstheorie, tonotope Organisation der Cochlea), jedoch nicht durch Resonanz, sondern durch Dispersion (Frequenz-Orts-Transformation).**

Durch die Auslenkung der Basilarmembran und die Verschiebung der Membrana tectoria bzw. der Endolymphe kommen die **Scherkräfte** zur Wirkung, die die Sinneshaare tangential verschieben und den adäquaten Reiz für die Haarzellen darstellen (**Abb. 1.18**).

Schalltransformation

In der **Schnecke** wird mechanische in elektrische Energie umgewandelt (**mechanoelektrische Transduktion**). Vorwiegend im Bereich des Amplitudenmaximums der Wanderwelle wird das akustische Reizmuster durch Anregung der Haarzellen in **Nerveneinzelentladungen** transformiert. Dabei tritt in den Sinneszellen eine reizsynchrone Änderung des **Rezeptorpotenzials** auf, die über ein **Generatorpotenzial** bei Überschreiten einer bestimmten Schwelle (Alles-oder-Nichts-Gesetz) ein **Aktionspotenzial** in den zugeordneten Nervenfasern auslöst.

Durch Ablenkung der Sinneshaare (**Stereozilien**), die in Ablenkungsrichtung durch feine Spitzenfäden (Tip-Links) verbunden sind, werden Ionenkanäle der apikalen Haarzellmembran passager geöffnet, was zum Einstrom von Kaliumionen aus der Endolymphe entlang des Konzentrationsgradienten führt (◙ Abb. 1.19a). Durch die ausgelöste Membrandepolarisation kommt es zu einem Einstrom von Kalziumionen aus der Corti-Lymphe (Perilymphe), nachfolgend zur Entleerung von **Transmittervesikeln** in den synaptischen Spalt und zum Aufbau des postsynaptischen Generatorpotenzials. Die Repolarisation geschieht durch einen energieverbrauchenden Ionenrücktransport. Die Spannungsänderungen können als Reizfolgestrom (Cochlear Microphonics, s. ECochG) am Promontorium nachgewiesen werden. Die erforderliche Kaliumkonzentration in der Endolymphe wird über einen stark energieverbrauchenden Prozess mittels Ionenpumpen in der Stria vascularis aufrechterhalten (sog. **endokochleäres Potenzial**).

Für die Übermittlung der Sinnesinformationen sind die **inneren Haarzellen** zuständig. Die **äußeren Haarzellen** besitzen – neben der Fähigkeit zur Umwandlung von Schallenergie in elektrische Energie (**mechanoelektrische Transduktion**) – motorische Eigenschaften durch ihr Aktinfilamentskelett und antworten auf Beschallung mit einer Kontraktion (**elektromechanische Transduktion**). Durch diesen aktiven Prozess verstärken sie die Amplitude der Wanderwelle und dämpfen benachbarte Basilarmembranabschnitte. Dieser **kochleäre Verstärker** ermöglicht so den inneren Haarzellen, auch bei sehr schwachen akustischen Reizen sensorisch wirksam zu werden. **Frequenzauflösungsvermögen** (dar-

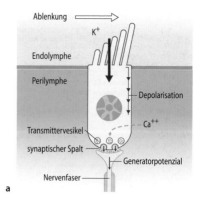

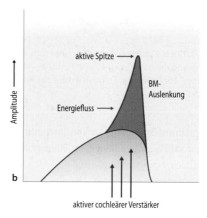

◙ **Abb. 1.19a,b** Funktion der Haarzelle. **a** Erregungsvorgang; **b** aktive und passive Wanderwelle

stellbar in Tuningkurven = Abstimmkurven) und **Empfindlichkeit des Gehörs** werden dadurch erheblich gesteigert (◙ Abb. 1.19b). Über das **efferente System** werden die äußeren Haarzellen den Erfordernissen der jeweiligen Hörsituation angepasst.

❯ Die aktiven Prozesse äußerer Haarzellen bilden die Grundlage der otoakustischen Emissionen (▶ Kap. 2.5.1), indem die so erzeugten Bewegungen der Perilymphe in Umkehrung des Schallleitungsvorgangs via Gehörknöchelchenkette das Trommelfell in Schwingungen versetzen und als Schallsignale des Innenohres im Gehörgang gemessen werden können.

Reizfortleitung

Aus dem **Hörnerven** lassen sich experimentell **Aktionspotenziale** von den einzelnen Nervenfasern

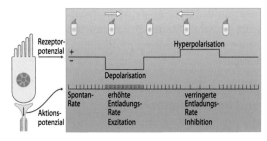

Abb. 1.20 Reizkodierung und Reizfortleitung im Hörnerven

ableiten. Die Zahl der Impulse steht im Verhältnis zur Lautstärke und zur Frequenz. Jede Nervenfaser hat eine Frequenz, durch die sie am leichtesten in Erregung gesetzt wird (**Bestfrequenz**) und die der entsprechenden Frequenz auf der Basilarmembran zugeordnet ist (**Tonotopie**). Bei höheren Frequenzen werden mehrere Nervenfasern zusammengeschaltet. In der Summe der Aktionspotenziale vieler Nervenfasern wird die **Periodizität** des auslösenden Schalles direkt wieder erkennbar.

Es findet also nicht nur eine Abbildung der Frequenz durch den Ort der maximalen Auslenkung der Basilarmembran und die Gruppierung der daran angekoppelten Nervenfasern statt (**Ortsprinzip**), sondern auch eine direkte Umsetzung der Periodizität des Schallreizes in Nervenimpulse (**Periodizitätsprinzip**; Abb. 1.20).

Reizverarbeitung

Die akustische Information gelangt zur Weiterverarbeitung in die **zentrale Hörbahn**. Während die erste Stufe der Frequenzanalyse in der Schnecke stattfindet, wird durch **nervöse Schaltmechanismen** in den einzelnen Neuronen der Hörbahn ein differenziertes **Tonhöhenunterscheidungsvermögen** erreicht sowie über eine Analyse der Zeitstruktur, der Intensitätsunterschiede und akustischer Erkennungsmuster **Sprache** verständlich gemacht. Die Ausnutzung des beidohrigen Informationsflusses ist die Grundlage des **Richtungshörens**. Es kommt infolge des Schallschattens des Kopfes über die Schalldruckdifferenz, die Frequenzdifferenz und die Zeitdifferenz zustande. Das **binaurale (stereophone) Hören** ist auch bei der Spracherkennung im Störgeräusch maßgeblich beteiligt.

1.4.2 Das Gleichgewichtsorgan

Engl. *organ of balance, vestibular organ*

▪ **Definition**

Der Vestibularapparat (Vorhofbogengangsapparat) dient zusammen mit dem Auge, der Oberflächen- und Tiefensensibilität sowie mit den Halsrezeptoren der Erhaltung des Gleichgewichts. Er ermöglicht die Orientierung im Raum durch Registrierung aller Arten von Beschleunigung (einschließlich der Gravitation). Bei Kopfbewegungen wird das Gesichtsfeld durch gegenläufige Augenbewegungen stabilisiert, die Rückstellung der Augen und die erneute Fixation der Umwelt erfolgen durch eine rasche Gegenbewegung der Augen (**vestibulo-okulärer Reflex**). Durch Vestibularisreize werden langsame Bewegungen und schnelle Gegenbewegungen der Augen ausgelöst (**Nystagmus**).

Statolithenapparat (Otolithenapparat)

❯ Die waagerecht stehende Macula utriculi und die senkrecht stehende Macula sacculi reagieren auf rein translatorische (lineare) Beschleunigungen.

Durch den ständigen Einfluss der Erdanziehung vermittelt der Otolithenapparat auch die **Empfindung für die Lage des Kopfes im Raum**. Die Gravitation und gegebenenfalls zusätzliche lineare Beschleunigungen bewirken eine Parallelverschiebung der spezifisch schwereren Otolithen und eine Ablenkung der Sinneshaare gegenüber den Sinneszellen (Abb. 1.21). Nach Aufhebung der Schwerkraft verlieren die Otolithen ihre Funktion als **Gravirezeptoren**.

Wird das Zilienbündel in Richtung auf das Kinozilium bewegt, erhöht sich das Rezeptorpotenzial und die vorhandene Ruheaktivität (Ruheentladung), bei Bewegung in anderer Richtung resultiert eine Hemmung der Ruheaktivität.

Die **Scherung (Scherkraft)**, also die tangentiale Komponente der auf die Sinneshaare wirkenden Kraft, ist der adäquate Reiz und nicht ein senkrechter Druck oder Zug. Die zwischen Otolithenmembran und Sinnesepithel liegende Gallertschicht ermöglicht keine anderen Bewegungen als **reine Parallelverschiebungen**.

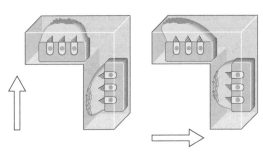

◘ Abb. 1.21 Ablenkung der Sinneshaare (Stereo- und Kino-zilien) der Makula durch Verlagerung der Otolithen bei linea-rer Beschleunigung (*waagerecht* Utriculus, *senkrecht* Sacculus)

Über die Stellung des Kopfes gegenüber dem Rumpf informieren die **Halsrezeptoren** (Muskeln und Gelenke).

Bogengangsapparat

Die **gallertige Cupula**, in die die Sinneshaare hineinragen und die die Ampulle endolymphdicht abschließt, muss allen **Bewegungen der Endolymphe** in dem ringförmigen System Bogengang-Utriculus folgen. Eine Strömung (Verschiebung) der Endolymphe im Endolymphschlauch, wie sie schon 1873/1874 von Mach und Breuer angenommen wurde, tritt bei **Drehbeschleunigungen** des Kopfes auf, lässt sich aber auch durch **thermische Reize** an einem Schenkel des Bogenganges oder durch **mechanische Reize** (Druck auf den häutigen Bogengang) auslösen.

> ❯ **Die Cupula reagiert auf Drehbeschleunigungen (Winkelbeschleunigungen).**

Durch die Anordnung der Bogengänge in den drei Ebenen des Raumes werden Drehungen um jede Achse perzipiert. Durch die bei Drehbeschleunigungen auftretende **Trägheitsströmung** der Endolymphe wird die Cupula ausgebuchtet. Diese **Cupulaausbuchtung** mit der Ablenkung der Sinneshaare ist der adäquate Reiz für die Sinneszellen, wobei die Schwellenwerte für die wichtigen horizontalen Bogengänge niedriger liegen als für die vertikalen Bogengänge. Das wirksame Prinzip ist auch hier wieder die **tangentiale Ablenkung** und nicht ein Druck oder Zug auf die Sinneshaare. Die Cupula kehrt durch ihre Steifheit (Rückstellkraft) in die Ruhelage zurück. Die Cupulabewegungen haben aperiodischen Charakter. Eine **utrikulopetale Ab-**lenkung der Sinneshaare im horizontalen Bogengang erhöht die Ruheaktivität, eine **utrikulofugale Ablenkung** vermindert die Entladungsrate der Sinneszellen.

Energietransformation und Reizfortleitung

Die adäquaten Reize (Verschiebung der Otolithenmembran der Makula bzw. die Ausbuchtung der Cupula) bewirken eine Erregung der Sinneszellen (Haarzellen). Es handelt sich um **Mechanorezeptoren**. Dabei wird die mechanische Energie in elektrische umgewandelt, ähnlich wie bei den Hörsinneszellen. Da die Nervenaktionspotenziale dem »Alles-oder-Nichts-Gesetz« folgen, führt eine Erregungsänderung zu einer Änderung der Impulsfrequenzen. Über den **N. vestibularis** und die **Vestibulariskerne** erreicht die Erregung den Schaltapparat der Formatio reticularis und das mediale Längsbündel (◘ Abb. 1.15).

In Kürze

Hörvorgang
- Es werden der Schallantransport, die Schalltransformation, die Reizfortleitung und die Reizverarbeitung unterschieden.
- Das Mittelohr passt die Impedanz der Luft an die der Peri- und Endolymphe (hoch) durch Schalldrucktransformation im Flächenverhältnis Trommelfell zu Steigbügelfußplatte an.
- Im Innenohr erfolgt die Frequenzanalyse des akustischen Signals durch Ausbildung einer Wanderwelle (Frequenz-Orts-Transformation). Die Wanderwelle wird aktiv durch die äußeren Haarzellen (motorische Eigenschaften) verstärkt und scharf gefiltert, um so die inneren Haarzellen selektiv anregen zu können. Innere Haarzellen liefern den Hauptteil afferenter Informationen, die Aktivität äußerer Haarzellen wird durch efferente Nervenfasern gesteuert.
- Die analog-digitale Wandlung des Rezeptorpotenzials in diskrete Nervenaktions-

▼

potenziale der Frequenz zugeordneten Hörnervenfasern führt zu einer ausgeprägten Tonotopie (Ortsprinzip) und Periodizität (Zeitprinzip).

- Informationsverarbeitung in der zentralen Hörbahn mit Musteranalyse für Sprache und Musik.
- Beidohriges Hören für Richtungshören und Störgeräuschunterdrückung erforderlich.

Vestibuläres System:

- Vestibularapparat nimmt Linear- und Drehbeschleunigungen auf. Dadurch ist die Lage im Raum erkennbar.
- Spezifisch schwere Otolithen deflektieren Stereozilien in Sacculus und Utriculus durch Schwerkraft und Linearbeschleunigung.
- Die Trägheitsströmung der Endolymphe bewirkt bei Drehbeschleunigung in den drei Achsen des Raumes eine Ausbuchtung der Cupula.
- Die thermische Ausdehnung bei kalorischer Prüfung erzeugt einen einseitigen Reiz für die seitengetrennte Labyrinthprüfung.
- Reiztransformation im Vestibularapparat, Reizfortleitung über den Nervus vestibularis und Verarbeitung in den zentralen Vestibularisbahnen.

? Welche beiden Teile des Trommelfelles werden unterschieden und wie sind beide Teile aufgebaut (▶ Abschn. 1.2.2; S. 11)?

? Aus welchen anatomischen Strukturen setzen sich die Wände der Paukenhöhle zusammen (▶ Abschn. 1.2.2; S. 14f)?

? Wie entstehen Mittel- und Innenohr entwicklungsgeschichtlich (▶ Abschn. 1.1; S. 8f)?

? Welche anatomische Struktur markiert die Grenze zwischen Außen- und Mittelohr (▶ Abschn. 1.2.1; S. 9)?

? Woher stammen Endolymphe, Perilymphe und Corti-Lymphe und wie unterscheiden sie sich in ihrer Zusammensetzung (▶ Abschn. 1.2.3; S. 18f)?

? Welche Räume werden im Innenohr voneinander unterschieden (▶ Abschn. 1.2.3; S. 19)?

? Aus welchen Zellen ist das Corti-Organ aufgebaut und welche Funktion haben diese Zellen (▶ Abschn. 1.2.3; S. 19)?

? Beschreiben Sie den Aufbau und die Funktion von Ohrmuschel und äußerem Gehörgang (▶ Abschn. 1.2.1; S. 9f; ▶ Abschn. 1.4.1; S. 24)!

? Beschreiben Sie Elemente und Funktionen des Mittelohres (▶ Abschn. 1.2.2; S. 10f; ▶ Abschn. 1.4.1; S. 24)!

? Welchen anatomischen Verlauf nimmt der N. facialis zwischen seinem Kerngebiet und der mimischen Muskulatur (▶ Abschn. 1.3.3; S. 16f)?

? Welche Fasern führt der N. facialis und welche Funktionen erfüllen Sie (▶ Abschn. 1.2.2; S. 16f)?

? Aus wie vielen Neuronen setzt sich die zentrale Hörbahn zusammen (▶ Abschn. 1.3.1; S. 21f)?

? Was versteht man unter Impedanzanpassung (▶ Abschn. 1.4.1; S. 24)?

? Erklären Sie die Funktion äußerer und innerer Haarzellen (▶ Abschn. 1.4.1; S. 26)!

? Wie funktioniert die Frequenzanalyse im Innenohr (▶ Abschn. 1.4.1; S. 24f)?

? Wie funktioniert Richtungshören (▶ Abschn. 1.4.1; S. 27)?

? Welche Bewegungen nehmen die Gleichgewichtsorgane auf (▶ Abschn. 1.4.2; S. 27f)?

? Erklären Sie die Funktion der Otolithen- und Bogengangorgane (▶ Abschn. 1.4.2; S. 27f)!

? Wie steht das Gleichgewichtsorgan mit anderen sensorischen Systemen zur Aufrechterhaltung des Gleichgewichts in Verbindung (▶ Abschn. 1.4.2; S. 27f)?

Untersuchungsmethoden

Neben der **Anamnese** und den direkten **klinischen Untersuchungen** wie Inspektion, Palpation und Otoskopie sind zur Differenzierung und Quantifizierung von Hör- und Gleichgewichtsstörungen standardisierte Funktionsprüfungen erforderlich. Lähmungen des N. facialis müssen hinsichtlich der Lokalisation und des Schweregrades durch **Testbatterien** untersucht werden.

Moderne bildgebende Verfahren wie **CT, DVT, MRT** und **PET** ermöglichen mit geringer Strahlenbelastung eine aussagekräftige Darstellung von morphologischen sowie funktionellen Veränderungen und haben die konventionellen Röntgenaufnahmen abgelöst.

2.1 Anamnese

Bei der Erhebung der Vorgeschichte ist nach folgenden Gesundheitsstörungen zu fragen:
- Druckgefühl
  - Gefühl der verstopften Ohren?
  - Gefühl wie Watte im Ohr?
- Schmerzen
  - Wo lokalisiert?
  - Art (dumpf, bohrend, stechend)?
  - Wohin ausstrahlend?
  - Dauer?
- Absonderung aus dem Gehörgang
  - Farbe?
  - Geruch?
  - Eitrig, schleimig, wässrig, blutig?
- Ohrgeräusch
  - Frequenz?
  - Art (Sausen, Brausen, Brummen, Zischen, Pfeifen)?
  - Pulsierend oder kontinuierlich?
  - Dauer?
  - Lautheit?
  - Belästigungsgrad?
  - Sekundärsymptome (Schlafstörungen, Konzentrationsmangel, Depression)?
- Schwerhörigkeit
  - Für welche Töne?
  - Bei Unterhaltung mit einem Gesprächspartner?
  - Bei Konferenzen, bei Vorträgen, bei Nebengeräuschen?

- Nach vorangegangenem Infekt?
- Dauer?
- Wechselnde Stärke?
- Allmählich oder plötzlich einsetzend?
- Gleichbleibend oder zunehmend?
- Schwindel
  - Art?
  - Schwindelanfall oder Dauerschwindel?
  - Dreh-, Schwank- oder Liftschwindel?
  - Ohnmachtähnlich, Schwarzwerden vor den Augen, Sternchensehen?
  - Verstärkung in bestimmter Körperlage, bei Belastungen, im Dunkeln?
  - Unsicherheit beim Gehen, bei geschlossenen Augen, Gangabweichung?
  - Verbunden mit Übelkeit, Erbrechen, Schwerhörigkeit, Ohrensausen?

2.2 Inspektion

Es ist zu achten auf:
- Veränderungen der Ohrmuschelform (angeboren, traumatisch, tumorös),
- Rötung und Schwellung der Ohrmuschel,
- Konturen des knorpligen Ohrmuschelgerüstes,
- Rötung und Schwellung des prä- und postaurikulären Bereichs,
- Absonderung aus dem Gehörgang (Schleim, Eiter, Blut, Liquor).

2.3 Otoskopie

2.3.1 Instrumentarium

Für Geübte ist die Untersuchung von Ohr, Nase, Hals und Kehlkopf mit reflektiertem Licht gebräuchlich. Man benötigt zur Ohrenspiegelung:
- Eine **Lichtquelle** mit einer mattierten 100-Watt-Glüh- bzw. Halogenlampe, die neben der rechten Kopfseite des Patienten angebracht sein soll,
- einen in der Mitte perforierten **Hohlspiegel** mit einer Brennweite von 10–20 cm (sog. **Ohrenspiegel**), der mit einem Stirnreif durch ein Kugelgelenk verbunden ist (Stirnreflektor) und
- einen Satz **Ohrtrichter** in verschiedenen Größen.

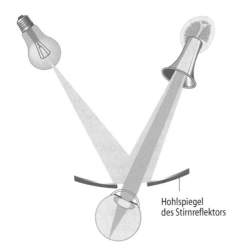

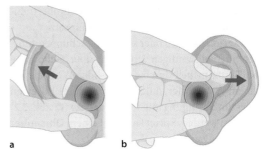

Abb. 2.2a,b Einsetzen des Ohrtrichters. **a** Rechtes Ohr; **b** linkes Ohr

Hohlspiegel
des Stirnreflektors

Abb. 2.1 Otoskopie mit Stirnreflektor

Das **linke Auge** soll sich möglichst nahe an dem Loch des Spiegels befinden, um ein großes Blickfeld zu haben. Die Sehachse links muss mit der Achse des reflektierten Lichtes zusammenfallen, um größte Helligkeit in die Tiefe des Gehörgangs zu bekommen (■ Abb. 2.1).

2.3.2 Ausführung

┌─ Praxisbox ──────────────────────

Otoskopie
Der knorpelige Gehörgang ist durch Zug bzw. Druck an der Ohrmuschel nach hinten oben in eine Achse mit dem knöchernen zu bringen, ehe der Ohrtrichter durch eine leicht drehende Bewegung eingeführt wird (■ Abb. 2.2). Der Zug an der rechten Ohrmuschel mit Mittelfinger und Ringfinger bzw. das Drücken der linken Ohrmuschel mit dem Mittelfinger und das Halten des Trichters mit Daumen und Zeigefinger während der Spiegeluntersuchung geschehen stets mit der linken Hand, um die rechte Hand für Manipulationen im Gehörgang, Veränderungen der Kopfstellung des Patienten oder Einstellen des Ohrmikroskopes frei zu haben.

└────────────────────────────────

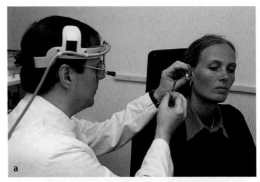

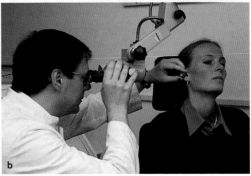

Abb. 2.3a,b Otoskopie. **a** Mit Stirnlampe, **b** mit Mikroskop

eine Kaltlichtlampe, die auf dem Stirnreifen befestigt ist, beleuchtet werden (**Stirnlampe** ■ Abb. 2.3a).

Außerdem finden (vor allem bei Nicht-Hals-Nasen-Ohrenärzten) **Otoskope** mit eigener Lichtquelle und aufgesetztem Ohrtrichter Verwendung. Auch hierbei muss die Ohrmuschel mit knorpeligem Gehörgang nach hinten oben gezogen werden.

Die beste und heute allgemein übliche Beurteilung des Trommelfells ist durch das **Ohrmikroskop** (■ Abb. 2.3b; Untersuchungs- bzw. Operationsmik-

Anstelle der Ohrspiegelung mit reflektiertem Licht können Gehörgang und Trommelfell auch durch

roskop) möglich, das 6- bis 40-fach vergrößert. Zusätzlich kommt das Endoskop zum Einsatz.

Zerumen, Eiter oder Epidermisschuppen müssen zur vollständigen Übersicht über Gehörgang und Trommelfell durch Tupfen oder Wischen mit einem **Wattetriller**, durch stumpfe kleine **Küretten** oder durch Spülung mit der **Ohrspritze** (◨ Abb. 3.2) entfernt werden. Sekret kann mit einem **Ohrsauger** abgesaugt werden.

❶ Cave
Eine Ohrspülung ist bei Verdacht auf Vorliegen einer trockenen Trommelfellperforation oder bei einem Schädelbasisbruch im Ohrbereich (laterobasale Fraktur) kontraindiziert.

In Kürze

Otoskopie
- Die Otoskopie mit einem Ohrtrichter ist die wichtigste Untersuchungstechnik des Ohres.
- Sie wird am besten mit einem Untersuchungsmikroskop zur Beurteilung von Gehörgang und Trommelfell ausgeführt. Durch beidhändiges Arbeiten können Fremdkörper und Verschmutzungen beseitigt und Abstriche entnommen werden
- Beurteilt werden Form, Farbe und Beweglichkeit des Trommelfells sowie Sekretion und Blutungen aus dem Mittelohr.

2.4 Palpation

Dazu gehört die Untersuchung
- einer Schwellung nach Konsistenz, Ausdehnung und Schmerzhaftigkeit,
- eines Druck- oder Zugschmerzes an der Ohrmuschel,
- eines Druckschmerzes am Tragus,
- eines Druck- oder Klopfschmerzes auf dem Warzenfortsatz und
- eines Druckschmerzes der Ohrmuschelumgebung (Glandula parotidea, Fossa retromandibularis, Fossa infratemporalis, Lymphknoten).

2.5 Funktionsprüfungen

2.5.1 Hörprüfungen

Durch die Hörprüfungen sollen festgestellt werden:
- der Schweregrad = die Quantität,
- die Art (d. h. der Frequenzbereich) = die Qualität,
- der Sitz (Behinderung der Schallleitung oder der Schallempfindung) und
- die mögliche Ursache einer Hörstörung.

Eine **Schallleitungsschwerhörigkeit (konduktive Schwerhörigkeit)** entsteht im äußeren Ohr bzw. im Mittelohr (Mittelohrschwerhörigkeit).

Eine **Schallempfindungsschwerhörigkeit** entsteht entweder im Innenohr (**Innenohrschwerhörigkeit = sensorische oder kochleäre Schwerhörigkeit**), im Hörnerven (**Nervenschwerhörigkeit = neurale Schwerhörigkeit**) oder in der zentralen Hörbahn (**zentrale Schwerhörigkeit**) mit Auswirkung auf Sprachverstehen und Geräuschunterdrückung.

Neurale und zentrale Schwerhörigkeit haben ihren Sitz zentral des Innenohres. Sie werden deswegen zusammen als **retrokochleäre Schwerhörigkeit** bezeichnet.

Tongehörprüfung

▪ Definition
Stimmgabelprüfungen ermöglichen als orientierende Hörprüfungen die Unterscheidung zwischen Schallleitungs- und Schallempfindungsschwerhörigkeit. Die Tonaudiometrie bestimmt quantitativ das Ausmaß des Hörverlustes.

Rinne-Versuch (◨ Abb. 2.4) Vergleich zwischen **Luftleitung** und **Knochenleitung** des gleichen Ohres. Die schwingende a1-Stimmgabel (435 Hz) wird zunächst auf den Knochen des Warzenfortsatzes gesetzt. Sobald der Patient die Stimmgabel nicht mehr hört, wird sie – ohne neu angeschlagen zu werden – vor das Ohr gehalten. Der **Normalhörige** hört die Stimmgabel dann wieder (Luftleitung besser als Knochenleitung = Rinne-positiv). Er hört also vor dem Ohr lauter und länger. Der **Schallleitungsschwerhörige** hört über Knochenleitung lauter und länger als über die behinderte Luftleitung

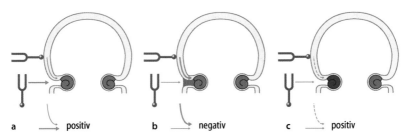

a ⟶ positiv   b ⟶ negativ   c ⟶ positiv

⬛ **Abb. 2.4a–c** Rinne-Versuch. **a** Normales Gehör; **b** Schallleitungsschwerhörigkeit; **c** Schallempfindungsschwerhörigkeit

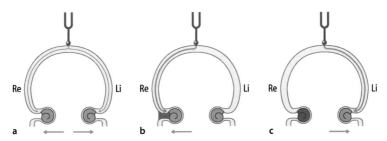

Re   Li   Re   Li   Re   Li

a   b   c

⬛ **Abb. 2.5a–c** Weber-Versuch. **a** Seitengleiches Gehör; **b** rechts Schallleitungsschwerhörigkeit; **c** rechts Schallempfindungs-schwerhörigkeit

(Rinne-negativ). Zumindest ist die Luftleitung gegenüber dem Normalhörigen verkürzt. Der **Schallempfindungsschwerhörige** hört sowohl über Luft- als auch über Knochenleitung kürzer als der Normalhörige, über Luftleitung wird aber stets lauter und länger gehört als über Knochenleitung (Rinne-positiv).

Weber-Versuch (⬛ Abb. 2.5) Prüfung der **Kopfknochenleitung**. Die auf die Mitte des Schädels aufgesetzte schwingende a1-Stimmgabel wird von einem **Normalhörigen** oder von einem **seitengleich Schwerhörigen** in beiden Ohren oder in der Kopfmitte gehört. Bei einem **einseitig Schallleitungsschwerhörigen** wird die Stimmgabel im schlechter hörenden Ohr, bei einem einseitig Schallempfindungsschwerhörigen im besser hörenden Ohr gehört (lateralisiert).

Erklärungsversuch: Beim Schallleitungsschwerhörigen nach der **Schallabflusstheorie von Mach**: Die Abstrahlung des dem Innenohr über den Knochen zugeführten Schalls in Richtung Mittelohr und Gehörgang wird behindert. Der Ton wird daher in diesem Ohr lauter gehört.

Tonaudiometrie

- **Definition**

Sie dient der Überprüfung des Tongehörs mit elektroakustischen Mitteln. Es werden Schwellentests von überschwelligen Verfahren unterschieden.

┌─ Praxisbox ─

Tonaudiometrie

Das am meisten verwendete Tonaudiometer (Tongenerator) erzeugt reine Töne in Oktav- oder Quintabständen von C bis c6 (ca. 62 Hz bis 8000 Hz = 8 kHz oder 10 000 Hz = 10 kHz), die durch Lautstärkeregler von der Hörschwelle bis zur Unbehaglichkeitsschwelle verstärkt werden können. Die Töne werden für jedes Ohr einzeln – bei größerer Seitendifferenz des Gehörs und möglichem Überhören unter Ausschaltung des anderen Ohres durch Vertäubung – zunächst mittels Kopfhörer über Luftleitung und anschließend mit einem Knochenleitungshörer (aufgesetzt auf den Warzenfortsatz) über Knochenleitung gegeben.

Hörschwellenmessung (Tonschwellenaudiometrie) ◄
Im Tonaudiogramm entspricht die Nulllinie der psy-

2

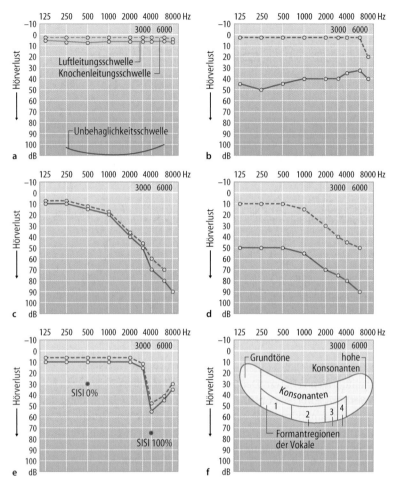

◘ Abb. 2.6a–f Tonaudiogramm. **a** Normales Gehör; **b** Schallleitungsschwerhörigkeit; **c** Schallempfindungsschwerhörigkeit; **d** kombinierte Schallleitungs-Schallempfindungsschwerhörigkeit; **e** akustisches Trauma (SISI 100% = SISI-Test im Beispiel bei 4000 Hz positiv); **f** Sprachfeld

chophysischen Hörschwelle eines normalhörenden Jugendlichen. Von hier aus wird jede Frequenz – beginnend mit der meist gut erkennbaren Frequenz 1000 Hz – in Stufen von je 1 dB verstärkt, bis sie vom Patienten gehört wird. Die Hörschwellen für die einzelnen Frequenzen werden markiert. Man erhält in dieser Relativdarstellung dann – für jedes Ohr getrennt – durch Verbindung der Hörschwellenpunkte Hörschwellenkurven für **Luftleitung**, die zuerst auf dem besser hörenden Ohr geprüft wird, und für **Knochenleitung** (◘ Abb. 2.6a).

Die Nulllinie verläuft bei der Relativdarstellung (**subjektive Hörschwelle** Normalhöriger, **Hearing Level** = HL) horizontal. In einer Absolutdarstellung

(**physikalische Hörschwelle, Sound Pressure Level** = SPL) würde die Nulllinie im tiefen und im hohen Frequenzbereich abwärts gekrümmt verlaufen, weil die **Empfindlichkeit des Ohres** im mittleren Frequenzbereich am größten ist. In den tiefen und den hohen Tonlagen sind für die gleiche Lautheitsempfindung größere Schalldrucke erforderlich.

Das **Dezibel** (dB) ist das logarithmische Verhältnismaß zwischen dem Bezugsschalldruck (0 dB) und dem Prüfschalldruck. Nur so lässt sich der große Umfang des zu erfassenden Schalldruckbereiches darstellen.

0 dB entsprechen in der physikalisch exakten Absolutdarstellung einem Schalldruck von 20 Mikro-

pascal (μPa $= 2 \times 10^{-4}$ Mikrobar (μbar) bei 1 kHz). Die Schmerzschwelle liegt bei etwa 120 dB. Der Abstand zwischen Hör- und Unbehaglichkeitsschwelle wird als **Dynamikbereich** bezeichnet. Die Lautstärke normaler **Umgangssprache** liegt zwischen 60 und 70 dB. **Industrielärm** wird mit Lärmpegelmessern unter Verwendung des Filters A gemessen – wobei besonders die schädlichen hohen Frequenzen berücksichtigt werden – und in dB (A) angegeben.

Das **Phon** ist ein Maß der Lautstärke, das die Frequenzabhängigkeit des Ohres berücksichtigt und sich an der Lautstärkeempfindung orientiert, die ein Ton von 1000 Hz auslöst. Die Skalen für Dezibel und Phon sind bei 1000 Hz identisch.

Formen der Schwerhörigkeit

- Eine **Schallleitungsschwerhörigkeit** zeigt sich an einer Differenz zwischen der Hörschwellenkurve für Knochenleitung und der für Luftleitung, die schlechter liegt, d. h. für die größere Lautstärken benötigt werden (Air-Bone Gap). Der Hörverlust über Luftleitung, angegeben in Dezibel (dB), ist größer als über Knochenleitung (◧ Abb. 2.6b).
- Bei einer **Schallempfindungsschwerhörigkeit** (z. B. Altersschwerhörigkeit) besteht keine Differenz zwischen der Schwelle für Luft- und Knochenleitung.

Da der Schallempfindungsschwerhörige im Allgemeinen die hohen Frequenzen aber besonders schlecht hört, werden in diesem Bereich größere Lautstärken benötigt, bis die Hörschwelle angegeben wird. Die Hörschwellenkurven sinken im hohen Tonbereich ab, d. h. es besteht vor allem ein Hörverlust – in dB ausgedrückt – im hohen Tonbereich (**Hochtonschwerhörigkeit**; ◧ Abb. 2.6c). Neben diesem häufigsten **basokochleären Typ** der Schwerhörigkeit gibt es seltener den **mediokochleären Typ** (bei **hereditärer Schwerhörigkeit**) und den **apikokochleären Typ** (**Bass-Schwerhörigkeit** bei Morbus Menière). Die **pantonale Schwerhörigkeit** zeigt einen Hörverlust über alle Frequenzen.

Beim **akustischen Trauma** treten Senken der Hörschwellenkurven im hohen Tonbereich (c5 = 4000 Hz) auf (◧ Abb. 2.6e).

❯ Bei einer kombinierten Schallleitungs-Schallempfindungsschwerhörigkeit findet man eine Knochenleitungs-Luftleitungs-Differenz als Ausdruck der Schallleitungskomponente und einen Abfall der Hörschwellenkurven für Knochenleitung als Ausdruck der Schallempfindungskomponente (◧ Abb. 2.6d).

Der Verlauf der Knochenleitungskurve zeigt die noch vorhandene Innenohrleistung an. Lediglich bei der **otosklerotischen Stapesfixation** zeigt sich auch bei einer reinen Schallleitungsschwerhörigkeit neben der Knochenleitungs-Luftleitungs-Differenz eine Verschlechterung der Knochenleitung im mittleren Frequenzbereich um etwa 15 dB (**Carhart-Senke**), die wahrscheinlich mittelohrbedingt ist.

Denkt man sich in ein Tonaudiogramm das »Sprachfeld« (Sprachbanane) eingezeichnet (◧ Abb. 2.6f), so bekommt man eine Vorstellung vom **sprachlichen Restgehör**. Alle Anteile der Sprache, die bei einem Schwerhörigen oberhalb der Hörschwellenkurve (Luftleitung) liegen, können nicht mehr gehört werden.

Überschwellige Hörmessungen   F07

- Hörfeldskalierung
- Recruitmentmessung nach Fowler
- Geräuschaudiometrie nach Langenbeck
- SISI-Test nach Jerger
- Objektive Hörtests (METZ-Recruitment, ERA, otoakustische Emissionen)
- Sprachaudiometrie

- Definition

Sie erfassen das überschwellige Verhalten des Gehörs. Bei den subjektiven Verfahren werden die reizpegelabhängige Lautheit und das Sprachverständnis, bei den objektiven Verfahren die Reizantwort bewertet.

Bei einer **sensorischen Schwerhörigkeit** (Innenohrschwerhörigkeit = Haarzellschaden = Corti-Organschaden = sog. kochleäre Schwerhörigkeit, wie z. B. bei einem akustischen Trauma und einem Morbus Menière) liegt ein sog. Recruitment vor. Bei einer **retrokochleären Schwerhörigkeit** wie z. B. bei einem Akustikusneurinom oder einer Multiplen Sklerose kann das Recruitment fehlen (bei negativem

Ausfall liegt kein Haarzellschaden vor). Nachgewiesen wird eine retrokochleäre Schwerhörigkeit mit Hilfe der akustisch evozierten Potenziale (BERA).

Recruitment-Hypothese Bei **normalem Hörvermögen** wirken die äußeren Haarzellen bei geringen Schallintensitäten schallverstärkend. Bei mittlerer Schallintensität reicht die Auslenkung der Basilarmembran allein durch den Schallreiz aus, die inneren Haarzellen anzuregen. Bei hoher Schallintensität wird die Auslenkung der Basilarmembran durch die äußeren Haarzellen aktiv gedämpft, so dass die inneren Haarzellen erst bei hohen Schallpegeln maximal erregt werden und die **Unbehaglichkeitsschwelle** erreicht wird (□ Abb. 2.6a).

Fallen nun die äußeren Haarzellen aus (wie bei den meisten Fällen **sensorischer Schwerhörigkeit**), fehlen die Schallverstärkung und die Dämpfung der Basilarmembran. Die fehlende Schallverstärkung führt zu einem Hörverlust. Durch Wegfall der Dämpfung werden die inneren Haarzellen bereits bei niedrigeren Schallpegeln maximal erregt.

Dadurch kommt es bei Schallpegeln oberhalb der Hörschwelle des Innenohrschwerhörigen zu einem überproportional starken Zuwachs der Lautheitsempfindung (**Recruitment**) mit vorzeitigem Erreichen der Unbehaglichkeitsschwelle. Der Dynamikbereich des Gehörs ist somit eingeschränkt.

Hörfeldskalierung (□ Abb. 2.7) bei ein- und beidseitiger Schallempfindungsschwerhörigkeit Sie dient der Bestimmung des frequenzabhängigen Dynamikbereiches mit Hilfe von Lautheitskategorien. Der Schwerhörige ordnet die dargebotenen Lautstärken einer Lautheitskategorie zwischen sehr leise bis sehr laut zu. Damit lässt sich das verbliebene **Hörfeld** zwischen Hörschwelle und Unbehaglichkeitsschwelle frequenzbezogen genau vermessen. Bei der **Anpassung von Hörhilfen** (▶ Kap. 5.2.12) wird ein Abgleich zwischen der geräteseitigen Verstärkung und dem Hörfeld vorgenommen und so die optimale Geräteauswahl und -anpassung erleichtert.

Recruitmentmessung nach Fowler (Lautheitsausgleich) bei einseitiger Schwerhörigkeit (□ Abb. 2.8) Es wird bei seitendifferentem Gehör festgestellt, ob auf dem schlechter hörenden Ohr im überschwelligen Bereich bei zunehmender Intensität der Töne

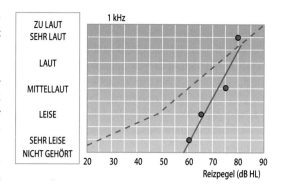

□ **Abb. 2.7** Lautheitsskalierung. Der Patient ordnet verschiedene Hörbeispiele den Lautheitskategorien sehr leise bis sehr laut zu. Bei Normalhörenden ergibt sich ein diagonaler Anstieg. Liegt eine eingeschränkte Dynamik vor, kommt es zu einem steilen Anstieg der Lautheitsempfindung (– – –)

diese gleich laut wie auf dem besser hörenden Ohr empfunden werden oder nicht. Der Fowler-Test ist positiv (Recruitment positiv) und spricht für eine sensorische Schwerhörigkeit (Corti-Organschaden), wenn ein Lautheitsausgleich auftritt. Er wird heute selten verwendet.

Geräuschaudiometrie nach Langenbeck bei ein- und doppelseitiger Schwerhörigkeit (□ Abb. 2.9) Es wird festgestellt, ob ein Prüfton im Niveau der benutzten Geräuschlautstärke gehört wird oder ob er verdeckt ist, also nicht gehört wird (Mithörschwelle).

SISI-Test nach Jerger (Short Increment Sensitivity Index = Erkennbarkeit kurzer Lautstärkeerhöhungen) Es wird das Intensitätsunterscheidungsvermögen festgestellt. Ein Dauerton 20 dB über der Hörschwelle wird 20mal für je 0,2 Sekunden vorübergehend um ein dB verstärkt. Empfindet der Schallempfindungsschwerhörige im Bereich seines Hörverlustes alle oder fast alle Lautstärkeerhöhungen (60–100%), so ist der Test positiv (□ Abb. 2.6e) und spricht für eine sensorische Schwerhörigkeit. Patienten mit neuraler Schwerhörigkeit empfinden oft keine der geringen Lautstärkeerhöhungen oder nur wenige (0–15% = SISI-Test negativ).

❯ Der positive SISI-Test zeigt eine sensorische Schwerhörigkeit (Corti-Organschaden) an und kann bei einseitiger und doppelseitiger Schwerhörigkeit angewendet werden.

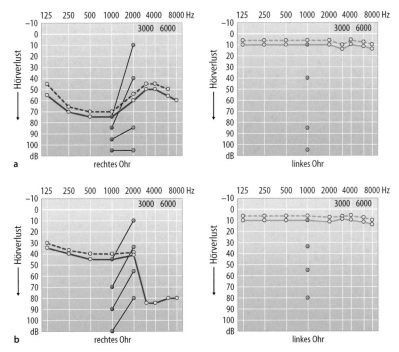

Abb. 2.8a,b Fowler-Test. **a** Positives Recruitment (Lautheitsausgleich) bei M. Menière rechts = sensorische Schwerhörigkeit. Überträgt man die Punkte gleicher Lautheit aus dem Audiogramm des gesunden (linken) Ohres auf das Audiogramm des kranken (rechten) Ohres – und zwar der Übersichtlichkeit wegen in eine benachbarte Frequenz – und verbindet sie, so ergeben sich konvergierende Linien gleicher Lautheit von der gesunden zur kranken Seite im überschwelligen Bereich. **b** Negatives Recruitment (fehlender Lautheitsausgleich) bei einem Akustikusneurinom rechts = neurale Schwerhörigkeit. Die Linien gleicher Lautheit von der gesunden zur kranken Seite laufen parallel

Hörermüdungstests

■ **Definition**

Sie erfassen das zeitliche Verhalten der mit Dauerton und Pulston bestimmten Hörschwelle.

> **Eine pathologische Hörermüdung spricht für eine retrokochleäre Schwerhörigkeit.**

Carhart-Schwellenschwundtest (Tone Decay) Die Hörschwelle eines gegebenen Dauertons verschlechtert sich bei **pathologischer Hörermüdung**, so dass die Lautstärke mehrfach um 5 dB erhöht werden muss, damit der Patient wieder wahrnimmt. Es handelt sich um eine neurale Schwerhörigkeit, wenn die Hörschwelle um 30 dB abwandert.

Automatische Audiometrie nach von Békésy Der Patient zeichnet seine Hörschwellen selbst laufend mit einem automatisch arbeitenden Audiometer auf. Die Frequenzen werden als Dauerton oder Impulston gegeben. Die **Dauertonhörschwelle** verschlechtert sich bei pathologischer Hörermüdung ständig. Die **Impulstonhörschwelle** dagegen zeigt ein geringeres Absinken, weil das Ohr Gelegenheit hat, sich immer wieder zu erholen. Es kommt zur »**Separation**« der Dauertonschwellenkurve von der Impulstonhörschwelle.

Sprachgehörprüfung

Hörweitenprüfung (Sprachabstandsprüfung) Geprüft wird das Verständnis für **Flüstersprache** (mit Reserveluft gesprochen) und für **Umgangssprache** aus verschiedenen Entfernungen. Als Testmaterial dienen viersilbige Zahlwörter zwischen 21 und 99. Jedes Ohr wird einzeln geprüft. Die Hörweite wird in Metern angegeben.

Die nur orientierende Hörweitenprüfung und die Stimmgabelprüfungen werden als »**klassische Hör-**

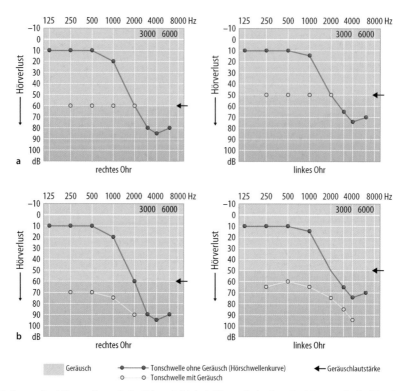

Geräusch ——●—— Tonschwelle ohne Geräusch (Hörschwellenkurve) ◀—— Geräuschlautstärke
○---○ Tonschwelle mit Geräusch

☑ **Abb. 2.9a,b** Langenbeck-Test. **a** Sensorische Schwerhörigkeit (Haarzellschaden, *Corti*-Organschaden) beiderseits, Prüftöne werden im Niveau der benutzten Geräuschlautstärke gehört und durch Geräusch nicht verdeckt = »Einmünden« der im Geräusch gehörten Tonschwelle in die Hörschwellenkurve (im Beispiel bei 2000 Hz). **b** Neurale Schwerhörigkeit beiderseits. Prüfton durch Geräusch verdeckt = »Ausweichen« der im Geräusch gehörten Tonschwelle vor der Hörschwellenkurve

prüfung«, die audiometrischen Verfahren als »**elektroakustische Hörprüfmethoden**« bezeichnet.

Sprachaudiometrie Bei dieser Form der Sprachgehörprüfung werden über Kopfhörer oder über Lautsprecher – zuerst für das besser hörende Ohr – Reihen **mehrsilbiger Zahlen** und anschließend **einsilbiger Testwörter** abgespielt (Freiburger Sprachtest). Die Lautstärke ist anfangs gering und wird von Testreihe zu Testreihe erhöht. Es wird festgestellt, wie viel Prozent der Zahlen bzw. Wörter in jeder Testreihe bei den verschiedenen Verstärkungen gehört werden. In das Sprachaudiogramm werden die Kurven für das **Zahlenverstehen** und für das **Wortverstehen** eingetragen (☑ Abb. 2.10).

Die Untersuchung in geräuschfreier Umgebung ist zwar unnatürlich, muss jedoch solange als Standard zur Erfassung des Sprachgehörs gelten, bis validierte Sprachtests mit Störgeräusch zur Verfügung stehen. Wenn die Sprachgehörprüfung unter Bedingungen des täglichen Lebens vorgenommen werden soll, wird bei der Sprachaudiometrie zusätzlich verschiedener, standardisierter **Störschall** (z. B. Stimmengewirr) verwandt (z. B. Göttinger Satztest, Oldenburger Satztest).

Bei einer **Schallleitungsschwerhörigkeit** sind Zahlenkurve und Einsilberkurve nach den großen Lautstärken verschoben, erreichen aber bei genügender Verstärkung stets 100% Verständlichkeit. Bei manchen **Schallempfindungsschwerhörigkeiten** wird trotz maximaler Verstärkung keine 100%ige Wortverständlichkeit erreicht, es besteht dann ein Wortverständnisverlust (**Diskriminationsverlust**). Diese Patienten haben einen besonders starken Hörverlust in den hohen Frequenzen. Bei Patienten mit **retrokochleärer Schwerhörigkeit** kann das Sprachverstehen bei größeren Lautstärken sogar absinken.

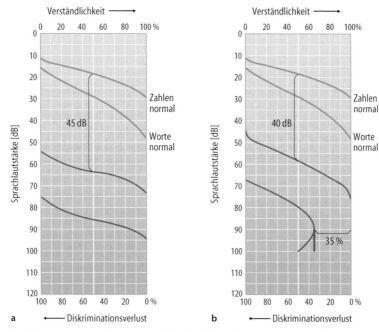

Abb. 2.10a,b Sprachaudiogramm. **a** Schallleitungsschwerhörigkeit; **b** Schallempfindungsschwerhörigkeit

> Bei der Schallleitungsschwerhörigkeit ist die akustische Information abgeschwächt, bei der Schallempfindungsschwerhörigkeit ist sie verstümmelt.

Charakterisiert wird der **Grad der Schwerhörigkeit**
- durch die Verschiebung der Zahlenkurve auf der Linie der 50%igen Verständlichkeit. Die Verschiebung ergibt den **Hörverlust für Zahlen** in Dezibel (dB) – im Beispiel ◻ Abb. 2.10a: 45 dB, in ◻ Abb. 2.10b: 40 dB,
- durch den **Diskriminationsverlust** bei Prüfung mit einsilbigen Wörtern in Prozent – im Beispiel ◻ Abb. 2.10a: 0%, in ◻ Abb. 2.10b: 35%.

Für **Begutachtungszwecke** lassen sich aus Tabellen aufgrund der Werte der Sprachaudiometrie die prozentualen Hörverluste gegenüber dem Normalhörigen ablesen und danach die **Minderung der Erwerbsfähigkeit** bzw. der **Grad der Behinderung** festsetzen. Außer bei der Begutachtung wird die Sprachaudiometrie zur Feststellung des vorhandenen Sprachgehörs vor allem vor und nach gehörverbessernden Operationen und bei der Anpassung von Hörgeräten durchgeführt. **Satztests** verwenden phonetisch balancierte Listen mit Mehrwortsätzen. Sie erlauben eine bessere Abschätzung des Sprachverstehens unter Alltagsbedingungen (z. B. Oldenburger Satztest mit und ohne Störgeräusch).

Prüfung der zentralen Hörfunktionen

Durch künstlich erschwerte Testsprache (Verstümmelung, Unterbrechung, Akzeleration) der einem Ohr zugeleiteten oder beiden Ohren gleichzeitig gegebenen mehrsilbigen, rechts und links verschiedenen Wörter (dichotischer Diskriminationstest nach Feldmann) lässt sich die **zentrale Sprachsynthese** oder das **Unterscheidungsvermögen** als zentrale Hörleistung überprüfen. Als zentrale Hörleistung gilt auch das **Richtungshörvermögen**, das mit Hilfe eines Lautsprecherkreises geprüft wird. Die **binaurale Hörleistung** wird als Differenz zwischen ein- und beidseitiger Darbietung des Sprachsignales im Störgeräusch bestimmt.

Das **zentrale Sprachverstehen** kann z. B. herabgesetzt sein bei Hirntumoren, bei Multipler Sklerose, durch Medikamente, bei Durchblutungsstörungen und im Alter (Topodiagnostik zentraler Hörstörungen durch ERA). Bei der Prüfung des zentralen Sprachverstehens hängt das Ergebnis nicht zuletzt vom Intelligenzgrad und der Compliance des Patienten ab.

Die Hörfunktion kann bei normaler Hörschwelle durch eine zentrale auditorische **Wahrnehmungs- und Verarbeitungsstörung** oder eine **zentrale Fehlhörigkeit** beeinträchtigt sein. Sie führen bei Kindern durch Nachlassen der Aufmerksamkeit und rascher Ermüdung zu ungenügenden schulischen Leistungen und haben Einfluss auf die **Sprachentwicklung**. Die akustischen Informationen werden im Gehirn fehlerhaft verarbeitet. Die Fähigkeit, aus komplexen Schallereignissen Wörter und Sätze herauszufiltern, insbesondere die **Spracherkennung im Störgeräusch** und das **Richtungshören**, sind eingeschränkt.

Kinderaudiometrie im Rahmen der Pädaudiologie

Audiometrie im Kindesalter (Pädaudiologie) Erste Reaktionen auf Schallreize zeigen Feten ab dem 6. Schwangerschaftsmonat. Mittel- und Innenohr sind bei Geburt bereits entwickelt und funktionstüchtig. Die zentrale Hörbahn durchläuft einen **Reifungsprozess**, der erst mit dem 12. Lebensjahr abgeschlossen ist. An Hörstörungen bei Säuglingen und Kleinkindern ist bei »Risikokindern« (▶ Kap. 5.2.10), Ohrmissbildungen, Elternverdacht oder Entwicklungsstörungen der Sprache besonders zu denken. Man bedient sich zur Hörprüfung je nach dem Alter des Kindes

- des **Neugeborenenhörscreenings** mittels otoakustischer Emissionen oder automatisierter BERA;
- der **Reflexaudiometrie** bis zum 2. Lebensjahr: Bei akustischen Reizen kommt es zum auripalpebralen Reflex (Lidschlag) oder zum Blickwenden bzw. Kopfwenden zur Schallquelle (**Verhaltensaudiometrie**, Distraction Test);
- der **Spielaudiometrie** ab dem 2. bis zum 4. Lebensjahr, wobei das Kind beim Hören eines Tones einen Baustein zum anderen legen oder ein neues Märchendiapositiv einschalten darf (»Peep Show«);
- spezieller **Kinderhörtests** mit altersadaptiertem Testmaterial;
- der **Siebtests** im Kindergarten- und Schulalter z. B. mit Dreitonaudiometern als Reihenuntersuchungen zur Prüfung der wichtigsten Frequenzen. Wird dadurch eine Schwerhörigkeit aufgedeckt, folgen dann eingehende Untersuchungen einschließlich der objektiven Audiometrie (ERA und otoakustische Emissionen s. unten);
- der **objektiven Audiometrie** (s. unten).

> ❯ Zur Untersuchung gehört die Prüfung des Intelligenzgrades, des allgemeinen und motorischen Entwicklungsstandes, des Sprachentwicklungsstandes und der auditiven Verarbeitung und Wahrnehmung, letztere zur Diagnostik von zentralen Hör- und Wahrnehmungsstörungen

Therapeutische Folgerungen aus den Ergebnissen der Hörprüfungen bei Neugeborenen und Kleinkindern sind eine Frühförderung durch Anpassen eines Hörgerätes im Alter ab 3 Monaten, die Cochlea-Implantation bei kongenitaler oder erworbener Taubheit und ein Hörtraining oder eine hörverbessernde Operation bei Schallleitungsschwerhörigkeit sowie Hör-, Sprach- und Sprecherziehung.

Objektive Audiometrie, ERA

- **Definition**

Im Gegensatz zu den subjektiven – psychoakustischen Verfahren ermöglichen die objektiven Hörprüfungsmethoden eine Beurteilung des Hörvermögens ohne Angaben des Patienten allein durch Registrierung auditorischer reizkorrelierter Parameter.

> ❯ Neben der Reflexaudiometrie, den otoakustischen Emissionen und der Impedanzaudiometrie hat sich die ERA (= Electric Response Audiometry, elektrische Reaktionsaudiometrie) zum wichtigsten Verfahren entwickelt.

Die unter periodischer akustischer Reizeinwirkung entstehenden sinnesspezifischen elektrischen Potenzialschwankungen des Hörsystems (**AEP = Akustisch Evozierte Potenziale**) lassen sich durch die computergestützte Mittelungstechnik (**Averaging**) vom überlagerten reizunabhängigen EEG trennen. Die Ableitung erfolgt mit Oberflächenelektroden vom Schädel bzw. mit Nadelelektroden vom Promontorium.

Die AEP entstehen in örtlich-zeitlicher Reihenfolge entlang der Hörbahn ab den Haarzellen in der

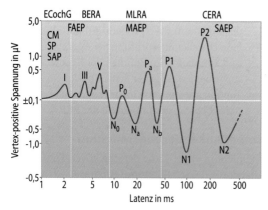

◻ Abb. 2.11 ERA-Methoden (*oben*) und AEP (*darunter*) im Überblick. *CM*, *SP* und *SAP* sind zur Orientierung in die Abbildung eingetragen, jedoch nicht dargestellt (I–V, N u. P = Potenzialbezeichnungen; in Anlehnung an *Picton*)

Cochlea bis zur Hörrinde, spiegeln Teilfunktionen des Hörvorganges wieder und können bestimmten anatomischen Strukturen zugeordnet werden (**Topodiagnostik**). Für klinische Zwecke werden folgende Verfahren eingesetzt (◻ Abb. 2.11):

- Bei der **ECochG** (Elektrokochleographie) wird eine Nadelelektrode transtympanal auf dem Promontorium platziert. Für die Innenohrdiagnostik werden gewonnen: reizsynchrone Antworten der Haarzellen (**CM** = Cochlear Microphonics), das durch asymmetrische Auslenkung der Basilarmembran während des Reizvorganges entstehende Summationspotenzial (SP) sowie das Summenaktionspotenzial des Hörnerven (SAP = Welle I der FAEP).
- Bei der nicht invasiven **BERA** (Brainstem Electric Response Audiometry) werden über Oberflächenelektroden an Vertex und Mastoid die klinisch wichtigen frühen akustisch evozierten Potenziale (**FAEP**) aus Hörnerv und Hirnstamm abgeleitet.
- Mit ähnlicher Technik werden die mittleren akustisch evozierten Potenziale (**MAEP**) aus Thalamus und primärer Hörrinde (**MLRA** = Middle Latency Response Audiometry) und
- die langsamen oder späten akustisch evozierten Potenziale (SAEP) aus primärer und sekundärer Hörrinde (**CERA** = Cortical Electric Response Audiometry) registriert.

Die ERA nimmt an Bedeutung ständig zu und ist für **H10** folgende Aufgaben als zuverlässiges Verfahren unerlässlich:

- **Hörscreening** und **Schwellenbestimmung** bei Neugeborenen und Kleinkindern (BERA) im Schlaf, in Sedierung oder Narkose.
- **Hörschwellenbestimmung** bei Aggravation und Simulation im Rahmen der Begutachtung und bei Verdacht auf **psychogene Schwerhörigkeit** (CERA, MLRA).
- **Topodiagnostik** von Hörstörungen in kochleär/neural/zentral (ECochG, BERA, CERA).
- Nachweis eines **Akustikusneurinoms** durch Verlängerung der Leitzeit (die Potenziale treten verzögert auf = Latenzverlängerung, und der zeitliche Abstand zwischen den Potenzialgipfeln ist verlängert; BERA).
- **Hydropsnachweis** bei M. Menière durch vergrößertes Summationspotenzial (ECochG).

Funktionsnachweis von Hörgeräten und Cochlea-Implantaten: Bei akustischer Reizung des Innenohres oder elektrischer Reizung des Hörnerven können evozierte Potenziale zum Nachweis der Hörverbesserung und Integrität des Hörnerven (Neural Response Telemetry) eingesetzt werden.

Otoakustische Emissionen   **H10**

Nach akustischem Reiz können vom gesunden Ohr **F11** »aktive« otoakustische Emissionen (OAE, akustische Geräuschaussendungen) registriert werden, entstanden wahrscheinlich durch **Kontraktionen äußerer Haarzellen**. Die in ihrer Intensität meistens unterhalb der Hörschwelle liegenden Schallsignale des Innenohres werden mit hochempfindlichen Messmikrofonen registriert. Sie erlauben eine objektive Funktionsprüfung des Innenohres

> ❯ Abhängig vom Hörvermögen in den einzelnen Frequenzen fehlen sie bei sensorischen Hörverlusten von mehr als 30 dB, bei sicherem Nachweis dieser transitorisch evozierten otoakustischen Emissionen (TEOAE) ist die Funktion äußerer Haarzellen normal oder nur gering gestört (◻ Abb. 2.12)

Bei ca. 30% der Normalhörenden können OAE auch ohne einwirkenden akustischen Reiz fortlaufend registriert werden, sog. **Spontane Otoakustische**

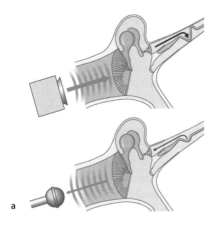

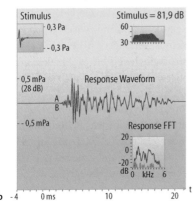

Abb. 2.12a,b Otoakustische Emissionen (OAE). **a** Entstehung im Innenohr; **b** transitorisch evozierte OAE (Response-Wave-Form)

Emissionen (**SOAE**), die ebenfalls Ausdruck einer normalen Innenohrfunktion sind. Eine weitere Gruppe stellen **kochleäre Distorsionsprodukte (DPOAE)** dar. Sie entstehen als zusätzliche Töne bei Stimulation der Cochlea durch zwei Sinustöne unterschiedlicher Frequenz (nachweisbar bis 50 dB Hörverlust). Die klinische Bedeutung der OAE liegt im Nachweis von Funktion und Funktionsstörungen äußerer Haarzellen, die bei der überwiegenden Anzahl aller Innenohrschwerhörigkeiten geschädigt sind (OAE nicht anwendbar bei Schallleitungsschwerhörigkeiten). Einsatzgebiete sind:

- Hörscreening ab Geburt (im Zusammenhang mit der BERA, ► Abschn. 2.5.1);
- Früherfassung ototoxischer Schädigungen (durch Zytostatika [Cisplatin], Aminoglykosidantibiotika und Schleifendiuretika);

- Nachweis gesteigerter Lärmempfindlichkeit des Innenohres (vergrößerte Amplitude);
- Hörschwellenüberprüfung bei Aggravation und Simulation im Rahmen der Begutachtung sowie bei psychogener Schwerhörigkeit;
- Topodiagnostik von Hörstörungen in kochleär/ retrokochleär zusammen mit der BERA.

Impedanzänderungsmessung

Sie dient in erster Linie der objektiven Funktionsdiagnostik des **Schallleitungsapparates**. Bei normalem Trommelfell und Mittelohr wird der größte Teil der auftretenden Schallenergie absorbiert und dem Innenohr zugeführt. Ein kleiner Teil wird durch den akustischen Widerstand (= Impedanz) des Trommelfelles und des Mittelohres reflektiert. Gemessen werden die Amplitude und Phase des vom Trommelfell reflektierten Schallanteiles (Sondenton 220 Hz) bei **Impedanzänderungen**. Diese Änderungen werden bewirkt

- durch Kontraktion der Mittelohrmuskeln (reflektorisch) mit Versteifung der Gehörknöchelchenkette (Stapediusreflex/Tensorreflex) und
- durch Änderung des Luftdruckes im äußeren Gehörgang und dadurch bedingter veränderter Spannung des Trommelfell-Gehörknöchelchen-Apparates (**Tympanometrie**). Beides wird diagnostisch genutzt.

Stapediusreflexprüfung/Tensorreflex Bei Beschallung eines Ohres mit großer Lautstärke von 70–90 dB über der Schwelle kommt es über die Kerngebiete zu einer Kontraktion des M. stapedius (**akustikofazialer Reflex**) auf beiden Seiten. Die Auslösung des zu prüfenden Stapediusreflexes geschieht meist durch die Beschallung des kontralateralen Ohres (**Reizohr**). Die Impedanzänderungsmessung (Reflexmessung) erfolgt auf dem Reaktionsohr (**Sondenohr, Messohr**), in dem der reflektierte Sondentonschallanteil gemessen wird. Der **ipsilaterale Stapediusreflex** ist bei Taubheit des Gegenohres oder Unterbrechung des kontralateralen Reflexbogens im Stammhirn erhalten.

Der **Tensorreflex** kann nach einem taktilen Reiz (Anblasen der Orbitalregion) auf der gleichen Seite auftreten. Er verläuft über einen **trigeminofazialen Reflexbogen**.

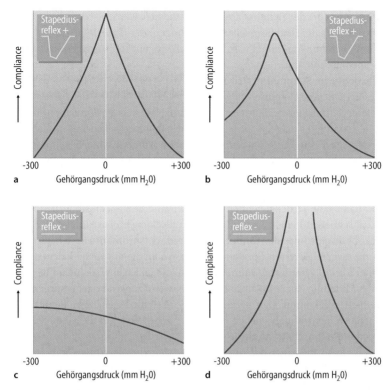

◫ Abb. 2.13a–d Tympanogramm. **a** Normales Mittelohr: Tympanogrammkurven nicht verändert = normale Compliance (Nachgiebigkeit) des Trommelfells. Stapediusreflex vorhanden; **b** Tubenmittelohrkatarrh mit Unterdruck in der Paukenhöhle: Kurvengipfel nach links zu den negativen Drucken (mm WS) verschoben und flacher. Stapediusreflex vorhanden; **c** Seromukotympanum: Kurve abgeflacht, maximale Impedanz. Stapediusreflex fehlt; **d** Ambossluxation: steile, oben offene Kurve (überhöhte Compliance). Stapediusreflex fehlt

Voraussetzung für eine Messung der reflektorischen Impedanzänderung ist ein intaktes Mittelohr und die Möglichkeit, den gleichen Druck, wie er im Mittelohr herrscht, im äußeren Gehörgang herzustellen (s. unten, Tympanometrie).

Die **Impedanzänderung** durch den akustisch ausgelösten Stapediusreflex sagt etwas aus

- über das **Hörvermögen des beschallten Ohres** (objektive Hörprüfungsmethode), weil der Reflex ausbleibt, wenn die Reflexschwelle nicht erreicht wird, z. B. bei hochgradiger Schwerhörigkeit (auf dem beschallten Ohr);
- über das Vorhandensein eines Recruitment (**METZ-Recruitment**) auf dem beschallten Ohr, weil dann die Reflexschwelle abnorm nahe (30 dB) an der Hörschwelle liegt (**Stapediuslautheitstest**);

- über das Vorhandensein einer **retrokochleären Schwerhörigkeit** auf dem beschallten Ohr, weil dann ein größerer Abstand zwischen Hörschwelle und Reflexschwelle besteht (oder der Stapediusreflex fehlt);
- über das Vorhandensein einer **Hörermüdung** auf dem beschallten Ohr (afferenter Schenkel), weil bei Dauerbeschallung dann der Stapediusreflex der Reaktionsseite (efferenter Schenkel) ebenfalls »ermüdet« (**Reflex Decay**);
- über den **Zustand der Gehörknöchelchenkette** der Reaktionsseite, weil der Stapdiusreflex nicht registrierbar ist bei Fixation der Kette (z. B. Stapesankylose bei Otosklerose: dabei bleibt der Tensorreflex erhalten; oder z. B. Tympanosklerose: dabei fehlt der Tensorreflex ebenfalls) und bei Unterbrechung der Kette (z. B. Ambossluxation: dabei bleibt der Tensorreflex erhalten);

- über den **Schädigungsort der Fazialisparese**, weil der Stapediusreflex der Reaktionsseite bei einer Fazialisunterbrechung proximal vom Abgang des N. stapedius fehlt, und
- über den **Reflexbogen im Stammhirn**, weil der Stapediusreflex bei zentraler Unterbrechung des Reflexbogens fehlt (Hirntumoren, Blutungen).

Tympanometrie (Messung des Mittelohrdruckes; ◻ Abb. 2.13) Erzeugt man bei intaktem Trommelfell im Gehörgang, in dem sich die Messsonde für den reflektierten Schallanteil befindet, zunächst einen Überdruck, dann eine Druckgleichheit wie im Mittelohr und anschließend einen Unterdruck, lässt sich die **druckabhängige Impedanzänderung** durch die Messung des reflektierten Sondentonschallanteils in einer Kurve (**Tympanogramm**) aufzeichnen (normales Mittelohr, Kurve ◻ Abb. 2.13a). Bei der Tympanometrie bekommt man – zusammen mit der Stapediusreflexprüfung – neben Hinweisen auf die **Trommelfellbeschaffenheit** (je steifer das Trommelfell, umso niedriger der Kurvengipfel) vor allem eine Bestätigung der Diagnose

- eines **Tubenmittelohrkatarrhs** bei retrahiertem Trommelfell mit Unterdruck in der Paukenhöhle (mit dem Gipfel nach links zu den negativen Drucken verschobene und flachere Kurve, ◻ Abb. 2.13b);
- eines **Paukenergusses** (z. B. Mukotympanum) oder eines Adhäsivprozesses (sehr flache, oft fast horizontale nach links verschobene Kurve und fehlender Stapediusreflex, ◻ Abb. 2.13c);
- einer **Gehörknöchelchenluxation** (sehr hohe, steile, oben offene Kurve und fehlender Stapediusreflex, ◻ Abb. 2.13d);
- einer **Otosklerose** (Normalkurve, fehlender Stapediusreflex);
- einer **Tubendurchgängigkeit** beim Schlucken oder beim Valsalva-Versuch durch kurze Auslenkung der Kurve (Tubenfunktionsprüfung, nur bei geschlossenem Trommelfell);
- einer **klaffenden Tube** durch atemabhängige Impedanzänderungen und
- eines **Glomustumors** durch pulssynchrone Impedanzänderungen.

Die Schwingungen des Trommelfells können direkt mit Hilfe der **Laser-Doppler-Velozimetrie (LDV)** gemessen werden, bei der die Frequenzverschiebungen des Laserlichtstrahles zur Analyse von Schwingungsmustern genutzt werden.

Prüfung des Hörvermögens bei Simulation und Aggravation

Zum Nachweis der Simulation einer Schwerhörigkeit oder Taubheit (bei normalem Gehör) oder der Aggravation (vorgetäuschte Verschlimmerung einer bestehenden Schwerhörigkeit) kommen heute als zuverlässigste Verfahren die ERA, die eine objektive Hörschwellenbestimmung erlaubt, und die OAE zum Einsatz. Die Stapediusreflexbestimmung hilft bei der Aufdeckung grober Simulation oder Aggravation. **Verdachtsmomente** bestehen,

- wenn die mit verschiedenen Methoden gewonnenen Ergebnisse nicht übereinstimmen,
- wenn zögernd nachgesprochen wird oder an verschiedenen Tagen deutlich unterschiedliche Werte für dieselben Methoden ermittelt werden,
- wenn bei der Tonaudiometrie die Geräuschschwelle deutlich besser als die Tonschwelle oder die Luftleitungskurve besser als die Knochenleitungskurve liegen und
- wenn bei der Békésy-Audiometrie die Dauertonkurve besser als die Impulstonkurve verläuft.

Unter **psychogener Schwerhörigkeit** versteht man eine unbewusst vorgetäuschte Schwerhörigkeit, die sich im Wesentlichen nur auf die Situation bei Hörprüfungen beschränkt. Die Sprachverständlichkeit ist deutlich besser, als der Hörschwelle im Tonaudiogramm entsprechen würde. Die Hörschwellen der ERA entsprechen nicht den schlechten Hörschwellen im Tonaudiogramm. Bei der Békésy-Audiometrie kann sich ein kongruentes Absinken der Dauer- und der Impulstonschwellenkurven finden

> ❯ Der Patient mit psychogener Schwerhörigkeit will nicht betrügen, er täuscht sich selbst!

Prüfung der Funktion des Hörnerven und der Hörbahn bei Taubheit

Sie ist erforderlich im Rahmen der Cochlea-Implantat-Versorgung. Bei kooperativen Patienten gelingt dies mit dem sog. Promontoriumtest, bei dem über eine transtympanal auf dem Promontorium platzierte Reizelektrode probeweise der Hörnerv elektrisch gereizt wird. Sind Hörnerv und Hörbahn intakt, empfindet der Patient einen Höreindruck. Bei Kindern werden in Narkose elektrisch evozierte Hirnstammpotenziale abgeleitet (E-BERA = elektrische Hirnstammaudiometrie). Der Nachweis der funktionellen Integrität des Hörkortex kann mit Hilfe der elektrisch-evozierten kortikalen Potenziale (E-CERA) geführt werden. Die funktionelle Bildgebung mittels Positronenemissionstomographie und funktioneller Kernspintomographie ergänzt das Bild (▶ Abschn. 2.6.2 und ▶ Abschn. 2.6.3).

Synopsis der Hörprüfungen ◘ Tab. 2.1

◘ Tab. 2.1 Synopsis der Hörprüfungen

Hörprüfung	Schallleitungsschwerhörigkeit (v. a. Mittelohrschwerhörigkeit)	Schallempfindungsschwerhörigkeit (Innenohrschwerhörigkeit, Nervenschwerhörigkeit und zentrale Schwerhörigkeit)	
Rinne	Negativ	Positiv	
Weber	Im kranken Ohr gehört	Im gesunden Ohr gehört	
Tonaudiogramm	Differenz zwischen Knochenleitung und Luftleitung	Hörverlust häufig im hohen Tonbereich	
Tympanogramm	Änderung des Kurvenverlaufes	Normaler Kurvenverlauf	
Sprachaudiometrie	Kein Diskriminationsverlust	Oft Diskriminationsverlust	
		Sensorische (= Innenohr-) Schwerhörigkeit	Neurale oder zentrale Schwerhörigkeit
Lautheitsausgleich (Recruitment nach Fowler)		Positiv	Kann negativ sein
Geräuschaudiogramm (Langenbeck)		Prüfton nicht verdeckt	Prüfton kann verdeckt sein
SISI-Test		60–100%	Kann 0–15% sein
Hörfeldskalierung		Eingeengtes Hörfeld, steiler Lautheitsanstieg	Normaler oder flacher Lautheitsanstieg
Hörermüdung		Nicht vorhanden	Vorhanden
Dichotischer Diskriminationstest		Normal	Gestört
Stapediusreflexprüfung	Reflex nicht nachweisbar	Metz-Recruitment vorhanden	Fehlt oft
Hirnstammaudiometrie (BERA)		Leitzeit (Latenz) normal	Verlängerung der Leitzeit (Latenz, Interpeaklatenz)
Otoakustische Emissionen	Nicht nachweisbar	Fehlen	Vorhanden

2

Hörprüfungen

- Sie geben Auskunft über Art, Grad und Sitz der Schwerhörigkeit.
- Subjektive Verfahren stützen sich auf Angaben des Probanden.
  - Hörschwellenbestimmung (Tonaudiometrie)
  - Bestimmung des überschwelligen Lautheitsempfindens (Lautheitsskalierung)
  - Bestimmung des Richtungshörens
  - Bestimmung des Sprachverstehens in Ruhe und im Störgeräusch (Sprachaudiometrie)
- Bei objektiven Testverfahren werden aktive Schallaussendungen des Innenohrs (otoakustische Emissionen), die Impedanzaudiometrie mit Tympanometrie und Registrierung des Stapediusreflexes sowie die akustisch evozierten Potenziale verwendet.
- Stimmgabeltests nach Weber und Rinne zur Differenzierung einer Schallleitungs- und Schallempfindungsschwerhörigkeit
- Tonaudiometrie: Unterscheidung von Schallleitungs-, kombinierter und Schallempfindungsschwerhörigkeit
- Sprachaudiometrie: Quantifizierung der Auswirkung einer Schwerhörigkeit auf das Sprachverstehen, Veränderungen im Zeitverlauf sowie Therapieeffekte (z. B. bei Hörgeräteanpassung)
- Schallleitungsschwerhörigkeit: Absenkung der Luftleitungsschwelle bei normaler Knochenleitungsschwelle; weitere Differenzierung durch Impedanzaudiometrie
- Schallempfindungsschwerhörigkeit: kochleäre, neurale und zentrale Schwerhörigkeiten (neurale und zentrale = retrokochleäre Schwerhörigkeit)
- Kochleäre Schwerhörigkeit: Recruitment als Ausdruck eines abnormen, überschwelligen Lautheitsanstieges bei gleichzeitiger Einengung des Dynamikbereichs; Nachweis u. a.durch Lautheitsskalierung und

▼

Metz-Recruitment des Stapediusreflexes sowie fehlende otoakustische Emissionen

- Retrokochleäre Schwerhörigkeit: Hörermüdung für Dauertöne (Carhart-Test), nicht jedoch für Impulstöne (Békésy-Audiometrie), Reflex-Decay des Stapediusreflexes. Otoakustische Emissionen sind bei ungestörter Innenohrfunktion vorhanden. BERA: Verlängerungen der Inter-Peak-Latenzen oder Fehlen der Potenziale
- Bei Taubheit lässt sich die Funktion des Hörnerven mittels Elektrostimulation überprüfen.
- Aggravation oder Simulation einer Schwerhörigkeit: nicht zueinander passende Ergebnisse einzelner Hörtestverfahren
- Psychogene Schwerhörigkeit: eigenständige Krankheit, bei der der Patient subjektiv vom Vorliegen einer Schwerhörigkeit bei tatsächlicher Normalhörigkeit überzeugt ist.

2.5.2 Vestibularisprüfungen

▪ **Definition**

Sie dienen der Feststellung, ob der angegebene Schwindel vestibulär bedingt ist (Objektivierung) und ob eine Vestibularisstörung peripher oder zentral ausgelöst ist.

Schwindelanamnese

Schwindel bedeutet **Verlust der Körpersicherheit** im Raum (Raumorientierung) und entsteht, wenn die Auskünfte der verschiedenen Sinnesorgane einander widersprechen. Der **vestibuläre Schwindel** (**systematischer Schwindel**) wird vom Patienten als Drehschwindel, Liftschwindel (Otolithenschwindel), Schwankschwindel, Ziehen nach einer Seite oder Taumeligkeit geschildert. Der Schwindel nach Art **ohnmachtsähnlicher Gefühle**, »Schwarzwerden« oder »Sternchensehen vor den Augen« hat seine Ursache im Allgemeinen nicht in einer Funktionsstörung des Vestibularapparates, sondern ist als herz- bzw. kreislaufbedingt, vaskulär oder als diffuser Hirnschwindel (**unsystematischer Schwindel**) anzusehen.

Höhenschwindel ist eine visuelle Reizschwindelform und tritt bei manchen Menschen schon auf, wenn die Distanz zwischen Auge und in der Tiefe liegendem Fixpunkt mehr als einige Meter beträgt (eine psychische Komponente und Angstgefühle spielen eine Rolle).

Der **vestibuläre Schwindel** tritt als Schwindelanfall für Minuten bis Stunden (z. B. bei der Menière-Krankheit) oder als **Dauerschwindel** über längere Zeit (z. B. nach einseitigem Labyrinthausfall) auf. In beiden Fällen kommt es zu einer Verstärkung der Beschwerden bei Belastungen wie z. B. bei schnellen Bewegungen oder bei Dunkelheit. Schließlich gibt es den **Lageschwindel**, der nach Einnahme einer bestimmten Körperlage oder -haltung einsetzt, und den **Lagerungsschwindel**, der nach einem Lagewechsel beginnt und oft nur Sekunden andauert (**benigner paroxysmaler Schwindel, Lagerungsnystagmus**). Schwindel, der allein beim Aufrichten auftritt, ist meist kreislaufbedingt, Schwindel beim Aufrichten und Wiederhinlegen ist eher vestibulärer Genese. Mit dem vestibulären Schwindel sind häufig Vagussymptome (Übelkeit, Erbrechen) verbunden.

Abweichreaktionen (Koordinationsprüfungen, Prüfung der vestibulospinalen Reflexe; ⬛ Abb. 2.14)

Geprüft werden bei Verdacht auf eine Vestibulariserkrankung:

- der **Romberg-Versuch** (Stehen auf beiden oder auf einem Bein bei geschlossenen Augen),
- die **Gangabweichung** beim Gehen geradeaus mit geschlossenen Augen,
- der **Tretversuch nach Unterberger**, bei dem der Patient mit geschlossenen Augen auf der Stelle marschieren muss,
- der **Zeigeversuch**, bei dem mit geschlossenen Augen bei Heben der Arme die Fingerspitzen des Arztes getroffen werden sollen und
- der **Zeichentest nach Fukuda** zur Bestimmung der subjektiven Vertikalen, bei dem mit geschlossenen Augen rechts und links freihändig Kreuzchen in vertikalen Reihen gezeichnet werden müssen.

Fallneigung, Gangabweichung, Drehung beim Tretversuch, Abweichung beim Zeigeversuch und beim Zeichentest treten bei **vestibulären Störungen** auf

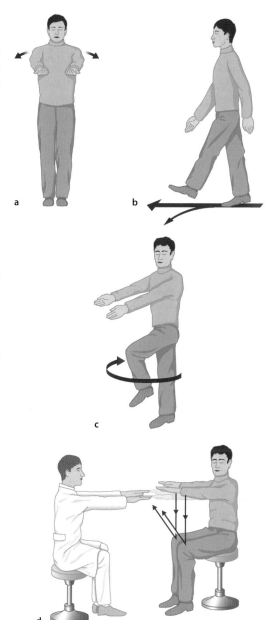

⬛ **Abb. 2.14a–d** Abweichreaktionen (nach rechts). **a** Romberg-Versuch; **b** Gangabweichung; **c** Tretversuch nach Unterberger; **d** Zeigeversuch

und sind z. B. bei einem Labyrinthausfall nach der Seite des kranken (vestibulär ausgefallenen) Ohres gerichtet und entsprechen der Richtung der langsamen Komponente der Nystagmusschläge. Bei **Änderung der Kopfstellung** bleibt die Fallneigung in Richtung auf das kranke Ohr bestehen. Der Kleinhirnkranke dagegen fällt auch nach Kopfdrehung stets in die gleiche Richtung.

Die Körperschwankungen beim Romberg-Versuch können auf einer elektronischen Waage registriert werden (**Posturographie**). Die Integration der Sinnesmodalitäten lässt sich durch zusätzliche Verwendung einer Kippbühne mit Schwerpunktverlagerung sowie variablem optischen Horizont überprüfen (dynamische Posturographie). Sie wird auch zur Überprüfung der Kompensation eingesetzt.

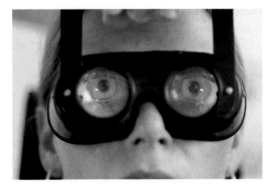

◘ **Abb. 2.15** Frenzel-Brille

Klassische Vestibularisprüfungen

Sie erfassen die Funktion des vestibulären Systems ohne experimentelle Reizung.

Spontan-, Provokations- und Lagenystagmus
Schwindelbeschwerden, über die ein Patient klagt, werden durch den Nachweis eines Spontan-, Provokations-, Lagerungs- oder Lagenystagmus als **vestibuläre Funktionsstörung** erkannt.

Das periphere Vestibularisorgan gibt ständig Impulse (Aktionsströme, Ruheaktivität) über den Nerven zu den Vestibulariszentren ab und bewirkt dort einen »**Ruhetonus**«. Zwischen rechts und links besteht »**Tonusgleichgewicht**«. Durch eine **Erregung des peripheren Organs** (z. B. durch eine Ausbuchtung der Cupula nach der einen oder anderen Richtung, durch eine traumatische Schädigung des Innenohres oder durch eine entzündliche Erkrankung) kommt es zu einer Zunahme oder Abnahme der Impulsfrequenz im Nerven und einer Steigerung oder Abschwächung des Tonus in den Vestibulariszentren.

Je nach Größe der »**Tonusdifferenz**« zwischen rechts und links tritt eine Nystagmusneigung, ein latenter oder ein manifester **Nystagmus** auf. Bei einer Erkrankung, die mit einem Reizzustand des Labyrinths einhergeht, ist der Nystagmus zur kranken Seite, bei einem Labyrinthausfall dagegen durch Überwiegen des anderen Labyrinths zur gesunden Seite gerichtet.

❯❯ Der Nystagmus entsteht also zentral,
   er kann jedoch auf eben geschilderte
   Weise peripher oder durch eine zerebrale
   Störung auch zentral ausgelöst sein.

Der **vestibuläre Nystagmus** ist ein rhythmischer **Rucknystagmus**, dessen einzelne Schläge sich aus einer langsamen labyrinthären Komponente und einer schnellen – als zentrale Ausgleichsbewegung aufgefassten – Komponente zusammensetzen. Seine Richtung wird nach der besser sichtbaren schnellen Komponente bezeichnet. Das subjektive Drehgefühl ist der schnellen Nystagmuskomponente, die Fallneigung der langsamen Komponente gleichgerichtet. Das Nystagmusschlagfeld liegt vorwiegend in der Orbitahälfte, nach der die langsame Komponente gerichtet ist. Der Nystagmus kommt meist als **Horizontalnystagmus** zur Beobachtung, tritt aber auch als **rotierender** und selten – und dann stets zentral bedingt – als **vertikaler Nystagmus** auf. Er kann fein-, mittel- und grobschlägig und wenig, mittel oder sehr frequent sein.

Der Nystagmus wird bei der Fahndung nach Spontannystagmus und Provokationsnystagmus zunächst ohne und anschließend im abgedunkelten Raum unter der **Leuchtbrille nach Frenzel** (◘ Abb. 2.15) beobachtet. Die Brille verhindert durch die Gläser von 15 Dioptrien eine Fixation, die den Nystagmus hemmen würde, und erleichtert durch die Vergrößerung und Beleuchtung der Bulbi die Nystagmusuntersuchung.

Eine **Nystagmusregistrierung** ist auf elektrophysiologischem Wege (**Elektronystagmographie**, ENG) möglich: die bei jedem Nystagmusschlag auftretende Verschiebung der zwischen Kornea (+) und Retina (–) bestehenden Potenzialdifferenz (**korneoretinales Bestandspotenzial**) wird über bitemporal angelegte Elektroden abgeleitet, ver-

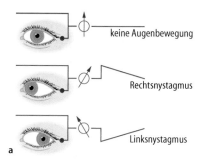

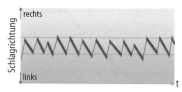

b Rechtsnystagmus

■ **Abb. 2.16a,b** Elektronystagmographie. **a** Schema Augenbewegungen; **b** Nystagmogramm bei Rechtsnystagmus

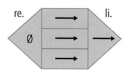

■ **Abb. 2.17** Richtungsbestimmter Spontannystagmus 2. Grades nach links (in ein Schema für Blickrichtungen geradeaus, nach oben, nach unten, nach rechts und nach links eingezeichnet)

stärkt und mit einem X-Y-Schreiber registriert (Nystagmogramm). Damit lassen sich neben der Nystagmusdauer und der Schlagzahl auch die Amplituden der Nystagmusschläge und die Winkelgeschwindigkeiten der langsamen Nystagmuskomponenten feststellen und dokumentieren (■ Abb. 2.16). Die Untersuchung wird bei geschlossenen Augen oder bei geöffneten Lidern im Dunkeln vorgenommen. Dadurch kann ein Spontannystagmus verstärkt werden. Zur Nystagmusregistrierung bei geöffneten Augen werden die **Infrarotvideonystagmographie** oder die **Photoelektronystagmographie** (PENG) verwendet.

Der **Spontannystagmus** wird in den fünf Hauptblickrichtungen geprüft: Blick geradeaus, nach links, nach rechts, nach oben, nach unten. Sein Auftreten ist nicht vom Willen des Patienten abhängig oder von äußeren Reizen ausgelöst und hat **krankhafte Bedeutung**. Man unterscheidet:
- den **richtungsbestimmten Spontannystagmus**, der nur in eine Richtung schlägt und mehr für Erkrankungen des peripheren Organs spricht (■ Abb. 2.17) und
- den **Blickrichtungsnystagmus**, der seine Schlagrichtung je nach Blickrichtung ändert und häufig bei zentralen Vestibularisstörungen (z. B. Hirnstammläsionen) beobachtet wird.

Der festgestellte Nystagmus wird in ein übersichtliches Schema eingezeichnet.

Beim richtungsbestimmten Spontannystagmus tritt ein Nystagmus 1. Grades lediglich in Blickrichtung der schnellen Komponente, ein Nystagmus 2. Grades auch beim Blick geradeaus und ein Nystagmus 3. Grades bereits beim Blick in die Gegenrichtung auf.

Der **Provokationsnystagmus** (unter der Frenzel-Brille geprüft) wird durch Einnahme der Schwindellage, durch Kopfschütteln, durch Bücken und Wiederaufrichten und durch die Lageprüfung untersucht. Ein latenter Nystagmus kann durch diese »Lockerungsmaßnahmen« aktiviert und vorübergehend zu einem Spontannystagmus werden.

Bei der **Lageprüfung** wird unter der Leuchtbrille beobachtet, ob in Rückenlage, in rechter und linker Seitenlage, in Kopfhängelage (■ Abb. 2.18) und beim Wechsel von Aufsitzen und Hinlegen ein **Lage- oder Lagerungsnystagmus** auftritt. Man unterscheidet:
- den **richtungsbestimmten Lagenystagmus**, der sich häufiger bei peripheren Schäden findet, aber als gelockerter Spontannystagmus auch bei zentralen Schäden vorkommt,
- den **richtungswechselnden Lagenystagmus**, der für einen zentralen Schaden spricht – der echte Lagenystagmus hält nach Einnahme der Lage länger als 30 Sekunden an – und
- den **(benignen paroxysmalen) Lagerungsnystagmus**.

Letzterer meist **peripher** durch kinetische Reize beim Lagewechsel ausgelöste und nur wenige Sekunden andauernde Nystagmus mit Schwindel tritt beim schnellen Wechsel zwischen Aufrichten und Wiederhinlegen in Kopfhängelage mit seitwärts gedrehtem Kopf auf. Er wird mit abgesprengten,

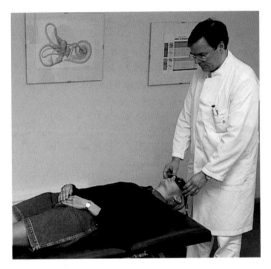

Abb. 2.18 Kopfhängelage (Lageprüfung)

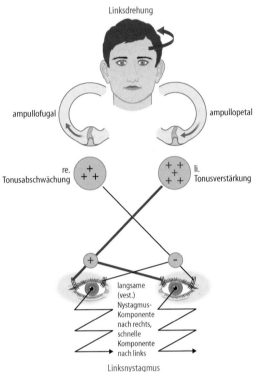

Abb. 2.19 Nystagmusentstehung bei der Drehung

die Cupula des hinteren vertikalen Bogenganges reizenden utrikulären Otolithen nach Kopftraumen erklärt (**Cupulolithiasis**, Therapie: vestibuläres Lagerungstraining durch rasches Seitwärtslagern des Oberkörpers vom Sitzen erst auf die Seite des betroffenen Ohres, danach des gesunden Ohres und wieder zum Sitzen oder durch Rotationsmanöver. Vestibuläres Training ▶ Kap. 5.2.3).

Lagefistelsymptom: Der Nystagmus tritt nach Lagerungsänderung bei Vorliegen einer **Labyrinthfistel** auf und kann auch vaskulärer Genese oder zervikal bedingt sein.

Nicht vestibuläre Nystagmusformen Sie entstehen außerhalb des vestibulären Systems. Zu nennen sind:
— der **Endstellungsnystagmus** (muskulär bedingt),
— der **optokinetische Nystagmus** (Eisenbahnnystagmus) als schnelle Korrekturbewegung des blickmotorischen Systems zur Blickfeldstabilisierung,
— der **Bergarbeiternystagmus** (infolge langer Dunkelarbeit tritt ein Pendelnystagmus auf),
— der **okuläre Nystagmus** bei Sehschwäche als Folge einer mangelnden Fixationsmöglichkeit des Auges,
— der angeborene **Pendelnystagmus** (**Zervikalnystagmus** ▶ S. 58 u. 115).

Experimentelle Gleichgewichtsprüfungen

▪ **Definition**
Sie umfassen alle Tests zur gezielten Reizung von Teilen des vestibulären Systems und ermöglichen so Aussagen zur Einzel- und Gesamtfunktion.

Bei der rotatorischen Prüfung, der thermischen Prüfung, der VEMP und der Prüfung des Fistelsymptoms werden Endolymphbewegungen ausgelöst, und ein Nystagmus entsteht (vestibulo-okulärer Reflex).

Rotatorische Prüfung Im Endolymphschlauch des waagerecht gestellten horizontalen Bogenganges entsteht bei der Drehung des Patienten nach rechts oder links eine **Trägheitsströmung der Endolymphe** mit einer Ausbuchtung der Cupula und entsprechender Ablenkung der Sinneszellhaare. Die Strömung kommt beim **Andrehen** (Beschleunigung) durch Zurückbleiben der Endolymphe (**Abb. 2.19**) und beim **Anhalten** aus der Drehung durch Weiterbewegen der Endolymphe zustande.

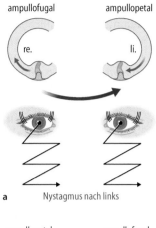

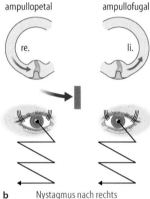

Abb. 2.20a,b Rotatorische Prüfung. **a** Andrehen nach links; **b** Stopp aus der Linksdrehung

Eine **ampullopetale Strömung** im horizontalen Bogengang bewirkt eine **utrikulopetale Cupulaausbuchtung** mit einer Depolarisierung der Sinneszellen, eine Steigerung der Frequenz der Nervenimpulse, eine Verstärkung des Ruhetonus im gleichseitigen Vestibulariszentrum und einen Nystagmus zur gleichen Seite. Eine **ampullofugale Endolymphströmung** hat eine **utrikulofugale Cupulaausbuchtung** mit einer Hyperpolarisierung der Sinneszellen, eine Minderung der Frequenz der Nervenimpulse, eine Abschwächung des Ruhetonus im gleichseitigen Vestibulariszentrum und einen Nystagmus zur anderen Seite zur Folge. Bei starken Reizen zeigt die ampullopetale Endolymphströmung im horizontalen Bogengang eine größere Wirkung als die ampullofugale Strömung (2. Ewald-Gesetz).

Die **Linksdrehung** führt im rechten horizontalen Bogengang zu einer ampullofugalen Endolymphströmung, im linken horizontalen Bogengang zu einer gleichzeitigen ampullopetalen Endolymphströmung. Es tritt also beim Andrehen ein **perrotatorischer Linksnystagmus** auf (◨ Abb. 2.20a).

▼

Beim **Anhalten aus der Linksdrehung** ist die Endolymphströmung rechts ampullopetal und links ampullofugal gerichtet, die Folge ist ein **postrotatorischer Rechtsnystagmus** (◨ Abb. 2.20). Nach dieser ersten postrotatorischen Nystagmusphase, die durch die Cupulaausbuchtung bedingt ist, kann eine zweite (evtl. auch eine dritte) postrotatorische Nystagmusphase folgen, deren Nystagmusrichtung der vorausgegangenen Phase jeweils entgegengesetzt ist. Das phasenhafte Auspendeln der Nystagmusreaktion ist als zentrale Antwort auf die periphere Erregung anzusehen.

Bei der **Rechtsdrehung** treten Endolymphbewegungen und Nystagmusphasen jeweils entsprechend entgegengesetzt auf.

Praxisbox

Rotatorische Prüfung

Der Kopf muss dabei um 30 Grad nach vorn geneigt sein, damit die horizontalen (lateralen) Bogengänge möglichst waagerecht stehen. Festgestellt wird die Dauer des postrotatorischen Nystagmus nach Rechtsdrehung und anschließend nach Linksdrehung. Die Nystagmusdauer beträgt jeweils zwischen 20 und 40 Sekunden.

Die Untersuchung auf einem elektronisch gesteuerten Drehstuhl (◨ Abb. 2.21) vermeidet durch unterschwelliges Andrehen das Auftreten eines perrotatorischen Nystagmus und damit Interferenzen zwischen per- und postrotatorischem Nystagmus. Bei dieser sog. Langdrehmethode wird unterschwellig (unter $1°/s^2$ Beschleunigung) bis zu einer Winkelgeschwindigkeit von 60°/s angedreht, anschließend eine Minute mit dieser Winkelgeschwindigkeit gleichmäßig weitergedreht und dann ruckartig gestoppt. Unter der Leuchtbrille werden Dauer und Schlagzahl des postrotatorischen Nystagmus der ersten und zweiten Phase festgestellt oder mittels der Elektronystagmographie registriert. Nach 10 min folgt dann in gleicher Weise die Ausführung in entgegengesetzter Richtung.

Zu den rotatorischen Prüfungen rechnet auch die **Pendelprüfung**, bei der die Nystagmusreaktionen während der sinusförmigen Hin- und Herbewegungen auf dem Pendelstuhl nystagmographisch registriert werden.

Prüfung auf Zervikalnystagmus ▶ S. 58.

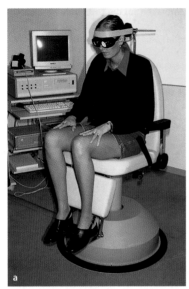

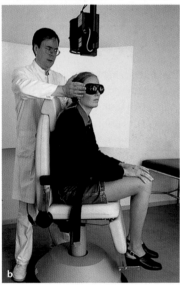

◙ **Abb. 2.21a,b** Drehstuhl. **a** Rotatorische Prüfung; **b** Zervikaltest (Halsdrehtest) mit rotiertem Körper und fixiertem Kopf

❯❯ Mit der rotatorischen Prüfung, bei der stets beide Vestibularorgane gleichzeitig erregt werden, kann man feststellen, ob sich der Vestibularapparat in einem Funktionsgleichgewicht (seitengleiche Nystagmusreaktionen) befindet oder ob Zeichen einer Funktions- bzw. Regulationsstörung
▼

(z. B. Nystagmusneigung bzw. Überwiegen des Nystagmus nach einer Richtung oder bei der Pendelung zusätzlich unterschiedliche »Nystagmusschriften« bei zentralen Störungen) vorhanden sind. Subjektive Schwindelerscheinungen können damit objektiviert werden, was z. B. bei einer Gutachtenerstellung nach Schädeltrauma wichtig ist.

Nach einem **peripheren Ausfall** z. B. kommt es zunächst zu einem **Spontannystagmus** zur gesunden Seite. Im Laufe von einigen Monaten tritt im Allgemeinen ein **zentraler Ausgleich (Kompensation)** ein. Zuerst verschwindet der Spontannystagmus, allmählich kann auch das Richtungsüberwiegen des Nystagmus bei den rotatorischen Prüfungen geringer werden und schließlich bei vollständigem Ausgleich verschwinden. Der **Rückgang der Regulationsstörung** lässt sich so – trotz bleibenden peripheren Ausfalls – durch die rotatorischen Prüfungen verfolgen. Bei multisensorischem Defizit erlaubt die dynamische Posturographie differenzierte Aussagen. Förderung der Kompensation durch **vestibuläres Training**.

Bei der Erholung eines vorher untererregbaren oder vorübergehend ausgefallenen peripheren Vestibularorgans kann nach Abklingen des **Ausfallnystagmus** (Spontannystagmus zur gesunden Seite) ein **Erholungsnystagmus** auftreten, der dann als Spontannystagmus zur Seite des kranken Ohres gerichtet ist.

Thermische Prüfung (kalorische Prüfung). Steht der horizontale Bogengang senkrecht (vertikal), so lässt sich unter dem Einfluss der Schwerkraft (Gravitation) durch Abkühlung oder Erwärmung des äußeren Bogengangschenkels eine – nicht physiologische – Bewegung der Endolymphe durch Änderung des spezifischen Gewichtes (**Konvektionsströmung**) und damit eine **Cupulaausbuchtung** erreichen (Bárány; ◙ Abb. 2.22a).

Eine **Erwärmung** führt zu einer **ampullopetalen Endolymphbewegung**, einer utrikulopetalen Cupulaausbuchtung mit einer Depolarisierung der Sinneszellen, einer Steigerung der Frequenz der Nervenimpulse, einer Verstärkung des Ruhetonus im gleichseitigen Vestibulariszentrum und einem

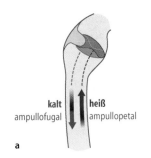

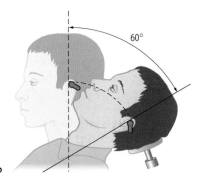

Abb. 2.22a,b Thermische Prüfung. **a** Bewegung aus der Endolymphe durch Änderung des spezifischen Gewichtes und Cupulaausbuchtung; **b** Optimumstellung des horizontalen Bogenganges

Nystagmus zur gleichen Seite. Eine **Abkühlung** ist von einer **ampullofugalen Endolymphbewegung**, einer utrikulofugalen Cupulaausbuchtung mit einer Hyperpolarisierung der Sinneszellen, einer Minderung der Frequenz der Nervenimpulse, einer Abschwächung des Ruhetonus im gleichseitigen Vestibulariszentrum und einem Nystagmus zur anderen Seite gefolgt. (Nach **Kaltreiz Nystagmus** zum anderen Ohr, nach **Warmreiz Nystagmus** zum gleichen Ohr! Das subjektive Drehgefühl ist dem Nystagmus jeweils gleichgerichtet.)

Praxisbox

Thermische Prüfung

Der Kopf des Patienten wird in die »Optimumstellung« gebracht, d. h. der Kopf muss im Liegen um 30 Grad angehoben oder im Sitzen um 60 Grad zurückgeneigt werden (**Abb. 2.22b**), damit die horizontalen Bogengänge möglichst senkrecht stehen. Jeder Gehörgang wird nach-
▼

---

einander mit warmem Wasser (erst rechts, dann links) und mit kaltem Wasser gespült (erst links, dann rechts). Es sind also vier Spülungen erforderlich, zwischen denen jeweils eine Pause von einigen Minuten eingelegt werden soll. Die Temperaturänderung setzt sich durch Wärmeleitung über die hintere knöcherne Gehörgangswand und auch durch Wärmestrahlung über das Trommelfell ins Antrum mastoideum fort und erreicht dort den horizontalen Bogengang.

Bei der **Methode nach Hallpike**, bei der der Patient liegend untersucht wird, lässt man jeweils 30 Sekunden lang Wasser von 44 °C und danach von 30 °C durch den Gehörgang laufen.

Der thermische Nystagmus wird unter der Leuchtbrille beobachtet oder elektronystagmographisch registriert. Eine Änderung der Kopfstellung um 180 Grad während der Prüfung führt – im Gegensatz zur rotatorischen Prüfung – zu einem Umschlag des Nystagmus.

Mit der **thermischen Vestibularisprüfung** wird jedes Vestibularorgan einzeln untersucht. Sie dient der Feststellung der peripheren Erregbarkeit. Man vergleicht die Erregbarkeit einer Seite nach Kalt- und nach Warmspülung mit der der anderen und kann Erregbarkeitsdifferenzen zwischen rechts und links bis zur thermischen Unerregbarkeit einer oder beider Seiten aufdecken

> Ein Vestibularorgan gilt als unerregbar, wenn auch nach starker thermischer Reizung (17°C) keine Nystagmusreaktion auftritt (**Abb. 2.23**).

Ein bei der thermischen Prüfung festgestelltes **Richtungsüberwiegen des Nystagmus** nach einer Seite kann eine **periphere Ursache** haben (z. B. bei peripherer Untererregbarkeit der anderen Seite und dadurch ausgelöstem Spontannystagmus oder latentem Nystagmus; dabei oft auch kochleäre Funktionsstörung der erkrankten Seite) oder einen **zentralen Schaden** anzeigen (z. B. bei beidseits normaler peripherer Erregbarkeit und nachweisbaren weiteren zerebralen Symptomen).

Eine Spülung des Gehörganges muss bei trockenen **Trommelfelldefekten** unterbleiben. Man bläst

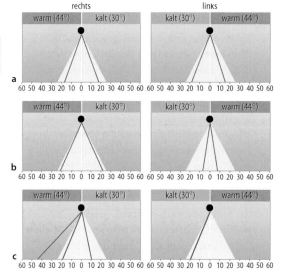

□ Abb. 2.23a–c Schematische Darstellung (*Stoll*) der Ergebnisse der thermischen Prüfung. **a** Normalbefund; **b** verminderte Erregbarkeit links; **c** Ausfall links, nicht kompensiert, mit Spontannystagmus nach rechts (*lila*)

dann zur orientierenden thermischen Prüfung – falls ein geschlossenes Durchflusssystem nicht zur Verfügung steht – kalte Luft in den Gehörgang oder legt einen äthergetränkten Wattebausch ein, durch den Verdunstungskälte erzeugt wird.

Wiederholte Reizanwendungen führen zu einer Abnahme der – zentral gesteuerten – vestibulären Reaktion (**Habituation**).

Weil auch in der **Schwerelosigkeit** ein kalorischer Nystagmus nachweisbar ist, wird diskutiert, dass in dieser Situation eine gravitations- und lageunabhängige Volumenänderung von Teilen der Endolymphe erregungsauslösend sein könnte.

Prüfung der Otolithenfunktion

Torsionale Augenbewegungen Die bei statischer Kopfkippung von 45° nach rechts und links auftretenden kompensatorischen Augendrehbewegungen sind von der Funktion der Macula abhängig und können unter der Frenzel-Brille beobachtet oder besser mittels Videookulographie registriert werden.

Haptische subjektive Vertikale (HAPT) Das Lageempfinden im Raum kann durch den Vertikaleindruck bei Ausschalten der optischen Orientierung

geprüft werden, indem in aufrecht sitzender oder gekippter Position des Oberkörpers eine vertikale Linie gezeichnet wird.

Thermische Reizung der Macula Die bei der kalorischen Prüfung auftretende Nystagmusreaktion kehrt sich beim Wechsel von der Rücken- in die Bauchlage um. Der Test erlaubt die einseitige Prüfung der Macula.

Vestibulär-evozierte myogene Potenziale (VEMP) Durch einen starken akustischen Reiz können Muskelpotenziale mittlerer Latenz vom Musculus sternocleidomastoideus abgeleitet werden. Sie erlauben die seitengetrennte Untersuchung der Sacculusfunktion.

Prüfung des Fistelsymptoms (mechanische Reizung)

Es kommt zur Auslösung eines Nystagmus durch direktmechanische Einwirkung auf das Labyrinth.

Beim **pressorischen Fistelsymptom** bestehen ein Trommelfelldefekt und gleichzeitig eine Arrosion des knöchernen horizontalen Bogenganges bei noch bindegewebig abgeschlossenem Perilymphraum (z. B. bei einer chronischen epitympanalen Mittelohreiterung mit einer Knochendestruktion durch ein Cholesteatom). Es lässt sich ein direkter Druck auf den häutigen Bogengangsschlauch an umschriebener Stelle ausüben (□ Abb. 2.24). Dadurch kommt es zu einer ampullopetalen Endolymphbewegung und zum Nystagmus zur gleichen Seite. Bei Aspiration schlägt der Nystagmus zur anderen Seite um.

Praxisbox

Prüfung des pressorischen Fistelsymptoms
Ein Politzer-Ballon wird mit der durchbohrten Olive luftdicht in den Gehörgang eingesetzt. Gleichzeitig wird unter der Leuchtbrille beobachtet, ob ein Nystagmus auftritt. Liegt eine Bogengangsfistel auf dieser Seite vor, entsteht bei Kompression ein Nystagmus zur kranken Seite (□ Abb. 2.25), bei Aspiration ein Nystagmus zur anderen Seite. Gelegentlich genügt auch ein Druck auf den Tragus, um ein Fistelsymptom auszulösen.

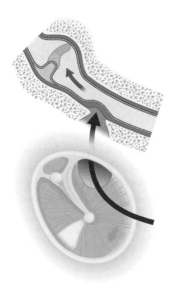

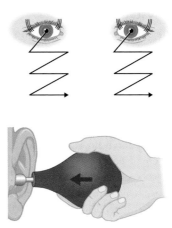

◘ **Abb. 2.24** Kompression des häutigen Bogenganges bei Defekt im knöchernen Bogengang

❯ **Die Prüfung des pressorischen Fistelsymp-toms wird bei jeder chronischen Mittelohr-entzündung mit randständigem Trommel-felldefekt vorgenommen, um gegebenen-falls eine umschriebene Zerstörung der Labyrinthkapsel zu erkennen. Bei positi-vem Ausfall des Fistelsymptoms muss umgehend ein operativer Eingriff durchge-führt werden, um eine drohende diffuse Labyrinthitis zu verhindern und endo-kraniellen Komplikationen vorzubeugen (absolute Operationsindikation).**

Bei Vorliegen einer Bogengangsfistel oder einer Perilymphfistel im Bereich des runden oder ovalen Fensters lässt sich gelegentlich auch ein »**Lagefistel-symptom**« auslösen: Es tritt ein transitorischer Nystagmus zur gesunden Seite nach Kopfhängelage und ein entgegengesetzt gerichteter Nystagmus nach schnellem Aufsitzen des Patienten auf.

Tullio-Reaktion (-Phänomen): Vestibuläre Reiz-erscheinungen mit Nystagmus bzw. Raddrehung der Augen können sich gelegentlich auch bei intak-tem Trommelfell während starker akustischer Be-lastung zeigen. Als Ursache werden Bogengangs-fisteln, Stapessubluxationen bzw. -missbildungen, Verwachsungen zwischen Stapesfußplatte und Utri-kulus oder eine Lues angeschuldigt.

Hennebert-Zeichen
Bei Patienten mit erhöhtem endolymphatischen Druck (z. B. M. Menière) können (horizontale) Nystagmen ausgelöst oder in der Schlagzahl durch Druckänderungen im äußeren Gehörgang modifiziert werden. Diskutiert wird ein vermin-derter Abstand des Endolymphschlauches zur Fußplatte, so dass es bei deren Bewegung in Richtung Vestibulum zu einer direkten mechanischen Irritation von Sacculus oder Utrikulus kommt. Veränderungen des perilymphatischen Druckes spielen zusätzlich eine Rolle.

Optokinetischer Nystagmus

Mit der Prüfung werden zentrale okulomotorische Funktionsstörungen aufgedeckt. Pathologische Änderungen finden sich bei **Hirnstammprozessen** und können Frühsymptom einer Multiplen Skle-rose sein.

> ┌─ Praxisbox ──────────────────
>
> **Optokinetische Nystagmusprüfung**
> Der Patient schaut auf einen rotierenden, mit senkrechten schwarzen und weißen Streifen versehenen Zylinder bzw. auf ein entsprechen-des Filmlaufbild. Die reflektorisch auftretenden Bulbusbewegungen (Nystagmus) werden elek-tronystagmographisch registriert (Eisenbahn-nystagmus). Beim **Sinusblickpendeltest** folgt der Patient mit seinen Augen einer sinusförmig bewegten punktförmigen Lichtquelle. Die Be-wegungen sollen dabei sinusförmig verlaufen. Pathologisch sind sie sakkadierend.

Zervikalnystagmus

Die Prüfung kann eine **Gefügestörung der Halswirbelsäule** am kraniozervikalen Übergang oder eine **vaskuläre Grundlage** (A. vertebralis) als Ursache von Schwindelbeschwerden aufdecken (Halsdrehtest, ◘ Abb. 2.21b).

--- Praxisbox ---

Prüfung des Zervikalnystagmus
Der Patient sitzt auf einem Pendelstuhl (Drehsessel). Während der Untersucher den Kopf mit beiden Händen fixiert, dreht sich der Drehsessel zunächst pendelförmig nach rechts und
▼

links. Während der Stuhlbewegung auftretender Nystagmus spricht für eine Gefügestörung der Halswirbelsäule (propriozeptiver Nystagmus). Anschließend wird der Drehsessel um 60° nach rechts und danach nach links gedreht, wobei der Stuhl jeweils 50 Sekunden in Endstellung gehalten wird (◘ Abb. 2.21b). Ein in der Endstellung zu beobachtender Nystagmus kann vaskulär ausgelöst sein. Der Zervikalnystagmus gilt als pathologisch, tritt aber gelegentlich auch bei Gesunden auf.

Vestibularisbefunde ◘ Tab. 2.2.

◘ **Tab. 2.2** Synopsis der Vestibularisprüfungen. Unterscheidung zwischen peripherer und zentraler Vestibularisstörung

Untersuchungsbefund	Peripher	Zentral
Schwindel	Drehschwindel, Fallneigung zu einer Seite	Unklares Schwindelgefühl
Blickrichtungsnystagmus	Nicht vorhanden	Vorhanden
Spontannystagmus	Mit Drehschwindel, horizontaler Spontannystagmus	Ohne Drehschwindel, vertikaler Spontannystagmus (»Down-beat-Nystagmus«), alternierender, hüpfender dissoziierter oder blickparetischer Nystagmus
Lagenystagmus	Richtungsbestimmt	Konvergierend, divergierend, richtungswechselnd
Lagerungsnystagmus	Benigner paroxysmaler Lagerungsnystagmus (BPPV)	Inverser Lagerungsnystagmus
Vestibulospinale Reaktionen einschließlich Posturographie	Fallneigung, Gangabweichung zur betroffenen Seite	Unsystematisches Schwanken oder ungerichtete Fallneigung
Thermische Prüfung	Un- oder Untererregbarkeit oder Richtungsüberwiegen zur gesunden Seite	Richtungsüberwiegen des Nystagmus nach einer Seite
Rotatorische Prüfung	Richtungsüberwiegen, nur postrotatorischer Nystagmus der Phasen I und II	Richtungsüberwiegen, postrotatorischer Nystagmus der Phasen > II
Okulomotorische Prüfung	Normal oder überlagert durch Spontannystagmus	Sakkaden im Sinusblickpendeltest, pathologische Nystagmusantwort im optokinetischen Test
Otolithenfunktionstests	Pathologisch	Normal

Vestibularisprüfungen

- Zur Objektivierung einer Gleichgewichts-
  störung bei angegebenem Schwindel (Verlust der Körpersicherheit im Raum bei
  Mismatch der Informationen aus den verschiedenen beteiligten Sinnessystemen)
- Zu unterscheiden sind vestibulärer vom
  nicht-vestibulären sowie peripherer vom
  zentralen Schwindel
- Schwindelanamnese: Art des Schwindels,
  Häufigkeit, Dauer, Bewegungs- und Lage-
  abhängigkeit, Kopfdrehen, Begleitsymptome
- Abweichreaktionen testen die Koordination und vestibulo-spinale Reflexe.
- Klassische Vestibularisprüfungen testen
  das vestibuläre System ohne experimentelle Reizungen. Hauptparameter ist der
  sog. Nystagmus (Frenzel-Brille oder Nys-
  tagmographie).
- Nystagmusformen:
  - Spontan-, Provokations-, Lage- und
    Lagerungsnystagmus
  - Richtungsbestimmter, Blickrichtungs-
    und richtungswechselnder Nystagmus
  - Nicht-vestibuläre Nystagmusformen
    (Endstell-, optokinetischer, okulärer,
    angeborener Pendel- und Zervikalnys-
    tagmus)
- Experimentelle Gleichgewichtsprüfungen
  setzen gezielt Reize von Teilen des vestibulären Systems ein, um Aussagen zu Teil-
  und Gesamtfunktionen zu machen.
- Vestibularorgane werden durch Bewegung
  der Endolymphe getestet (vestibulo-okulärer Reflex).
- Rotatorische Prüfung: Messung der Differenz
  zwischen beiden Vestibularorganen sowie
  der Kompensation nach Vestibularisausfall
- Kalorische Prüfung: seitengetrennte Funktionsprüfung des horizontalen Bogengangs
- Fistelsymptom
- Otolithenfunktion: Augentorsion, subjektive Vertikale, VEMP

▼

- Okulomotorik
- Zervikalnystagmus
- Dynamische Posturographie
- Peripherer Schwindel: Drehschwindel und
  Fallneigung nach einer Seite, richtungsbestimmter Spontan-, Lage- oder Lagerungsnystagmus, thermische Un(ter)erregbarkeit
  sowie Richtungsüberwiegen in der rotatorischen Prüfung und pathologische Otoli-
  thentests
- Zentraler Schwindel: unklares Schwindel-
  gefühl, Blickrichtungs- und Spontannystagmus ohne Schwindel, vertikaler, alter-
  nierender oder blickparetischer Nystagmus, richtungswechselnder Nystagmus,
  Lage- und Lagerungsnystagmus, unsyste-
  matische Fallneigung, richtungsüberwie-
  gender Nystagmus in den experimentellen
  Prüfungen sowie pathologische Okulomotorik
- Benigner paroxysmaler Lagerungsschwindel: Bei Lagerung zur betroffenen Seite
  sekundenlanger Schwindel, die Richtung
  des Nystagmus kehrt sich beim Aufrichten
  des Körpers um.

2.5.3 Tubenfunktionsprüfungen

Normalerweise öffnet sich die Tube zum Druckausgleich jeweils nur beim **Schlucken**. Eine ständig
offenstehende Tube führt zur **Autophonie**, weil die
Schallwellen das Mittelohr einerseits durch den Gehörgang, andererseits aber auch durch die Tube erreichen.

Vor der Prüfung der Tubendurchgängigkeit und
bei jeder Ohruntersuchung ist eine eingehende Untersuchung von Nase, Nasenrachenraum, Nasennebenhöhlen und Rachen vorzunehmen, da viele
Ohrerkrankungen in Nasen- und Rachenerkran-
kungen ihre Ursache haben (Rhinitis, Nebenhöhlenerkrankung, Rachenmandelvergrößerung, Tonsillitis u. a.). Tubendurchblasungen nimmt man bei
Tubenmittelohrkatarrhen zum Druckausgleich
zwischen Außenluft und Mittelohr vor, um eine un-
gehinderte Schwingung des Trommelfells und eine

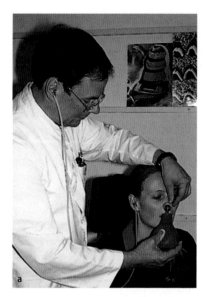

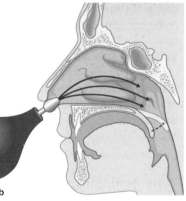

b

■ **Abb. 2.26a,b** Politzer-Verfahren. **a** Durchführung mit Politzer-Ballon und Hörschlauch; **b** Schema mit Druckaufbau im Nasopharynx

Besserung der Schallleitungsschwerhörigkeit zu erreichen. Sie müssen bei Schnupfen unterbleiben, um keine Infektion des Mittelohres zu verursachen. Bei Kindern Aufblasen eines Luftballons mit der Nase (Otovent®).

Valsalva-Versuch Man lässt den Patienten mit geschlossenem Mund und zugehaltener Nase kräftig in die Nase ausatmen. Dadurch wird Luft durch die Tube ins Mittelohr gedrückt. Bei der Auskultation ist ein Knackgeräusch zu hören. Die Vorwölbung des Trommelfells kann otoskopisch kontrolliert werden.

Toynbee-Versuch. Beim Schlucken mit zugehaltener Nase kommt es zur Druckänderung in der Paukenhöhle und zur Trommelfellbewegung. Im Tympanogramm erkennt man eine Tubenöffnung beim Schlucken durch eine kurze Impedanzänderung.

Politzer-Verfahren (Luftdusche; ■ **Abb. 2.26)** Ein Gummiballon wird mit der aufgesetzten durchbohrten Metallolive an ein Nasenloch luftdicht angesetzt, das andere Nasenloch wird zugehalten. Während man kräftig auf den Ballon drückt, soll der Patient einen **K-Laut** (Kuckuck, Coca-Cola) sagen oder schlucken. Dabei wird die Gaumenmuskulatur kontrahiert. Die Tube öffnet sich vor allem durch den Zug des M. tensor veli palatini, und der Nasenrachenraum wird gleichzeitig durch die Hebung des Gaumensegels vom Mundrachen abgeschlossen. Das Einströmen der Luft durch die Tube ins Mittelohr wird so ermöglicht. Ein Schlauch, der den Gehörgang des Patienten mit dem des Arztes verbindet, erlaubt dem Arzt, die Tubendurchgängigkeit an der Art des Durchblasegeräusches zu beurteilen.

Tubenkatheterismus
Bei schwer durchgängiger Tube wird ein vorn schwach gebogenes Metallröhrchen durch die Nase geschoben und im Nasenrachenraum mit der Öffnung in das Tubenostium der betroffenen Seite eingeführt. Mittels Druckluft oder eines aufgesetzten Gummiballons erfolgt dann die Tubendurchblasung, deren Erfolg wiederum am Durchblasegeräusch zu erkennen ist. Durch den Tubenkatheter lassen sich auch Medikamente in Tube und Mittelohr einblasen. Mit einem flexiblen Mikroendoskop ist eine direkte optische Kontrolle der Tube bis in die Paukenhöhle möglich. Zusätzlich kann durch einen Ballonkatheter die Tube aufgedehnt werden (Tubenendoskopie). Letztere lässt sich auch nach einem Trommelfellschnitt (Parazentese, ► Kap. 4.3.1) mit Hilfe eines dünnen Endoskops untersuchen (Tympanoskopie).

Tubenmanometrie
Liegt ein Trommelfelldefekt vor, kann die Durchgängigkeit anhand des Druckabfalls nach Aufbau eines Überdrucks in äußerem Gehörgang und Pauke bei Überschreiten des Tubenöffnungsdrucks mit Hilfe der Tympanometrie gemessen werden.

Tympanometrie ► Abschn. 2.5.1.

Tubenfunktionsprüfungen
- Sie dienen zum Nachweis einer normalen oder gestörten (offene, verschlossene Tube) Tubenfunktion.
- Am bekanntesten ist das Valsalva-Manöver. Durch Drucksteigerung im Nasopharynx kann die Tube geöffnet werden.
- Unter Verwendung eines Politzer-Ballons lässt sich der Druck zusätzlich steigern.
- Die Tubenendoskopie mit Katheterisierung und Ballondilatation erlaubt eine genaue Bestimmung der Funktionsstörung und beim Verschluss den Versuch der Öffnung.
- Der Erfolg wird otoskopisch an der Trommelfellbewegung oder akustisch als Durchblasegeräusch erkennbar.
- Bei offener Tube finden sich atemsynchrone Bewegungen des Trommelfells sowie Impedanzschwankungen.

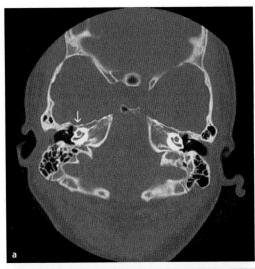
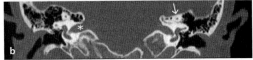

🔲 **Abb. 2.27a,b** Computertomogramm des Felsenbeins. **a** Axiale Schnittführung (Pfeil: Cochlea). **b** Koronare Schnittführung (Pfeil: Bogengang, Stern: innerer Gehörgang)

2.6 Bildgebende Verfahren

2.6.1 Röntgenuntersuchung des Felsenbeins

Definition Überlagerungsfreie Darstellung der Knochen- und Weichteilstrukturen des Felsenbeines und seiner benachbarten Strukturen durch Computertomographie und digitale Volumentomographie.

Computertomographie (🔲 Abb. 2.27) Sie dient als Standarduntersuchung der Darstellung von knöchernen Strukturen des Felsenbeins. Aus den in axialer (horizontaler) Projektion gewonnenen Primärdaten können beliebige Schnittebenen (z. B. koronar oder sagittal) rekonstruiert werden. Unverzichtbar zur Analyse von Missbildungen hinsichtlich Fazialisverlauf, Anlage von Mittel- und Innenohr. Bei **Schädelfrakturen** zeigen sich Knochenverschiebungen, intrakranielle Blutungen und bei Durazerreißungen Lufteintritte in die Liquorräume. Darstellung otogener Hirnabszesse, von Glomustumoren, Knochen-

zerstörungen bei Mastoiditis, chronischer Otitis media mit Cholesteatom, bei Mittelohrtumoren oder eine Arrosion der Sinusschale.

DVT (Digitale Volumentomographie) Durch Verwendung sog. Cone-Beam-Strahlenquellen und Flachbilddetektoren lässt sich bei gesteigerter Auflösung knöcherner Strukturen eine wesentliche Reduktion der Strahlenexposition erreichen. Auch intraoperativer Einsatz zur Navigation, Repositionskontrolle von Knochenfragmenten und Lagekontrolle von Implantaten z. B. Cochlear-Implant-Elektroden möglich.

Angiographie (🔲 Abb. 2.28) Intraarterielle digitale Subtraktionsangiographie (DSA) bei gefäßreichen Tumoren (Glomustumor) oder Gefäßmissbildungen (pulsierendes Ohrgeräusch). Superselektive Angiographie und Embolisation mit Mikrokatheter. Vertebralisangiographie zur Darstellung des Gefäßverlaufes (interventionelle Angiographie). Intraarterielle Stentplatzierung vor geplanter Tumorresektion oder bei Arrosionsblutung aus der A. carotis interna.

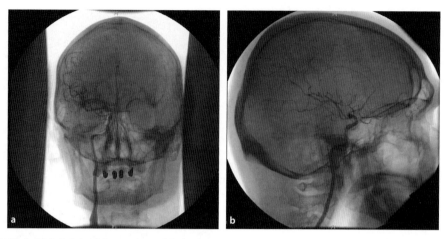

◪ Abb. 2.28a,b Digitale Subtraktionsangiographie der A. carotis interna. **a** Anterior-posterior, **b** seitlich

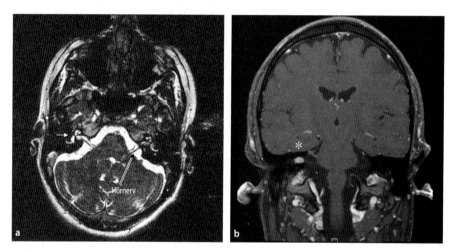

◪ Abb. 2.29a,b Magnetresonanztomographie des Felsenbeins. **a** Axiale Schnittführung, T2-Wichtung (weiß = flüssigkeits-gefüllte Liquorräume und Innenohr [*Pfeil*]). **b** Akustikusneurinom: koronare Schnittführung, deutliches Enhancement nach Gadolinium-Gabe (*Stern*)

2.6.2 Kernspintomographie (Magnetresonanztomographie = MRT, Magnetic Resonance Imaging = MRI)

Mit der MR-Tomographie können überlagerungs-freie Schnittbilder jeder Körperregion in beliebiger Schnittführung gewonnen werden. Gemessen wer-den feinste magnetische Eigenschaften von Wasser-stoffkernen und das Maß ihrer Beweglichkeit. Das Verfahren zeichnet sich durch eine sehr kontrast-reiche Darstellung gerade der **Weichteile** (Tumor-

ausdehnung, Metastasen, Entzündungen, Cholestea-tom) aus und ist damit teilweise komplementär zu den Röntgenverfahren. Bei T1-Gewichtung erreicht man ein hohes anatomisches Auflösungsvermögen und bei Gabe eines Kontrastmittels (Gadolinium-DTPA) hohe Spezifität. T2-Gewichtungen ermög-lichen hohe Sensitivität bei der Suche pathologischer Veränderungen mit geringer Spezifität sowie die Beurteilung flüssigkeitsgefüllter Räume (3D-Re-konstruktionsverfahren ▶ Abschn. 2.6.3).

Die **Magnetresonanzangiographie** (MRA) er-möglicht eine nicht-invasive Darstellung der Blutgefäße unter Ausnutzung der magnetischen Eigenschaften der Protonen im fließenden Blut. Um einen Kontrast zum stationären Gewebe zu erzeugen, werden Akquisitionsmethoden eingesetzt, die Blutgefäße mit relativ höherem Signal im Vergleich zur Umgebung darstellen.

Die **funktionelle Kernspintomographie** (f-MRT) ermöglicht eine Darstellung lokalisierter Perfusionsänderungen mittels Echogradienten- oder Echoplanartechnik bei funktioneller Aktivierung eines Hirnareals aufgrund der Änderung der Protonendichte. Dies wird z. B. zum Nachweis der funktionellen Aktivierbarkeit des Hörkortex bei Taubheit oder zentraler Schwerhörigkeit benutzt.

Die MRT ermöglicht die beste Darstellung auch kleiner **Akustikusneurinome** (nach Gabe von Gadolinium-DTPA; ◘ Abb. 2.29) oder Gefäßschlingen. Der Verlauf des N. vestibulocochlearis und des N. facialis und die flüssigkeitsgefüllten Räume des Innenohres können dargestellt werden. Nachweis entzündlicher endokranieller Komplikationen, intrakranieller Blutungen und der Ausdehnung von Tumoren. Darstellung des Karotisstromgebietes und der intrakraniellen Gefäße mit Magnetresonanzangiographie.

2.6.3 Dreidimensionale Rekonstruktionsverfahren

Dreidimensionale Rekonstruktionsverfahren (3D) aus Computertomogrammen oder Kernspintomogrammen eröffnen neue Möglichkeiten der Tumordarstellung und der Operationsplanung an der Schädelbasis (intraoperative Navigation!). Außerdem lassen sich Einzelstrukturen des Mittel- und Innenohres durch Segmentierung isoliert abbilden (Volumen-CT; ◘ Abb. 2.30).

Die **virtuelle Endoskopie** erlaubt eine 3D-Darstellung der Mittel- und Innenohrräume mit lumenseitiger Betrachtung aus unterschiedlichen Winkeln.

Image Fusion: Überlagerung von CT-, MRT- und PET-Daten zur gleichzeitigen Darstellung von Knochen- und Weichteilstrukturen sowie funktionelle Bildgebung.

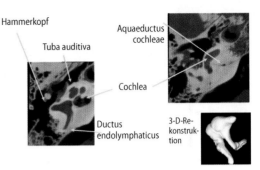

Hammerkopf

Tuba auditiva

Aquaeductus cochleae

Cochlea

Ductus endolymphaticus

3-D-Rekonstruktion

◘ **Abb. 2.30** Volumen-CT des Felsenbeins und 3D-Rekonstruktion der Gehörknöchelchenkette

2.6.4 Positronenemissionstomographie (PET)

Engl. *positron-emission tomography*

Eine funktionelle Aktivierung des auditorischen Kortex führt zu einer Steigerung des Glukosemetabolismus und der Durchblutung dieser Areale. Diese Änderung lässt sich mit Hilfe radioaktiv markierter Tracer, die Positronen emittieren, zweidimensional darstellen. Sie dient der Funktionsdiagnostik der zentralen Hörbahn, z. B. bei Cochlea-Implantat-Patienten bei gleichzeitiger Elektrostimulation oder dem Tumornachweis.

> **In Kürze**
>
> **Bildgebende Verfahren**
> - Sie dienen der überlagerungsfreien Darstellung der knöchernen (CT, DVT) und Weichteilstrukturen (MRT des Felsenbeins in hoher Auflösung).
> - Fester Bestandteil der Diagnostik von Hörstörungen durch Erfassung anatomischer Substrate wie Missbildungen, Knochenarrosionen bei Entzündungen, Frakturen, Tumoren und Gefäßprozesse
> - 3D-Rekonstruktion zur Planung chirurgischer Eingriffe (Navigation)
> - Angiographie zur Gefäßdarstellung und in Verbindung mit der Embolisation zur Behandlung gefäßreicher Prozesse wie Glomustumoren
>
> ▼

— Funktionelle Bildgebung der Hörbahn durch funktionelle Kernspintomographie und Positronenemissionstomographie.

2.7 N. facialis: Funktion und Diagnostik

Differenzialdiagnose zentrale/periphere Schädigung ▶ Kap. 4.4.

2.7.1 Funktionen (▶ Kap. 1.3.3)

— **Motorisch:** Stirnrunzeln, Augenschluss, Naserümpfen, Zähnezeigen, Pfeifen, Spannen der Halshaut, Kontraktion des M. stapedius
— **Sekretorisch:**
  — Tränensekretion: N. intermedius → N. petrosus major
  — Speichelsekretion Gl. submandibularis und Gl. sublingualis: N. intermedius → Chorda tympani
  — **»Krokodilstränen«:** Nach Verletzung der Intermediusfasern im N. facialis im Bereich des Ganglion geniculi Einwachsen von Chordatympani-Fasern in den N. petrosus major und Tränenträufeln beim Essen (**gustatorische Lakrimation**).
— **Sensorisch:** Geschmacksempfindung der vorderen zwei Drittel der Zunge: Chorda tympani → N. intermedius (z. B. Schmeckstörungen bei Schädigung der Chorda tympani im Mittelohr)
— **Sensibel:** Versorgung von Anteilen des äußeren Gehörganges (N. auricularis post.)

2.7.2 Topische Diagnose

Die unterschiedlichen Funktionen und Abgänge des N. facialis machen eine funktionelle Topodiagnostik möglich.
— **Schirmer-Test** (Tränensekretion): Abmessen der durchfeuchteten Strecke eines Fließpapierstreifens, der in den Konjunktivalsack des

Unterlides eingelegt wird (pathologisch: eingeschränkte Tränensekretion bei mehr als 30% Seitendifferenz in 5 min)
— **Stapediusreflexprüfung** (▶ Abschn. 2.5.1).
— **Prüfung der Speichelsekretion:** Einlegen eines Kunststoffröhrchens in den Wharton-Gang und Messen der Speichelmenge pro Minute (Sialometrie)
— **Gustometrie:** Schmeckprüfung.
— **Elektrogustometrie:** Prüfung der elektrischen Erregbarkeitsschwelle der beiden Zungenhälften nahe der Spitze im Seitenvergleich

2.7.3 Elektrische und magnetische Erregbarkeitsprüfung

Nervenerregbarkeitstest = Nerve Excitability Test (NET) Elektrische Nervenreizung am Foramen stylomastoideum und Bestimmung der Muskelkontraktionsschwelle (Oberflächenelektrode). Pathologisch ab 3,5 mA Seitenunterschied.

Elektroneuronographie (ENOG), Maximalstimulationstest (MST), Neuromyographie (NMG) Messung der Amplitude der Muskelkontraktionen (Summenaktionspotenziale) nach überschwelligem Reiz am Foramen stylomastoideum, ab. 4. Tag aussagekräftig. Durch Seitenvergleich der Amplituden wird indirekt der Prozentsatz der nicht mehr leitfähigen degenerierten Axone auch im Zeitverlauf ermittelt (Axonotmesis). Wichtig für Indikationsstellung zur operativen Exploration bei traumatischen Paresen.

Elektromyographie (EMG) Messung der Muskelaktionspotenziale (Nadelelektrode!) in Ruhe und bei Willkürinnervation. Aussagekräftig ab dem 7. Tag durch Auftreten von **pathologischer Spontanaktivität**. Die Potenziale nehmen bei zunehmender Nervendegeneration ab, es treten Denervierungszeichen (Fibrillation) auf. Die Elektromyographie, ggf. mit Reizung des N. facialis, wird zur Überprüfung der Fazialisfunktion bei Operationen im Nervenverlauf eingesetzt (Monitoring).

Transkranielle Magnetstimulation (TKMS) Reizung des motorischen Kortex durch ein sich rasch änderndes magnetisches Feld (Magnetspule über dem

Scheitelbein) und des N. facialis, ehe er in den inneren Gehörgang eintritt (Magnetspule über dem Os occipitale). Ableitung der Summenantwort von der mimischen Muskulatur. Feststellung der **motorischen Leitgeschwindigkeit** bzw. des **Ortes der Nervenläsion**.

2.7.4 Schädigungsformen

- **Neurapraxie:** Schädigung des Myelin, Axone erhalten.
- **Axonotmesis:** Achsenzylinder unterbrochen. Wenn die Nervenscheide erhalten ist, können die Axone wieder auswachsen.
- **Neurotmesis:** Durchtrennung des Nerven.

2.7.5 Symptome der Fazialislähmung

Kein Stirnrunzeln möglich, kein Lidschluss möglich (**Bell-Phänomen**), Pfeifen unmöglich, hängender Mundwinkel, Zähnezeigen nicht möglich.

❶ Cave
Bei offenstehendem Auge Gefahr der Austrocknung mit konsekutiver Schädigung der Cornea.

In Kürze

Nervus facialis: Funktion und Diagnostik
- Gemischter, vorwiegend motorischer Nerv mit Anlagerung des Nervus intermedius (sensorische und sekretorische Fasern).
- Topodiagnostik bei Lähmungen durch Funktionsprüfung der verschiedenen Nervenfasertypen.
  - Motorisch: periphere versus zentrale Lähmung (Stirnastbeteiligung)
  - Sekretorische Funktion (Tränendrüsen und Speicheldrüsen)
  - Sensorisch: Schmeckprüfung der vorderen Zungenanteile
- Elektromyographie: wichtigstes Verfahren zur Beurteilung des Grades der Schädigung und der Reinnervation

❓ Welche Hauptschwindelformen werden unterschieden (▶ Abschn. 2.5.2, S. 48f)?

❓ Wie lassen sich peripherer und zentral-vestibulärer Schwindel durch die klassischen und experimentellen Vestibularisprüfungen charakterisieren (▶ Abschn. 2.5.2, S. 58)?

❓ Was versteht man unter einem kochleären und einem retrokochleären Hörschaden und durch welche Untersuchungsbefunde werden beide charakterisiert (▶ Abschn. 2.5.1, S. 47)?

❓ Wodurch sind ein Trommelfelldefekt, eine Otosklerose, eine offene Tube und ein Glomustumor audiologisch charakterisiert (▶ Abschn. 2.5.1, S. 45)?

❓ Beschreiben Sie die Hauptkonstellationen der Stimmgabelversuche für Schallleitungs-, Schallempfindungs- und kombinierte Schwerhörigkeit (▶ Abschn. 2.5.1, S. 34f)!

❓ Welche Methoden zur Früherkennung der kindlichen Schwerhörigkeit kennen Sie (▶ Abschn. 2.5.1, S. 42)?

❓ Was versteht man unter elektrischer Reaktionsaudiometrie (▶ Abschn. 2.5.1, S. 42f)?

❓ Wie lässt sich die Funktion der Haarzellen überprüfen (▶ Abschn. 2.5.1, S. 43f)?

❓ Welche bildgebenden Verfahren setzen Sie bei der Diagnostik des Akustikusneurinoms ein (▶ Abschn. 2.6, S. 63)?

❓ Wie wird der Hörverlust quantitativ erfasst (▶ Abschn. 2.5.1, S. 35f u. 40f)?

❓ Wie kann man eine Neuropraxie von einer Neurotmesis unterscheiden (▶ Abschn. 2.7, S. 65)?

❓ Was versteht man unter vestibulärer Kompensation und wie kann sie objektiviert werden (▶ Abschn. 2.5.1, S. 54)?

Klinik des äußeren Ohres

Krankheiten des äußeren Ohres fallen wegen der kosmetischen Problematik auf.

Sowohl Fehlbildungen als auch der Verlust der Ohrmuschel durch Trauma oder Tumor bedeuten für den Betroffenen erhebliche Einschnitte in die Lebensqualität und erfordern besondere therapeutische Maßnahmen. Dagegen können Entzündungen bei rechtzeitiger Diagnose gut konservativ therapiert werden.

In diesem Kapitel werden Symptomatik und Therapie der Erkrankungen des äußeren Ohres besonders herausgestellt.

3.1   Anomalien und Fehlbildungen

3.1.1   Gehörgangsstenose oder -atresie und Fehlbildungen des Mittelohres

Beispiel

Bei Geburt der kleinen Alice H. werden eine Gehörgangsatresie und Anotie beidseits festgestellt. Da das Kind nicht auf Schall reagiert, werden eine BERA in Narkose, eine CT- sowie eine MRT-Untersuchung des Felsenbeins mit Nachweis regelrechter Mittel- und Innenohrstrukturen durchgeführt. Es zeigt sich ein funktionstüchtiges Innenohr, so dass zunächst ein Knochenleitungshörgerät angepasst wird. Im Alter von 2 Jahren erfolgt die Versorgung mit einem knochenverankerten Hörgerät. Wegen des ausreichend großen Kopfes kann im Alter von 6 Jahren operativ ein äußerer Gehörgang angelegt und mit dem Ohrmuschelaufbau begonnen werden. Weitere operative Schritte bis zum Erreichen eines endgültigen Ergebnisses folgen.

- **Definition**

Fehlbildungen oder Unterbrechung der Gehörknöchelchenkette = **kleine Fehlbildung**. Gehörgangsatresie, Fehlen des Trommelfells, Verklumpung und Fixierung der Gehörknöchelchenkette = **große Fehlbildung**.

Anfang der 1960er-Jahre Auftreten von Ohrfehlbildungen, die oft auch das Innenohr und den N. facialis betrafen, bei Dysmeliekindern (**Thalidomid-Embroypathie**, ▸ Kap. 5.2.10). Fehlbildungen

des äußeren Ohres und des Mittelohres zusammen mit Gesichtsfehlbildungen bei **Dysostosis mandibulofacialis Franceschetti** (Ober- und Unterkieferhypoplasie, Schrägstellung der Augenspalten, Vogelgesicht, autosomal-dominant vererbt). Fehlbildungen des Mittelohres bei kraniofazialer Dysostose: **Morbus Crouzon** (Schallleitungsschwerhörigkeit durch Fixierung der Gehörknöchelchenkette, Hypertelorismus, Exophthalmus, Sehstörungen, autosomal-dominant vererbt). Halbseitige Gesichtshypoplasie meist mit Fazialisparese, Gehörgangatresie und evtl. Gesichtsspalte beim **Goldenhar-Syndrom**. **Fehlbildungen des Innenohres** (z. B. Schneckendysplasie Mondini bzw. Schneckenaplasie) haben entsprechende kochleäre und vestibuläre Funktionsstörungen zur Folge. Bei Taubheit Cochlea-Implantat.

- **Symptome**

Mittel- bis hochgradige Schallleitungsschwerhörigkeit, seltener Innenohrschwerhörigkeit, sehr selten neurale Schwerhörigkeit.

- **Diagnose**

Zur Feststellung der Ausdehnung einer Fehlbildung Computertomogramm und Kernspintomogramm.

- **Therapie**

Operative Bildung oder Erweiterung des Gehörganges und Tympanoplastik bzw. knochenverankertes **Knochenleitungshörgerät** (Voraussetzung: funktionstüchtiges Innenohr). Bei **doppelseitiger Fehlbildung** mit Schallleitungsschwerhörigkeit Versorgung mit Hörgerät schon ab dem Alter von 4–6 Monaten zur Sprachanbildung, Operation ab dem 5. Lebensjahr. Bei Taubheit Cochlea-Implantat.

3.1.2   Ohrfistel

Engl. *fistula of the ear*

- **Entstehung**

Durch ungenügende Verschmelzungen der Schlundbögen entsteht vor dem Tragus ein epithelisierter Gang, der mehrere Zentimeter lang sein kann, sich u. U. bis zum seitlichen Hals erstreckt und aus dem sich Detritus entleert. Bei Infektion und Verklebung des Ganges Abszessbildung oder Zystenbildung.

- **Therapie**
Exstirpation. Achtung: N. facialis.

3.1.3 Weitere Anomalien und Fehlbildungen

- **Anotie**
  - Engl. *anotia*
  - Definition: Fehlen der Ohrmuschel
- **Mikrotie**
  - Engl. *microtia*
  - Definition: Kleine verunstaltete Ohrmuschel (◘ Abb. 3.1a)
  - Therapie: Kunststoffepithese: Befestigung an der Haut mit Hilfe von enossalen Metallimplantaten, auf die die Epithesen aufgesteckt werden (knochenverankerte Epithese). Bei plastischer Totalrekonstruktion nicht selten ungenügendes kosmetisches Ergebnis, Teilrekonstruktionen günstiger.
- **Makrotie**
  - Engl. *macrotia*
  - Definition: Zu große Ohrmuschel
  - Therapie: Keilexzision
- **Aurikularanhänge**
  - Engl. *auricular appendices*
  - Definition: Hautbürzel mit Knorpelkern vor der Ohrmuschel
  - Therapie: Exzision
- **Abstehende Ohrmuschel, Apostasis otis**
  - Engl. *lop ear, protruding ear*
  - Definition: Fehlen des Anthelixwulstes (mangelnde Faltung der Ohrmuschel), oft verbunden mit einer großen Tiefenausdehnung des Cavum conchae. Der Ohr-Kopf-Winkel soll 30°, der Concha-Scapha-Winkel 90° betragen. Die Kinder sind häufig Hänseleien ausgesetzt.
  - Therapie: Von der Rückseite der Ohrmuschel aus: Ritzungen, Inzisionen, Exzisionen oder Ausdünnen (Abschleifen) des Knorpels. Damit wird die Formung einer neuen Anthelix ermöglicht (Anthelixplastik). Die

Operation sollte ausgeführt werden, ehe die Kinder in die Schule kommen.
- **Darwin-Höcker**
  - Definition: Spitz auslaufender oberer Helixrand
- **Schnecken- oder Tassenohr**
  - Definition: Einwärts gerollter oberer Helixrand (= Katzenohr)

3.2 Nichtentzündliche Prozesse

3.2.1 Ohrmuschelverletzungen

- **Ursache**
Riss, Stich, Biss.

- **Therapie**
Primäre Naht nach schonender Exzision freiliegender Knorpelanteile. Antibiotika. Narbige Gehörgangsstenosen müssen durch Salbentampons verhindert werden.

- **Komplikationen**
Infektion und Perichondritis.

3.2.2 Othämatom

- **Ursache**
Tangentiale, abscherende Gewalteinwirkung (Boxer, Ringer, Sackträger, Liegen auf der umgeklappten Ohrmuschel).

- **Symptome**
Serös-blutiger Erguss zwischen Perichondrium und Knorpel. Schmerzlose pralle Auftreibung und Fluktuation an der Vorderseite der Ohrmuschel. Unbehandelt später bindegewebige Organisation und bleibende Verunstaltung der Ohrmuschel (»Boxerohr«, »Ringerohr«, »Blumenkohlohr«) (◘ Abb. 3.1b). **F10**

- **Therapie**
Punktion oder Inzision (strenge Asepsis wegen Perichondritisgefahr) und Druckverband. Bei Rezidiven führen die Exzision eines Knorpelstückes, die von der Rückseite der Ohrmuschel aus vorgenommen wird, und eine Matratzennaht zu einem Ver-

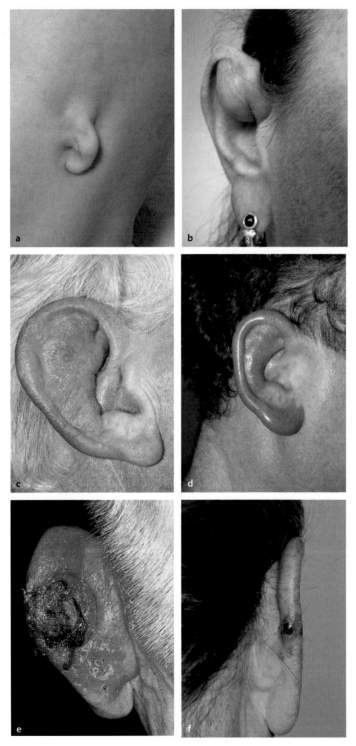

□ Abb. 3.1a–f Klinik des äußeren Ohres. **a** Mikrotie; **b** Othämatom; **c** Perichondritis; **d** Erysipel; **e** Ohrmuschelbasaliom; **f** Ohrmuschelmelanom

kleben beider Perichondriumblätter und verhindern erneute Flüssigkeitsansammlungen (Knorpelfensterung). Antibiotikaprophylaxe.

3.2.3 Erfrierung der Ohrmuschel

- Symptome
- Erster Grad: Ohrmuschel weiß, gefühllos
- Zweiter Grad: Blasenbildung
- Dritter Grad: Ulzeration oder Nekrose am freien Rand

- Therapie
- Erster Grad: Reiben, Stellatumblockaden
- Zweiter Grad: Steriles Eröffnen der Blasen, Epitheldecke nicht abtragen
- Dritter Grad: Demarkation unter Trockenbehandlung abwarten

- Komplikationen

Knotige Infiltrationen (Frostbeulen), juckende Ekzeme am freien Rand oder Verdickungen der Ohrmuschel mit Knocheneinlagerungen sind Spätfolgen.

3.2.4 Ohrenschmalzpfropf (Cerumen obturans)

Gelbbraune Talgmassen können den Gehörgang durch Quellen (z. B. beim Baden) vollständig verlegen. Das bakterizide Zerumen wandert normalerweise mit abgeschilfertem Epithel zum Gehörgangseingang (Migration). Durch Reinigungsversuche wird es häufig erst in die Tiefe des Gehörgangs praktiziert. Das tägliche Auswischen des Gehörganges mit Wattestäbchen ist nicht sinnvoll.

- Symptome

Dumpfes Gefühl, Schallleitungsschwerhörigkeit bei Verlegung.

- Therapie

Bei intaktem Trommelfell (Anamnese!) Ohrspülung mit Ohrspritze und körperwarmem Wasser: Abziehen der Ohrmuschel nach hinten oben und Strecken des Gehörgangs wie bei der Ohrspiege-

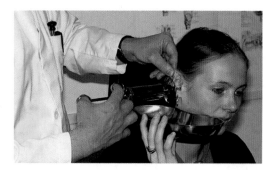

□ **Abb. 3.2** Ohrspülung

lung. Der Wasserstrahl wird gegen die hintere obere Gehörgangswand gerichtet (□ Abb. 3.2). Bei festsitzendem Pfropf vorher Aufweichen mit glyzerolhaltigen Ohrentropfen. Bei Vorliegen eines Trommelfelldefektes Ohrenschmalz mit einer Kürette entfernen (ebenfalls keine Spülung bei laterobasalen Frakturen! ► Kap. 4.1.2).

3.2.5 Gehörgangsfremdkörper

- Ursache

Verletzungen, Selbsteinlage.

- Therapie

Bei intaktem Trommelfell durch Spülung entfernen. Manipulationen mit Häkchen oder Pinzette wegen der Gefahr der Verletzung des Trommelfells nur durch Geübte, bei Kindern u. U. in Narkose.

3.2.6 Exostosen, Hyperostosen
(□ Abb. 3.3)

- Ursache

Bei Schwimmern Reaktion des Periostes auf den Reiz des kalten Wassers.

- Therapie

Operative Entfernung nur bei Verlegung des Gehörganges oder nicht ausheilender Otitis externa.

3

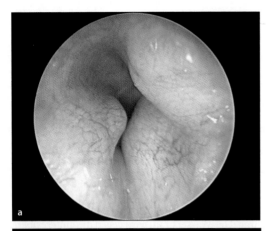

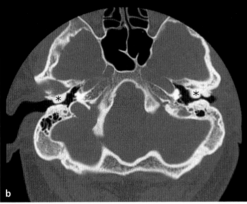

◘ **Abb. 3.3a,b** Gehörgangsexostosen. **a** Otoskopie; **b** Felsenbein-CT (*Stern*)

3.3   Entzündungen

F09 ▶ **3.3.1   Perichondritis der Ohrmuschel**

Engl. *perichondritis of the auricle*

- **Ursachen**

Verletzungen, Infektion eines Othämatoms, selten im Rahmen einer Relapsing Polychondritis (Autoimmunkrankheit, ▶ Kap. 14.2.3).

- **Symptome und Befund**

Sehr schmerzhafte Schwellung und Rötung. Verschwinden des Ohrmuschelreliefs. Abszessbildung (Fluktuation!), Durchbruch. Knorpelnekrose, Abstoßen von Knorpelteilen und Schrumpfen der Ohrmuschel (◘ Abb. 3.1c).

- **Erreger**

Oft Pseudomonas aeruginosa (Staphylococcus aureus) bei postoperativen Infektionen.

- **Therapie**

Alkoholumschläge. Gezielte **Antibiotikabehandlung** nach Resistenzbestimmung. Möglichst ohne die ototoxischen Aminoglycosid-Antibiotika auskommen! Zur Weiterbehandlung Gyrasehemmer (Ofloxacin oder Ciprofloxacin per os). Unter Umständen von retroaurikulär operative Entfernung des nekrotischen Knorpels im Gesunden. Gezielte Antibiotikabehandlung gegen Staphylokokken (Clindamycin – Sobelin®, Flucloxacillin – Staphylex®) oder gegen Pseudomonas aeruginosa (Gyrasehemmer, z. B. Ofloxacin – Tarivid® oder Ciprofloxacin – Ciprobay®, Piperacillin – Pipril®, Fosfomycin – Monuril® oder Ceftazidim – Fortum®).

- **Differenzialdiagnose**

Erysipel (◘ Abb. 3.1d) bei Gehörgangsekzem und Rhagaden sowie nach Radiatio: Ohrmuschelhaut und angrenzende Kopfhaut flammend rot, Ohrläppchen im Gegensatz zur Perichondritis mit ergriffen, Blasenbildung, Fieber. Penicillin gegen die Streptokokkeninfektion, bei Allergie Makrolide (Erythromycin).

3.3.2   Gehörgangsekzem (Otitis externa diffusa)

Engl. *diffuse otitis externa*

- **Definition**

Bakterielle, pilzbedingte oder allergische Entzündung der Haut und Subkutis des äußeren Gehörgangs.

- **Ursachen**

Chronische Mittelohrentzündungen, Stoffwechselkrankheiten (Diabetes mellitus!), Manipulationen bei der Gehörgangsreinigung, »Badeotitis« durch unsauberes Wasser (gelegentlich wird auch eine beim Baden entstandene tubogene Mittelohrentzündung so bezeichnet). Allergie gegen Kosmetika oder Haarwaschmittel. Gehörgangsexostosen.

Nässende Form

- **Erreger**

Pseudomonas aeruginosa, Staphylococcus aureus, Proteus species.

- **Symptome und Befund**

Schmerzhafte Verschwellung des Gehörgangs, Juckreiz, schmierige fötide Sekretion (schleimige Sekretion spricht für gleichzeitige Mittelohrabsonderung). Stets Trommelfellbefund erheben! Mitunter Granulationen auf dem Trommelfell (= **Myringitis**). Abstrich, ggf. Allergiediagnostik. Begleitende Lymphadenitis mit schmerzhafter Lymphknotenschwellung periaurikulär.

- **Therapie**
- **Spülung** und Gehörgangssäuberung mit Wattetupfer, 1%ige Gentianaviolettlösung.
- Bei bakterieller Infektion Erregernachweis und gezielte örtliche Behandlung mit **antimikrobiellen Salben oder Tropfen** (z. B. Ciprobay®, Ciloxan®).
- Bei **Pilzbefall** (**Otomykose**, meist Aspergillus, weiße oder schwärzliche Fäden, Abstrich) Streifeneinlage mit antimykotischer Salbe oder Creme (z. B. Mycospor®, Moronal®, Daktar®). Systemische Antibiotikagabe bei Lymphadenitis, z. B. Gyrasehemmer oder Cephalosporine.

Trockene Form

- **Symptome und Befund**

Juckreiz, Schüppchenbildung.

- **Therapie**

Kortisonsalbe oder Triamcinolon (Volon A Tinktur®). Rhagaden mit 5%igem Argentum nitricum ätzen.

3.3.3 Osteomyelitis des Schläfenbeins (sog. maligne Otitis externa, Otitis externa necroticans)

Engl. *malignant otitis externa*

- **Definition**

Invasive, nekrotisierende Gehörgangsentzündung mit Übergreifen auf den Knochen und Ausbreitung

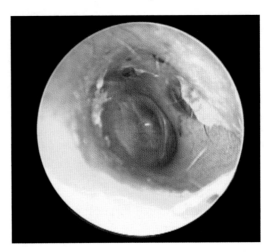

Abb. 3.4 Sog. Otitis externa maligna; Granulationen an der knöchernen Gehörgangshinterwand

entlang der Laterobasis und Übergreifen auf Hirnnerven durch Infektion mit Pseudomonas aeruginosa bei Patienten mit reduzierter systemischer oder lokaler Abwehrlage.

- **Vorkommen**

Bei Diabetikern im hohen Alter, ausgehend von einer Gehörgangsentzündung; nach Bestrahlung.

- **Symptome und Befund**

Starke Schmerzen, fötide Eiterung und Granulationen im Gehörgang (■ Abb. 3.4), Fazialisparese, später auch Ausfälle anderer basaler Hirnnerven durch die fortschreitende granulierende und nekrotisierende Ostitis (Osteomyelitis). Schlechter Allgemeinzustand. Massiv beschleunigte Blutsenkungsgeschwindigkeit (BSG) (Karzinom durch Probeexzision ausschließen!). Computertomogramm, MRT, Knochenszintigramm.

- **Therapie**
- Subtile tägliche Gehörgangsreinigung mit lokaler Antibiotikagabe
- Systemisch wirksame Antibiotika gegen Pseudomonas aeruginosa nach Resistenzbestimmung, z. B. Piperacillin (Pipril®), Gyrasehemmer (Tarivid®, Ciprobay®), Cephalosporine der dritten Generation, z. B. Ceftazidim (Fortum®), Cefepim, Imipenem/Cilastrin, Meropenem über Wochen

- Therapiekontrolle durch Szintigramm und Blutsenkungsgeschwindigkeit
- Einstellung des Blutzuckers
- Bei Therapieresistenz hyperbare Sauerstofftherapie
- Operatives Abtragen von Knochensequestern und Eröffnen von Abszessen
- Bei Therapieresistenz Resektion des gesamten befallenen Knochenbereiches in Form einer Ohrradikaloperation oder Petrosektomie

- **Prognose**

Unbehandelt Tod durch Meningitis oder Sinusthrombose mit Sepsis.

3.3.4 Gehörgangsfurunkel (Otitis externa circumscripta)

Engl. *meatal furuncle (circumscribed otitis externa)*

- **Ursache**

Staphylokokkeninfektion der Haarbälge im Bereich des häutigen Gehörgangs – meist durch Einreiben beim Kratzen oder beim Säubern des Gehörgangs.

- **Symptome**

Starke Schmerzen, vermehrt bei Druck auf den Tragus, bei *Zug* an der Ohrmuschel, beim Kauen und beim Einführen des Ohrtrichters.

- **Befund**

Gehörgang im häutigen Anteil zugeschwollen. Weichteilödem oder *Lymphknotenvergrößerung* vor der Ohrmuschel oder retroaurikulär.

- **Therapie**

Analgetika, Einlage von Alkoholstreifen, Alkoholumschläge (70%ig), später Einlage von **Streifen** mit Antibiotika- und Kortisonsalbe, bei Fluktuation und Verzögerung des spontanen Abstoßen des Pfropfes Stichinzision, bei schwerem Krankheitsbild **Antibiotika** (penizillinasefeste Penizilline, z. B. Unacid®, Augmentan®, Staphylex®; Cephalosporine, z. B. Cefuroxim – Elobact® oder Clindamycin – Sobelin®). Bei rezidivierender Furunkulose an Diabetes mellitus denken!

- **Differenzialdiagnose**

Mastoiditis: Hierbei Einengung des Gehörganges im knöchernen Teil durch Senkung der hinteren oberen Gehörgangswand, Schallleitungsschwerhörigkeit, Druckschmerz auf dem Warzenfortsatz, dagegen kein Schmerz bei Druck auf den Tragus, Trommelfellveränderungen wie bei akuter Otitis media, Einschmelzung oder Verschattung der Warzenfortsatzzellen im Felsenbein-CT (▶ Kap. 4.3.3).

Zoster oticus: Schmerzhafte Bläschen im Gehörgang (▶ Kap. 5.2.9).

3.4 Tumoren

3.4.1 Basaliome, Plattenepithelkarzinome (Spinaliome)

- **Vorkommen**

Meist bei Menschen mit vermehrter Sonneneinstrahlung, z. B. Landarbeiter.

- **Befund**

Höckerige, oft ulzerierte oder krustige Tumoren (◘ Abb. 3.1e).

- **Therapie**

Exzision im Gesunden bzw. vollständige Entfernung (Ablatio) der Ohrmuschel, bei Karzinommetastasen Neck dissection (▶ Kap. 20.4.2). Später rekonstruktive Plastik oder epithetitsche Versorgung (knochenverankert!).

- **Differenzialdiagnose**

Senile Keratose, Cornu cutaneum, Morbus Bowen.

3.4.2 Melanom (= malignes Melanom)

- **Ursache**

Übermäßige UV-Exposition (◘ Abb. 3.1f).

- **Therapie**

Ablatio der Ohrmuschel (keine Probeexzision aus dem Tumor, dafür Exzisionsbiopsie mindestens 1 cm im Gesunden), bei Metastasierung Neck dissection, zusätzlich u. U. Chemo- oder Strahlentherapie.

■ Prognose

Abhängig von der histologisch nachgewiesenen Gesamtdicke und Invasionstiefe (»Level«) des Primärtumors und von der Metastasierung. Insgesamt ungünstig.

3.4.3 Atherome (Talgdrüsen-retentionszysten)

Meist hinter dem Ohrläppchen, werden mit dem Zystenbalg ausgeschält (kein Tumor).

3.4.4 Chondrodermatitis nodularis helicis chronica

■ Definition

Linsengroßes (entzündliches) Knötchen mit kleiner zentraler Kruste am oberen Helixrand, beim Liegen auf dem Ohr sehr schmerzhaft (reaktive Perichondriumwucherung, kein Tumor).

■ Therapie

Exzision.

■ Differenzialdiagnose

Gichttophi.

In Kürze

Klinik des äußeren Ohres
- Anomalien und Fehlbildungen: Anotie, Mikrotie, Gehörgangsatresie, Stenose, ggf. mit Beteiligung von Mittel- und Innenohr
  - Hörprüfungen und Bildgebung zum Nachweis eines ausreichenden Hörvermögens und zur Planung entsprechender Therapiemaßnahmen (knochenverankertes Hörgerät, hörverbessernde Operation), später ggf. plastische Rekonstruktion
- Abstehende Ohrmuschel (Ohranlegeplastik), Aurikularanhänge (Exzision)
- Ohrfisteln (Exzision, Cave: Nervus facialis)

▼

- Nicht-entzündliche Prozesse:
  - Verletzungen: Einrisse, Abrisse, Othämatom
  - Thermische Schäden: Erfrierungen, Verbrennungen
  - Cerumen obturans: Ohrspülung
  - Gehörgangsfremdkörper
  - Exostosen
- Entzündungen:
  - Perichondritis der Ohrmuschel
  - Erysipel der Ohrmuschel
  - Gehörgangsekzem (nässende Form): bakteriell, durch Pilzinfektion oder allergisch ausgelöst (Badeotitis)
  - Gehörgangsekzem (trockene Form)
  - Gehörgangsfurunkel: Staphylokokkeninfektion bei lokaler Verletzung
  - Otitis externa maligna: Invasive nekrotisierende Gehörgangsentzündung, die sich unbehandelt zur Felsenbeinosteomyelitis mit Hirnnervenbeteiligung ausdehnt
- Tumoren:
  - Aktinische Schädigung der Haut führt zu Präkanzerosen und manifesten Tumoren
  - Basaliome
  - Karzinom = Spinaliom
  - Malignes Melanom
  - DD Atherom: Talgdrüsenretentionszyste

? Wann dürfen Gehörgangsspülungen durchgeführt werden (▶ Abschn. 3.2.4, S. 71)?

? Wodurch können Ohrmissbildungen verursacht werden (▶ Abschn. 3.1, S. 68)?

? Wodurch entsteht das Othämatom und wie wird es behandelt (▶ Abschn. 3.2.2, S. 69f)?

? Wie unterscheiden sich Ohrmuschelperichondritis und Ohrmuschelerysipel (▶ Abschn. 3.3.1, S. 72)?

? Wie werden bösartige Tumoren der Ohrmuschel behandelt (▶ Abschn. 3.4, S. 74)?

? Wie behandelt man eine Gehörgangsentzündung (▶ Abschn. 3.3.2, S. 73 u. ▶ Abschn. 3.3.4, S. 74)?

Klinik des Mittelohres

Krankheiten des Mittelohres können in jedem Lebensalter auftreten und gehören bei Kindern zu den häufigsten Erkrankungen überhaupt. Neben den akuten und chronischen Entzündungen spielen vor allem Verletzungen und die Otosklerose eine große Rolle. Tumoren sind dagegen selten, jedoch hinsichtlich der Bedrohlichkeit von besonderem Interesse.

In diesem Kapitel werden die Primärsymptome einer Schwerhörigkeit mit und ohne Ohrsekretion oder -schmerz diagnostisch erläutert und die wesentlichen Therapieprinzipien beschrieben.

4.1   Verletzungen

Neben direkten Verletzungen im Ohrbereich spielen vor allem die durch Gewalteinwirkung auf den Schädel entstehenden laterobasalen Frakturen eine besondere Rolle.

4.1.1   Trommelfellverletzungen

Engl. *injuries of the tympanic membrane*

- **Einteilung**
- **Direkte Verletzungen**
  - **Ursache:** Perforierende Gegenstände, zum Beispiel:
    - Pfählungsverletzungen durch Streichholz, Stricknadel, Ästchen, Q-Tip
    - Einsprengung von heißen Metalltropfen beim Schweißen
    - Einreißen von Trommelfellnarben bei Ohrspülungen oder Tieftauchen
    - Verbrennungen und Verätzungen des Trommelfells
  - **Komplikationen:** Infektion des Mittelohres, Beschädigung und Luxation der Gehörknöchelchenkette, evtl. mit Eröffnung des ovalen Fensters oder Perforation der medialen Paukenhöhlenwand zum Innenohr (Labyrinthitis, Meningitis!)
- **Indirekte Verletzungen**
  - **Ursache:** Rasche Luftdruckänderungen, z. B. durch Explosion, Schlag aufs Ohr mit der flachen Hand (Ohrfeige!), Aufschlagen auf das Wasser, Aufprall eines Balles

- **Symptome und Befund**

Stechender Schmerz (vor allem bei direkten Verletzungen), schlitzförmige oder an den Rändern gezackte Trommelfellperforation in der Pars tensa, evtl. mit Blutspuren am Perforationsrand (◘ Abb. 1.4b), Schallleitungsschwerhörigkeit. Bei Verbrennungen (Schweißperlen) vergrößern sich die Defekte in den ersten Tagen meist noch. Es entstehen langdauernde Mittelohreiterungen. Bei **Innenohrbeteiligung**: Schwindel, Spontannystagmus, Schallempfindungsschwerhörigkeit bis zur Taubheit.

- **Therapie**

Steriles Abdecken des Trommelfelldefektes (Schienung mit Silikonfolie). Bei eingeschlagenen Trommelfellanteilen müssen diese aufgerichtet, Fremdkörper und Schmutzanteile müssen entfernt werden.

> **Niemals Ohrspülung oder Ohrtropfen wegen der Gefahr einer Infektion oder innenohrtoxischen Schädigung. Bei persistierenden Trommelfelldefekten später Tympanoplastik zum Verschluss.**

Beispiel

Bei der Reinigung des Gehörganges mit einem Wattestäbchen wird die Patientin an das Telefon gerufen. Bei Anlegen des Hörers an die Ohrmuschel verspürt die Patientin plötzlich einen stechenden Schmerz, eine sofortige Hörminderung mit Schwindel und Ohrgeräusch. Es kommt zu einer Blutung aus dem Gehörgang. Im weiteren Verlauf erholt sich das Gehör nicht, während der Schwindel sich bessert. Bei Otoskopie zeigt sich eine, im hinteren, unteren Quadranten gelegene, gezackte Trommelfellperforation, durch die hindurch der luxierte Steigbügel erkennbar ist. Das Innenohr ist eröffnet, neben Blut tritt Perilymphe aus. Es wird eine sofortige operative Revision (Tympanoskopie) durchgeführt. Dabei zeigt sich eine Luxation der Gehörknöchelchenkette mit Eröffnen des Innenohres. Das Innenohr wird nach Entfernen des Steigbügels mit einer Bindegewebeplombe verschlossen. Es kommt allmählich zur Erholung der Innenohrfunktion, so dass nach 6 Monaten eine Stapesplastik zur Verbesserung der Schallleitungsschwerhörigkeit durchgeführt wird.

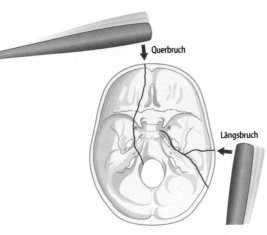

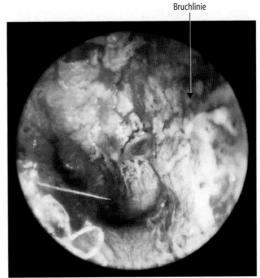

Abb. 4.1 Felsenbeinbrüche; *rechts* Längsbruch, *links* Querbruch

4.1.2 Felsenbeinbrüche (laterobasale Frakturen)

Engl. *fractures of the petrous bone*
Brüche der Otobasis (= laterobasale Frakturen) gehen mit einer Eröffnung der schleimhautausgekleideten Mittelohrräume einher. Es handelt sich meistens um Berstungsbrüche durch Druckeinwirkungen auf den Schädel. Die Prognose ist abhängig von der Schwere der gleichzeitigen Hirnschädigung oder von eintretenden endokraniellen Komplikationen.

> ❶ **Cave**
> Aufsteigende Infektion, Meningitis, Hirnabszess bei laterobasalen Brüchen!

Je nach Verlaufsrichtung werden Längs- und Querbrüche unterschieden:

Felsenbeinlängsbruch
- **Definition**

Berstung durch Seitendruck – verläuft von der Schläfenbeinschuppe oder dem Warzenfortsatz durch die Paukenhöhle und entlang der Vorderkante des Felsenbeins (paralabyrinthärer Bruch, **Abb. 4.1**). Die Trommelfellzerreißung im hinteren oberen Quadranten der Pars tensa (**Abb. 4.2**) entsteht durch den Frakturverlauf durch das Dach der Paukenhöhle und die hintere obere Gehörgangswand (**Abb. 4.3**). Nach Abheilen kann der überhäutete

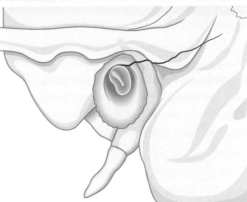

Abb. 4.2 Felsenbeinlängsbruch linkes Ohr. Otoskopischer Befund und Übersicht des Frakturverlaufes

Bruchspalt sichtbar sein oder eine Stufenbildung zurückbleiben. Seltener sind extratympanale Längsfrakturen.

- Symptome und Befund (Mittelohrschädigung)
- **Blutung aus dem Gehörgang**, bei Durazerreißung Liquorabfluss
- **Schallleitungsschwerhörigkeit** (besonders hochgradig bei Luxation oder Fraktur der Gehörknöchelchen). Weber-Versuch: Lateralisation ins kranke Ohr
- Bei Ambossluxation Ausfall des Stapediusreflexes und überhöhte Tympanogrammkurve (▸ Kap. 2.5.1)

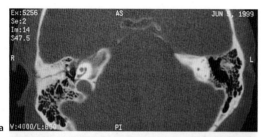

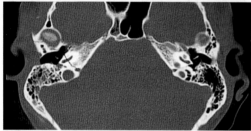

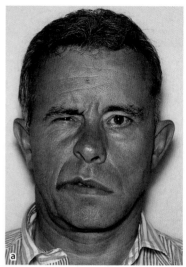

Abb. 4.3a,b CT Felsenbein. **a** Felsenbeinlängsbruch rechts; **b** Felsenbeinquerbruch rechts

— Evtl. **Spontannystagmus**, jedoch kein Vestibularisausfall

— **Periphere Fazialisparese** in 20% (**■** Abb. 4.4):

  — **Primäre (= Früh-)Lähmung**: Prognose ungünstig, da häufig Zerreißung oder erhebliche Zerrung des Nerven, evtl. auch Knocheneinspießung in den Kanal.

  — **Sekundäre (= Spät-)Lähmung**: Einige Tage nach dem Unfall. Prognose besser, da wahrscheinlich ein Ödem oder Hämatom im Fazialiskanal zur Kompression des Nerven führt (Spontanerholung in 90%).

■ Abb. 4.4b zeigt fünf Verletzungsstellen und Möglichkeiten einer topischen Diagnostik. Am häufigsten ist das Ganglion geniculi zwischen den Verletzungsstellen (4) und (5) betroffen. Entscheidend sind Computer- und Kernspintomogramme zur genauen Frakturlokalisation und zum Nachweis von Fragmentdislokationen oder intrazerebraler Blutung.

■ Differenzialdiagnose der Gehörgangsblutung nach Sturz auf das Kinn

Gehörgangsfraktur mit Einriss der Haut an der Vorderwand durch Eintreiben des Kieferköpfchens in den Gehörgang. Reposition und Gehörgangstamponade.

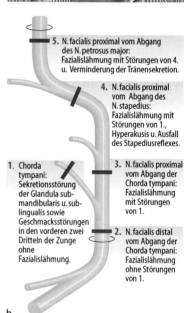

5. N. facialis proximal vom Abgang des N. petrosus major: Fazialislähmung mit Störungen von 4. u. Verminderung der Tränensekretion.

4. N. facialis proximal vom Abgang des N. stapedius: Fazialislähmung mit Störungen von 1., Hyperakusis u. Ausfall des Stapediusreflexes.

1. Chorda tympani: Sekretionsstörung der Glandula submandibularis u. sublingualis sowie Geschmacksstörungen in den vorderen zwei Dritteln der Zunge ohne Fazialislähmung.

3. N. facialis proximal vom Abgang der Chorda tympani: Fazialislähmung mit Störungen von 1.

2. N. facialis distal vom Abgang der Chorda tympani: Fazialislähmung ohne Störungen von 1.

Abb. 4.4a,b Traumatische Schädigung des N. facialis. **a** Fazialisparese links; **b** Verletzungsstellen

■ Therapie

⊘ Cave
Niemals Ohrspülung oder Manipulationen im Gehörgang. Ohr steril abdecken!

— Antibiotikaschutz. Bettruhe.

— **Operative Intervention** bei anhaltendem Liquorfluss, massiver Blutung oder intrazerebralen Komplikationen: Mastoidektomie, ggf. Kraniotomie und Duraplastik.

- **Sekundäre Fazialisparese**: Zunächst konservative Behandlung mit Kortikoiden und rheologischer Therapie. Aktive und passive Fazialisübungen gegen Muskelatrophie. Operative Freilegung des Nerven im intratemporalen Verlauf mit Dekompression oder Nervennaht bei Zerreißung oder Autonerventransplantation auf transtemporalem (◘ Abb. 5.1) oder transmastoidalem Weg, wenn nach einer Woche in der Elektroneuronographie mehr als 90% der motorischen Fasern degeneriert sind.
- Bei primärer Lähmung und Knochenverschiebung und Einspießung von Knochenfragmenten in den Fazialiskanal operative Revision. Bei ausbleibender Regeneration ist eine Re-Operation nach 6–8 Wochen indiziert.
- Bei persistierender Schallleitungsschwerhörigkeit (z. B. von 30–40 dB und überhöhter Tympanogrammkurve) Tympanoplastik zur Wiederherstellung der Gehörknöchelchenkette.

▪ **Spätfolge**

Traumatisches Cholesteatom infolge von Einwachsen von Gehörgangshaut durch den Bruchspalt in das Mittelohr. Therapie: **Ohroperation** (▶ S. 95f).

Felsenbeinquerbruch

▪ **Definition**

Berstung durch Druck auf Stirn oder Hinterhaupt. Verlauf quer durch die Felsenbeinpyramide entweder in Höhe des Labyrinthes (translabyrinthärer Bruch, äußerer Querbruch) oder in Höhe des inneren Gehörgangs (innerer Querbruch). Frakturverlauf durch das Promontorium ohne Trommelfellzerreißung (◘ Abb. 4.1 links und ◘ Abb. 4.3b). Seltener als der Längsbruch. Sehr selten kombinierte Längs-Quer-Brüche.

▪ **Symptome und Befund**

- Blutansammlung in der Paukenhöhle (**Hämatotympanum**) bei der Otoskopie (◘ Abb. 1.4c). Trommelfell intakt, keine Blutung aus dem Gehörgang
- Bei Eröffnung der Liquorräume Abfluss von Liquor über die Pauke und die Tube in die Nase (sog. falsche Rhinoliquorrhö, die eine frontobasale Fraktur vortäuscht)
- **Labyrinthausfall**, meistens irreversibel: Mit Ausfall des Hörvermögens (Taubheit) und Lateralisation des Weber-Versuches in das gesunde Ohr H05
- Ausfall des Vestibularorgans mit Spontannystagmus zur Gegenseite, Drehschwindel und Erbrechen. Infolge zentraler Kompensation nach Wochen oder Monaten Nachlassen der vestibulären Erscheinungen und Verschwinden des Spontannystagmus
- **Periphere Fazialisparese** in ca. 50% der Fälle, meist primäre Lähmungen, dann irreversibel durch Abriss des Nerven
- **Felsenbein-CT und MRT** zur genauen Frakturlokalisation und zum Nachweis endokranieller Komplikationen (Blutung, Hirnabszess)

▪ **Therapie**

- Antibiotikaschutz wegen gesteigerter Meningitisgefahr, Bettruhe
- Operative Intervention bei anhaltendem Liquorfluss, Früh- und Spätmeningitis oder Blutung. Duraplastik, ggf. Kraniotomie. Bei Fazialisparese operative Revision über den transtemporalen Zugang und die mittlere Schädelgrube (◘ Abb. 5.1b)
- Bei Ertaubung mit erhaltenem Hörnerven Cochlea-Implantat

In Kürze

Verletzungen des Mittelohres und Felsenbeins

- Trommelfellverletzungen
  - Direkte Verletzungen durch perforierende Gegenstände mit ggf. zusätzlicher Gehörknöchelchenluxation und Eröffnung der Cochlea
  - Indirekte Verletzungen durch rasche Luftdruckänderungen wie Explosion, Schlag aufs Ohr
  - Stechender Schmerz, Trommelfellperforation mit blutigem Rand, Schallleitungsschwerhörigkeit, ggf. zusätzlich

▼

4

Innenohrbeteiligung, Schwindel und
Spontannystagmus
- Therapie: steriles Abdecken, Schienung
des Trommelfells, Antibiotikum, keine
Ohrspülung
- Laterobasale Frakturen
  - Berstungsbrüche mit Eröffnung der
  Schleimhauträume
  - Risiko der aufsteigenden Infektion mit
  intrakraniellen Komplikationen
  - Otoskopie, Audiometrie, Fazialisfunk-
  tion, CT, MRT
  - **Längsbruch:** durch Seitendruck, Verlauf
  in Längsrichtung des Felsenbeins
  - mit Gehörgangsstufe, Trommelfellzer-
  reißung, Blutung aus dem Gehörgang,
  Schallleitungsschwerhörigkeit, Spontan-
  nystagmus
  - Primäre oder sekundäre Fazialisparese
  - Therapie mit Antibiotikum. Operative
  Therapie bei anhaltender Liquorrhö,
  intrakraniellen Komplikationen, primärer Fazialisparese, später ggf. Tympanoplastik zur Ketten- und Trommelfell-
  rekonstruktion. Cave: traumatisches
  Cholesteatom
  - **Querbruch:** durch anteriore oder poste-
  riore Gewalteinwirkung, Verlauf durch
  Labyrinthkapsel oder inneren Gehörgang
  - Mit Hämatotympanum, falscher Rhinoliquorrhö, Labyrinthausfall, periphere
  Fazialisparese
  - Konservative Therapie, operative Therapie bei anhaltender Liquorrhö, Taubheit
  und Fazialisparese

4.2   Tubenfunktionsstörungen

4.2.1   Akuter Tubenmittelohrkatarrh

Engl. *eustachitis with acute otitis media*

Beispiel

Herr B. hatte seit einem Tag eine akute Rhinitis. Seit
heute bemerkt er ein dumpfes Gefühl auf beiden
Ohren. Versuche, das Ohr durch Valsalva-Versuch
freizumachen, scheitern. Beim Landeanflug mit dem
Flugzeug bemerkt er plötzlich starke Schmerzen im
Ohr.

- **Entstehung**

Schwellung der Tubenschleimhaut und Verschluss
des Lumens. Dadurch ungenügende Belüftung der
Paukenhöhle, deren Luft resorbiert wird. Die Folge
ist ein Unterdruck und eine Trommelfellretraktion
und unter Umständen eine Flüssigkeitsansamm-
lung im Mittelohr, ein Paukenexsudat (Hydrops ex
vacuo, **»seröse Mittelohrentzündung«**).

- **Ursachen**
  - **Katarrhalische Erkrankungen** der Nase und
  des Nasenrachenraumes.
  - Behinderung der Nasenatmung durch **vergrößerte Rachenmandel** beim Kind, Septumdeviation, Muschelschwellung, **Nasenrachentumor**.
  - **Druckerhöhungen in der Außenluft** und im
  Nasenrachenraum führen zu einem ungenügenden Druckausgleich, weil die Tube durch
  den erhöhten Druck im umgebenden Gewebe
  zusammengepresst wird.

Der Tubenöffnungsmechanismus funktioniert nicht
mehr, z. B. beim Abstieg eines Flugzeuges oder beim
Tauchen (sog. **Aero-Otitis media** als Barotrauma).
Der Unterdruck in der Pauke kann zu einer Ruptur
der runden Fenstermembran führen. Bei Überdruck in der Pauke und erniedrigtem Druck im umgebenden Gewebe – z. B. beim Aufstieg des Flugzeuges – entweicht die Luft leicht in den Nasenrachenraum. Unterdruck auch durch scharfe nasale
Inspiration (habituelles Schnüffeln).

- **Symptome**

Druck und Völlegefühl im Ohr, Rauschen und Schwerhörigkeit.

- **Befund**

Trommelfellretraktion (◪ Abb. 1.4a) kenntlich an
- Hammergriffverkürzung,
- vorspringendem kurzen Hammerfortsatz,
- Entstehen einer hinteren Trommelfellfalte,
- vom Umbo abgerücktem Lichtreflex.
- Bei Erguss: **Flüssigkeitsspiegel** und gelbliches Exsudat durch das Trommelfell durchscheinend. Der Spiegel verschiebt sich bei Kopfbewegungen, nach »Politzern« sieht man **Flüssigkeitsblasen**. Bei Aero-Otitis media oft blutiger Paukenerguss (◪ Abb. 1.4d).
- Das Trommelfell kann rosa sein, jedoch keine Trommelfellrötung oder Vorwölbung wie bei einer akuten Otitis media.
- **Schallleitungsschwerhörigkeit** mit Veränderungen im Tympanogramm (▶ Kap. 2.5.1) (nach links verschobener Gipfel oder abgeflachte Kurve).

- **Therapie**

Tubenbelüftung normalisieren durch
- abschwellende Nasentropfen,
- **Tubendurchblasung** (»Politzern«, Tubenkatheter ▶ Kap. 2.5.3); Kinder können die Tube selbst belüften, indem sie einen Ballon, z. B. Otovent®-Latexmembran, mit der Nase aufblasen) – nicht bei akuter Rhinitis,
- Wärmebestrahlung (Sollux, Heizkissen) zur Resorption des Exsudates,
- **Parazentese** und Absaugen des Exsudates oder
- Punktion der Paukenhöhle durch das Trommelfell.
- **Beseitigung der behinderten Nasenatmung**: Entfernung der Rachenmandel (Adenotomie), Septumoperation oder Nebenhöhlenbehandlung.

Prophylaxe beim Fliegen: Vor der Landung **abschwellende Nasentropfen**. Bei der Landung des Flugzeuges durch Schlucken oder Valsalva-Versuch für **Druckausgleich** sorgen.

4.2.2 Seromukotympanum

Engl. *secretory or serous otitis media*

- **Entstehung**

Durch **anhaltende Tubenfunktionsstörungen** und Unterdruck in der Pauke kommt es zu einer **Umwandlung** der Paukenhöhlenschleimhaut in ein aktiv sekretorisches schleimbildendes Epithel. Das Sekret ist zunächst serös-schleimig, wird mehr und mehr eingedickt und schließlich zäh-schleimig, fadenziehend und **viskös wie Leim** (»Leimohr«, »glue ear«). Es kann nicht mehr resorbiert oder durch die Tube abtransportiert werden. Entsteht seltener auch nach wenig virulenten katarrhalischen Mittelohrprozessen. Bei rezidivierendem Seromukotympanum an **Allergie** denken.

- **Vorkommen**

Vor allem bei Kindern im Vorschul- und Schulalter, nicht selten beidseits. Sehr häufig bei Gaumenspaltenkindern.

- **Symptome**

Zunehmende Schwerhörigkeit, Druck- und Völlegefühl im Ohr.

- **Befund** (◪ Abb. 1.4d)   ◀F06
- Aufgehobene Trommelfelltransparenz
- Radiäre Gefäßinjektion des **matten, milchigen** und oft etwas vorgewölbten **Trommelfells**
- **Schallleitungsschwerhörigkeit** (eine zusätzliche Verschlechterung der Knochenleitung kann durch eine Belastung des runden Fensters bedingt sein)
- Im **Tympanogramm** flacher Kurvenverlauf
- Verminderte Pneumatisation des Warzenfortsatzes bei lange bestehendem Mukotympanum

- **Therapie**
- Konservativer Behandlungsversuch mit abschwellenden Nasentropfen, Mukolytika, Wärme, Antibiotika, Valsalva (Otovent®)
- Antiallergische Therapie mit Allergenkarenz bei Allergie
- Parazentese und Absaugen des Seromukotympanum

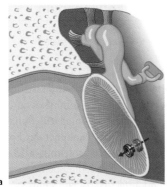

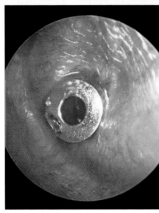

a

b

▣ **Abb. 4.5a,b** Paukendrainage (Paukenröhrchen). **a** Schema; **b** linkes Trommelfell mit eingesetzter Drainage

— **Paukendrainage** (▣ Abb. 4.5) bei zähem, schleimigem Sekret und anschließend Einsetzen eines kragenknopfähnlichen Paukenröhrchens in das Trommelfell zur Belüftung und Trockenlegung der Paukenhöhlenschleimhaut. Die Schleimbildung sistiert. In der Zeit, in der das Röhrchen – meist mehrere Monate – liegen bleibt, möglichst nicht beim Schwimmen tief tauchen. Das Röhrchen stößt sich fast immer von selbst in den Gehörgang ab, danach verschließt sich das Trommelfell wieder. In manchen Fällen muss die Paukendrainage wiederholt werden.

— **Adenotomie** stets zusätzlich bei Rachenmandelhyperplasie

▪ **Folgen**

Ein unbehandeltes Seromukotympanum kann zu Adhäsivprozessen und zur Tympanosklerose führen oder bei virulenter Infektion in eine chronische Mittelohrentzündung übergehen. Nach lange bestehendem beiderseitigen Seromukotympanum Sprachentwicklungsstörungen.

4.2.3   Chronischer Tubenmittelohr-katarrh

Engl. *chronic seromucinous otitis media*

❯ **Tubenventilationsstörungen bleiben – vor allem beim Kind – über längere Zeit bestehen, wenn die Ursachen akuter Tubenmittelohrkatarrhe nicht beseitigt werden.**

▪ **Ursachen**
— Rachenmandelhyperplasie, Adenoiditis   F10
— Allergisch bedingte Schleimhauterkrankungen
— Behinderte Nasenatmung
— Nebenhöhlenentzündungen
— Ungenügende Ausheilung antibiotisch behandelter Mittelohrentzündungen
— Gaumenspalte
— Nasenrachentumor

▪ **Entstehung**
Im Laufe von Monaten und Jahren bilden sich Rückstände (»**Residuen**«) abgelaufener Entzündungen im Bereich des Mittelohres:
— Schleimhautverdickungen
— Kalkeinlagerungen im Trommelfell
— Atrophische und retrahierte Trommelfellbereiche, in denen die Bindegewebsschicht fehlt
— Cholesterinreiches, später organisiertes Exsudat in der Paukenhöhle
— **Adhäsivprozess:** fibröse Narben und Verwachsungen zwischen Gehörknöchelchen, Trommelfell und Paukenhöhlenwänden (▣ Abb. 1.4f).
— **Paukenfibrose:** teilweise oder vollständige Fibrose des Paukenhöhlenlumens
— Versteifung der Gehörknöchelchenkette
— **Paukensklerose (= Tympanosklerose)**, eine Reaktionsform der entzündlich veränderten Mittelohrschleimhaut mit zellarmem kollagenen Bindegewebe und hyaliner Degeneration (= weiße kalkige Plaques; ▣ Abb. 1.4e) (Seromukotympanum, ▶ Abschn. 4.2.2; chronische Otitis media, ▶ Abschn. 4.3.4).

- **Symptome**

Zunehmende Schwerhörigkeit, Ohrrauschen, ggf. Ohrsekretion.

- **Befunde**
- Retraktion des stellenweise verdickten, kalkigweißen, narbigen, atrophischen oder – selten – zentral defekten Trommelfells, das an der medialen Paukenhöhlenwand adhärent sein kann (◘ Abb. 1.4a) und
- Schallleitungsschwerhörigkeit mit Veränderungen im Tympanogramm (abgeflachte Kurve).

- **Therapie**
- Operative Maßnahmen: **Tympanoplastik** mit Lösen der Verwachsungen (nicht selten Rezidive durch erneute Narbenbildung) und Entfernen tympanosklerotischer Massen.
- Bei **irreversiblem Tubenverschluss**: Perforation des Trommelfells und Dauerdrainage durch wiederholte Einlage eines Paukenröhrchens (**Paukendrainage**) zur Belüftung der Pauke vom Gehörgang aus.
- Ggf. Hörgerät oder implantiertes Hörgerät zur Hörverbesserung, falls Tympanoplastik wegen der Folgezustände zu keinem ausreichenden Hörerfolg führt.

- **Folgen**

Bei Dauerretraktion von Trommelfellanteilen können sich in den Retraktionstaschen Cholesteatome bilden.

4.2.4 Autophonie

Engl. *autophony*

- **Differenzialdiagnose**

Eine ständig **offenstehende (klaffende) Tube** wird oft verkannt und als chronischer Tubenkatarrh fehlgedeutet.

- **Ursache**

Meist ein niedriger Gewebsdruck infolge geringer venöser Gefäßfüllung oder starker Abmagerung und Verringerung des peritubaren Fettkörpers.

- **Symptom**

Die eigene Sprache dröhnt im Ohr, das eigene Atemgeräusch wird gehört. Die Autophonie verschwindet beim Liegen oder Pressen.

- **Befund und Nachweis**

Trommelfellbewegungen mit der Atmung. Im Tympanogramm **atemsynchrone Impedanzänderungen**.

- **Test**

Vorübergehende Besserung der Autophonie bei Kompression der V. jugularis interna beiderseits.

- **Therapie**

Kreislauf stabilisieren. Versuch: Einen engen Hemdkragen tragen lassen oder Paukendrainage. Einspritzen von Fett oder Kollagen in den Tubenwulst.

In Kürze

Tubenfunktionsstörungen
- Akuter Tubenmittelohrkatarrh
  - Verschwellung der Tubenöffnung im Nasenrachenraum durch Rhinitis, Sinusitis, vergrößerte Rachenmandel, Baro-Trauma
  - Druckgefühl, dumpfes Hören, Rauschen, ggf. Ruptur der runden Fenstermembran, Trommelfell retrahiert, eventuell Paukenerguss, Schallleitungsschwerhörigkeit
  - Tubenbelüftung normalisieren, ggf. Parazentese, Korrektur der Nasenatmung, Adenotomie, Prophylaxe beim Fliegen
- Seromukotympanum
  - Umwandlung der Schleimhaut in aktiv sekretorisches Epithel
  - Sekret zunächst serös (Serotympanum, später zäh (Mukotympanum, »glue ear«)
  - Allergische Genese und Nasenrachentumor zusätzlich beachten
  - Ursachen sonst wie bei akutem Tubenmittelohrkatarrh
  - Kinder im Vorschulalter und bei Gaumenspalte

▼

- Zunehmende Schallleitungsschwer-
  hörigkeit, Trommelfell matt, gelblich
  verfärbt, Tympanogrammkurve flach,
  im CT verminderte Pneumatisation
- Konservative Therapie zur Normalisie-
  rung der Tubenbelüftung, antialler-
  gische Therapie
- Falls ohne Erfolg, Parazentese, ggf.
  Paukendrainage und Adenotomie,
  Tumortherapie
- Chronischer Tubenmittelohrkatarrh
  - Ursachen wie bei Seromukotympanum,
    jedoch länger andauernd
  - Führt zu Residuen im Mittelohr mit
    Folgezuständen mit Schallleitungs-
    schwerhörigkeit
  - Tympanoplastik, Dauerpaukendrainage
    (implantierbares) Hörgerät
- Autophonie bei offener Tube
  - Niedriger Blutdruck, starker Gewichts-
    verlust
  - Eigene Sprache dröhnt im Ohr, Atem-
    geräusch wird gehört, Besserung im
    Liegen oder beim Pressen, in der Tym-
    panometrie atemsynchrone Impedanz-
    schwankungen
  - Injektion von Füllmaterial peritubär

4.3   Entzündungen

4.3.1   Akute Otitis media (Otitis media acuta)

Engl. *acute otitis media*

- **Definition**

Akute, meist rhinogene durch Erreger ausgelöste
Entzündung der Paukenhöhlenschleimhaut, die
nach 2–3 Wochen ausgeheilt ist.

- **Entstehung**
- **Rhinogene**, meist aufsteigende Infektion vom
  Nasenrachenraum über die Tube ins Mittelohr
  im Anschluss an einen Schnupfen oder eine
  Erkältung.

- Seltener Infektion durch einen **Trommelfelldefekt** (alter Defekt oder traumatische Perforation).
- Seltener **hämatogen** bei Infektionskrankheiten
  und Viruskrankheiten.

- **Erreger**
- Meist β-hämolysierende Streptokokken
- Bei Kindern häufig Streptococcus pneumoniae,
  Haemophilus influenzae, Moraxella catarrhalis,
  Streptococcus pyogenes, Staphylococcus aureus
  oder Peptostreptococcus species. Schleichende
  Verlaufsform bei Streptococcus mucosus
  (Streptococcus pneumoniae, Kapseltyp)
- Viren (Grippeotitis): Herpes simplex, Grippe-
  virus, Herpes zoster → Zoster oticus
- Kombinierte virale-bakterielle Infektion

- **Symptome**

Stechender Schmerz und Klopfen im Ohr, Schallleitungsschwerhörigkeit, Ohrgeräusch, herabgesetztes
Allgemeinbefinden, Kopfschmerzen, Fieber.

- **Befund**

Im Verlauf der unkomplizierten akuten Otitis media
sind nacheinander folgende **Trommelfellbefunde**
zu erheben:

- Injektion der Hammergriffgefäße (◻ Abb. 4.6a)
- Radiäre Gefäßzeichnung (◻ Abb. 4.6b)
- **Rötung** und beginnende **Vorwölbung** des
  hinteren oberen Trommelfellquadranten, Verschwinden des Reflexes, Verschwinden der
  Trommelfellkonturen (◻ Abb. 4.6d), schollige
  Trübung der Trommelfelloberfläche durch
  aufgeplatzte Epithelschicht. Danach entweder
  Rückbildung des Befundes oder
- diffuse Rötung und Vorwölbung des Trommelfells mit Übergreifen der Rötung auf die Gehörgangswand. Einzelheiten des Trommelfells
  nicht mehr auszumachen. Schließlich spontan
- stecknadelstichgroße **Perforation** im vorderen
  unteren oder hinteren unteren Trommelfellquadranten am zweiten oder dritten Tag mit
  zunächst serösem, später eitrigem Sekretabfluss, »pulsierender Reflex« (◻ Abb. 4.6c) und
- Otorrhö (»Ohrenlaufen«): schleimig-eitriges
  Sekret bei bakteriellen Infekten, serös-blutig
  bei viralen Infekten.

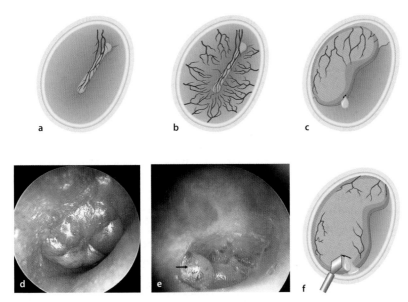

Abb. 4.6a–f Akute Otitis media (jeweils rechtes Trommelfell). **a** Hammergriffinjektion; **b** radiäre Gefäßzeichnung; **c** stecknadelgroße Spontanperforation; **d** akute Otitis media; **e** Grippeotitis (Pfeil = Blutbläschen); **f** Parazentese

Danach schlagartige **Besserung der Ohrenschmerzen**. Rückbildung des Befundes in umgekehrter Reihenfolge. Nach Abklingen der Entzündung bleibt häufig eine Trommelfellretraktion zurück.

Die »**Grippeotitis**« ist durch Bildung von **Blutblasen** auf dem Trommelfell und im Gehörgang gekennzeichnet (hämorrhagische Otitis media, Myringitis bullosa; ◘ Abb. 4.6e). Bei Perforation **serös-blutige Sekretion**. Bei der Grippeotitis nicht selten Labyrinthbeteiligung (toxisch) mit Hochtonverlust (**Otitis media acutissima**). Dann zusätzlich Therapie mit Virustatika (Aciclovir – Zovirax®) sinnvoll.

- Differenzialdiagnose
  Zoster oticus (► Kap. 5.2.9).

- Verlauf
In den ersten Stunden oder Tagen der akuten Otitis media kann ein Druckschmerz auf dem Warzenfortsatz auftreten (**initialer Druckschmerz**). Er bedeutet keine Mastoiditis mit Knocheneinschmelzung, zeigt aber an, dass die gesamte Mittelohrschleimhaut einschließlich des pneumatischen Systems erkrankt ist.

- Therapie
- Bettruhe, Antiphlogistika, Antipyretika
- **Antibiotika**: Penicillin V, Amoxicillin, Cephalosporine/Cefuroximaxetil – Elobact® oder Makrolide (Roxithromycin – Rulid®, Clarithromycin – Klacid® für mindestens vier Tage in voller Dosis. Bei Komplikationen i.v. Gabe z. B. Unacid®, Augmentan®, Cefuroxim).
- **Abschwellende Nasentropfen**, falls die akute Otitis media bei einer Rhinitis aufgetreten ist.
- Wärmebehandlung des Ohres (Sollux, Wärmflasche, Heizkissen). Nicht bei Komplikationen!
- **Ohrentropfen** erreichen das Mittelohr nur bei vorbestehendem Trommelfelldefekt und sind wenig wirksam. Unter Umständen verschleiern sie das Trommelfellbild.
- Bei laufendem Ohr Gehörgangsreinigung durch Spülung mit körperwarmem Wasser und Austupfen mit Wattetupfer.
- **Parazentese** (◘ Abb. 4.6f): Bei anhaltendem Fieber, Schmerzen und vorgewölbtem Trommelfell, ohne dass es zu einer Perforation kommt, und bei beginnenden Komplikationen (Labyrinthreizung, Fazialisschwäche, Meningismus). In örtlicher Betäubung oder in Ober-

flächenanästhesie (Gehörgangsfüllung mit 4%igem Xylocain® = Lidocain; Pantocain) – bei Kindern in Narkose – Schnitt im vorderen unteren Trommelfellquadranten (nicht im hinteren oberen Quadranten wegen der Gefahr einer Gehörknöchelchenluxation!).

— **Antrotomie, Mastoidektomie** bei anderen Komplikationen wie Meningitis, Mastoiditis, Labyrinthitis.

— **Tubenbehandlung** mit Valsalva-Manöver, ggf. Politzer-Behandlung nach Abklingen der akuten Otitis media, um die Tubendurchgängigkeit wieder herzustellen und einem bleibenden Unterdruck in der Paukenhöhle vorzubeugen.

> **Die akute Otitis media muss nach 2–3 Wochen abgeheilt sein, sonst Verdacht, dass sich eine Mastoiditis entwickelt (▶ Abschn. 4.3.3).**

4.3.2 Sonderformen der akuten Otitis media

Scharlach- und Masernotitis

■ **Entstehung und Verlauf**

Scharlachotitis oder Masernotitis entstehen hämatogen, sind heute selten, und neigen – insbesondere die Scharlachotitis – zu **nekrotisierender Entzündung** im Mittelohr mit Einschmelzen des Trommelfells und Fortschreiten zur Mastoiditis und zur Labyrinthkomplikation. Sie hinterlassen nach Abheilen der nekrotisierenden Entzündung bleibende **Trommelfelldefekte** und können in eine chronische Otitis media übergehen.

■ **Therapie**

Hohe Antibiotikagaben, wegen der zu erwartenden Komplikationen laufend Kontrollen, evtl. Ohroperation.

Mukosusotitis

Engl. *mucosus otitis*

■ **Entstehung**

Sie entsteht bei älteren Menschen und bei Immunsuppression durch Streptococcus mucosus (Streptococcus pneumoniae, Kapseltyp).

■ **Verlauf**

Schleichend, blande, symptomarm.

■ **Befund**

— Trommelfellveränderungen gering. Trommelfell verdickt, rosa
— Hammergriff verstrichen
— Schallleitungsschwerhörigkeit oft deutlich
— Kaum Schmerzen, trotzdem in der dritten Woche fast unmerklich Knocheneinschmelzung im Warzenfortsatz (**latente Mastoiditis**)

■ **Diagnose**

Bei Patienten mit blander, aber nicht heilender akuter Otitis media Klärung durch Parazentese und Erregernachweis im Sekret und Felsenbein-CT, das die Knocheneinschmelzung im Warzenfortsatz aufdeckt.

■ **Therapie**

Hohe **Antibiotikagaben** entsprechend der Resistenzbestimmung, bei Knocheneinschmelzung **Mastoidektomie**.

> **Cave**
> **Hohe Komplikationsrate (Meningitis), evtl. letaler Ausgang.**

Säuglingsotitis

■ **Ursache**

Aufsteigende Infektionen durch die kurze, weite Tube sind leicht möglich. Die vergrößerte Rachenmandel begünstigt die Entstehung einer Otitis.

■ **Symptom**

Die Säuglinge greifen sich ans Ohr (Ohrzwang).

■ **Befund**

Trommelfellrötung.

■ **Verlauf**

Vom Antrum mastoideum aus (Antritis, der Warzenfortsatz ist noch kaum pneumatisiert!) ist über die noch nicht verschlossene Sutura mastoideosquamosa nach wenigen Tagen ein retroaurikulärer Durchbruch möglich.

- **Therapie**

Wie bei Otitis media der Erwachsenen. Bei retroaurikulärem Durchbruch Antrotomie.

Okkulte Otitis (bzw. Mastoiditis) des Säuglings

> An eine okkulte Otitis ist zu denken, wenn sich Säuglinge mit Ernährungsstörungen und Allgemeinsymptomen nicht erholen.

- **Befund**

Das Trommelfell ist oft **nicht pathologisch verändert**.

- **Therapie**

Bleibt eine antibiotische Behandlung ohne Erfolg, **Antrotomie**. Danach Besserung im Befinden der Säuglinge. **Histologisch** lassen sich osteomyelitische Prozesse im spongiösen, noch kaum pneumatisierten Warzenfortsatzknochen nachweisen.

In Kürze

Akute Otitis media
- Akute (rhinogene) Entzündung der Mittelohrschleimhaut, seltener durch Trommelfelldefekt oder hämatogen (z. B. viral)
- Streptokokken, Pneumokokken, Haemophilus und andere Bakterien, Herpes simplex und zoster, Grippeotitis
- Akuter stechender Schmerz, Klopfen im Ohr, Schallleitungsschwerhörigkeit, Ohrgeräusch, allgemeines Krankheitsgefühl, Fieber
- Trommelfell hochrot, vorgewölbt, ggf. Perforation mit eitrigem Sekret; Blutblasen bei viraler Entzündung (Cave: Labyrinthbeteiligung, Hirnnervenbeteiligung bei Zoster oticus)
- Tonaudiometrie, ggf. CT bei Verdacht auf Komplikationen
- Therapie: Antibiotikum, abschwellende Nasentropfen, ggf. Parazentese, Mastoidektomie bei Mastoiditis, Virostatika
- Ausheilung nach 2–3 Wochen, sonst Gefahr der Mastoiditis
- Sonderformen: Scharlach-, Masern-, Mukosus, Säuglingsotitis und okkulte Otitis

4.3.3 Mastoiditis

Engl. *mastoiditis*

- **Definition**

Es handelt sich um eine eitrige Einschmelzung der H06 knöchernen Zellen im pneumatischen Warzenfortsatz, manchmal auch der Zellen des Jochbogenansatzes (**Zygomatizitis**) und zusätzlich gelegentlich der Zellen der Felsenbeinspitze = Pyramidenspitze (Petrositis, **Petroapizitis**). Alle diese Zellen stehen mit der Paukenhöhle in Verbindung.

- **Entstehung**

Mit einer Mastoiditis ist zu rechnen, wenn eine akute Otitis media nach zwei bis drei Wochen nicht ausgeheilt ist. Diese Komplikation ist durch die antibiotische Behandlung der akuten Otitis media in den letzten Jahren selten geworden. Ihre Entstehung wird gefördert durch erschwerten Sekretabfluss, Virulenz der Erreger, schlechter Abwehrlage (Immunsuppression) und ungenügende oder verzettelte antibiotische Behandlung der akuten Otitis media.

- **Symptome und Befund**

Die **Symptome der akuten Otitis media** bestehen weiter oder werden deutlicher, wie z. B. vermehrt Ohrenschmerzen und pulssynchrones Klopfen im Ohr, Verstärkung der Schallleitungsschwerhörigkeit, erneut Auftreten von **Fieber**, Blutbildveränderung (Leukozytose, Linksverschiebung), Anstieg der BKS und des C-reaktiven Proteins und zusätzlich
- Senkung der hinteren oberen Gehörgangswand (dem Antrum mastoideum benachbart),
- Druckschmerz auf dem Warzenfortsatz,
- im **CT des Felsenbeins** (◘ Abb. 4.7b) oder DVT weichteildichte Formationen im Mastoid mit aufgelösten Knochensepten und ggf. Arrosion des die benachbarten Strukturen bedeckenden Knochens.

Beispiel

Das Kind Andreas P. kommt mit heftigen Ohrenschmerzen, Fieber und einer Schwellung hinter dem Ohr zur Untersuchung. Vor 3 Wochen hatte er auf demselben Ohr eine akute Mittelohrentzündung, die
▼

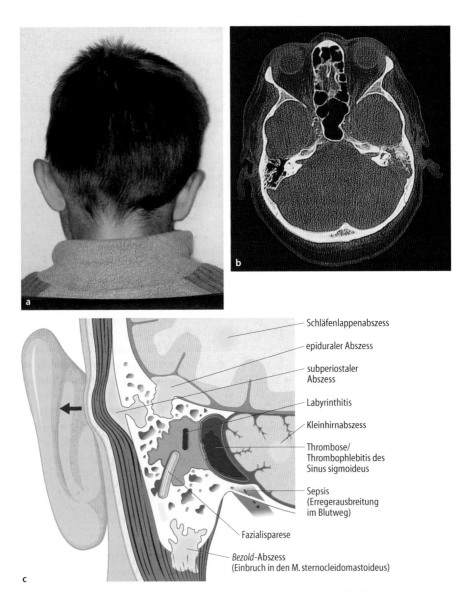

Schläfenlappenabszess

epiduraler Abszess

subperiostaler
Abszess

Labyrinthitis

Kleinhirnabszess

Thrombose/
Thrombophlebitis des
Sinus sigmoideus

Sepsis
(Erregerausbreitung
im Blutweg)

Fazialisparese

Bezold-Abszess
(Einbruch in den M. sternocleidomastoideus)

c

◘ Abb. 4.7a–c Mastoiditis (linkes Ohr). **a** Patient mit Subperiostalabszess links; **b** CT des Felsenbeins: Knocheneinschmelzung im linken Mastoid; **c** Komplikationen der Mastoiditis (linkes Ohr): (Durchbruch in den Gehörgang mit Senkung der hinteren oberen Gehörgangswand nicht dargestellt)

2 Tage antibiotisch behandelt wurde. Nach anfänglicher Besserung kam es jetzt zu einer erneuten Verschlechterung. Bei der Untersuchung finden sich die typischen Zeichen einer Mastoiditis mit subperiostalem Abszess (◘ Abb. 4.7a). Nach der notfallmäßig durchgeführten Operation erholt sich das Kind schnell und ist nach weiteren 14 Tagen beschwerdefrei.

- **Komplikationen**

Bei Durchbruch des Eiters kommt es je nach Lokalisation zu folgenden Krankheitsbildern:

— **Subperiostalabszess**
  — Engl. *subperiosteal abscess*
  — Durch das Planum mastoideum
  — Symptome: Teigige Schwellung auf dem Warzenfortsatz, Verstreichen der hinteren

Ohrmuschelfalte, retroaurikulär starker Druckschmerz, später Rötung und Abszessbildung (◻ Abb. 4.7a), Abstehen der Ohrmuschel vom Kopf

— **Bezold-Mastoiditis**
  — Engl. *acute mastoiditis (Bezold's abscess)*
  — Durch die Warzenfortsatzspitze unter den Ansatz des M. sternocleidomastoideus (◻ Abb. 4.7c)
  — Symptome: Schwellung und Druckschmerz der seitlichen Halsweichteile, Schiefhaltung des Kopfes zur Gegenseite
— **Zygomatizitis**
  — Engl. *zygomatic osteomyelitis*
  — Durch den Jochbogenansatz
  — Symptome: Schwellung und Druckschmerz vor dem Ohr, ödematöse Schwellung der Lider; Kieferklemme
— **Petroapizitis**
  — Im Bereich der Pyramidenspitze
  — Symptome: Tiefsitzender Kopfschmerz, meningitische Zeichen, **Gradenigo-Syndrom** während einer Mittelohreiterung: Abduzensparese, Trigeminusneuralgie, Okulomotoriusparese (nur gelegentlich)
  — Diagnose: Durch Computertomographie (◻ Abb. 4.7b)

Weitere Komplikationen, die unter ▶ Abschn. 4.3.4 und ▶ Abschn. 4.3.5 beschrieben werden und auch bei der chronischen Otitis media epitympanalis (nicht pneumatisierter Warzenfortsatz!) durch Einbruch der Entzündung auftreten, sind:
— Diffuse Labyrinthitis (◻ Abb. 4.7c)
— Sinusthrombose, Sepsis (◻ Abb. 4.7c)
— Endokranielle Komplikationen: Meningitis, Hirnabszess im Schläfenlappen oder im Kleinhirn (◻ Abb. 4.7c)
— Fazialisparese (◻ Abb. 4.7c)

Sie treten nach inadäquater oder verzögerter antibiotischer Therapie auf.

■ **Differenzialdiagnose**
— Gehörgangsfurunkel
— Lymphadenitis
— Parotitis

■ **Therapie**
Bei Einschmelzung des Knochens im pneumatischen System des Mittelohres darf kein Versuch einer konservativen Therapie unternommen werden. Um weitere Komplikationen zu verhindern, ist **operatives Vorgehen** mit Ausräumen der befallenen Areale und Sicherstellung der Drainage zum Mittelohr erforderlich.

— **Mastoidektomie** (= Antrotomie bei Säuglingen, da das Mastoid noch nicht entwickelt ist) (◻ Abb. 4.10a, ▶ S. 97): Von einem retroaurikulären Hautschnitt aus **Ausräumen aller Warzenfortsatzzellen** mit dem Bohrer, bis das Antrum mastoideum weit freiliegt. Bei der Operation ist auf die Dura der mittleren Schädelgrube, auf den Sinus sigmoideus, auf den N. facialis, auf das Labyrinth (horizontaler Bogengang) und auf den – auf der Antrumschwelle liegenden – kurzen Ambossschenkel zu achten. Die **Jochbeinzellen** und – falls eine Petroapizitis vorliegt – die **Pyramidenspitzenzellen** sollen mit ausgeräumt werden. Gehörgang und Paukenhöhle bleiben unberührt.
— Medikamentöse Begleittherapie wie bei Otitis media acuta
— Bei Komplikationen ▶ Abschn. 4.3.5 und ▶ Abschn. 4.3.6

■ **Prognose**
Falls keine weiteren Komplikationen eintreten, gut. Ausheilung mit normalem Hörvermögen.

In Kürze

Mastoiditis
— Bei weitergeleiteter Infektion via Antrum in die Mastoidzellen und knöcherne Einschmelzung ca. 2–3 Wochen nach Otitis media acuta
— Symptompersistenz, Anstieg der BKS und des CRP
— Otoskopisch Senkung der hinteren Gehörgangswand und Druckschmerz über dem Warzenfortsatz
— Weitere Ausbreitung der Infektion mit Subperiostalabszess, Bezold-Mastoiditis,

▼

Zygomatizitis, Petroapizitis, ggf. intrakranielle Komplikationen
- Therapie: nur operativ mit Mastoidektomie, ggf. Ausräumung weiterer Entzündungsherde und Antibiotikatherapie

4.3.4 Chronische Otitis media

Engl. *chronic otitis media*

■ **Definition**
Das charakteristische klinische Merkmal einer chronischen Otitis media ist der auf Dauer bestehen bleibende Trommelfelldefekt.

■ **Ursachen**
Die akute Otitis media (▶ Abschn. 4.3.1) entsteht bei virulenter Infektion vom Nasenrachenraum über die Tube, die während der Infektion höchstens kurzdauernd verschwollen ist. Die Warzenfortsatzpneumatisation ist meist ausgedehnt, daher ist die typische Komplikation der akuten Otitis media die Mastoiditis.

Die chronische Otitis media ist die Folge **anhaltender frühkindlicher Tubenventilationsstörungen** und **rezidivierender Infekte**. Bei blandem Verlauf und ohne bakterielle Entzündung führen Tubenventilationsstörungen eher zu Seromukotympanum, chronischem Tubenmittelohrkatarrh und Adhäsivprozess.

Die **Warzenfortsatzpneumatisation fehlt** oder ist gehemmt, daher ist eine Mastoiditis (Einschmelzung der Zellbälkchen) keine typische Komplikation der chronischen Otitis media. Nur in Ausnahmefällen, wenn bei einer chronischen granulierenden Otitis media (▶ Abschn. 4.3.4) eine Zellbildung im Warzenfortsatz vorhanden ist, kann es zur »chronischen Mastoiditis« mit Knochenzerstörungen, Umbauvorgängen und Zellobliterationen kommen.

Bei **guter Tubenfunktion** im Kindesalter später ausgedehnte Warzenfortsatzpneumatisation und bei Erkrankung akuter Tubenmittelohrkatarrh, akute Otitis media, Mastoiditis.

Bei **anhaltend schlechter Tubenfunktion** im Kindesalter später gehemmte oder fehlende Pneuma-

tisation und bei Erkrankung Seromukotympanum, chronischer Tubenmittelohrkatarrh, chronische Otitis media, Retraktionscholesteatombildung.

Eine **chronische Mittelohrentzündung** wird auch diagnostiziert bei **persistierendem Trommelfelldefekt** nach Trauma, nach einer nekrotisierenden akuten Otitis media (Scharlach) oder nach anderen nekrotisierenden Entzündungen (z. B. Wegener-Granulomatose).

❯ Abgesehen von diesen Ausnahmen geht eine akute Mittelohrentzündung bei guter Tubenfunktion (und pneumatisiertem Warzenfortsatz) nicht in eine Otitis media chronica über.

Chronische Schleimhauteiterung (chronische mesotympanale Otitis media)
Engl. *chronic otitis media*

■ **Definition**
Die Entzündung bleibt ohne knöcherne Destruktionen auf die Schleimhaut des Mittelohres beschränkt.

■ **Symptome**
- Schleimig-eitrige Sekretion ohne stärkere Ohrenschmerzen bei jeder Infektion durch die Tube (Schnupfen) oder durch den Gehörgang (Badewasser), zwischenzeitlich keine Ohrsekretion
- Sekret nicht riechend bzw. wird unter der Behandlung geruchlos
- Schallleitungsschwerhörigkeit

■ **Befund**
- **Zentraler Trommelfelldefekt** in der Pars tensa (rund, oval, nierenförmig) in Höhe des Mesotympanum (◘ Abb. 4.8a).
- Trommelfellrand (Anulus fibrosus) überall erhalten.
- Paukenhöhlenschleimhaut: Bei akuter Exazerbation rot, feucht und verdickt; bei fehlender Sekretion blass, grau, trocken. Selten Granulationen oder Polypenbildung.

■ **Komplikationen**
Kaum Komplikationsgefahr, da keine Knochenzerstörung. Gelegentlich Arrosion des Hammergriffs

oder des langen Ambossschenkels (Unterbrechung der Kette!), Paukenfibrose oder Tympanosklerose.

- ■ **Therapie**
- ■ ■ **Bei Eiterung**
- ▬ Abstrich zum Erregernachweis und Antibiogramm
- ▬ Reinigung des Gehörgangs, u. U. mit Wasserstoffsuperoxid (1%)
- ▬ Austrocknen des Gehörgangs mit Wattetupfer
- ▬ Einträufeln von antibiotikahaltigen **Ohrentropfen**. Die Ohrentropfen können auch vom Gehörgang aus mit Hilfe des Politzerballons unter schwachem Druck in die Pauke und die Tube gebracht werden. Keine Ohrentropfen mit ototoxischen Substanzen (▶ Kap. 5.2.8) verwenden!
- ▬ Selten systemische Antibiotikatherapie (z. B. mit Gyrasehemmern) erforderlich

- ■ ■ **Zur Verhinderung weiterer Eiterungen**
- ▬ Kein Wasser ins Ohr kommen lassen
- ▬ Beim Baden Gehörgang mit gefetteter Watte verschließen
- ▬ Falls erforderlich: Nasenatmung freimachen durch Adenotomie, Septum- oder Nebenhöhlenoperation

- ■ ■ **Bei möglichst trockenem Defekt**
- ▬ **Trommelfellverschlussplastik** (Myringoplastik) zum Abschluss des Mittelohres.
- ▬ Ggf. **Ossikuloplastik** zur Besserung der Schallleitungsschwerhörigkeit (s. Tympanoplastik).

- ■ **Differenzialdiagnose**
- ▬ **Mittelohrtuberkulose (Knochenkaries!):** Eine oder mehrere Perforationen im blassroten Trommelfell (Zerfall miliarer Knötchen) und trotz Behandlung fötider Geruch des Eiters. Diagnose durch Probeexzision aus den Granulationen und Erregernachweis im Ohreiter.
- ▬ **Wegener-Granulomatose** (▶ Kap. 8.10.2)

Chronische Knocheneiterung (chronische epitympanale Otitis media)

Engl. *chronic suppurative osteitis*

- ■ **Definition**

Die Entzündung greift auf die benachbarten knöchernen Strukturen über und führt unbehandelt zu Komplikationen.

- ■ **Symptome**

Jahrelange fötide (stinkende) Eiterung, Schallleitungsschwerhörigkeit, Druck oder nur geringer Schmerz im Ohr. Bei Komplikationen Schwindel, Erbrechen, Benommenheit, Fieber, Schüttelfrost, Ertaubung und Fazialisparese.

- ■ **Befund**
- ▬ **Randständiger Trommelfelldefekt** in der Pars tensa hinten oben (seltener vorn oben) oder Defekt in der Pars flaccida (der stets als randständig zu gelten hat, da der Anulus hier fehlt). Der Defekt grenzt also an das Epitympanum (◨ Abb. 4.8b) und kann sich auf Teile der knöchernen lateralen Kuppelraumwand erstrecken.
- ▬ **Granulationen** oder **Polypen**, die durch den Defekt in den Gehörgang wachsen (granulierende Ostitis! Mittelohrkarzinom durch Probeexzision ausschließen.
- ▬ Meist zusätzlich weißliche Schüppchen oder Massen im Defekt als Hinweis auf ein gleichzeitig vorhandenes Cholesteatom (◨ Abb. 4.8b).

Cholesteatom (Perlgeschwulst)

Engl. *cholesteatoma*

- ■ **Definition und Formen**

Es besteht aus abgeschilferten, devitalen, zwiebelschalenartig geschichteten Epithelmassen, die von einer Schicht aus verhornendem Plattenepithel (Matrix) und einer entzündlichen Perimatrix umgeben sind. Der fortgesetzte Entzündungsreiz durch das entstehende Plattenepithel führt zu einem fortschreitenden Knochenabbau. Die Entzündung kann dann auf benachbarte Strukturen übergreifen.

Sekundäres Cholesteatom Entstehung bei vorbestehendem Trommelfelldefekt. Vorschieben von Plattenepithel aus dem Gehörgang durch einen rand-

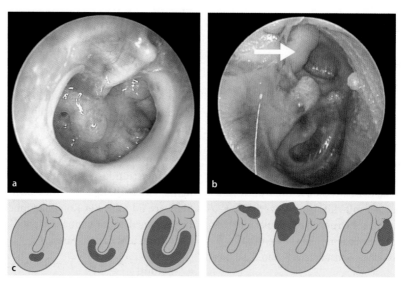

◨ **Abb. 4.8a–c** Chronische Mittelohrentzündung. **a** Zentraler Defekt bei der chronisch-mesotympanalen Otitis media (Schleim-hauteiterung); **b** randständiger Defekt mit Cholesteatom (*Pfeil*) bei der chronisch-epitympanalen Otitis media (Knocheneite-rung) (jeweils rechtes Trommelfell)); **c** Schema

ständigen Trommelfelldefekt im Bereich der Pars tensa hinten bzw. vorn oben in das Epitympanum. Kam früher häufiger nach Scharlach vor. **Traumatisches Cholesteatom** (▶ Abschn. 4.1.2).

Primäres Cholesteatom Entstehung bei primär ge-schlossenem Trommelfell.

Retraktionscholesteatom Viele Cholesteatome ent-stehen aufgrund von **Tubenventilationsstörungen** (z. B. infolge ungenügender Tubendurchgängig-keit) oder aufgrund einer **Einengung der Belüftungswege** zwischen Meso- und Epitympanum (z. B. infolge entzündlich verdickter epitympanaler Schleimhaut). Durch den auf diese Weise verur-sachten Unterdruck in der Paukenhöhle können sich **Trommelfellretraktionstaschen** bilden – meist im Bereich der Pars flaccida (»Foramen Rivini«), seltener auch im Bereich wenig elastischer, atro-phischer Bezirke der Pars tensa des Trommelfells hinten oben, denen die mittlere Bindegewebs-schicht fehlt (**Tensacholesteatom**). In diesen Re-traktionstaschen schilfert sich das Epithel der äuße-ren Trommelfellschicht ab und sammelt sich an. Im Laufe von Jahren entwickelt sich ein Cholesteatom in der Paukenhöhle.

Immigrationscholesteatom Ein Teil der primären Cholesteatome entwickelt sich bei geschlossenem Trommelfell durch aktives (»papilläres«) Einwach-sen von Epithelzapfen aus proliferiertem Epithel der hinteren oberen Gehörgangswand und der Pars flaccida des Trommelfells in das lockere, u. U. ent-zündlich veränderte, verdickte subepitheliale Bin-degewebe im Epitympanum, das dann als Nähr-gewebe (Perimatrix) dient.

Cholesteatomentwicklung im Kindesalter Es kann auch noch nicht zurückgebildete epitympanale hyperplastische Schleimhaut (Reste der embryo-nalen Schleimhaut) als Perimatrix zur Verfügung stehen. Sie behindert zudem die Belüftung des Epitympanum und des Antrum und verhindert da-durch die Warzenfortsatzpneumatisation in den ersten Lebensjahren.

Okkultes Cholesteatom Die sich entwickelnden Cholesteatome sind u. U. auch mit dem Untersu-chungsmikroskop nur schwer zu erkennen. Sie arro-dieren zunächst Hammerkopf und Ambosskörper.

Pseudocholesteatom Das Hinzutreten von Ent-zündung, Eiterung sowie Trommelfell- und Kno-

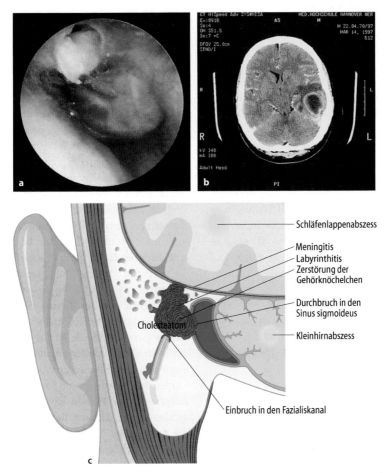

Schläfenlappenabszess

Meningitis
Labyrinthitis
Zerstörung der
Gehörknöchelchen

Durchbruch in den
Sinus sigmoideus

Cholesteatom

Kleinhirnabszess

Einbruch in den Fazialiskanal

a

b

c

☑ **Abb. 4.9a–c** Komplikationen durch Knochendestruktionen bei Cholesteatomeiterung links. **a** Randständiger (epitympanaler) Trommelfelldefekt mit Cholesteatom, das in den Gehörgang durchbricht; **b** Temporallappenabszess (CT); **c** Schema (Labyrinthkomplikation nicht dargestellt)

chenzerstörung kann beim primären und beim sekundären Cholesteatom gleiche klinische Bilder mit randständigem epitympanalen Trommelfelldefekt ergeben. Besteht keine Eiterung, verbirgt sich das Cholesteatom gelegentlich hinter einer epitympanalen Kruste, die dem Trommelfell fest anhaftet.

Kongenitales Cholesteatom Embryonale Keimversprengung führt im Felsenbein zur Bildung des sehr seltenen angeborenen »wahren« oder echten Cholesteatoms (= **Epidermoid**, gelegentlich auch als »primäres Cholesteatom hinter intaktem Trommelfell« bezeichnet).

▪ **Diagnose**
Computertomogramme oder DVT zeigen die **Größe der Knochenzerstörung** und die Ausdehnung eines meist scharf begrenzten Cholesteatoms periantral, im Bereich des Epitympanum (Kuppelraum), der Paukenhöhle, des Mastoids, des **Labyrinthblockes** (vor allem des horizontalen Bogengangs) sowie die Mitbeteiligung benachbarter Strukturen an. Im MRT mit Diffusionsgewichtung spezifisches Signalverhalten. Aus dem Trommelfellbefund kann nur bedingt auf die Ausdehnung rückgeschlossen werden.

▪ **Prognose**
Hängt von eintretenden Komplikationen ab.

4

- **Komplikationen**

Komplikationsgefahr durch Knochendestruktion infolge Cholesteatomdruckes und Entzündung (Ostitis; ◘ Abb. 4.9):

- Zerstörung der Gehörknöchelchen – meist zuerst des langen Ambossschenkels – führt zu (erheblicher) Schallleitungsschwerhörigkeit
- Arrosion des im Antrum mastoideum gelegenen Knochenwulstes des horizontalen Bogenganges führt zu einer Fistelbildung zum Bogengangslumen (**Labyrinthfistel, zirkumskripte Labyrinthitis**) und bei Belastungen zu kurzdauernden Drehschwindelzuständen
- Bei Prüfung des **Fistelsymptoms** (◘ Abb. 2.24 u. 2.25) zeigt sich dann fast immer durch Kompression ein Nystagmus zur kranken Seite, durch Aspiration ein Nystagmus zur anderen Seite
- Einbruch in das Labyrinth (Innenohrcholesteatom oder diffuse Labyrinthitis; ▶ Abschn. 4.3.5)
- Einbruch in den Fazialiskanal (Fazialisparese; ▶ Abschn. 4.4.1)
- Einbruch in den Sinus sigmoideus (Sinusthrombose, Sepsis)
- Einbruch direkt in das Schädelinnere (endokranielle Komplikationen: Meningitis, Hirnabszess im Schläfenlappen oder Kleinhirn)

- **Therapie**
- ■ **Konservative Behandlung**

Sie erfolgt mit antibiotisch wirksamen Ohrentropfen (Ciprofloxacin), systemischer Antibiotikagabe mit gegen Pseudomonas wirksamen Substanzen, wie Gyrasehemmer, und Gehörgangsreinigung bei starker Entzündung nur als Vorbereitung auf die erforderliche Operation.

- ■ **Operative Behandlung**

Ziele der Operation sind:

- Entfernung des Cholesteatoms einschließlich der Matrix,
- Ausheilung der Knocheneiterung sowie Vorbeugung und Behandlung otogener Komplikationen,
- Wiederherstellung der durch die Knocheneiterung unterbrochenen Schallleitungskette im Mittelohr und

- Verschluss des Trommelfelldefektes zum Abschluss der Paukenhöhle nach dem Gehörgang mit Hilfe von freiem Faszientransplantat (Faszie des M. temporalis) oder Knorpel-Perichondrium-Transplantat.

Offene Technik der Cholesteatomentfernung (Radikaloperation) Durch den Gehörgang (transmeatal, enaural) oder von retroaurikulär wird eine **Knochenhöhle** gebildet, die das Epitympanum, das Antrum mastoideum und die von der Entzündung ergriffenen Warzenfortsatzanteile umfasst und durch Wegnahme der lateralen Kuppelraumwand und der hinteren knöchernen Gehörgangswand (im Gegensatz zur Mastoidektomie) eine **breite Verbindung zum äußeren Gehörgang** bekommt (◘ Abb. 4.10). Sie wird als typische Radikaloperation in letzter Zeit nicht mehr so häufig ausgeführt und diente ursprünglich der Beseitigung des Krankheitsprozesses bei chronischer Knocheneiterung und Cholesteatom: Gesunde Anteile der Gehörknöchelchen und des Trommelfells werden erhalten. Die Höhle epithelisiert sich im Laufe einiger Wochen. **Große Höhlen** werden durch Einlegen von Knorpelchips oder Keramikgranulat und Faszien- bzw. Muskeltransplantaten verkleinert, um dadurch die bei großen Höhlen ständig notwendige Nachbehandlung (Säuberung der Höhle) zu vermeiden.

Geschlossene Technik Belassen oder Rekonstruktion der hinteren Gehörgangswand mit Knorpel und Entfernen des Cholesteatoms über eine Mastoidektomie und zusätzlich vom Gehörgang aus (2-Wege-Technik), um keine zum Gehörgang offenen Höhlen (»Radikalhöhlen«) zu schaffen, einen natürlichen Gehörgang zu erhalten und die von der Tube her belüfteten Mittelohrräume nicht auszuschalten. Die Cholesteatomentfernung wird auf diese Weise jedoch erschwert, und die Rezidivgefahr ist erhöht (◘ Abb. 4.10b).

Tympanoplastik Sie stellt den restaurierenden Eingriff am Schallleitungsapparat dar und dient der Gehörverbesserung. Man unterscheidet (nach Wullstein) fünf Grundtypen der Tympanoplastik (◘ Abb. 4.11):

- **Typ I:** Myringoplastik (Trommelfellplastik). Bei Trommelfelldefekt und erhaltener schwin-

H09

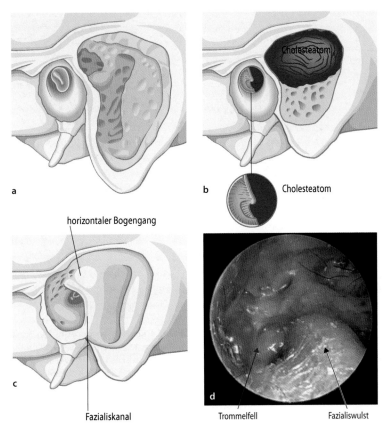

a · **b** Cholesteatom

horizontaler Bogengang

c · **d**

Fazialiskanal · Trommelfell · Fazialiswulst

◻ Abb. 4.10a–d Ohroperationen am Warzenfortsatz (jeweils linkes Ohr). **a** Mastoidektomie (▶ S. 91f); **b** Ohroperation in geschlossener Technik; **c** Radikaloperation; **d** Zustand nach Radikaloperation

gungsfähiger Gehörknöchelchenkette freie Transplantation und Unterfütterung des Defektes mit Temporalisfaszie, Perichondrium oder Knorpel (Prüfung vor der Operation durch Prothesenversuch: Bereits der Verschluss des Trommelfelldefektes mit einer Wattekugel muss eine deutliche Gehörverbesserung ergeben).

— **Typ II: Ossikuloplastik.** Bei unterbrochener Gehörknöchelchenkette Wiederaufbau einer Kette durch Ersatz oder Überbrückung fehlender Kettenanteile bzw. Reposition. Bei idiopathischer Hammerkopffixation Lösen der Kette.

— **Typ III:** Bei defekter Gehörknöchelchenkette direkte Übertragung des Schalldruckes vom Trommelfell bzw. Transplantat zum Innenohr durch Interposition eines autogenen Ambossteils, eines Keramikstempels oder einer Titan-

prothese zwischen Trommelfellebene und erhaltenem Steigbügel (Stapeserhöhung, PORP = Partial Ossicular Chain Reconstructive Prosthesis) oder seiner Fußplatte (= Columellaeffekt, benannt nach der Columella, dem einzigen Gehörknöchelchen der Vögel, TORP = Total Ossicular Chain Reconstructive Prosthesis); es resultiert eine normal hohe Pauke (◻ Abb. 4.12). Bei Anlagerung des Trommelfells bzw. des Transplantes direkt an den erhaltenen Steigbügel entsteht eine flache Pauke (klassischer Typ III in der ◻ Abb. 4.11).

— **Typ IV: Schallschutz des runden Fensters.** Um Interferenzen des Schalles, der gleichzeitig beide Fenster treffen würde, zu vermeiden. Ohne Schalldruckübertragung durch Gehörknöchelchen. Kleine Pauke.

4

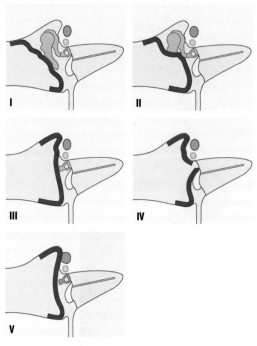

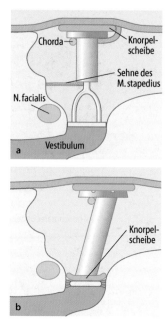

□ **Abb. 4.12a,b** Tympanoplastik Typ III mit Interposition von Ambossteil, Keramik oder Metallprothese (sog. Typ IIIb) als **a** PORP zwischen Trommelfellebene und Steigbügelköpfchen; **b** TORP zwischen Trommelfellebene und Steigbügelfußplatte (Columellaeffekt). *Blau:* Knorpelscheibe

□ **Abb. 4.11** Fünf klassische Grundtypen der Tympanoplastik nach Wullstein (▶ Text). Trommelfellebene *rot,* N. facialis *gelb,* Bogengang *blau*

— **Typ V: Fensterungsoperation** am horizontalen Bogengang oder an der Fußplatte. Bei Missbildungen im Bereich des ovalen Fensters oder unlösbar fixierter Steigbügelfußplatte (z. B. durch Narben). Decken von Fenster und Pauke mit freiem Faszientransplantat oder Gehörgangshautlappen (entsprechend der bis 1955 üblichen Fensterungsoperation bei Otosklerose).

Bei Typ I–III **mit Schalldrucktransformation** kann die Schallleitungskomponente der Schwerhörigkeit postoperativ weitgehend verschwinden. Bei Typ IV und V, für die nur selten eine Indikation besteht, bleibt wegen der **fehlenden Schalldrucktransformation** ein Hörverlust von 25 dB zwischen Luft- und Knochenleitungsschwelle im Tonaudiogramm nachweisbar.

❯ Voraussetzungen für eine Gehörverbesserung durch eine Tympanoplastik sind eine durchgängige Tube und ein funktionstüchtiges Innenohr.

Die Tympanoplastik wird unter dem **Operationsmikroskop** mit Bohrern und Fräsen und entsprechend feinen Instrumenten unter antibiotischem Schutz vorgenommen (Mittelohrchirurgie des Ohres).

Bei der chronischen mesotympanalen Otitis media, bei Gehörknöchelchenluxation oder -frakturen, bei Mittelohrmissbildungen und bei Adhäsivprozessen wird die Tympanoplastik allein wegen der zu erwartenden Gehörverbesserung durchgeführt. Bei der chronischen epitympanalen Otitis media (Knocheneiterung, Cholesteatom) erfolgt die Tympanoplastik im Anschluss an die operative Behandlung der Otitis und die Entfernung des Cholesteatoms.

Lässt sich keine ausreichende Hörverbesserung, z. B. wegen mangelhafter Belüftung der Paukenhöhle erzielen, ist die Versorgung mit einem (implantierbaren) Hörgerät indiziert (▶ Kap. 5.2.12).

Chronische Otitis media

- Persistierender Trommelfelldefekt als Folge anhaltender, frühkindlicher Tuben-ventilationsstörung und rezidivierender Infekte
- Sonstige Ursachen: Trauma, nekrotisieren-de Otitis media und granulomatöse Ent-zündungen
- Zwei Formen: Schleimhaut- und Knochen-eiterung
- Diagnostik: Otoskopie, Hörprüfung, CT, DVT
- Otitis media chronica mesotympanalis
  - Schleimhauteiterung ohne Knochen-destruktion
  - Rezidivierende schleimig-eitrige, nicht fötide Sekretion bei Infekt durch Tube oder Gehörgang
  - Schallleitungsschwerhörigkeit
  - Otoskopisch zentraler Trommelfell-defekt in der Pars tensa, Rand überall erhalten, Schleimhaut gerötet und feucht, ggf. Kettenarrosion
  - Konservative Therapie bei akuter Exa-zerbation, definitiv durch Tympano-plastik zum Trommelfellverschluss und Gehörverbesserung
- Otitis media chronica epitympanalis
  - Osteitis durch Übergreifen der Schleim-hautentzündung auf den umliegenden Knochen mit Komplikationsgefahr
  - Fötide Ohrsekretion, Schallleitungs-schwerhörigkeit, bei Labyrinthbeteili-gung Schwindel und zusätzlich In-nenohrschwerhörigkeit, Fazialisparese, intrakranielle otogene Komplikationen
  - Otoskopisch randständiger Trommel-felldefekt häufig mit
- Cholesteatom
  - Entstehung durch zwiebelschalenartige Ansammlung von Epithelschuppen (Ma-trix) mit umgebender destruierender Entzündungsreaktion (Perimatrix)
  - Komplikationen durch Knochenarrosion

▼

- Therapie: immer operativ zur Entfer-nung des Cholesteatoms, Ausheilung der Osteitis und Hörverbesserung (Radi-kaloperation, geschlossene Technik)
- Tympanoplastik
  - Gehörverbessernde Operation durch Wiederaufbau des Schallleitungsappa-rates
  - 5 Grundtypen als Myringoplastik, Ossi-kuloplastik, Verwendung von Ossikel-prothesen (PORP, TORP), Schallschutz des runden Fensters und Fensterungs-operation

4.3.5 Otogene entzündliche Komplikationen

Engl. *otogenic inflammatory complications*

- **Definition**

Übergreifen der Otitis media auf Nachbarstruktu-ren. Sie sind heute viel seltener geworden durch die antibiotische Therapie der akuten Otitis media und die frühzeitige operative Therapie der chronischen Knocheneiterung (Cholesteatomeiterung).

Labyrinthitis

- **Einteilung**
- **Diffuse Labyrinthitis** (über zirkumskripte Labyrinthitis = Labyrinthfistel)
- **Seröse Labyrinthitis:** Durchtritt von Toxinen durch Fenster bei akuter Otitis media (Früh-labyrinthitis; **Otitis media acutissima**)

- **Symptome und Befund**
- Drehschwindel und Erbrechen
- Spontannystagmus nach der **kranken** Seite (Reiznystagmus)
- Schallempfindungsschwerhörigkeit. Beim Weber-Versuch wird der bisher wegen der akuten Otitis media ins kranke Ohr lokalisierte Ton plötzlich im **gesunden** Ohr gehört.

F08

H09

❯ Die seröse Labyrinthitis kann ohne bleiben-de Funktionsstörungen ausheilen.

- **Komplikationen**

Gefahr des Übergangs in die **eitrige Labyrinthitis**: Einbruch von Erregern durch die Fenster bei akuter Otitis media, durch Knochenzerstörung bei der chronischen Knocheneiterung oder nach Felsenbeinquerfrakturen. Symptome und Befunde sind:

- Subjektive Erscheinungen (Drehschwindel und Erbrechen) stürmischer als bei der serösen Labyrinthitis.
- Spontannystagmus zur **gesunden** Seite (Ausfallnystagmus).
- Taubheit. Ausheilung stets unter Funktionsverlust des Innenohres, das später allmählich knöchern obliterieren kann.

❶ Cave

Fortschreiten der Infektion über den inneren Gehörgang oder im Verlauf einer akuten totalen Labyrinthostitis (Computertomogramme, MRT mit Gadolinium) zur Meningitis.

- **Therapie**
- **Konservativ:** Tritt die Labyrinthitis allein oder zusammen mit einer Meningitis in den ersten Tagen einer akuten Otitis media auf (**Otitis media acutissima**): durchblutungsfördernde Mittel, Antibiotika, ggf. Virustatika (Aciclovir) bei Verdacht auf virale Ursache, im weiteren Verlauf zusätzlich Kortikoide.
- **Operativ:** Besteht die akute Otitis media schon einige Tage und muss mit Knocheneinschmelzungen gerechnet werden, dann **Mastoidektomie**. Bei chronischer Knocheneiterung (Otitis media epitympanalis mit oder ohne Cholesteatom) **Radikaloperation**. Bei fortschreitender Labyrinthnekrose **Labyrinthektomie**.
- Bei Ertaubung frühzeitig Cochlea-Implantation, bevor es zu einer Obliteration der Cochlea kommt.

Weitere Labyrinthitisformen

Neben dieser tympanogenen Labyrinthitis kommen seltener vor:

- **Meningogene Labyrinthitis** bei Pneumokokken- oder bei Meningokokkenmeningitis (Labyrinthausfall!); Ausbreitung über den Aquaeductus cochleae oder inneren Gehörgang in das Innenohr
- **Labyrinthitis bei Lues** (gleichzeitig mit syphilitischer Meningitis oder Pleuritis im zweiten und dritten Stadium, teils entzündliche, teils degenerative Prozesse)
  - Konnatale Lues mit
  - Hutchinson-Trias: Fortschreitende Schallempfindungsschwerhörigkeit, Keratitis parenchymatosa, Schmelzdefekt am Rand der Schneidezähne (Tonnenzähne)
- **Labyrinthitis bei Wegener-Granulomatose** (▶ Kap. 8.10.2) und anderen Autoimmunkrankheiten
- **Labyrinthitis bei Borreliose**
- **Virale Labyrinthitis:** Zoster oticus (▶ Kap. 5.2.9), Masern, Mumps (▶ Kap. 5.2.10)

- **Diagnose**
- Schallempfindungsschwerhörigkeit, die in ihrer Stärke wechseln kann
- Wechselnde Vestibularisbefunde
- Infektions- und Immunserologie

- **Therapie**
- Antibiotisch bei bakterieller Meningitis, Lues und Borreliose
- Immunsuppressiv bei M. Wegener und anderen Autoimmunkrankheiten
- Antiviral bei Viruskrankheiten
- Später: Hörgerät, Cochlea-Implantat

Sinusthrombose, otogene Sepsis

Engl. *sinus thrombosis*

- **Entstehung**

Die Thrombophlebitis entsteht nach Knochenarrosion der Sinusschale zwischen erstem und zweitem Knie des Sinus sigmoideus bei Mastoiditis oder chronischer Knocheneiterung (Cholesteatom). Ein perisinuöser Abszess geht der Sinusphlebitis meist voraus.

- **Symptome**
- **Septisches Fieber**
- Schüttelfrost durch Einschwemmung von Erregern und infizierten Thrombenteilen in die Blutbahn

- Schlechtes Allgemeinbefinden, hohe BKS, Blutbildveränderungen (Leukozytose und Linksverschiebung)
- Auftreten von Eitermetastasen in Lunge, Herz, Nieren, Gehirn

- **Befund**

Druckschmerz:
- auf dem Warzenfortsatz,
- hinter dem Warzenfortsatz am Foramen mastoideum, dem Austritt der V. emissaria mastoidea aus dem Schädel (Griesinger-Zeichen),
- im Bereich der Kieferwinkellymphknoten und
- evtl. entlang der V. jugularis interna.

- **Diagnose**

Zusätzlich:
- Computertomogramm (Knochenarrosion)
- (CT-, MR-)Angiographie mit Nachweis der Thrombose
- Erregernachweis im Blut während oder nach einem Schüttelfrost
- Liquorpunktion
- Außerdem Begleitmeningitis

- **Therapie**
- Bei Mastoiditis **Mastoidektomie**, bei Cholesteatom **Radikaloperation**
- Zusätzlich Freilegen, Schlitzen und Abtragen der lateralen Sinuswand, **Ausräumen des Thrombus**, Abtamponieren des Sinusrohres. Bei Thrombosierung bis in die V. jugularis interna Resektion der Vene im Gesunden, um ein Fortschreiten der Phlebitis zu verhindern.
- Hohe Antibiotikagaben
- Heparinisierung

- **Prognose**

Unbehandelt infaust. Umso besser, je früher die kombinierte operative und antibiotische Behandlung einsetzt (insgesamt etwa 70% Heilungen).

4.3.6 Endokranielle otogene Komplikationen

Engl. *endocranial otogenic complications*

Sie kommen heute wegen der antibiotischen Therapie der akuten Otitis media und der frühzeitigen operativen Therapie der Cholesteatomeiterung seltener vor, treten jedoch bei Immunsuppression (AIDS), chronischen Erkrankungen (z. B. Tbc) und schlechtem Allgemeinzustand vermehrt auf.

Beispiel

Frau T. wird bewusstlos in die Klinik eingeliefert. In der Computertomographie findet sich ein Temporallappenabszess mit Meningitis. Die klinische Untersuchung zeigt eine chronische Otitis media mit Cholesteatom. Nach Angaben der Angehörigen bestand seit Jahren auf dem Ohr der betroffenen Seite eine rezidivierende Otorrhö sowie eine zunehmende Schwerhörigkeit. Trotz operativer Sanierung des Mittelohres und Drainage des Abszesses verstirbt die Patientin an den Folgen der intrakraniellen Komplikation.

Extraduralabszess (Epiduralabszess, epidurales Empyem)

Engl. *extradural abscess (epidural abscess, epidural empyema)*

- **Entstehung**

Bei Mastoiditis oder chronischer Knocheneiterung (Cholesteatom) durch Knochenarrosion und Abszessbildung zwischen Schläfenbein und Dura, z. B. perisinuöser Abszess, Lokalisation am Tegmen antri oder an der Pyramidenspitze (Gradenigo-Syndrom, ▶ Abschn. 4.3.3).

- **Symptome**
- Wenig und uncharakteristisch
- Dumpfer Kopfschmerz, Brechreiz, subfebrile Temperatur, dazu Zeichen der Mastoiditis oder der chronischen Knocheneiterung

❶ **Cave**
Sinusthrombose, Meningitis, Hirnabszess.

- **Therapie**

Mastoidektomie (bei Mastoiditis), Radikaloperation (bei chronischer Knocheneiterung) mit Freilegen der Dura, Abszessdrainage, Antibiotikagabe

Otogene Meningitis

- **Definition**

Übergreifen einer eitrigen Entzündung des Felsenbeins auf die weichen Hirnhäute (Leptomeninx der Hirnbasis, später der Konvexität und Beteiligung des Zerebrum = Meningoenzephalitis).

- **Entstehung**

Bei:
- akuter Otitis media in den ersten Tagen (Otitis media acutissima) direkt über Gefäßkanäle oder über eine Labyrinthitis (**Frühmeningitis**),
- Mastoiditis,
- chronischer epitympanaler Otitis media (Cholesteatom) direkt, über einen Extraduralabszess oder über eine Labyrinthitis,
- Übergreifen einer Sinusphlebitis und
- laterobasalen Brüchen z. T. auch noch nach Jahren.

- **Symptome und Befund**
- Nackensteife
- Kopfschmerz
- Lichtscheu, Unruhe, Erbrechen
- Verwirrtheit oder Bewusstlosigkeit
- Fieber
- **Kernig-Zeichen** positiv (bei angewinkeltem Oberschenkel kann das Knie nicht gestreckt werden)
  Lasègue-Zeichen (das gestreckte Bein kann nicht angehoben werden)
  Brudzinski-Zeichen (bei passiver Kopfbeugung werden Knie und Ellenbogen gebeugt)

- **Diagnose**

Sie wird durch **Liquorpunktion** gesichert. In örtlicher Betäubung oder in Narkose:
- **Lumbalpunktion:** Punktion des Lumbalsackes zwischen 4. und 5. Lendenwirbeldornfortsatz in 6–7 cm Tiefe bei stark gekrümmtem Rücken in Seitenlage oder
- **Subokzipitalpunktion** (selten durchgeführt): Punktion der Cisterna cerebellomedullaris in

4–5 cm Tiefe durch die Membrana atlanto-occipitalis hindurch bei vorgebeugtem Kopf.

Folgende **Liquorbefunde** können erhoben werden:
- Farbe trüb statt farblos.
- Druck erhöht über 200 mm Wassersäule.
- Eiweißgehalt erhöht (Pandy-Probe positiv: Trübung in konzentrierter Karbollösung).
- Zellzahl erhöht bis auf mehrere 1000/3 Zellen, vorwiegend Granulozyten (normal bis 8/3 Zellen). Bei meningitischer Reizung oder Hirnabszess infolge viraler Infektion nur geringe Erhöhung der Zellzahl, vorwiegend Lymphozyten (**seröse Meningitis**).
- Bakteriennachweis im Liquor gelingt nicht immer.
- Hörtest zum Nachweis einer Innenohrbeteiligung.

- **Therapie**
- Nur bei Otitis media acutissima sind hohe **antibiotische Therapie** (Penicillin oder Breitbandantibiotika, z. B. Cephalosporine oder Gyrasehemmer) und Parazentese ausreichend.
- Sonst sofort zusätzliche **operative Behandlung** des Mittelohrprozesses (Mastoidektomie, Radikaloperation, Sinusoperation) mit Freilegen der Dura, u. U. auch Labyrinthektomie bei eitriger Labyrinthitis.
- Wiederholte Liquorpunktion zur Therapiekontrolle.
- Wenn Bakteriennachweis und Resistenzbestimmung möglich, ggf. Wechsel des Antibiotikum und gezielte Antibiotikatherapie.
- Bei Ertaubung rechtzeitig Cochlea-Implantation.

- **Prognose**

Unbehandelt infaust. Durch operative Behandlung und Antibiotika 90% Heilungen.

Otogener Hirnabszess

- **Entstehung**

Als Komplikation eher nach akuter Exazerbation einer chronischen Knocheneiterung (Cholesteatom) als nach akuter Otitis media. Der Abszess bildet sich über einen Extraduralabszess und einen Subduralabszess oder von der erkrankten Dura über

Gefäßbahnen in der weißen Hirnsubstanz – selten in der Hirnrinde – per continuitatem. Neigung zu Kapselbildung.

- **Symptome und Befund**
  - Im **Initialstadium** wiederholt **plötzliches Erbrechen** bei geringem Krankheitsgefühl. Im Latenzstadium dazu Kopfschmerzen, Schlafbedürfnis, Mattigkeit, Appetitlosigkeit, evtl. Meningismus. Im manifesten Stadium zusätzlich **Herdsymptome** und **Bewusstseinstrübung**.
  - Bei **Schläfenlappenabszess** (◘ Abb. 4.9), der meistens vom Tegmen antri ausgeht (mittlere Schädelgrube):
    - Aphasie, falls Abszess bei Rechtshändern im linken Schläfenlappen liegt
    - Hirndruckzeichen (Pulsverlangsamung, Stauungspapille, kontralaterale Extremitätenlähmung)
    - Motorische Ausfälle bis zur Halbseitenlähmung
    - **Prognose:** Bei operativer Behandlung Heilung in mehr als 50% der Fälle. Unbehandelt: Einbruch in das Unterhorn des Seitenventrikels, hohe Letalität.
  - Bei **Kleinhirnabszess**, der vom inneren Gehörgang oder dem Sinus sigmoideus ausgeht (hintere Schädelgrube):
    - Rotierender Nystagmus zur kranken Seite, Gleichgewichtsstörungen
    - Blickrichtungsnystagmus
    - Ataxie, Vorbeizeigen, Fallneigung (unabhängig von Kopfdrehungen) und Gangabweichung zur kranken Seite
    - Adiadochokinese (Unfähigkeit, schnelle antagonistische Bewegungen wie Pronation und Supination auszuführen)
    - Hirndruckzeichen (s. oben) häufiger als bei Schläfenlappenabszessen
    - Prognose: Wegen schlechter Abszesskapselbildung ungünstiger als bei Schläfenlappenabszessen. Unbehandelt: Einbruch in die basalen Liquorräume und Lähmung der medullären Zentren.

- **Diagnose**

Bestätigt durch:
- Computertomographie (◘ Abb. 4.9b)
- Kernspintomographie
- Eingehende otologische, neurologische, ophthalmologische und neuroradiologische Zusatzuntersuchungen
- Liquorpunktion: Begleitmeningitis, starke Druckerhöhung, normaler Liquorzucker, relativ wenig Zellen, vorwiegend Lymphozyten. Liquor vorsichtig abtropfen lassen wegen Gefahr der Einklemmung der Kleinhirntonsillen!

- **Therapie**
  - **Operative Sanierung** des Ohres zur Beseitigung der Infektionsquelle.
  - **Abszesseröffnung** in die Operationshöhle nach außen zur Drainage, wenn der Abszess nahe am Felsenbein liegt und gut abgekapselt ist.
  - **Transkranielle Punktion und Aspiration** bei abgekapselten und entfernt vom Entzündungsherd liegenden Abszessen mit gleichzeitiger hochdosierter Antibiotikagabe. Darunter heilen die meisten Abszesse aus.
  - **Abszessdrainage** mit Kapselzerstörung durch den Neurochirurgen, falls dieses Verfahren nicht zum Erfolg führt.
  - Intensivmedizinische Betreuung
  - Hochdosierte Antibiotikatherapie
  - Hirndrucktherapie

In Kürze

Otogene, entzündliche und endokranielle Komplikationen
- Durch Übergreifen der akuten oder chronischen Otitis media auf Nachbarstrukturen
- Labyrinthitis
  - Tympanogen: diffus, serös → Reiznystagmus Innenohrschwerhörigkeit, eitrig → Ausfallnystagmus, Ertaubung, Obliteration der Schnecke, ggf. endokranielle Komplikation. Konservative plus operative Therapie zur Beseitigung des Entzündungsherdes

▼

4

- Meningogen bei Meningitis, fortgeleitet über den Aquaeductus cochleae
- Hämatogen bei Lues, Borreliose, Zoster oticus, Masern, Mumps, HIV, TBC
- Granulomatöse Entzündungen
- Sinusthrombose und Sepsis
  - Schüttelfrost, septische Metastasen
  - Druckschmerz auf und hinter dem Mastoid, Lymphknotenschwellung
  - Therapie: Operativ mit Mastoidektomie und Thrombektomie
- Extraduralabszess (epidural)
  - Therapie: wie oben, zusätzlich Abszessdrainage
- Otogene Meningitis
  - Übergreifen auf Hirnhäute, ggf. Hirnparenchym
  - Cave: Auch als Spätfolge nach laterobasalen Frakturen
  - Meningitiszeichen
  - Therapie: Antibiotikum plus operative Sanierung des Infektionsherdes, Allgemeintherapie
- Otogener Hirnabszess
  - Entstehung aus extraduralem Abszess oder Meningitis
  - Kleinhirn oder Temporallappen
  - Herdsymptome und Bewusstseinstrübung
  - Therapie: operatives Sanierung des Infektionsherdes, Abszesspunktion, ggf. Drainage zum Felsenbein, Antibiotika und Hirndrucktherapie

4.4 Fazialislähmung (Fazialisparese)

Engl. *facial palsy, facial nerve paresis*
Funktionsdiagnostik (▶ Kap. 2.7).

4.4.1 Otogene, entzündliche Fazialisparese

- **Ursachen**

Durch Übergreifen der Entzündung in den ersten Tagen der **akuten Otitis media** über Knochendehis-

zenzen auf den Fazialiskanal. Im weiteren Verlauf der akuten Otitis media und Mastoiditis, der chronischen Knocheneiterung (Cholesteatom) oder der malignen Otitis externa durch Knocheneinschmelzung.

- **Therapie**
- Parazentese, Antibiotika
- Ggf. Mastoidektomie bzw. Radikaloperation, unter Umständen Fazialisdekompression: Auffräsen des knöchernen Fazialiskanals und Freilegen des N. facialis

- **Prognose**

Gut. Abhängig vom Ausmaß der Schädigung und Zeitpunkt der Therapie (operative Sanierung des Ohres) erholt sich der frisch geschädigte Nerv.

4.4.2 Idiopathische Parese (Bell-Parese)

Engl. *idiopathic paresis (Bell's palsy)*

- **Definition**

Plötzliche Minderbeweglichkeit der mimischen Muskulatur bis zur totalen Parese des Nerven unterschiedlicher Ätiologie, die peripher alle 3 Äste betrifft oder zentraler Genese (Stirnast ausgespart) sein kann. Nichtmotorische Fasern können mitbeteiligt sein.

- **Ursachen**

Virusinfektion oder Virusreaktivierung mit Auswandern der Viren aus dem Kerngebiet in die Peripherie. Wahrscheinlich entzündliches Ödem des Nerven, gefolgt von Abflussstauung und Kompression im engen knöchernen Kanal (sog. »rheumatische Lähmung«).

- **Diagnose**

Funktionsdiagnostik des N. facialis. Im Kernspintomogramm (mit Gadolinium) mitunter als Enhancement nachweisbar. Ultraschall der Gl. parotidea. Hör- und Gleichgewichtsprüfung. Serologie. Neurologische Untersuchung.

- **Differenzialdiagnose**

Herpes zoster, Borreliose.

- **Verlauf**

Wiederkehr der Nervenfunktion in 95% der Fälle. In 5% bleibende Lähmung durch Degeneration der Axone.

- **Therapie**
  - Infusionen zur Durchblutungsförderung
  - Virostatikum, z. B. Aciclovir (Zovirax®), Kortikosteroide
  - Uhrglasverband. Kortikosteroide, Diclofenac, Vitamin-B-Komplex
  - Elektrisieren (nur am Anfang)
  - Mimische Fazialisübungen und ggf. Massage, um eine Fibrosierung der Muskulatur zu vermeiden
  - Operative Dekompression des Nerven im intratemporalen Verlauf bei (fast) vollständiger Axonotmesis (ENOG!)

4.4.3 Traumatische Paresen

- Felsenbeinfrakturen (Therapie: ▶ Kap. 4.1.2)
- Parotisverletzungen (Therapie: möglichst Nervennaht)
- Iatrogen: Operative Eingriffe an Mittelohr und Gl. parotidea (Therapie: sofortige Revision des Nerven)
- Prognose: Abhängig vom Ausmaß der Schädigung und Zeitpunkt der Therapie

4.4.4 Paresen durch Tumoren

Glomustumor, Akustikusneurinom, Mittelohrkarzinom, maligne Parotistumoren, Hirntumoren im Verlauf der Fazialisbahn

4.4.5 Weitere Ursachen von Paresen

- Ohrfehlbildungen (▶ Kap. 3.1)
- Zoster oticus (▶ Kap. 5.2.9)
- Melkersson-Rosenthal-Syndrom
- Lyme-Krankheit oder Borreliose
  - Verursacht durch Borrelia burgdorferi, ggf. mit Innenohrschwerhörigkeit und Vestibularisstörungen

- Therapie: Amoxicillin (Amoxipen), Makrolide (Erythrocin®), Cefuroximaxetil (Elobact®). Im fortgeschrittenen Stadium Ceftriaxon (Rocephin®), Cefotiam (Spizef®)
- Hirnstammenzephalitis
- Zerebrale Durchblutungsstörungen
- Parotitis (▶ Kap. 23.1)

Fazialisspasmus

Fazialisspasmus durch neurovaskuläre Kompression an der Austrittsstelle des Nerven am Hirnstamm mit Verkrampfungen der Gesichtsmuskulatur, die nicht unterdrückt werden können. Therapie: neurovaskuläre Dekompensation durch Interposition eines Muskelstücks.

- **Therapie**

Therapie in Abhängigkeit der Ursache. Bei bleibender Fazialisparese und Gesichtslähmung **rekonstruktive Maßnahmen** möglich (**Fazialisplastik**):

- Nervennaht – u. U. nach Rerouting (Verkürzung der Verlaufsstrecke)
- Autonerventransplantation = Interposition (aus N. auricularis magnus oder N. suralis)
- Nervenpfropfung (N. hypoglossus oder N. accessorius → N. facialis)
- Crossover-Technik (Äste der gesunden Seite werden durch ein Autonerventransplantat mit der kranken Seite verbunden)
- Muskel- und Faszienzügelplastik zur Hebung der Gesichtsweichteile, wenn eine Nervenrekonstruktion nach 2 Jahren wegen der fibrotischen Degeneration der Gesichtsmuskulatur nicht mehr sinnvoll ist
- Gold- oder Platingewichtimplantation in das Oberlid zur Verbesserung des Lidschlusses
- Tarsorraphie zur Verengung der Lidspalte

In Kürze

Fazialislähmung
- Otogen entzündlich
- Idiopathisch (Bell-Parese)
- Viral bei Zoster oticus
- Bakteriell bei Borreliose
- Traumatisch
- Tumoren

▼

- ▬ Fehlbildungen
- ▬ Zerebrale Durchblutungsstörungen
- ▬ Parotitis
- ▬ Operative Therapie der definitiven Lähmung:
  - ▬ Sanierung des Infektionsherdes
  - ▬ Entsplitterung und Enttrümmerung bei Frakturen
  - ▬ Nervennaht
  - ▬ Nerventransplantation
  - ▬ Zügelplastik, Tarsorraphie und Lidimplantate

4.5 Tumoren des Felsenbeins

Engl. *tumors of the temporal bone*
Insgesamt selten. Man unterscheidet gutartige, bösartige und Pseudotumoren.

4.5.1 Karzinome

- ▪ **Vorkommen**

Die Tumoren kommen bei Erwachsenen vor und entwickeln sich in der Pauke oder wachsen vom äußeren Gehörgang ein. Plattenepithelkarzinome gelegentlich nach chronischer Knocheneiterung in Radikalhöhlen.

- ▪ **Histologie**

Plattenepithel-, Adeno- und adenoidzystische Karzinome.

- ▪ **Befund**
- ▬ Sekretion und Schallleitungsschwerhörigkeit wie bei chronischer Knocheneiterung zu Beginn
- ▬ Blutende Granulationen
- ▬ Blutig-fötides Sekret und Abstoßen von Knochensequestern
- ▬ Frühzeitig **Fazialisparese** und Innenohrarrosion mit Ertaubung und Labyrinthausfall
- ▬ Starke Schmerzen durch Infiltration der Dura
- ▬ Ausbreitung in die Gl. parotidea und regionäre Lymphknotenmetastasierung

- ▪ **Diagnose**

Klärung durch Biopsie, Computertomographie zur Bestimmung der Knochenarrosion, Kernspintomographie zur Erfassung der Weichteil- und Durainfiltration.

- ▪ **Differenzialdiagnose**

Otitis externa necroticans (▶ Kap. 3.3.3).

- ▪ **Therapie**
- ▬ Ausgedehnte Operation mit Entfernung des Felsenbeines im Block (Petrosektomie), totale Parotidektomie, Neck dissection und Fazialisrekonstruktion
- ▬ Postoperativ Radiotherapie

- ▪ **Prognose**

Ungünstig, nur 30% 5-Jahresüberlebensrate durch vorzeitige Metastasierung und Umgebungsinfiltration.

4.5.2 Sarkome

- ▪ **Vorkommen**

Betroffen sind vorwiegend Kinder und Jugendliche.

- ▪ **Histologie**

Rhabdomyo-, Fibro-, Osteosarkome.

- ▪ **Befund und Diagnose**

Wie Karzinome.

- ▪ **Therapie**
- ▬ Chemotherapie
- ▬ Resektion des Residualtumors
- ▬ Nachfolgend Radiotherapie

- ▪ **Prognose**

Günstiger als beim Karzinom.

4.5.3 Paragangliome (Glomustumoren, Chemodektome)

- ▪ **Definition**

Stark vaskularisierte Tumoren, ausgehend von den Chemorezeptoren der Venenwand des Foramen

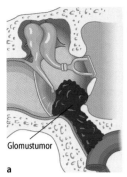
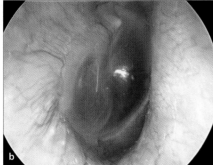
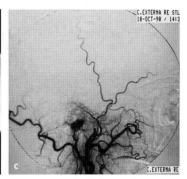

◘ Abb. 4.13a–c Glomustumor des rechten Mittelohres. **a** Schema; **b** Trommelfellbefund; **c** Angiographie

jugulare und der Paukenhöhle (Glomus jugulare und Glomus tympanicum; ◘ Abb. 4.13), die invasiv wachsen.

■ **Histologie**

Nicht chromaffine Paragangliome des Parasympathikus.

■ **Symptome**

Pulssynchrones Ohrgeräusch, Schallleitungsschwerhörigkeit, später bei Innenohrarrosion Ertaubung, pulssynchrone Impedanzschwankungen im Tympanogramm, später Blutung aus dem Gehörgang.

■ **Befund**
▬ Trommelfell meist im unteren Anteil rötlich verfärbt, pulsierend
▬ Durchbruch in den Gehörgang, evtl. blutiges Sekret
▬ Paresen der Hirnnerven VII, IX, X, XI und XII mit Schluckstörungen und Heiserkeit
▬ Einwachsen in die hintere und mittlere Schädelgrube
▬ Blutungen aus den sehr **gefäßreichen** Tumoren, die aus Ästen der A. carotis externa (A. pharyngea ascendens), der A. carotis interna und der A. vertebralis versorgt werden

■ **Diagnose**
▬ Computertomographie zur Erfassung der Knochendestruktion
▬ Kernspintomographie zur Bestimmung der intrakraniellen Tumorausdehnung

▬ Digitale Subtraktionsangiographie zeigt die Hypervaskularisation und sichert die Diagnose. Klärung der Gefäßversorgung als Vorbereitung für die präoperative Embolisation des Tumors und vaskuläre Stenttherapie bei Infiltration der hirnversorgenden Arterien.

■ **Therapie**
▬ Radikaloperation des langsam wachsenden Tumors möglichst im Frühstadium über unterschiedliche Zugangswege
▬ Radiotherapie zur Tumorkontrolle bei inoperablen Tumoren im fortgeschrittenen Stadium mit Infiltration intrazerebraler Strukturen

4.5.4 Weitere Tumoren

▬ **Benigne Tumoren:** Papillome, Adenome, Neurinome, Hämangiome.
▬ **Pseudotumoren:** Megabulbus venae jugularis (Bulbushochstand, Trommelfell bläulich. Cave: Parazentese). Eosinophiles Granulom.

In Kürze

Tumoren
▬ Gutartige und bösartige Tumoren
▬ Karzinom, aus dem Gehörgang eingewachsen oder in der Paukenhöhle oder in einer Radikalhöhle bei chronischer Entzündung entstanden

▼

4

- Schmerzhaft, blutiges Sekret, Fazialisparese, Ertaubung, Lymphknotenmetastasen, intrakranielle Ausbreitung
  - Differenzialdiagnose: Otitis externa maligna
  - Therapie: Radikaloperativ mit Petrosektomie und angrenzenden Weichteilstrukturen sowie Radiotherapie
- Sarkome: Rhabdomyosarkom bei Kindern, Fibrosarkom, Osteosarkom
- Paragangliome (Glomustumoren) des Felsenbeins
  - Stark vaskularisierte Tumoren, die vom Mittelohr und Foramen jugulare ausgehen und invasiv in die Umgebung wachsen
  - Pulssynchrones Ohrgeräusch
  - Pulsierender roter Tumor hinter dem Trommelfell, Schallleitungsschwerhörigkeit, ggf. Ertaubung, Hirnnervenparesen, Blutung
  - Therapie: operative Entfernung, ggf. Radiotherapie

F11 **F08**

4.6 Otosklerose

Engl. *otosclerosis*

- **Definition**

Erkrankung der knöchernen Labyrinthkapsel und des Stapes unbekannter Ursache durch Knochenumbau.

- **Pathologische Anatomie**

Knochenumbauprozesse: Herdförmige Resorption des normalen Strähnenknochens der Labyrinthkapsel und überschüssige Bildung eines geflechtartigen spongiösen Knochens, der bei Jugendlichen stark vaskularisiert sein kann und der später – im inaktiven Stadium – in einen mehr sklerotisch-kompakten Knochen übergeht.

- **Epidemiologie**

Häufiger bei Frauen als bei Männern zwischen dem 20. und 40. Lebensjahr (hormoneller Einfluss). Zunahme während der Schwangerschaft, familiäres

Vorkommen, unregelmäßig dominanter Erbgang. Vorwiegend bei der weißen Rasse.

- **Lokalisation**

Selten und klinisch nur mit Hilfe der Szintigraphie sind aktive Herde in der **Schneckenkapsel** nachweisbar. Sie führen zur Degeneration der Sinneszellen und zur Innenohrschwerhörigkeit durch Veränderung der Zusammensetzung der Peri- und Endolymphe. Eine Kapselotosklerose kann sich im Computertomogramm darstellen.

Die häufigeren Herde im Bereich der **ovalen Fensternische** – oft vom vorderen Rand ausgehend – führen zur Fixierung des Steigbügels (**Stapesankylose**, ◻ Abb. 4.14a) mit typischen Symptomen.

- **Symptome**   **F0**
- Zunehmende Schwerhörigkeit, ein Ohr ist stärker betroffen als das andere.
- Ohrensausen (tiefer Ton).
- Im Lärm wird oft besser verstanden (Parakusis Willisii), z. T. wohl deshalb, weil die den Normalhörigen störenden tiefen Lärmgeräusche nicht gehört werden und der Gesprächspartner im Lärm unwillkürlich lauter spricht.
- Keine Ohrenschmerzen.

- **Befund**
- Normales Trommelfell, gelegentlich Promontorium leicht rosa durchscheinend (= Schwartze-Zeichen), pneumatisierter Warzenfortsatz
- Tube frei durchgängig
- **Schallleitungsschwerhörigkeit:** Knochen-Luftleitungs-Differenz und **Carhart-Senke** (◻ Abb. 4.14b; ▶ Kap. 2.5.1) im Tonaudiogramm, Rinne-Versuch negativ, Weber-Versuch: Lateralisation in das schlechter hörende Ohr
- **Stapediusreflex** nicht registrierbar   **F1**
- Bei Innenohrbefall zusätzlich Innenohrschwerhörigkeit bis zur Ertaubung   **F0**
- Im CT/DVT perikochleäre Knochendichteminderung

- **Therapie**
- **Konservativ** kaum zu beeinflussen. Behandlungsversuch mit Natriumfluorid (Tridin®) bei Kapselotosklerose.

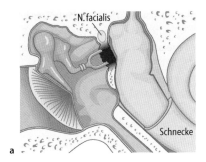

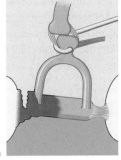

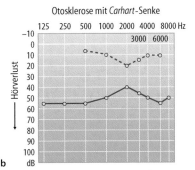

b

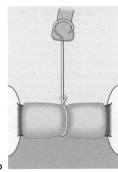

☐ Abb. 4.14a,b Otosklerose. a Otoskleroseherd im Bereich des ovalen Fensters; b Tonaudiogramm mit Carhart-Senke bei Schallleitungsschwerhörigkeit

▬ **Hörgerät** möglich, besser jedoch **Operation** zur Wiederherstellung der durch die Stapes-fixation behinderten Schallleitung (symptomatische Therapie) – sofern das Innenohr noch genügend funktionstüchtig ist:

▬ **Stapedektomie (= Stapesplastik):** Nach Trommelfellaufklappung Resektion des gesamten Stapes einschließlich der Fußplatte und Ersatz durch einen Drahtbügel, der am Amboss-schenkel fixiert wird. Der Abschluss zum ovalen Fenster erfolgt durch Bindegewebe, das in den Draht eingebunden wird (☐ Abb. 4.15b).

▬ **Stapedotomie:** Schließlich lässt sich die Fußplatte auch lediglich durchbohren (Nadel oder Laserstrahl), und ein eingesetzter Platindraht-Teflonpiston oder ein Titanpiston überträgt die Schwingungen in das Vestibulum (☐ Abb. 4.15c).

❯ **Die Stapedotomie wird heute allen anderen Methoden vorgezogen. Sie führt in 90% der Fälle zu einer Hörverbesserung. In 1% kommt es zu einer Hörverschlechterung durch eine Schädigung des Innenohres.**

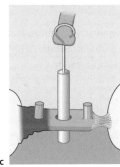

c

☐ Abb. 4.15a–c Stapesoperation. a Otoskleroseherd mit Mobilisation; b Stapedektomie; c Stapedotomie

▬ Einsatz implantierbarer **Hörgeräte** bei kombinierter Schwerhörigkeit

▬ Bei Ertaubung **Cochlea-Implantat**

▪ Differenzialdiagnose

▬ **Adhäsivprozess:** Trommelfellveränderungen, Tympanogrammkurve flach, Fehlen der Warzenfortsatzpneumatisation, evtl. Tubendurchgängigkeit behindert (► Abschn. 4.2.3)

▬ **Mittelohrmissbildungen**, seltener Innenohrmissbildungen, evtl. auch mit erhöhtem Innenohrdruck, der zur Stapesfixation führt (► Kap. 3.1)

— Bei unklarer Schallleitungsschwerhörigkeit
Probetympanotomie (Vorklappen des Trommelfells und Inspektion der Paukenhöhle)
— **Tympanosklerose:** Trommelfell mit Kalkeinlagerungen oder weißlich verfärbt (▶ Abschn. 4.2.3)

In Kürze

Otosklerose
- Erkrankung der Labyrinthkapsel und der
Steigbügelfußplatte mit Knochenumbau
unklarer Genese
- Stapesfixation mit Schallleitungsschwerhörigkeit, zunehmender Innenohrbeteiligung
→ kombinierte Schwerhörigkeit
- Diagnostik: Otoskopisch normales Trommelfell, fehlende Stapediusreflexe, normale Tympanogrammkurve, CT zeigt Kno-
chenveränderung
- Stapesplastik, Stapedotomie mit Aus-
tausch des Stapes gegen Steigbügel-
prothese
- Bei Innenohrschwerhörigkeit zusätzlich
(implantierbares) Hörgerät, bei Ertaubung
Cochlea-Implantation

? Bei welchen Ohrkrankheiten treten Ohren-
schmerzen auf und was versteht man unter
Otalgie (▶ Kap. 3.3.1, S. 72 u. ▶ Abschn. 4.3.1,
S. 86f)?

? Wie lässt sich eine Schallleitungsschwerhörigkeit bei normalem Trommelfellbefund abklären
(▶ Abschn. 4.6, S. 108f)?

? Welche Symptome bieten die Felsenbeinlängs-
und die Felsenbeinquerfraktur (▶ Abschn. 4.1.2,
S. 79f)?

? Wie unterscheiden sich entzündliche Mittelohrerkrankungen hinsichtlich ihres Trommelfellbefundes (▶ Abschn. 4.3, S. 86f)?

? Wie wird eine Parazentese durchgeführt und
wann ist sie indiziert (▶ Abschn. 4.3.1, S. 87f)?

? Wann wird eine Paukendrainage eingesetzt
(▶ Abschn. 4.3.1, S. 84)?

? Nennen Sie Symptomatik, Komplikationen und
Therapie der Mastoiditis (▶ Abschn. 4.3.3,
S. 89f)!

? Worin unterscheiden sich die chronische
Schleimhauteiterung und die chronische
Knocheneiterung des Mittelohres (▶ Abschn.
4.3.4, S. 92)?

? Was versteht man unter einem Cholesteatom
und wie kommt es zustande (▶ Abschn. 4.3.4,
S. 93f)?

? Welche Formen der Tympanoplastik gibt es
und wann sind sie indiziert (▶ Abschn. 4.3.4,
S. 96f)?

? Schildern Sie die Diagnostik und Therapie der
Otosklerose (▶ Abschn. 4.6, S. 108f)!

? Wie lassen sich Schädigungsort und Schweregrad der traumatischen Fazialisparese bestimmen (▶ Abschn. 4.1.2, S. 80)?

? Wie unterscheiden sich die verschiedenen
Mittelohrtumoren hinsichtlich Symptomatik
und Prognose (▶ Abschn. 4.5, S. 106f)?

Klinik des Innenohres

Im Innenohr befinden sich das Hör- und das Gleichgewichtorgan. Schädigungen im Innenohr führen zu einer Schallempfindungsschwerhörigkeit und zu vestibulären Symptomen wie Schwindel und Gleichgewichtsstörungen.

Im Kapitel werden die Symptome, Befunde und die Therapie von kochleären und vestibulären Störungen behandelt.

■ **Definition**
Schwerhörigkeit durch Schädigung der Innenohrstrukturen = sensorische = kochleäre Schwerhörigkeit, angeboren oder erworben, akut oder chronisch, progredient oder anfallsweise (Fehlbildungen ► Kap. 3.1).

5.1 Entzündliche Erkrankungen

Engl. *inflammatory diseases*
(Labyrinthitis ► Kap. 4.3.5)

5.2 Kochleäre und/oder vestibuläre Störungen

Engl. *cochlear and/or vestibular syndromes*

■ **Epidemiologie**
Ca. 15% der Bevölkerung weisen eine therapiebedürftige, d. h. die Kommunikation beeinträchtigende Innenohrschwerhörigkeit auf, ca. 0,2% sind gehörlos oder ertaubt.

5.2.1 Menière-Krankheit (Morbus Menière)

Engl. *Menière's disease*

Beispiel
Im Alter von 30 Jahren plötzlich einsetzender Drehschwindel und Erbrechen, dumpfes Gefühl im Ohr mit Rauschen, Dauer 3 Stunden mit Schwerhörigkeit, danach Normalisierung nach Stunden. Keine Bewusstseinsstörungen. Keine Anzeichen einer neurologischen Erkrankung. Wiederholung in unregel-
▼

mäßigen Abständen ohne Vorwarnung, anfängliche Besserung des Hörverlustes, dann zunehmende Verschlechterung und Ertaubung nach mehreren Jahren. Jetzt Beginn auch auf der kontralateralen Seite.

■ **Ätiologie**
Unbekannt.

■ **Pathophysiologie**
Hydrops des häutigen Labyrinthes infolge
▬ quantitativ (oder qualitativ) fehlerhafter Endolymphproduktion – möglicherweise durch Störungen der Elektrolytregulation (auf der Basis vasomotorischer Störungen?) – oder
▬ gestörter Resorption der Endolymphe im Saccus endolymphaticus oder
▬ eines Verschlusses des Ductus endolymphaticus!
▬ Sekretion von onkotisch wirksamen Molekülen aus dem Saccus in den Endolymphraum.

■ **Vorkommen**
Besonders bei vegetativ labilen Patienten, gelegentlich nach psychischer Belastung, Föhneinbrüchen, Nikotin- oder Alkoholabusus. Allergie? Immunpathologischer Prozess durch Virusreaktivierung? Syndrom?

■ **Auslösung und Pathophysiologie**
Schwindelanfall und Hörverschlechterung können durch eine Ruptur des hydropisch erweiterten Endolymphschlauches im Bereich der Reissner-Membran oder eine Permeabilitätsstörung der Perilymph-Endolymph-Schranke mit darauf folgender Durchmischung der Perilymphe mit kaliumreicher Endolymphe ausgelöst werden. Angenommen wird eine Intoxikation der Haarzellen und der Dendriten durch das Kalium.

■ **Symptome**
Menière-Trias: Drehschwindelanfälle oder Schwankschwindelanfälle mit Übelkeit und Erbrechen, dabei einseitiges **Ohrgeräusch** (Sausen), Druck und Völlegefühl im Ohr und einseitige **Schwerhörigkeit**, häufig verbunden mit Diplakusis (die Töne werden im kranken Ohr höher empfunden).

- **Verlauf**

Die Drehschwindelanfälle dauern Minuten bis Stunden und wiederholen sich in unregelmäßigen Abständen von Tagen, Wochen oder Monaten.

- **Befund**
- - **Im Anfall**

- Anfangs kurz **Reiznystagmus** zur kranken, anschließend Ausfallnystagmus zur gesunden Seite, in der Erholungsphase Erholungsnystagmus zur kranken Seite.
- Innenohrschwerhörigkeit mit für M. Menière typischer wannenförmiger Hörschwellenkurve im Tonaudiogramm (»**Hydropskurve**«), also Haupthörverlust im tiefen und mittleren Frequenzbereich (Bassschwerhörigkeit, ◪ Abb. 2.8a). Gelegentlich kommt es zu Beginn der Erkrankung zunächst zu fluktuierender Tieftonschwerhörigkeit und erst später zu dem typischen Schwindelanfall (»monosymptomatischer Menière«).
- **Positives Recruitment** (◪ Abb. 2.8a).

- - **Im Intervall**
- Die Vestibularisprüfung kann anfangs normale Funktionen, nach mehreren Anfällen dann eine Untererregbarkeit des betroffenen Vestibularorgans ergeben.
- Die Schwerhörigkeit bessert sich nur anfangs im Intervall oder Fluktuation des Hörvermögens, später wird sie von Anfall zu Anfall stärker, bis das Ohr schließlich **ertauben** kann.
- Das Ohrensausen ist während des Anfalls stärker als im Intervall.

- - **Zusätzliche Diagnostik**
- Zusätzlich zu den Befunden internistische Abklärung, HWS-Diagnostik, gnathologische Untersuchung (kraniomandibuläre Dysfunktion, CM), Infektionsserologie.

- - **Test zum Nachweis eines Hydrops**
- **Glyzeroltest:** Wird durch orale Glyzerolzufuhr die Serumosmolalität erhöht, kann es zu einem vorübergehenden Anstieg der Hörschwelle im Tieftonbereich kommen – wahrscheinlich durch osmotische Reduktion des endolymphatischen Hydrops.

- Bei der **ECochG** findet sich ein durch Hydrops vergrößertes Summationspotenzial, das sich unter Glyzerolgabe verkleinert (▶ Kap. 2.5.1).

- **Therapie**
- - **Im Anfall**
- Bettruhe
- Symptomatisch gegen Schwindel Dimenhydrinat (Vomex A®) oder Sedativa

- - **Im Anschluss an einen Anfall**
- Osmotisch wirksame Infusionstherapie mit Mannitol (Osmofundin®) und Acetazolamid (Diamox®) bei nachgewiesenem Hydrops
- Cortison i.v. bei Verdacht auf immunologische Ursache
- Sonst rheologische Therapie mit täglichen Infusionen von Hydroxyethylstärke (HAES-steril® 6%) mit Zusatz von Procain oder Pentoxifyllin (Trental®). Nach HAES® gelegentlich Juckreiz!

- - **Zur Nachbehandlung**
- Betahistin (z. B. Vasomotal®, Aequamen®), Naftidrofurylhydrogenoxalat (Dusodril® retard), Trental®, Kalziumantagonisten (Nimodipin, z. B. Nimotop®) oder Ginkgo biloba (z. B. Tebonin® forte) per os

- - **Zur Prophylaxe gegen weitere Anfälle**
- Vermeiden psychischer Belastungssituationen
- Blutdruckeinstellung (Vermeiden von Hypotonie)
- Gegebenenfalls Halswirbelsäulenbehandlung
- Gegebenenfalls Allergenelimination und antiallergische Behandlung

Kann die Krankheit dadurch nicht beherrscht werden, kommen **operative Eingriffe** in Frage:
- Versuch einer Entlastung oder Drainage des endolymphatischen Systems durch Saccusexposition bzw. **Sakkotomie**: Freilegung resp. Eröffnung des Saccus endolymphaticus an der hinteren Pyramidenfläche (◪ Abb. 5.1a)
- Ausschaltung des Vestibularorgans durch Einbringen von **ototoxischen Medikamenten** (Gentamicin ▶ Abschn. 5.28) in die Paukenhöhle mit Diffusion durch die Fenster-

membranen ins Innenohr gezielt z. B. mit Hilfe eines am runden Fenster platzierten Katheters
- **Durchschneidung** und Resektion des Ganglion vestibulare (**Neurektomie**) des N. vestibularis im inneren **Gehörgang** (transtemporal, ▢ Abb. 5.1b), bei Ertaubung auch translabyrinthär (▢ Abb. 5.1a)
- **Zerstörung des häutigen Labyrinthes** durch ein Bogangsfenster oder durch das ovale Fenster hindurch (▢ Abb. 4.11, ▢ Abb. 5.1a) bei bereits praktisch erloschenem Hörvermögen

- Prognose

In der Regel fortschreitender Hörverlust bis zur Ertaubung, aber Abnahme der Schwindelanfälle. In ca. 10% der Fälle **beidseitiger** Krankheitsverlauf.

❶ **Cave**
Fahrtauglichkeit bei rezidivierenden Anfällen nicht gegeben.

- Differenzialdiagnose bei Schwindel mit und ohne Hörstörung
- **Lermoyez-Syndrom:** Syndrom, das der Symptomentrias der Menière-Krankheit ähnelt, bei dem es jedoch während des Schwindelanfalls oder unmittelbar danach zu einer Hörverbesserung kommt. Therapie wie bei Morbus Menière.
- **Tumarkin-Anfall:** Plötzlicher Ausfall der Raumorientierung mit Sturz und Hörminderung durch einseitige Otolithenfunktionsstörung.
- **Kleinhirnbrückenwinkeltumor** (bzw. **Akustikusneurinom**, ▶ Abschn. 5.4). Dieser muss am besten durch Kernspintomogramm ausgeschlossen werden. Entscheidende Hinweise geben die akustisch-evozierten Potenziale.
- **Peri- und endolymphatische Druckschwankungen:** Sie treten auf bei abnorm weiten Verbindungen des Innenohres zum intrakraniellen Raum oder Mittelohr (CT, MRT).
    - **Large Vestibular Aqueduct (LVA)-Syndrome:** Rezidivierende Hörstürze mit vestibulärem Schwindel, allmähliche Ertaubung
    - **Erweiterter Aquaeductus cochleae:** Ähnliche Symptomatik

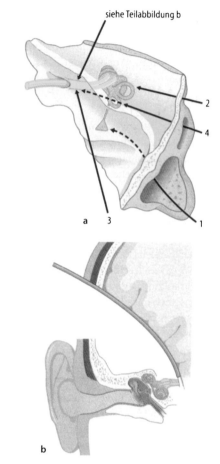

▢ Abb. 5.1a,b Operative Zugangswege zum Innenohr und zum inneren Gehörgang dargestellt am rechtsseitigen Felsenbein. **a** Sakkotomie *1*, Labyrinthausschaltung (häutiges Labyrinth) durch ein Fenster im horizontalen Bogengang oder durch das ovale Fenster *2*, Operationen am inneren Gehörgang: über die hintere Schädelgrube *3*, translabyrinthär *4*, **b** transtemporaler Zugang über die mittlere Schädelgrube

- **Syndrom des offenen oberen Bogengangs:** Dehiszenz in der knöchernen Bedeckung führt zu permanenter Erhöhung des perilymphatischen Drucks durch direkten Kontakt mit dem intrakraniellen Raum. Dadurch Schallleitungskomponente. Schwindel bei Valsalva-Manöver. Therapie: Abdeckung der Dehiszenz mit Knochen über den transtemporalen Zugang (▢ Abb. 5.1b)
- **Perilymphfistel** im Rahmen von Innenohrmissbildungen oder Ruptur des runden Fensters posttraumatisch

- **Halswirbelsäulenveränderungen (Zervikalsyndrom):**
  - Verspannungen und Fehlbelastungen der Hals- und Rückenmuskulatur mit einer gestörten Funktion der oberen HWS-Gelenke am kraniozervikalen Übergang (**Blockierung der Kopfgelenke**) können bei pathologischer Irritation der Muskel- und Gelenkrezeptoren über den R. dorsalis der Rückenmarkswurzeln und die Verbindungen mit den Vestibulariskerngebieten sowie dem Innenohr Schwindel und Nystagmus, Innenohrschwerhörigkeit und Tinnitus hervorrufen (**propriozeptiver Zervikalnystagmus**). Weitere Folgen im HNO-Bereich sind reflektorischer Muskelhypertonus, Schmerzen sowie vegetative Begleitstörungen im Kopf-Hals-Gebiet. Sie äußern sich als Globusgefühl und Dysphagie, Störungen des stomatognathen Systems, funktionelle Stimmstörungen, Hyoidtendopathie, Otalgie sowie als Kopf- und Gesichtsschmerzen.
  - Außerdem können eine vertebrobasiläre Insuffizienz (s. unten) und schließlich knöcherne Veränderungen im unteren HWS-Bereich über Durchblutungsstörungen (Kompression der A. vertebralis oder Irritation des N. sympathicus) zu vaskulärem Zervikalnystagmus, Drehschwindelerscheinungen und Schwerhörigkeit führen; **Zervikalsyndrom**, zervikogener Schwindel.
  - Auch nach einem sog. **Schleudertrauma** der Halswirbelsäule kommen Schwindelzustände – seltener Hörstörungen und Tinnitus – vor. Röntgenologische Veränderungen können fehlen.
  - **Diagnose:** Manualdiagnostik der segmentalen Bewegungsabläufe an der Halswirbelsäule, Röntgenaufnahmen der Halswirbelsäule in 4 Ebenen zur Erfassung von Fehlstellungen und altersdegenerativen Veränderungen; Doppler-Sonographie der hirnversorgenden Gefäße.
  - **Therapie:** Orthopädische Behandlung, u. U. Manualtherapie. Zur Wiederherstellung des normalen Bewegungsablaufes mit Auflösung der Blockierungen. Im Akutstadium zusätzlich Antiphlogistika (Diclofenac-Voltaren®) und rheologische Therapie.
- **Subclavian-steal-Syndrom** (»Anzapfsyndrom« der A. vertebralis): Schwindel infolge zerebraler Mangeldurchblutung. Wegen Verschlusses oder Stenose der A. subclavia fließt das arterielle Blut aus dem Zerebrum unter Strömungsumkehr durch die A. vertebralis der betroffenen Seite in den Arm.
- **Vertebrobasiläre Insuffizienz:** Mangeldurchblutung z. B. bei Arteriosklerose oder bei basilärer Impression: Schwindel sowie neurologische Symptome durch Fehlstellung Wirbelsäule-Schädelbasis (Diagnose durch seitliche Röntgenaufnahme). Kann Ursache sein für das Wallenberg-Syndrom.
- **Wallenberg-Syndrom:** Schwindelzustände und Hörstörungen sowie neurologische Symptome bei Durchblutungsstörungen im Versorgungsgebiet der A. vertebralis, A. basilaris oder A. cerebelli inf. post.
- **Zerebrale Durchblutungsstörungen:** Zerebrale Durchblutungsstörungen mit Schwindel bei endokraniellen Krankheiten oder Herz- und Kreislaufkrankheiten (Hyper- oder Hypotonie).
- **Multiple Sklerose:** Unter anderem pathologische Vestibularisbefunde und Störungen der willkürlichen Blickmotorik sowie Veränderungen des optokinetischen Nystagmus als Ausdruck der zentralen okulomotorischen Funktionsstörung. Hirnstammprozesse (**retrokochleäre Schwerhörigkeit**) lassen sich durch Ableitung akustisch evozierter Potenziale und die Kernspintomographie aufdecken.
- Außerdem **Neuronitis vestibularis** (▶ Abschn. 5.2.3), Lagerungsschwindel und Hörstörungen im Rahmen klinischer Syndrome (▶ Abschn. 5.2.11).

5

Morbus Menière
- Ätiologisch ungeklärter Endolymph-Hydrops infolge einer fehlerhaften Produktion oder Resorption, der zu nicht vorhersagbaren Menière-Anfällen führt. In 10% beidseitig.
- Klinisch charakteristische Symptom-Trias aus (Tiefton-)Innenohrschwerhörigkeit, Drehschwindel und Tinnitus mit Druckgefühl. Im Verlauf zunehmender Innenohrausfall.
- Hydrops-Nachweis durch Glyzeroltest und Elektrokochleographie
- Therapie zielt auf Reduktion des Endolymph-Hydrops.
    - Medikamentös mit Mannitol und Acetazolamid, Kortison, rheologische Therapie
    - Operativ durch Saccusdekompression oder Sakkotomie
    - Bei Versagen Labyrinthausschaltung medikamentös durch intratympanale Gentamicin-Therapie oder operativ durch Labyrinthektomie bzw. Resektion des Nervus vestibularis
- Differenzialdiagnosen:
    - Lermoyez-Syndrom, Tumarkin-Anfall, Neuronitis vestibularis
    - Peri- und endolymphatische Drucksteigerungen durch pathologische anatomische Verbindungen zu Mittelohr oder Liquorraum
    - Kleinhirnbrückenwinkeltumor
    - Zervikalsyndrom
    - Zerebrovaskuläre Störungen
    - Multiple Sklerose

5.2.2 Hörsturz (akuter Hörverlust, Angina pectoris des Innenohres)

Engl. *sudden deafness, apoplectiform deafness*

- **Definition**
Plötzlich eintretende, meistens einseitige kochleäre Schwerhörigkeit unbekannter Ursache (idiopathischer Hörsturz) oder als Symptom einer anderen Grundkrankheit (symptomatischer Hörsturz).

Beispiel
Herr W. steht seit Tagen unter beruflichem Stress. Er raucht viel. Während einer Besprechung bemerkt er plötzlich, wie sein rechtes Ohr zufällt. Tinnitus tritt hinzu. Bei der Untersuchung zeigt sich ein normales Trommelfell. Unter der Diagnose Hörsturz wird eine Infusionstherapie eingeleitet, unter der es zu einer Erholung des Gehörs innerhalb weniger Tage kommt. Der Tinnitus persistiert.

- **Mögliche Ursachen**
- Durchblutungsstörung zunächst unklarer Genese, z. B. infolge:
    - Verminderung der kardialen Leistungsfähigkeit
    - Blutdruckänderungen, insbesondere hypotoner Kreislaufregulationsstörung (plötzlicher Blutdruckabfall)
    - Vasomotorischer Störungen, Gefäßprozessen, venöser Stase oder Kompression der Arteria labyrinthi bei Akustikusneurinom mit plötzlicher einseitiger Taubheit
    - Vertebragener Ursachen und Vertebralisinsuffizienz
    - Kochleärer Mikrozirkulationsstörungen mit Verklumpung der Erythrozyten (Sludge-Phänomen), Störungen der Blutviskosität
    - Psychischer Belastungen (?), »Stress«
- Virusinfektion (u. a. auch bei HIV-Infektion) oder Virusreaktivierung
- Borrelieninfektion
- Immunpathologischer Prozess durch Autoantikörper oder spezifisch sensibilisierte Lymphozyten
- Ruptur des runden Fensters durch Innenohrdruckerhöhung mit Austritt von Perilymphe ins Mittelohr (»Perilymphfistel«), u. U. traumatisch bedingt
- Stoffwechselstörungen (z. B. Hyperlipämie, Hyperurikämie, Diabetes mellitus)
- Innenohrembolie bei Herzklappenerkrankung, Vorhofflimmern
- Einblutungen bei Therapie mit Antikoagulantien

- Zervikal-Syndrom
- Im Rahmen von Syndromen mit Innenohr-beteiligung

■ Symptome
- Plötzlich auftretende einseitige Schwerhörig-keit oder Taubheit, Gefühl »wie Watte im Ohr«, Druck im Ohr, Ohrgeräusch
- **Kein Drehschwindel** wie bei Morbus Menière, selten vestibuläre Zeichen (fast stets allerdings bei Fensterruptur oder Embolie), keine neuro-logischen Symptome
- Häufig als Cerumen obturans oder Tuben-katarrh fehlgedeutet

■ Befund
- Innenohrschwerhörigkeit
- **Tonaudiogramm:** Entweder »Hydropskurve« wie bei M. Menière oder Steilabfall im hohen Frequenzbereich oder – seltener – pantonaler Hörverlust oder völlige Ertaubung
- **Weber-Versuch:** Stimmgabel wird in das besser hörende Ohr lateralisiert. (Wegen dieser deut-lichen Lateralisation über Knochenleitung ist der Rinne-Versuch auf dem kranken Ohr oft nicht durchführbar. Die Knochenleitung scheint dort besser zu sein als die Luftleitung, wird aber tatsächlich in das bessere Ohr übergehört.)
- Recruitment positiv, OAE fehlen, BERA-Leit-zeit normal

> ❯ Eine zusätzliche lärmtraumatische Schädi-gung durch überschwellige Hörtests, besonders BERA und Stapediusreflexmes-sung, sowie die Kernspintomographie ist möglich. Sie sollten daher im Intervall durchgeführt werden.

- **Bildgebende Diagnostik** zum Ausschluss eines retrokochleären Schadens, z. B. eines Akustikusneurinoms
- **Umfelddiagnostik:** Internistische, serolo-gische, neurologische, gnathologische, ophthalmologische Untersuchungen, HWS-Diagnostik

■ Therapie
- **Hämorheologische Infusionstherapie** mit Hydroxyethylstärke (HAES®-steril 6%) zur Verbesserung der Fließfähigkeit des Blutes (Antisludge-Therapie) mit Zusatz von durch-blutungsfördernden Medikamenten z. B. Procain. Nachbehandlung mit Naftidrofuryl (Dusodril® retard), Pentoxifyllin (Trental®) oder Kalziumantagonisten (z. B. Nimodipin – Nimotop®).
- **Stellatumblockaden** zur Verbesserung der Durchblutung bei Patienten unter 50 Jahren möglich (täglich 10 ml 1%iges Procain (10 Tage lang). **Technik nach Herget:** Nach Seitwärts-drängen der großen Halsgefäße Einstich im Exspirium am medialen Rand des M. sterno-cleidomastoideus in der Mitte zwischen Ring-knorpel und Sternoklavikulargelenk (Horner-Symptomenkomplex bei erfolgreicher Blocka-de: Ptosis, Miosis, Enophthalmus. **Cave:** Pleura-verletzung und Pneumothorax!
- Operativ (Abdecken des runden Fensters) bei Fensterruptur (Tubendurchblasungen unter-lassen!)
- Kortikosteroide hochdosiert i.v. für 3 Tage
- Bei Borreliose Tetrazykline, Makrolide, Cepha-losporine der 3. Generation
- Virostatika (Aciclovir-Zovirax®, Famciclovir-Famvir®) bei Herpes-zoster- und Herpes-sim-plex-Infektionen
- Hyperbare Sauerstofftherapie zur Verbesserung der O$_2$-Versorgung des Innenohres möglich
- Stressreduktion durch Hospitalisierung
- HWS-Therapie
- Nikotin meiden
- Behandlung der Grundkrankheit

■ Prognose

Bei Behandlungsbeginn in der ersten Woche Resti-tution in 60–90% der Fälle, bei späterem Behand-lungsbeginn geringere Heilungsaussichten. Rezi-dive sind bei fortbestehenden Risikofaktoren oder bei einer Perilymphfistel möglich. Spontanremis-sionen kommen vor.

Hörsturz
- Akut einsetzende, meist einseitige kochleäre Schwerhörigkeit unbekannter Ursache (idiopathischer Hörsturz) oder symptomatisch im Rahmen zahlreicher Grundkrankheiten ohne Schwindel
- Mögliche Ursachen
  - Vaskulär, vasomotorisch, vertebragen, hämatologisch, hämostaseologisch
  - Infektiös, immunpathologisch
  - Perilymphfistel
  - Metabolisch
  - Syndromale Innenohrschwerhörigkeiten
- Diagnostik
  - Audiometrie zeigt Recruitment-positive Innenohrschwerhörigkeit
  - MRT und CT ohne pathologischen Befund bei idiopathischem Hörsturz
  - Umfelddiagnostik
- Therapie
  - Vaskulär: Hämorheologische Infusionstherapie, Stellatumblockade, hyperbare Sauerstofftherapie
  - Antiinflammatorisch mit Kortison
  - Operativ: Rundfensterabdeckung bei Ruptur
  - Behandlung der Grundkrankheit
  - Prognose: Restitution in ca. 80% der Fälle

5.2.3 Neuronitis vestibularis (Vestibularis-Neuropathie, Vestibulopathie, Neuritis vestibularis)

Engl. *vestibular neuronitis*

- **Definition**

Akute Funktionsstörungen des peripheren Vestibularorgans unbekannter Ursache.

- **Mögliche Ursachen**
- Virusinfekt oder Virusreaktivierung im Rahmen eines Infektes der oberen Luftwege
- Mikrozirkulationsstörungen wie bei Hörsturz

- **Symptome und Befund**

Plötzlich einsetzender erheblicher **Drehschwindel** (mit Erbrechen), heftiger **Spontannystagmus** (zur gesunden Seite) mit rotierender Komponente, einseitige vestibuläre periphere Untererregbarkeit oder Unerregbarkeit, Fallneigung zur betroffenen Seite.

› Es ist nur der vestibuläre Innenohranteil betroffen – keine Hörstörung.

- **Diagnose**

Vestibularisprüfung, Ausschluss anderer Ursachen durch MRT, neurologische Untersuchung, Doppler-Sonographie.

- **Differenzialdiagnose**

Morbus Menière, Lagerungsschwindel, Zervikalsyndrom, neurologische Erkrankungen.

- **Therapie**
- Symptomatisch anfangs Antivertiginosa wie bei M. Menière
- Hämorheologische Infusionstherapie mit Hydroxyethylstärke (HAES steril® 6%) und Zusatz von Vasodilatanzien (Pentoxifyllin, Procain)
- **Vestibuläres Training** (gerichtete Bewegungsübungen mit steigenden Anforderungen an das vestibuläre System), um die **zentrale Kompensation** bei einseitigem peripheren Ausfall zu fördern
- Betahistin (Aequamen®, Vasomotal®) oder Flunarizin (Flunavert®) nach Abschluss des Trainings

- **Prognose**

Abklingen des Schwindels in wenigen Tagen bis Wochen, nicht selten mit völliger Erholung der Funktion des Vestibularorgans (während dieser Zeit »Erholungsnystagmus« zur kranken Seite möglich) bzw. bis die Kompensation erreicht ist. Zeitraum länger bei älteren Menschen.

5.2.4 Kinetosen (Seekrankheit, Reisekrankheit, »Bewegungskrankheit«)

Engl. *kinetosis (seasickness, travel sickness, motion sickness)*

- **Definition**

Auftreten von Übelkeit und Erbrechen bei unphysiologischen Beschleunigungsvorgängen sowie bei übermäßiger und unkoordinierter Reizung von Vestibularapparat und Augen mit Auswirkungen auf das vegetative Nervensystem (optisch-vestibuläre Konfliktsituation).

- **Therapie**
- Kopf ruhig halten und visuellen Eindruck außerhalb des schwankenden Schiffes (Horizont) oder des fahrenden Autos suchen. Im Auto als Beifahrer nicht lesen.
- Dimenhydrinat (Vomex A®; Cave: Das Medikament macht müde, keine aktive Teilnahme am Straßenverkehr!

5.2.5 Caisson-Krankheit (Pressluftkrankheit, Dekompressionskrankheit)

Engl. *caisson sickness, decompression sickness*

- **Vorkommen**

Als Barotrauma bei zu schnellem Ausschleusen nach Arbeiten unter hohem Druck im Senkkasten unter Wasser (Caisson) oder nach Tieftauchen (Aerootitis media als Barotrauma).

- **Ursache**

Durch die rasche Dekompression wird der vorher beim Einschleusen unter Druck gelöste Stickstoff im Blut frei. Folge: **Gasembolien** im Innenohr und im Gehirn.

- **Symptome und Befund**

Kurz nach dem Ausschleusen oder dem Auftauchen plötzlich Schwerhörigkeit und Ohrensausen, Schwindel und Erbrechen, u. U. Bewusstseinstrübung, kochleäre und/oder retrokochleäre Schwer-

hörigkeit, peripher- und/oder zentral-vestibuläre Läsion, zusätzlich neurologische Ausfälle.

- **Therapie**

Sofortiges Wiedereinschleusen, anschließend langsame Dekompression oder hyperbare Sauerstofftherapie.

- **Prognose**

Unbestimmt, abhängig vom Ausmaß der Embolien.

> **In Kürze**
>
> **Neuronitis vestibularis und andere Gleichgewichtsstörungen**
> - Akute Funktionsstörung des peripheren Vestibularorgans unklarer Genese
>   - Klinik: Plötzlich einsetzender Drehschwindel mit vegetativer Begleitsymptomatik ohne Hörminderung, Fallneigung
>   - Diagnostik: Spontannystagmus zur Gegenseite, kalorisch Un(ter)erregbarkeit
>   - Differenzialdiagnose: Morbus Menière, Zervikalsyndrom, Lagerungsschwindel
>   - Therapie: Symptomatisch, hämorheologische Infusionstherapie, Vestibularistraining
>   - Prognose: Gut
> - Kinetosen
>   - Übelkeit und Erbrechen durch unphysiologische Beschleunigungsvorgänge und Mismatch der gleichgewichtsregulierenden Sinnessysteme
>   - Stabilisierung des visuellen Horizontes, symptomatische Therapie
> - Caisson-Krankheit
>   - Barotrauma mit Gasembolien im Innenohr und zentralen Nervensystem bei zu raschem Auftauchen
>   - Kochleo-vestibuläre und neurologische Symptomatik
>   - Therapie: Überdruckkammer und langsame Dekompression

5.2.6 Akustisches Trauma

Engl. *acoustic trauma*

■ **Ursachen**

Durch Knall, Explosion, Lärm oder stumpfes Schädeltrauma Schädigung und ggf. Degeneration von **Haarzellen** im Corti-Organ.

Das Ohr kann sich dem Schalldruck zunächst in Grenzen anpassen (**Adaption**). Bei stärkeren Einwirkungen und Überschreiten eines Grenzwertes kommt es zu vorübergehendem oder bleibendem Tonschwellenschwund (**Temporary Threshold Shift** = TTS oder **Permanent Threshold Shift** = PTS).

Eine akustische Überlastung führt zu Stoffwechselstörungen (O_2-Mangel, Bildung freier Radikale) oder direkten mechanischen Schäden der Sinneszellen. Eine Regeneration zerstörter Sinneszellen findet nicht statt, es handelt sich um einen Dauerschaden!

■ **Befund**

- Innenohrschwerhörigkeit (sensorische Schwerhörigkeit, Haarzellschaden) mit Senke der Hörschwellenkurve bei $c^5 = 4000$ Hz oder Abfall der Kurve im hohen Tonbereich (◘ Abb. 2.6e)
- Positives Recruitment
- Langenbeck-Test: Corti-Organschaden
- Fehlende OAE im geschädigten Frequenzbereich
- Ohrgeräusche mit typischer Frequenz im Bereich von 4 kHz

Hochtonverlust Erklärung des – stets zuerst auftretenden – Hochtonverlustes bei allgemeinen akustischen Belastungen: Der basale Schneckenbereich wird, da ihn Schwingungen aller Frequenzen durchlaufen, mehr belastet als der obere Schneckenbereich, den nur noch Schwingungen mit niederer Frequenz erreichen (vergleichbar einem Teppich auf der Treppe in einem mehrstöckigem Haus). Schäden jeweils zuerst der äußeren, später der inneren Haarzellen.

c5-Senke Erklärung der c^5-Senke bei akustischem Trauma: Aufgrund der **Hydrodynamik** des Innenohres (Wanderwelle) kommt es – z. B. bei Einwirkung von Industrielärm, der durchaus nicht nur aus hohen Frequenzen besteht, – in der Basalwindung der Schnecke zu einem **Energiemaximum**. Dieses Gebiet entspricht 4000 Hz (c^5) und liegt an der oberen Grenze **größter Schwellenempfindlichkeit** = **größter Hörschärfe** des Ohres (1000–4000 Hz).

Knalltrauma (Schalldruckwelle 1–2 ms) Kurzdauernde **akute** Schädigung, meist durch Mündungsknall. In den ersten Tagen oft deutliche Besserung (Therapiemöglichkeit wie bei Hörsturz ▶ Abschn. 5.2.2). Keine Progredienz der Schwerhörigkeit zu erwarten.

Explosionstrauma (Schalldruckwelle über 2 ms) Häufig verbunden mit **Trommelfellzerreißung** (gelegentlich mit Luxation der Gehörknöchelchenkette), dann kombinierte Schallleitungs-Schallempfindungsschwerhörigkeit. **Progredienz** der Hörstörung möglich. Hörverlust über dem gesamten Frequenzbereich kommt vor.

Lärmtrauma Das **chronische Lärmtrauma** (Lärmschwerhörigkeit) ist eine Berufskrankheit (Nr. 2301) durch jahrelange Tätigkeit bei einem Lärmpegel von mindestens 85 dB (A) (Kesselschmiede, Motorenprüfstände, Flugplatz u. ä.). Einstellungs- und Überwachungsuntersuchungen sind bei Lärmarbeiten vorgeschrieben! Individuelle Empfindlichkeit des Innenohres gegen Lärm. Meldepflicht bei Verdacht auf Lärmschwerhörigkeit! Anerkennung ab 10%, Entschädigung ab 20% Minderung der Erwerbsfähigkeit (▶ Kap. 28). Anfangs Erholung des Hörvermögens in Lärmpausen, nach Jahren im Lärm beiderseits symmetrische Verbreiterung der Hochtonsenke im Tonaudiogramm. Nach Aufgabe der Lärmarbeit keine Progredienz (◘ Abb. 5.2).

Das **akute Lärmtrauma** ist selten und kommt vor bei plötzlicher, sehr starker Lärmeinwirkung mit Lärmpegeln über 120 dB (A), z. B. Düsenlärm aus nächster Nähe oder bei Lärmeinwirkungen mit Lärmpegeln zwischen 90 und 120 dB (A) und gleichzeitiger Minderdurchblutung des Ohres durch Verdrehung der Halswirbelsäule, z. B. Lärmarbeit bei ungünstiger Körperhaltung (»akustischer Unfall«).

- **Therapie:**
  - Bei akutem Lärmtrauma hämorheologische Infusionstherapie, Kortison und Antioxi-

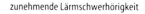

zunehmende Lärmschwerhörigkeit

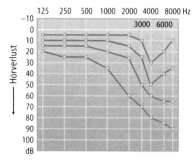

□ **Abb. 5.2** Entwicklung der Lärmschwerhörigkeit im Zeitverlauf im Tonaudiogramm

danzien (Vitamin A, C und E) sowie Magnesium, hyperbare Sauerstofftherapie
— Hörgeräte bei stärkerem dauerhaften Hörverlust
— **Prophylaxe des Lärmtraumas**
  — Persönlicher Schallschutz durch Schallschutzwatte, Selectone-Ohrstöpsel, Kapselgehörschützer, Schutzhelm, ggf. Arbeitsplatz wechseln
  — Emissionsschutz durch Lärmdämmung von Maschinen
  — Ausreichend Lärmpausen
  — Meiden lauter Musik oder Impulslärm

Stumpfes Schädeltrauma (Labyrintherschütterung)
Als **Commotio labyrinthi** mit und ohne Schädelbasisfrakturen oft gemeinsam mit zentralen oder peripheren Vestibularisfunktionsstörungen. Progredienz möglich (nach stumpfen Schädeltraumen auch zentrale Hörstörungen!). **Contusio labyrinthi** (▶ Kap. 4.1.2)

In Kürze

Akustisches Trauma
— Lärmschädigung des Innenohres, besonders der Haarzellen
— In Abhängigkeit der Stärke des Traumas physiologische Adaption, temporäre (TTS) oder permanente Schwellenabwanderung
▼

(PTS) durch mechanische und metabolische Schädigung
— Charakteristische Senke bei 4 kHz, bei chronischem Lärmtrauma zunehmende Hochtoninnenohrschwerhörigkeit
— Verschiedene Formen: Knalltrauma, Explosionstrauma, chronisches und akutes Lärmtrauma, akustischer Unfall
— Therapie
  — Akutphase: Kortison, hämorheologische Infusionstherapie, Antioxidanzien, hyperbare Sauerstofftherapie
  — Folgezustände: Hörgeräte und Tinnitustherapie
— Dauerschäden sind nicht reparabel, daher Lärmschutz zur individuellen Prophylaxe!

5.2.7 Altersschwerhörigkeit (Presbyakusis, altersbegleitende Schwerhörigkeit)

Engl. *presbycusis, age-related hearing loss*

▪ **Definition**
Altersphysiologische und -pathologische degenerative Prozesse vorwiegend im Corti-Organ und weniger im Hörnerven (Ganglion spirale cochleae), nicht zuletzt durch lebenslange exogene und endogene Einwirkungen (Lärm, Durchblutungsstörungen, ototoxische Einflüsse, Ernährung, Hypertonie, Diabetes). Hinzu kommt der Altersabbau des Gehirns. Genetische Faktoren nachgewiesen.

Beispiel
Frau K. bemerkt bereits seit längerem Schwierigkeiten beim Sprachverstehen vor allem dann, wenn mehrere Personen durcheinander reden. Ihre Familie hat sie wegen der großen Lautstärke, mit der sie ihr Fernsehgerät einstellt, bereits mehrfach kritisiert. Um unangenehmen Situationen mit Nachfragen und Missverstehen zu entgehen, hat sie sich zunehmend aus ihren früheren gesellschaftlichen Kontakten zurückgezogen. Sie beginnt, sich einsam zu fühlen und spürt die zunehmende Isolation. Ein Hörgerät möchte sie dennoch nicht tragen, um nicht als behindert zu erscheinen.

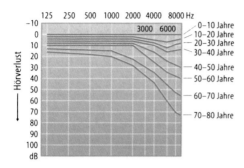

Abb. 5.3 Hörschwellenkurven in den verschiedenen Altersstufen (Mittelwerte

Sozioakusis: Hörschäden durch allgemeine Lebensbedingungen in den Industrienationen mit Zunahme der Lärmexposition im privaten Bereich, z. B. durch häufigen Besuch von Diskotheken, Walkman, zunehmenden Verkehrslärm, dadurch schon Hörschäden bei Jugendlichen und jungen Menschen.

- **Symptome**

Seitengleiche Hörverschlechterung zunehmend ab dem 50. Lebensjahr (◘ Abb. 5.3), besonders für hohe Töne. Bei Störgeräusch und bei mehreren Gesprächspartnern (Konferenz, Cocktailparty) schlechtes Sprachverständnis. Unbehaglichkeitsschwelle herabgesetzt. Ohrgeräusch, vor allem in ruhiger Umgebung.

- **Befund**

Doppelseitige sensorineurale Schwerhörigkeit mit größtem Hörverlust im hohen Tonbereich (Tonaudiogramm) und bei hochgradiger Schwerhörigkeit mit stärkerem Diskriminationsverlust (Sprachaudiogramm). Recruitment meist positiv. Zentrale Hörfunktionen herabgesetzt.

- **Therapie**
- Bei stärkerer Schwerhörigkeit Hörgerät oder Cochlea-Implantat.
- Gegen das subjektive Ohrgeräusch Versuch mit Sedativa o. a. Besserung des Ohrgeräusches auf die Dauer meist nur durch Gewöhnung bzw. Verdrängung. Manche Patienten empfinden einen »Tinnitus-Noiser« (Rauschgenerator, der ähnlich einem Hörgerät konzipiert ist) zur Verdrängung des subjektiven Ohrgeräusches als angenehm (Retraining-Therapie; ▸ Abschn. 5.3).

- **Prophylaxe**

Durch konsequenten individuellen Lärmschutz sowie Schutzmaßnahmen am Arbeitsplatz. Begrenzung der Schallpegel von Walkman und Diskotheken. Gesunde, ausgewogene Ernährung. Meiden von Nikotin, Behandlung von Allgemeinkrankheiten.

> **In Kürze**
>
> **Altersschwerhörigkeit, Presbyakusis**
> - Alterskorrelierte Degeneration von Innenohr und Hörnerven durch lebenslange Einwirkung von Lärm und anderen Faktoren sowie genetische Faktoren
> - Sozioakusis: gesellschaftstypische Alterungsvorgänge des Gehörs
> - Therapie: Symptomatische und funktionelle Rehabilitation mit Hörsystemen
> - Prophylaxe: Lärmschutz, Behandlung von Allgemeinkrankheiten

5.2.8 Toxische Schäden des Innenohres

Engl. *toxic injuries of the inner ear, ototoxicity*

- **Ursachen**
- **Infektionskrankheiten:** Grippeotitis, Mumps, Fleckfieber, Zytomegalie, Meningitis, Zoster oticus, Borreliose, Creutzfeld-Jakob-Krankheit (spongiforme Enzephalopathie als Folge der Infektion mit Prionen; geht mit Gleichgewichtsstörungen und zahlreichen zentralnervösen Symptomen einher), AIDS.
- **Stoffwechselstörungen** durch Schilddrüsen-, Leber- oder Nierenkrankheiten.
- **Medikamente:** Ototoxisch z. B. Chinin, Salizylsäure, Furosemid und Etacrynsäure (Diuretika), manche Zytostatika (z. B. Cisplatin) und vor allem dosisabhängig die **Aminoglykosid-Antibiotika**, z. B. Streptomycin, Neomycin, Gentamicin und Tobramycin, die in das Innenohr gelangen und in der Perilymphe wegen schlechter Resorptionsmöglichkeiten eine hohe Konzentration erreichen. Es kommt unter Umständen zu irreparablen Haarzellschäden – und zwar ähnlich wie bei den akus-

tischen Schäden vor allem der äußeren Haarzellen durch Einbau der toxischen Substanzen in deren Membran. Besonders gefährlich bei gleichzeitigen Nierenschäden mit Behinderung der Ausscheidung. Vor und während der Gabe dieser Medikamente stets Nierenfunktion und Innenohrfunktion (Tonaudiogramm, OAE) überprüfen. Gentamicin-Therapie ▶ Abschn. 5.2.1

— Verwendung von Ohrtropfen mit ototoxischen Medikamenten bei bestehender Trommelfellperforation (tympanogener Innenohrschaden)
— Industrieerzeugnisse (Kohlenmonoxid, Nitrobenzol, Anilin)
— Individuell unterschiedliche Empfindlichkeit

- **Symptome**
Zunehmende beidseitige Schwerhörigkeit bis Taubheit, vestibuläre Schwindelerscheinungen, Ohrgeräusch (steht gelegentlich als erstes Symptom im Vordergrund der Beschwerden).

- **Befund**
Sensorische Schwerhörigkeit unterschiedlichen Ausmaßes, meist symmetrisch. Periphere Vestibularisfunktionsstörungen.

- **Therapie**
Grundleiden behandeln, ototoxische Substanzen absetzen, Antioxidanzien.

❯❯ Bei akuter Alkoholintoxikation tritt bei Körperseitenlage ein Lagenystagmus auf, der anfangs zum unten liegenden Ohr, nach einer Stunde zum oben liegenden Ohr gerichtet ist.

In Kürze

Toxische Schäden des Innenohres
- Infektiös: Viren, Bakterien
- Metabolisch: Schilddrüse, Leber, Niere, Alkohol
- Medikamentös: Aminoglykosid-Antibiotika, Zytostatika, Schleifendiuretika u. a.
- Chemisch: Kohlenmonoxid u. a.
- Sensorische, meist beidseitige Schwerhörigkeit evtl. mit Vestibularisbeteiligung
- Therapie: Ätiologisch, Medikamente absetzen

5.2.9 Zoster oticus (Herpes zoster oticus)

Engl. *herpes zoster oticus*

- **Ursache**
Neurotropes Zostervirus (VZV), welches reaktiviert wird.

- **Symptome und Befund** `F10`
— Auftreten von schmerzhaften **Bläschen** in der Ohrmuschel und im Gehörgang im Rahmen eines fieberhaften Infektes (◉ Abb. F.1).
— **Sensorineurale Schädigung**
  – des Innenohres (die kochleäre Schwerhörigkeit kann sich bessern, Taubheit nicht), dazu oft
  – des Vestibularorgans (Schwindel und Nystagmus, vestibuläre Erregbarkeitsverminderung oder Unerregbarkeit)
— **Neuritis** im Bereich
  – des N. facialis (Fazialisparese mit schlechter Tendenz zur Besserung),
  – des N. trigeminus (Trigeminusneuralgien) und u. U. auch
  – des N. glossopharyngeus (Schluckbeschwerden und Bläschenbildung im Rachen).
— **Liquorveränderungen:** Lymphozyten- und Eiweißvermehrung
— Virusserologie

- **Differenzialdiagnose**
Grippeotitis (▶ Kap. 4.3.1).

- **Therapie**
— Antivirale Therapie mit Aciclovir (Zovirax®), Famciclovir (Famvir®Zoster).
— Gammaglobulin, Antineuralgika
— Vitamin-B-Komplex, Elektrotherapie der Fazialisparese
— Antibiotika (Cefotaxim – Claforan®) erforderlich zur Verhinderung einer Superinfektion
— Örtlich Zinkschüttelmixtur oder Antibiotikasalbe
— Hämorheologische Infusionstherapie nur bei Innenohrbeteiligung

- **Prognose**

Innerhalb von vier Wochen Restitutio oder aber Defektheilungen.

5.2.10 Angeborene und frühkindlich erworbene Hörstörungen

Eine Taubheit (Gehörlosigkeit) hat ein Fehlen der Sprachentwicklung zur Folge (**Taubstummheit**). Entscheidend ist die Früherkennung der Schwerhörigkeit möglichst im Neugeborenenalter, um die vorhandenen Therapiemöglichkeiten wirkungsvoll während der kritischen Phase des Spracherwerbes in den ersten Lebensjahren einsetzen zu können (▶ Abschn. 5.2.13).

Ererbte (= hereditäre) Schwerhörigkeit

Durch molekulargenetische Analysen konnten in der Zwischenzeit bereits mehrere Schwerhörigkeitsgene identifiziert werden. Dadurch werden für die Zellfunktion und die Zellinteraktion wichtige Proteine (Connexin (häufigste monogenetische Ursache), Myosin) fehlerhaft kodiert. Man unterscheidet non-syndromale von syndromalen Schwerhörigkeitsformen, die mit anderen charakteristischen Krankheitssymptomen einhergehen. Bei den non-syndromalen Formen der hereditären Schwerhörigkeit (sensorineural) werden unterschieden:

- **Sporadische (rezessive) Schwerhörigkeit oder Taubheit:** Kann bereits bei der Geburt bestehen. Häufig bei Verwandtenehen, beide Eltern müssen Träger der Erbanlage sein. Entwicklungsstörungen im Bereich von Schnecke, Hörnerv und zentraler Hörbahn.
- **Dominante (progressive) Schwerhörigkeit:** Wird meist erst nach der Geburt manifest, progredienter Verlauf. Hörverlust beiderseits vor allem im mittleren und hohen Frequenzbereich. Ein Elternteil muss Träger der Erbanlage sein. Entwicklungsstörungen im Bereich der Schnecke.
- **X-chromosomale Schwerhörigkeit**
- **Mitochondriale Schwerhörigkeit:** Mit fehlerhafter genetischer Information in den Mitochondrien. Meistens chronisch-progredient.

Am häufigsten ist die autosomal-rezessive vererbte Mutation im Gen GJB2 auf dem Locus DFNB1 für die Kodierung des Proteins **Connexin 26**, das für die Ausbildung von Gap Junctions zwischen Zellen des Innenohres verantwortlich ist.

Syndromale degenerative progressive Innenohrschwerhörigkeiten können im Zusammenhang mit anlagebedingten Erkrankungen der Haut, der Augen und der inneren Organe vorkommen (▶ Abschn. 5.2.11).

Erworbene Schwerhörigkeit

- **Einteilung**
- **Pränatal erworben**
  - Zytomegalie-Virusinfektion während der Schwangerschaft (CMV-Virus) ggf. mit Fehlbildungen anderer Organe
  - Embryopathia rubeolosa (Virusinfektion, Rötelnerkrankung der Mutter während der Schwangerschaft im 2. und 3. Schwangerschaftsmonat)
  - Thalidomidschäden meist kombiniert mit Mittelohrmissbildungen und Missbildungen des äußeren Ohres
  - Konnatale Lues
  - Toxoplasmose (selten)
  - Stoffwechselerkrankungen (z. B. Diabetes mellitus, Hypothyreose) und Alkoholabusus der Mutter
- **Perinatal erworben**
  - Geburtstraumen: Perinatale Hypoxie, mechanische Geburtsschäden (Fazialisparese!)
  - Kernikterus durch Hyperbilirubinämie bei Erythroblastosis fetalis (Rh-Inkompatibilität), seltener bei Frühgeburten
- **Postnatal erworben**
  - Labyrinthitis oder Meningitis (mit Ausfall des Vestibularapparates)
  - Infektionskrankheiten, Viruskrankheiten (Mumps, Masern)
  - Zytomegalie-Virusinfektion (über die Muttermilch seropositiver Mütter) mit weiteren Organschäden (Zytomegalie-Syndrom)

Prälinguale – postlinguale Taubheit

- **Entstehung**

Bei Verlust des Gehörs vor Erreichen des 7. Lebensjahres geht der bis dahin bereits vorhandene Sprachschatz wieder verloren (prälinguale Taubheit, Gehörlosigkeit), danach bleibt das akustische Gedächtnis für Sprache erhalten (postlinguale Taubheit).

- **Befund**
- Taubheit oder alle Grade der kochleären Schwerhörigkeit, im Tonaudiogramm vom pankochleären Typ, oft isolierte Hörverluste im mittleren Frequenzbereich oder Hochtonverluste. Frühzeitige Untersuchung aller Neugeborenen, speziell der Risikokinder (▶ Abschn. 2.5.1)
- Selten zusätzlich retrokochleäre Schwerhörigkeit

- **Diagnose**

Hörscreening: Pädaudiologische Untersuchung mit dem Ziel der Frühdiagnose und der Frühbetreuung schwerhöriger Kinder.

- **Differenzialdiagnose**

Zentrale Fehlhörigkeit und Wahrnehmungsstörung als Ursache von Dyspraxie und Dyslexie. Nachweis durch spezielle Tests zur Hör- und Sprachentwicklung sowie neuropädiatrische Diagnostik.

- **Therapie**

Sie dient der Sprachanbildung.

◀111 - **Hörgeräteversorgung** beiderseits so früh wie möglich (ab dem 3. Lebensmonat) bei für die Sprachentwicklung nutzbarem Hörvermögen.
- Cochlea-Implantation bei Taubheit und hochgradiger Schwerhörigkeit bereits ab dem 6. Lebensmonat.
- Frühförderung und Haus-, Hör-, Sprech- und Spracherziehung.
- Später: evtl. Besuch von speziellen Schulen für hörgeschädigte Kinder. Ziel ist der Besuch der Regelschule.
- Beim **Hörtraining** werden anfangs Vokal-, Konsonanten- und Lautunterscheidungsübungen durchgeführt. Es folgt sehr schnell das Heranführen an die Lautsprache durch audio-verbale Therapie bei Kindern. Das Hörtraining kann mit einem Ablesetraining verbunden werden.

Sonderschulwesen

Früher erlernten Taube nur die **Gebärdensprache**, die noch immer für die Verständigung unter Gehörlosen wichtig ist, heute wird die **Lautsprachme-** thode (Einüben artikulierten Sprechens und Absehen vom Mund) bevorzugt. Schwerhörige sind frühzeitig zu erfassen und nach Feststellung des Grades der Schwerhörigkeit und der Fähigkeit zum Erlernen der Lautsprache einzuschulen. Ziel ist die Integration der optimal mit Hörgeräten oder Cochlea-Implantaten versorgten Kinder in die Regelschule (Inklusion). Gelingt dies nicht, stehen Sonderkindergärten, Schwerhörigenklassen und -schulen, weiterführende Schulen und Sonderberufsschulen zur Verfügung. Als Hilfsmittel werden dort individuelle Hörgeräte, Einzel- und Gruppentrainer und Vielhöreranlagen eingesetzt.

In Kürze

Angeborene und frühkindlich erworbene Schwerhörigkeit
- Auswirkung auf die Sprachentwicklung, im Extremfall Taubstummheit bei Gehörlosigkeit
- Früherkennung durch Neugeborenen-Hörscreening entscheidend für möglichst frühen Therapiebeginn, um die Sprachentwicklung zu sichern (Hörgeräte, Cochlea-Implant)
- Ererbte = hereditäre Schwerhörigkeit
  - Genetisch bedingt, verschiedene Erbgänge (rezessiv, autosomal-dominant, X-chromosomal, mitochondrial)
  - Non-syndromal und syndromal
- Erworbene Schwerhörigkeit
  - Pränatal: Infektionskrankheiten, Stoffwechselstörungen
  - Perinatal: Geburtstrauma, Kernikterus
  - Postnatal: Infektionskrankheiten, Meningitis
- In Abhängigkeit vom Zeitpunkt der Ertaubung Unterscheidung zwischen prä- und postlingualer Taubheit
- Abgrenzung zur zentralen Fehlhörigkeit
- Hör- und Sprachtraining nach eingeleiteter Therapie
- Spezielle Beschulung

5.2.11 Hörstörungen im Rahmen klinischer Syndrome

Zahlreiche Syndrome gehen mit Hörstörungen einher. Die wichtigsten sind:

Hörstörungen mit Anomalien des äußeren Ohres (▸ Kap. 3.1)

- **Treacher-Collins-Syndrom:** Mikrotie, Gehörgangsstenose oder -atresie, Innenohrmissbildung, Ober- und Unterkieferhypoplasie, Mikrophthalmie, Kolobom, Autosomal-dominant. Defektgen TCOF1 kodiert nukleäres Transportprotein.
- **BOR (branchio-oto-renales)-Syndrom:** Anomalien von Außen-, Mittel- und Innenohr, Nierenfehlbildung, branchiale Fisteln. Defekte Gene EYA1 und SIX1 kodieren die Protein-Tyrosin-Phosphatase.

Hörstörungen mit Augensymptomen

- **Cogan-Syndrom:** Interstitielle Keratitis, fortschreitende Innenohrschwerhörigkeit, Ohrgeräusche, Schwindel. Auftreten bereits bei Jugendlichen (Autoimmunprozess?).
- **Waardenburg-Klein-Syndrom:** Lateralverlagerung der inneren Augenmuskeln und der Tränenpunkte (Dystopia canthi), partieller Albinismus (Leukismus: Haarsträhne, Iris, Haut), kongenitale Schallempfindungsschwerhörigkeit. Autosomal-dominant. Gendefekt bekannt (PAX3- und MITF-Gen).
- **Alström-Syndrom:** Retinadegeneration, Adipositas bereits im Kindesalter, später Diabetes mellitus, fortschreitende Innenohrschwerhörigkeit im zweiten Lebensjahrzehnt beginnend. Autosomal-rezessiv.
- **Refsum-Syndrom:** Retinitis pigmentosa, Polyneuropathie (Extremitätenparästhesien und -paresen), zerebelläre Ataxie, fortschreitende Innenohr- und zentrale Schwerhörigkeit im zweiten Lebensjahrzehnt beginnend. Stoffwechselstörung (Hyperphytanacidämie). Autosomal-rezessiv.
- **Usher-Syndrom:** Retinitis pigmentosa, kongenitale oder früh manifest werdende fortschreitende Innenohrschwerhörigkeit, häufig Vestibularisstörungen. Autosomal-rezessiv. Defekt

der Gene MYO7A (für Myosin) und CDH23 bei einem Teil der Fälle.

Hörstörungen mit Nierenerkrankung

- **Alport-Syndrom:** Nephritis mit fortschreitender Niereninsuffizienz, gelegentlich kongenitale Katarakte, fortschreitende Innenohrschwerhörigkeit im zweiten Lebensjahrzehnt beginnend. Autosomal-rezessiv, autosomal-dominant oder X-chromosomal. Genmutation für Typ-IV-Kollagen.

Hörstörungen mit Schilddrüsenerkrankung

- **Pendred-Syndrom:** Struma mit Jodverwertungsstörung, kongenitale Innenohrschwerhörigkeit, Vestibularisfunktion oft herabgesetzt (Innenohrdysplasie). Autosomal-rezessiv. Defekt-Gen PDS kodiert das Chlor-Jod-Transportprotein Pendrin.

Hörstörungen mit Herzfehler

- **Jervell-Lange-Nielsen-Syndrom:** Synkopale Herzrhythmusstörungen mit Verlängerung der QT-Zeit im EKG. Progrediente Innenohrschwerhörigkeit. Autosomal-rezessiv. Defekte Gene KVLQT1 und KCNE1 kodieren Kaliumtransportprotein.
- **CHARGE-Syndrom:** Autosomal-dominant, CHD-7-Gen
    - C = Kolobom des Auges
    - H = Herzfehler
    - A = Atresie der Choanen
    - R = Wachstumsretardierung
    - G = Anomalie der Geschlechtsorgane
    - E = Ear Malformation mit sensorineuraler Schwerhörigkeit, Fazialisparese

In Kürze

Syndromale Schwerhörigkeit
- Schwerhörigkeit Teil eines Syndroms mit Beteiligung verschiedener Organsysteme
- Beteiligung von äußerem Ohr, Auge, Niere, Schilddrüse, Herz
- Häufig genetisch bedingt – genetische Diagnostik
- interdisziplinäre Diagnostik

5.2.12 Hörgeräte

Engl. *hearing aid*

- **Definition**

Hörgeräte dienen der symptomatischen Behandlung einer Schwerhörigkeit. Sie sollen den Hörverlust soweit kompensieren, dass eine ausreichende Verbesserung des Sprachverstehens erreicht wird. Sie geben das über ein Mikrophon aufgenommene und verstärkte Nutzsignal an das Hörsystem des Patienten, in der Regel in den äußeren Gehörgang, an den Schädelknochen oder direkt mechanisch an die Gehörknöchelchen oder das Innenohr ab.

Aufbau eines Hörgerätes Jedes Hörgerät verfügt über eine Eingangsstufe mit Mikrophon, Filter und Vorverstärker, einen individuell programmierbaren Audioprozessor zur Bearbeitung des aufgenommenen Schallsignals, eine Verstärkerendstufe und einen ohrseitigen Wandler. Bei den Wandlern werden unterschieden:

- Körperschallgeber für Knochenleitungshörgeräte
- Elektroakustische Wandler, sog. Hörer bei Luftleitungshörgeräten
- Implantierbare piezoelektrische und elektromagnetische Wandler bei implantierbaren Hörgeräten

Knochenleitungshörgeräte

Sie übertragen das Nutzsignal direkt auf den Knochen. Es existieren

- **Knochenleitungsbügel**, die mit Hilfe eines Federbügels den Körperschallgeber an das Mastoid anpressen. Vorwiegend für Kinder unter 2 Jahren.
- **Knochenverankerte Hörgeräte** (BAHA = Bone Anchored Hearing Aid, ◘ Abb. 5.4c). Der Kontakt zum Knochen wird direkt perkutan mit Hilfe einer Titanschraube hergestellt, die in die Kortikalis über dem Mastoid eingebracht wird. Nach Einheilen der Schraube kann der Körperschallgeber eingehängt und individuell eingestellt werden. Auch als transkutane Systeme (Bonebridge)

Sie sind technisch weniger aufwändig, da sie im Wesentlichen eine lineare Verstärkung gewährleisten müssen.

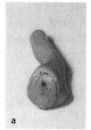
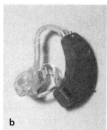

a　b

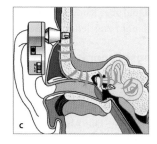

c

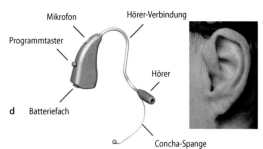

Mikrofon　Hörer-Verbindung

Programmtaster

Hörer

d　Batteriefach

Concha-Spange

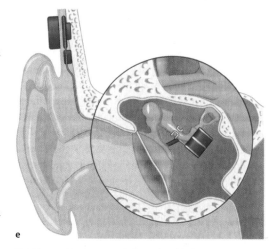

e

◘ **Abb. 5.4** Hörgeräte. **a** IO-Gerät; **b** HdO-Gerät; **c** BAHA; **d** offene Anpassung; **e** teilimplantierbares Hörgerät

Anwendungsbereich Sie eignen sich für alle Arten der Schallleitungsschwerhörigkeit, die operativ nicht ausreichend verbessert werden können, wie z. B. Missbildungen des Gehörganges und des Mittelohres oder chronisch sezernierende Ohren bei chronischer Mittelohrentzündung. Auch kombinierte Schwerhörigkeiten mit einem zusätzlichen Innenohrabfall bis zu 40 dB HL kommen in Frage. Bei einseitiger Taubheit wird das umgewandelte akustische Signal über Knochenleitung dem kontralateralen Innenohr zugeleitet (▶ CROS-Versorgung).

Luftleitungshörgeräte

Sie arbeiten mit einem elektroakustischen Wandler (sog. **Hörer**) in Form eines kleinen Lautsprechers, der den Schall in den äußeren Gehörgang und an das Trommelfell abgibt. Die Abdichtung mittels Ohrpassstück ist bei Patienten mit stärkeren Hörverlusten erforderlich, um die durch den geringen Abstand zwischen Mikrophon und Hörer bei höheren Verstärkungsgraden auftretende **Rückkopplung** zu vermeiden. Folgende Bauarten werden unterschieden:

- **Hinter-dem-Ohr-Hörgeräte (HdO):** Energie- und Elektronikmodul sowie Mikrophon sind in einem Gehäuse hinter der Ohrmuschel untergebracht (◘ Abb. 5.4b). Es ist durch einen Schallschlauch mit dem Ohrpassstück verbunden. Sie finden Verwendung bei Kindern, bei hohem Verstärkungsbedarf und bei volldigitalen Mehrkanalgeräten mit größerem Platzbedarf. Sie können bei Brillenträgern auch in die Brillenbügel integriert und auch als Knochenleitungshörgeräte ausgelegt werden. Bei der offenen Anpassung wird der Schall über einen Schallschlauch oder mit einem ausgelagerten Hörer direkt in den äußeren Gehörgang eingespeist. Das Mikrophon befindet sich hinter der Ohrmuschel, um Rückkopplung zu vermeiden (◘ Abb. 5.4d). Geeignet für Hochton-Innenohrschwerhörigkeiten. Deutlich verbesserte Hörgeräteakzeptanz auf Grund des verbesserten Tragekomforts.
- **Im-Ohr-Hörgeräte (IO):** Alle Bauteile sind in einem individuell geformten Teil integriert. Man unterscheidet Concha-Geräte mit Platzierung in der Ohrmuschel und CIC-(Complete-in-Canal-)Geräte, die trommelfellnah im Gehörgang platziert werden (◘ Abb. 5.4a). Sie

nutzen die Richtcharakteristik der Ohrmuschel für das Richtungshören aus. Aufgrund der limitierten Größe steht weniger Raum für Energieversorgung und Elektronik zur Verfügung. Sie sind daher vorwiegend für geringere Schwerhörigkeitsgrade geeignet.

Anwendungsbereich Gering- bis hochgradige Schallempfindungsschwerhörigkeit, außer Taubheit, seltener Schallleitungsschwerhörigkeit, wenn der Gehörgang intakt ist.

Sie sind technisch aufwändiger als die bei Schallleitungsschwerhörigkeit eingesetzten Knochenleitungshörgeräte, da sie neben der frequenzabhängigen mehrkanaligen Verstärkung eine Anpassung an die Restdynamik des Hörfeldes vornehmen sollen. Hierzu dienen:

- Die **Automatic Gain Control** (AGC = automatische Verstärkungsregelung) mit Kompression des Eingangssignals an den eingeengten Restdynamikbereich des Ohres, um einerseits Lautstärkespitzen zu vermeiden und andererseits einen Informationsverlust wie beim PC zu vermeiden.
- Die automatische **Störschallunterdrückung** zur Verbesserung des Sprachverstehens im Störgeräusch.
- **CROS-Versorgung** (Contralateral Routing of Signals) bei einseitiger Taubheit. Durch Anbringen des Mikrophons z. B. am Brillenbügel der tauben Seite und Zuleitung des Schalls in das gut hörende offene Ohr kann ein verbessertes Richtungshören und Sprachverstehen im Störgeräusch erreicht werden. **BICROS-Versorgung** bei seitendifferenter Schwerhörigkeit: Mikrophone auf beiden Seiten und Zuleitung des Schalles auf das bessere Ohr. Neuerdings auch drahtloses Übertragungssystem auf das besser hörende Ohr oder BAHA-Versorgung.
- **Mehrmikrophonsysteme** (Audio-Zoom, Beam Former). Durch Einbau zusätzlicher Mikrophone mit Richtcharakteristik kann das Hören im Störlärm und das Hören aus unterschiedlicher Entfernung (Zoomeffekt) deutlich verbessert werden.
- Automatische Programmwahl zur Anpassung an die jeweilige Hörsituation/auditorische Szenenanalyse.

Implantierbare Hörgeräte (◪ Abb. 5.4e)

Implantierbare Hörgeräte transformieren das aufgenommene Schallsignal in elektrische Spannungsschwankungen, die einen an der Gehörknöchelchenkette oder am Innenohr befestigten **elektromagnetischen** oder **piezoelektrischen Wandler** antreiben. Dieser versetzt die Gehörknöchelchen oder das Innenohr direkt mechanisch in Schwingungen. Der Gehörgang bleibt frei. Dadurch können die wesentlichen Nachteile konventioneller Hörgeräte überwunden werden. Diese sind:

- Das Rückkopplungspfeifen bei mangelhaftem Abschluss des Gehörgangs durch das Ohrpassstück,
- der Okklusionseffekt des Gehörgangs durch Abschirmung der tiefen Frequenzen,
- dadurch auch rezidivierende Gehörgangsentzündungen mit notwendigen Tragepausen,
- die mangelhafte Klangqualität durch Verzerrungen des Hörers und Resonanzen im Gehörgang und
- das sichtbare Stigma der Hörbehinderung.

Diese Nachteile führen häufig zur Ablehnung des Hörgerätes durch den Patienten. Implantierbare Hörgeräte werden zurzeit als **teil-** und **vollimplantierbare Systeme** angeboten.

Anwendungsbereich Schallempfindungsschwerhörigkeiten, die nicht mit einem Luftleitungshörgerät versorgt werden können, weil

- es zu rezidivierenden Gehörgangsentzündungen durch die Okklusion des Gehörgangs kommt oder
- kein ausreichendes Sprachverstehen trotz optimierter Anpassung erreicht wird.

Neu ist der Einsatz auch bei Schallleitungs- und kombinierten Schwerhörigkeiten, bei denen eine operative Hörverbesserung nicht möglich oder nicht erfolgversprechend ist z. B. bei Missbildungen.

Zusatzgeräte Für alle Hörgerätetypen stehen Zusatzgeräte zur Verfügung:

- Ultraschall-Fernbedienung zur besseren Handhabung,
- Telefonspule zum Empfang des Telefonsignals per Induktion,
- Audio-Schuh zur direkten Einspeisung des Fernseh- und Radiotons und
- FM- (Frequency Modulation) und Infrarotanlagen für den störungsfreien Empfang des Nutzsignals vor allem in Schwerhörigenklassen und bei Veranstaltungen durch mikrophonnahe Aufsprache.

Das Sprachsignal z. B. des Lehrers in einer Klasse wird über ein Mikrophon aufgenommen, in ein FM- oder Infrarotsignal umgewandelt und über einen Sender drahtlos dem mit einem speziellen Empfänger ausgestatteten Hörgerät zugeleitet, so dass akustische Störsignale ausgeschaltet und das Hören auch über größere Entfernung in großen Räumen möglich wird.

Hörgeräteversorgung

Sie umfasst die Verordnung mit Indikationsstellung, die Anpassung und die Kontrolle.

Verordnung Die Verordnung geschieht durch den Hals-Nasen-Ohren-Arzt auf der Basis des otoskopischen Befundes sowie des Ton- und Sprachaudiogramms bei älteren Kindern und Erwachsenen. Bei Kindern werden die Ergebnisse der altersspezifischen Testverfahren einschließlich der BERA herangezogen.

Indikationen Eine Indikation besteht,

- wenn eine operative Hörverbesserung nicht möglich oder nicht erfolgversprechend ist,
- wenn die anatomischen Voraussetzungen zum Tragen einer Hörhilfe gegeben sind (keine Gehörgangsatresie!),
- ab einem Hörverlust auf dem **besseren Ohr** von 30 dB und mehr in mindestens einer der Frequenzen von 500–3000 Hz oder
- einem Diskriminationsverlust im Sprachaudiogramm von mindestens 20% bei einer Sprachlautstärke von 65 dB und
- auch bei einseitiger Schwerhörigkeit bei besonderer beruflicher Betroffenheit, z. B. bei Lehrern oder einem zusätzlichen Tinnitus.

Anpassung Die Anpassung erfolgt beim Hörgeräteakustiker, der auch das Ohrpassstück anfertigt. Die Auswahl des Gerätes wird anhand des otologischen Befundes, der audiometrischen Daten, des subjektiven Höreindruckes sowie durch In-situ-Messungen von Frequenzgang und Verstärkungsleistung der in Frage kommenden Geräte im Vergleich (**vergleichende Anpassung**) am Patienten vorgenommen. Zunehmend Bedeutung gewinnt die **Hörfeldskalierung** zur Anpassung an das Hörfeld des Patienten. Die beidohrige Versorgung ist die Regel.

Abschließend erfolgt die **Kontrolle** durch den verordnenden Hals-Nasen-Ohren-Arzt, der neben dem Sitz den erzielten Hörgewinn überprüft.

In Kürze

Hörgerät
- Funktionelle Kompensation des dauerhaften Hörverlustes, wenn noch ein ausreichendes Restgehör für das Erreichen eines mindestens 50 %igen Sprachverstehens vorhanden ist
- Verstärkung des über Mikrofon aufgenommenen Schalls und Abgabe des Signals in den Gehörgang (Luftleitungshörgerät), an den Schädelknochen (Knochenleitungshörgerät) oder direkt an Gehörknöchelchen und Innenohr (implantierbare Hörgeräte)
- Bei reiner Schallleitungsschwerhörigkeit Knochenleitungshörgerät
- Luftleitungshörgeräte für alle anderen Formen der Schwerhörigkeit als HdO, IdO, offene Anpassung, CROS-System
- Anpassung an die Restdynamik des Hörfeldes, Verbesserung des Richtungshörens und Reduktion von Störgeräuschen
- Implantierbare Hörgeräte bei Missbildungen, chronischen Ohrentzündungen oder sonst nicht verbesserbaren Schallleitungs- und kombinierten Schwerhörigkeiten
- Indikationen bestehen, wenn der Hörverlust auf dem besseren Ohr 30 dB und mehr beträgt oder ein Diskriminationsverlust >20% vorliegt

5.2.13 Cochlea-Implantat

Engl. *cochlear implant*

- **Definition**

Cochlea-Implantate sind elektronische Hörprothesen zum Ersatz der ausgefallenen Innenohrfunktion. Bei nicht funktionstüchtigen Haarzellen nutzen sie die Eigenschaft des Hörnerven, dass bei direkter elektrischer Reizung ein Höreindruck erzeugt wird.

Beispiel

Die Eltern von Sandra S. hatten bereits nach einigen Lebenswochen den Verdacht, dass ihr Kind nicht hört. Da sie jedoch zu lallen anfing, beruhigten sich die Eltern. Als allerdings nach einem Jahr keinerlei Sprachentwicklung festzustellen war, wurde eine pädaudiologische Untersuchung durchgeführt, die eine Taubheit ergab. Weitere Untersuchungen ergaben einen Ausfall der Innenohrfunktion bei noch erhaltener Hörnervenfunktion. Sandra wurde daraufhin mit einem Cochlea-Implantat versorgt und zeigte bereits nach einem Jahr intensiven Hör-Sprach-Trainings Ansätze für ein offenes Sprachverstehen und eine normale Sprachproduktion. Heute besucht das Kind die Regelschule bei nahezu normaler Hör- und Sprachentwicklung.

Aufbau eines Cochlea-Implantats (◻ Abb. 5.5) Es besteht aus 2 Teilen,
- dem extern getragenen **Sprachprozessor** mit dem Mikrophon zur Schallaufnahme, dem Audioprozessor zur Umsetzung der zu übertragenden auditorischen Information in eine durch das Programm vorgegebene Abfolge von elektrischen Impulsen, die mit Hilfe von Radiowellen transkutan, d. h. durch die intakte Haut hindurch auf das Implantat übertragen werden, sowie der Batterie zur Energieversorgung und
- dem eigentlichen **Implantat** mit der Empfangsspule zur Aufnahme der elektrischen Impulse des Sprachprozessors, die dekodiert und den einzelnen Elektroden auf dem in die Schnecke eingeschobenen Elektrodenträger zugeleitet werden. Die hierzu vom Implantat benötigte Energie wird per Induktion vom Sprachprozessor ebenfalls transkutan übertragen.

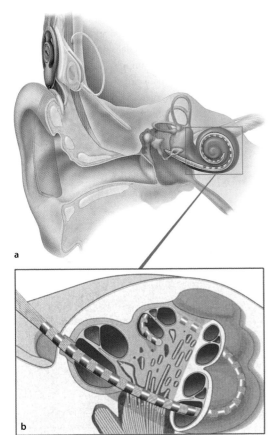

a

b

◻ **Abb. 5.5a,b** Cochlea-Implantat. **a** Systemübersicht; **b** intra-kochleäre Elektrodenlage

Funktionsweise Da die Elektroden unterschiedlich weit in der Scala tympani liegen, werden verschiedene Abschnitte der Basilarmembran und der zugehörigen Ganglienzellen des Hörnerven gereizt (tonotope Reizung zur Nachbildung der Frequenz-Orts-Transformation des normalen Innenohres). Über die Reizrate an jeder Elektrode lässt sich die zeitliche Struktur der akustischen Information übertragen.

Indikationen Sie sind gegeben bei
- ein- und beidseitiger **kochleärer Taubheit** oder
- **Hörresten**, die durch Hörgeräte für ein Sprachverstehen bzw. den Spracherwerb nicht nutzbar sind,
- **intaktem Hörnerven** und intakter zentraler Hörbahn (Bei zerstörtem Hörnerven kann

durch ein sog. **auditorisches Hirnstammimplantat** mit direkter Reizung der Cochleariskerne oder ein **Mittelhirnimplantat** mit Reizung im Colliculus inferior ein Hörvermögen teilweise wiederhergestellt werden.),
- **postlingualer** – nach dem definitiven Spracherwerb eingetretener – **Ertaubung** (Die Ergebnisse sind umso besser, je kürzer die Taubheitsdauer ist. Die Implantation sollte bereits im ersten Jahr nach Ertaubung erfolgen.),
- **prälingualer** – vor dem Spracherwerb erworbener oder kongenitaler – **Taubheit**. Wenn bei Kleinkindern die Implantation bereits im 1. Lebensjahr, spätestens aber im Vorschulalter erfolgt, sind ein normaler Hör- und Spracherwerb und der Besuch der Regelschule möglich. Im Schulalter werden die Ergebnisse zunehmend ungünstiger. Bei gehörlosen Erwachsenen ist ein Nutzen für ein offenes Sprachverstehen wegen der Entwicklungsdefizite und der Deprivation der zentralen Hörbahn mit weitgehendem Verlust der Plastizität nur bedingt zu erwarten.

Die **bilaterale Implantation** ist heute die Regelversorgung. Dadurch können das Richtungshören und das Sprachverstehen im Störgeräusch wesentlich verbessert werden. Patienten mit Restgehör, vor allem bei Hochtontaubheit, profitieren von der kombinierten **elektroakustischen Stimulation** desselben Ohres. Bei beidseitiger Taubheit kann ein beidohriges Hören wiederhergestellt werden.

Voruntersuchung Sie dient der Feststellung der Eignung des Patienten und umfasst die Abklärung
- der Taubheitsursache,
- der morphologischen und funktionellen Integrität von Hörnerv und zentraler Hörbahn mit Hilfe von CT, MRT und des **Promontoriumtestes** (Dabei werden analog der Technik der ECochG über eine Nadelelektrode Impulsströme am Promontorium appliziert und dadurch der benachbarte Hörnerv elektrisch gereizt. Während bei Erwachsenen der subjektive Höreindruck verwendet werden kann, müssen bei Kindern die **elektrisch ausgelösten Hirnstammpotenziale** zur Objektivierung herangezogen werden. Fällt der Test positiv aus, ist

eine der wesentlichen Voraussetzungen für ein Cochlea-Implantat gegeben.),

- der psychosozialen Situation des Patienten,
- der Kommunikationssituation und
- des allgemeinen Entwicklungs- und des Sprachentwicklungsstandes bei Kindern.

Implantation Das Implantat wird in ein Knochenbett hinter dem ausgebohrten Mastoid (Mastoidektomie) unter die Haut eingepflanzt. Die Elektrode wird durch die Mastoidhöhle und in die basale Schneckenwindung durch das runde Fenster in die Scala tympani vorgeschoben.

Postoperative Prozessoranpassung Nach Abschluss der Wundheilung wird der Sprachprozessor individuell zur Optimierung des Hörergebnisses eingestellt. Bei Kindern erfordert dies spezielle Erfahrung. Die Einstellung muss mehrfach korrigiert werden. Regelmäßige technische Kontrollen sind lebenslang erforderlich, um technische Defekte erkennen und Neuerungen einbringen zu können.

Hör- und Sprachtraining Postlingual ertaubte Patienten können den durch das Implantat vermittelten Höreindruck mit dem abgespeicherten Höreindruck vergleichen und somit das Gehörte innerhalb weniger Wochen verstehen lernen. Sie erreichen in der Regel ein offenes Sprachverstehen ohne sonstige Hilfsmittel. Prälingual ertaubte Kinder müssen dagegen Hören als neue Sinnesmodalität begreifen und Sprache wie ein normalhörendes Kind erlernen und entwickeln. Dieser Prozess dauert daher Jahre und erfordert spezielle Cochlea-Implantat-Zentren für Kinder. Entscheidend für die normale Hör- und Sprachentwicklung sind die Früherkennung der Taubheit mit früher Implantation und ein intaktes psychosoziales Umfeld.

> **In Kürze**
>
> **Cochlea-Implantate**
> - Elektronische Hörprothesen zum funktionellen Ersatz des ausgefallenen Innenohres (bei Ausfall des Hörnerven als Hirnstamm- oder Mittelhirnimplantat)
> ▼

- Umsetzung des über den Sprachprozessor aufgenommenen Schallsignals in eine Abfolge elektrischer Impulse, die über die in die Scala tympani eingelegte Elektrode direkt die Hörnervenfasern reizen und unterschiedliche Tonhöheneindrücke auslösen
- Indikationen
  - Bei ein- und beidseitiger sensorischer Taubheit und intaktem Hörnerven sowie Hörbahnen. Auch bei Resthörigkeit, wenn das Sprachverstehen weniger als 40% beträgt.
  - Bei Hochtontaubheit für die elektroakustische Stimulation
  - Bei Kindern mit prälingualer Taubheit, sonst bei Patienten mit postlingualer Taubheit
- Cochlea-Implantat-Versorgung gliedert sich in Voruntersuchung, Operation, postoperative Anpassung und Hörsprachtraining

5.2.14 Ohrgeräusche

Engl. *tinnitus (aurium)*

- **Definition**
Unter Ohrgeräuschen versteht man abnorme auditorische Informationen aufgrund einer Störung im oder in der Nähe des Hörsystems. Bei objektiven Ohrgeräuschen wird eine in der Nähe des Innenohres gelegene körpereigene Schallquelle wahrgenommen, während den subjektiven Ohrgeräuschen = Tinnitus aurium eine fehlerhafte Informationsverarbeitung im Hörsystem zugrunde liegt. Es handelt sich um ein Symptom des geschädigten Hörsystems.

- **Ursachen und Pathophysiologie**
- - **Objektive Ohrgeräusche**
- **Vaskuläre Prozesse** wie Stenosen der A. carotis interna, a-v-Fisteln, Glomustumoren oder eine Anämie. Typisch ist der pulssynchrone Charakter.
- **Muskuläre Prozesse:** Spasmen der Binnenmuskeln des Mittelohres (M. stapedius,

M. tensor tympani) oder Myokloni der Gaumenmuskulatur machen sich als unregelmäßig klickende Geräusche bemerkbar.

- **Atemabhängige Geräusche** bei klaffender Tube. Die Geräusche werden an das Innenohr fortgeleitet und wie jeder andere akustische Reiz wahrgenommen. Die Ausschaltung der Ursache führt zu ihrem Verschwinden. Insgesamt sind sie selten.

■ ■ Subjektive Ohrgeräusche

Selten kommen sie bei Mittelohrschwerhörigkeiten wie der Otosklerose, der Otitis media oder dem Tubenkatarrh vor. Mit Beseitigung der Grundkrankheit sind sie zu bessern oder verschwinden. Sehr viel häufiger sind Ohrgeräusche im Rahmen einer **Schallempfindungsschwerhörigkeit** jeglicher Ursache. Ausmaß der Schwerhörigkeit und Schweregrad des Tinnitus korrelieren dabei nicht. Durch die Schädigung der Sinneszellen kommt es zu einer Veränderung der **Spontanaktivität** im Hörnerven, die als Hörempfindung wahrgenommen wird und sich allmählich verfestigt.

■ Diagnose

Auf Grund ihres plötzlichen Beginns, ihrer Persistenz sowie Fremdartigkeit gegenüber einem normalen akustischen Reiz werden Ohrgeräusche als bedrohlich empfunden. Es entwickeln sich häufig **Sekundärsymptome** wie Schlaf- und Konzentrationsstörungen, Abnahme der Leistungsfähigkeit oder Angstzustände. Aus dem Symptom wird eine eigenständige **Tinnitus-Krankheit**, der Tinnitus dekompensiert. Die Diagnostik darf sich daher nicht nur auf die Erfassung der Ursachen und des Hörverlustes beschränken. Sie umfasst folgende Stufen:

- Eine HNO-ärztliche Untersuchung einschließlich Nasopharyngoskopie und Auskultation des Ohres.
- Eine audiometrische Differenzialdiagnostik zur Bestimmung von Art, Ort und Schwere der Hörstörung inklusive Tympanometrie (Gefäßprozesse!).
- Das **Tinnitus-Matching** zur frequenzmäßigen Bestimmung und das **Tinnitus-Masking** zur Erfassung der Maskierbarkeit.
- Bildgebende Diagnostik einschließlich Kernspintomographie, Doppler-Sonographie der

hirnversorgenden Gefäße und digitaler Subtraktionsangiographie (Gefäßprozesse!).
- **Psychosomatische Exploration** zur Erfassung des subjektiv erlebten Schweregrades und der Sekundärsymptomatik.

■ Therapie

- Ermittlung der **Ursachen** und Aufklärung des Patienten als Basis des individuellen Therapieplans.
- Beratung des Patienten (**Counselling**).
- Beseitigung der Ursachen bei objektiven Ohrgeräuschen und Mittelohrschwerhörigkeiten.
- Therapie des akuten Tinnitus wie bei Hörsturz.
- Behandlung der zugrunde liegenden Hörstörung.
- Umfelddiagnostik zur Erfassung Tinnitus auslösender oder verstärkender Faktoren wie bei Hörsturz und Morbus Menière.
- Bei chronischem Tinnitus (mehr als 3 Monate): Ziel ist die Überführung in einen kompensierten Zustand.
- Medikamentöse Therapie mit Antiarrhythmika (Lidocain), Transmitter (Glutamat), Sedativa.
- **Tinnitus-Noiser** zur Aufmerksamkeitsverlagerung auf ein externes Geräusch, wird getragen wie ein Hörgerät und erzeugt ein »weißes« Rauschen.
- Im Zusammenhang mit einer begleitenden Psychotherapie und Entspannungsübungen zum Abbau der psychischen Belastung bei dekompensiertem Tinnitus wird von einer **Tinnitus-Retraining-Therapie** gesprochen. Dabei soll der pathologische Mustererkennungsprozess in der zentralen Hörbahn korrigiert werden.
- Langfristige Betreuung durch den Arzt erforderlich. Therapieergebnisse insgesamt unbefriedigend.
- Elektrostimulation durch ein Cochlea-Implantat führt häufig zu einer Suppression des Tinnitus bei Innenohrtaubheit.

In Kürze

Ohrgeräusche
- Objektive Ohrgeräusche: Vaskulär, myogen, tubenbedingt
- Subjektive Ohrgeräusche: Symptom einer Schädigung von Innenohr, Hörnerv oder Hörbahn
- Diagnostik: Wie bei Schwerhörigkeit
- Therapie: Ursachenbezogen
  - Akuter Tinnitus wie bei Hörsturz
  - Bei chronischem Tinnitus Behandlung der Hörstörung, Kompensation durch Counselling und Retraining

5.3 Verletzungen

Engl. *injuries*
Felsenbeinbruch ▶ Kap. 4.1.2.

5.4 Tumoren

Engl. *temporal bone tumors*

5.4.1 Akustikusneurinom

Häufigster Tumor ist das sog. Akustikusneurinom (Kleinhirnbrückenwinkeltumor, korrekt: Vestibularisschwannom).

■ **Definition**
Neurinom im inneren Gehörgang oder im Kleinhirnbrückenwinkel, meist ausgehend vom N. vestibularis. Zusammensetzung aus Zellen der Schwann-Scheide und reichlich Bindegewebselementen. Je nach Lokalisation unterschiedliche Primärsymptome.

■ **Symptome**
Bei intrameataler Ausbreitung mit Druck auf den VIII. Hirnnerven im inneren Gehörgang:
- Zunehmende einseitige Schwerhörigkeit (erstes Symptom) oder Hörsturz
- Ohrensausen (gelegentlich einziges Symptom)

- Schwindel, Gleichgewichtsstörungen (Nur bei Belastungen, selten Dauerschwindel, kaum Schwindelanfall. Bei allmählichem Vestibularisausfall – wie meist – kann Schwindel fehlen.)

Nachbarschaftssymptome bei großen Tumoren:
- Sensibilitätsstörungen im äußeren Gehörgang (Hitselberger-Zeichen durch Irritation des sensiblen Astes des N. auricularis post. des N. facialis)
- Fazialisparese (oft zuerst Schwäche des M. orbicularis oculi und Geschmacksstörung durch Ausfall der Chorda tympani, selten)
- Bei extrameataler Ausdehnung Trigeminushypästhesien (Kornealreflex abgeschwächt), Abduzensparese, Parese kaudaler Hirnnerven, später Kleinhirn- und Hirndrucksymptome

■ **Befund**
- **Einseitige**, meistens neurale oder sensorineurale **Schwerhörigkeit** (Hochtonschwerhörigkeit), später Taubheit (gelegentlich plötzliche Taubheit als erstes Symptom); Verlängerung der Leitzeit bei BERA wichtigster Befund; Ermüdbarkeit oder Fehlen des Stapediusreflexes; pathologische Hörermüdung.
- **Einseitige Untererregbarkeit oder Ausfall des Vestibularorgans** (thermische Prüfung!), nicht selten Spontannystagmus zum gesunden Ohr, Lage- oder Lagerungsnystagmus.
- **Bildgebende Verfahren:** Als Methode der Wahl Kernspintomographie nach Gabe von Gadolinium-DTPA (◘ Abb. 2.29b): Erfassung auch kleiner Tumoren, ehe sie im Computertomogramm erkennbar werden. Dort Erweiterung des inneren Gehörgangs erkennbar.

■ **Therapie**
Operative Entfernung (intraoperatives Monitoring N. VII und VIII!), bei Tumoren im inneren Gehörgang transtemporal, bei erloschenem Hörvermögen auch translabyrinthär durch den Otochirurgen, bei Tumoren im Kleinhirnbrückenwinkel auch nach subokzipitaler Trepanation (◘ Abb. 5.1). Bei kleinen Tumoren kann auch die weitere Entwicklung unter wiederholter Kontrolle mit MRT abgewartet (»wait and scan«) oder eine Radiotherapie (Gamma Knife,

H07
H05
F0

Cyber Knife, LINAC) mit dem Ziel eines Wachstumsstillstandes des Tumors durchgeführt werden.

- **Differenzialdiagnose**
- **Menière-Krankheit**, dabei Recruitment positiv, Bass-Schwerhörigkeit, bei BERA keine Verlängerung der Leitzeit, neurologische Befunde, Kernspintomographie und Computertomographie unauffällig.
- **Neurovaskuläres Kompressionssyndrom** durch Gefäßschlinge im inneren Gehörgang: einseitige Schwerhörigkeit und Schwindelzustände wie bei Morbus Menière und bei Akustikusneurinom. Gelegentlich mit Kernspintomographie (MR-Angiographie) nachweisbar.

5.4.2 Andere Tumoren

Neben dem Akustikusneurinom können Menigeome, Glomustumoren, Lipome, Hämangiome oder Metastasen auftreten.

In Kürze

Tumoren
- Akustikusneurinom: Häufigster Tumor des Felsenbeins
- Symptome abhängig von Größe und Lage
- Initial sensorineurale Schwerhörigkeit, Tinnitus und Schwindel
- Später Kompressionssymptome benachbarter Strukturen
- Therapie: Meistens chirurgisch, sonst »wait and scan« oder Radiotherapie

? Wie unterscheiden sich Hörsturz, Neuronitis vestibularis und Morbus Menière voneinander (▶ Abschn. 5.2, S. 112f)?

? Wie unterscheiden sich die prälinguale und die postlinguale Ertaubung voneinander (▶ Abschn. 5.2.10, S. 124)?

? Welche Schritte sind zu unternehmen, um ein Akustikusneurinom zu diagnostizieren (▶ Abschn. 5.4, S. 134)?

? Welche Formen der Innenohrschädigung durch Lärm kennen Sie (▶ Abschn. 5.2.6, S. 120f)?

? Was versteht man unter Altersschwerhörigkeit (▶ Abschn. 5.2.7, S. 121f)?

? Welche Medikamente sind ototoxisch (▶ Abschn. 5.2.8, S. 122f)?

? Welche Ursachen können Ohrgeräusche haben (▶ Abschn. 5.2.14, S. 132f)?

? Welche Indikationen bestehen für eine Hörgeräteversorgung und für eine Cochlea-Implantat-Versorgung (▶ Abschn. 5.2.12, S. 129 u. ▶ Abschn. 5.2.13, S. 131)?

? Benennen Sie verschiedene Formen der hereditären Schwerhörigkeit sowie möglicher Syndrome (▶ Abschn. 5.2.10, S. 124 u. ▶ Abschn. 5.2.11, S. 126)!

? Wie kann man einen endolymphatischen Hydrops nachweisen (▶ Abschn. 5.2.1, S. 113)?

? Welche Ursachen für Anfall- und Dauerschwindel kennen Sie (▶ Abschn. 5.2.1, S. 114f)?

Nase, Nebenhöhlen und Gesicht

Die Nase ist der zentrale Teil des Gesichtes. Sie ist ein wesentliches Element der individuellen Physiognomie und gehört zu den unverwechselbaren Kennzeichen. In der plastischen Chirurgie kommt ihr daher besondere Bedeutung zu. Funktionell stellt sie den Eintritt in die oberen Luftwege dar. Die Einatmungsluft wird in dieser »Klimaanlage« auf schleimhautverträgliche Konditionen gebracht. Gleichzeitig ist sie als Sitz des Riechsinnes ein Warn- und Genussorgan. Gewährleistet werden diese Funktionen durch eine hochdifferenzierte Schleimhaut, die ein komplexes Strömungssystem auskleidet. Die zunehmende Umweltbelastung einerseits, die Veränderung der Wohn- und Arbeitsbedingungen andererseits führen zu starken Belastungen der Schleimhaut, die mit vorwiegend chronischen Entzündungen allergischer und nichtallergischer Genese in steigender Häufigkeit darauf reagiert.

Die Nebenhöhlen als funktionell abhängige pneumatische Räume sind ebenso wie die Tube häufig bei akuten und chronischen entzündlichen Prozessen mitbeteiligt. Von ihnen können z. T. lebensbedrohliche Komplikationen durch ihre Nachbarschaft zum intrakraniellen Raum und zur Orbita auch bei Verletzungen ausgehen. Sie sind ebenso wie die Nasenhaupthöhle Ursprungsort von Tumoren, die durch ihre Ausbreitung in die umgebenden Strukturen ausgedehnte Operationen und umfangreiche plastisch-rekonstruktive und rehabilitative Maßnahmen zur Kompensation funktioneller Ausfälle und ästhetischer Defekte erforderlich machen.

Dies trifft in besonderem Maße für das Gesicht zu. Die Gesichtshaut ist Manifestationsort zahlreicher internistischer und dermatologischer Krankheiten.

Beispiel

Vor 3 Jahren erlitt der Patient bei einem Autounfall Gesichts- und Kopfverletzungen. Eine blutig-wässrige Nasensekretion sistierte nach einigen Tagen. Jetzt kam es im Rahmen eines akuten Infektes der oberen Luftwege zu heftigen Kopfschmerzen, verbunden mit Lichtscheu, Erbrechen und Bewusstseinstrübung. Die Liquoruntersuchung ergab 5000/3 Zellen. Außerdem konnten Pneumokokken nachgewiesen werden. Unter adäquater antibiotischer Therapie heilte die Meningitis aus. Bei der danach durchgeführten Computertomographie der Rhinobasis zeigte sich ein knöcherner Defekt des Siebbeindaches, der operativ revidiert werden musste. Intraoperativ ergab sich eine nur durch eine dünne Narbe verschlossene Duradehiszenz, aus der Liquor austrat. Es wurde eine Duraplastik zum Verschluss durchgeführt, um weiteren Meningitiden vorzubeugen.

■ Entwicklung

Der Gesichtsschädel bildet sich aus mehreren Wülsten des Vorderkopfes. Aus dem Stirnwulst entstehen der mediale und der laterale Nasenwulst, die die Riechgruben und später die Riechschläuche umgeben. Aus dem medialen Nasenwulst werden Nasenrücken und vorderes Septum, aus den lateralen die Nasenflügel.

Von den **Oberkieferwülsten** aus wachsen die **Gaumenfortsätze**, die den Gaumen bilden und damit Mund- und Nasenhöhle voneinander trennen. Durch das Zusammenwachsen von Nasenseptum und Gaumenplatte entstehen die rechte und die linke Nasenhaupthöhle (◘ Abb. 6.1). An der lateralen Nasenwand bilden sich aus Schleimhautwülsten und Skeletteinlagerungen die **Nasenmuscheln**. Dazwischen entstehen Ausbuchtungen des Nasenepithels, die zur Ausbildung der **Nasennebenhöhlen** führen. Zur Zeit der Geburt sind Kieferhöhle und Siebbeinzellen nur klein, Stirnhöhle und Keilbeinhöhle noch gar nicht vorhanden. Das Wachstum der Nebenhöhlen ist erst zwischen dem 15. und 20. Lebensjahr beendet.

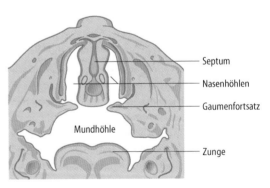

◘ **Abb. 6.1** Entwicklung der Nasenhöhlen und der Mundhöhle (nach Stark)

Anatomie und Physiologie

Die Nase besteht aus einem knöchernen und einem knorpligen Teil. Die Nasenscheidewand teilt die Nase in zwei Nasenhöhlen. Innen ist die Nase mit Schleimhaut ausgekleidet. Im vorderen Bereich der Nase befindet sich in der Nasenschleimhaut ein Venenplexus, der als Locus Kiesselbach bezeichnet wird. Bei starkem Nasenbluten stammt das Blut meist aus diesem Venengeflecht.

Die **Nasenschleimhaut** unterteilt sich in zwei Regionen:

- Regio respiratoria und
- Regio olfactoria.

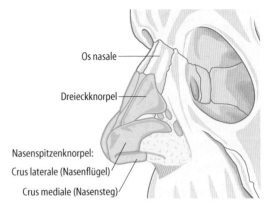

Die Nasennebenhöhlen sind luftgefüllte Hohlräume im Oberkiefer, in Stirnbein, im Siebbein und im Keilbein, die mit der Nasenhaupthöhle in Verbindung stehen.

Die **Funktionen** der Nase sind:

- Regulieren des Atemstroms, Erwärmen, Anfeuchten und Reinigen der Atemluft,
- Reflexfunktion (Niesreiz),
- Abwehrfunktion,
- sie enthält das Riechorgan und hat somit die Funktion des Riechsinns und
- sie dient der Sprachbildung.

6.1   Äußere Nase (◘ Abb. 6.2)

6.1.1   Knöcherner Teil

Engl. *nasal bone*
Der feste knöcherne Teil (**Nasenpyramide**) setzt sich auf jeder Seite zusammen:

- lateral aus dem Stirnfortsatz des Oberkiefers,
- kranial aus dem Nasenfortsatz des Stirnbeins und
- medial aus dem Nasenbein (Os nasale).

Die Öffnung der knöchernen Nase ist die **Apertura piriformis**.

6.1.2   Knorpliger Teil

Engl. *nasal cartilages*
Der **bewegliche knorplige Teil** besteht auf jeder Seite aus dem Dreieckknorpel (Cart. triangularis = Cartilago nasi lateralis), der mit der knöchernen Nase

Os nasale

Dreieckknorpel

Nasenspitzenknorpel:
Crus laterale (Nasenflügel)
Crus mediale (Nasensteg)

◘ **Abb. 6.2** Äußere Nase

und dem knorpligen Septum verbunden ist, und dem **Nasenspitzenknorpel** (Cartilago alaris major), der mit dem Crus mediale (Nasensteg, Columella) und dem Crus laterale (Nasenflügel) die Form des Nasenlochs und den Nasendom bildet. Das die knorplige Nase stützende **knorplige Septum** (Cartilago septi nasi) ist für die Höhe der Nasenspitze und zusammen mit den knöchernen Nasenbeinen für die Höhe des Nasenrückens und die Form der äußeren Nase entscheidend (Höckernase, Sattelnase, Schiefnase!).

Der von äußerer Haut mit Talgdrüsen und Haaren (Vibrissae, Furunkelbildung aus den Haarfollikeln!) ausgekleidete, vom Nasenspitzenknorpel umschlossene Teil des Naseninneren ist der Nasenvorhof (**Vestibulum nasi**). Er endet am engen, atemphysiologisch wichtigen »inneren Nasenloch« (= Nasenklappe, Limen nasi) an der unteren Kante des Dreieckknorpels.

Gefäße und Nerven

- A. dorsalis nasi aus A. ophthalmica (A. carotis interna)
- A. angularis aus A. facialis (A. carotis externa)
- Die V. angularis hat Abfluss einerseits über die V. ophthalmica zum Sinus cavernosus (Kavernosusthrombose bei Oberlippen- und Nasenfurunkel!), andererseits über die V. facialis in die V. jugularis interna
- Lymphabfluss besteht über die submandibulären Lymphknoten
- Motorische Versorgung der mimischen Muskulatur durch N. facialis
- Sensible Versorgung durch N. trigeminus

6.2 Innere Nase

6.2.1 Nasenhaupthöhle

Engl. *nasal cavity*

Nasenwände

Die **Nasenscheidewand (Septum nasi, ◘ Abb. 6.3)** trennt rechte und linke Nasenhöhle und bildet jeweils die mediale Nasenwand. Das Septum besteht aus dem vorderen knorpligen Teil (**Lamina quadrangularis** = Cartilago septi nasi) und dem hinteren knöchernen Teil, der sich aus der **Lamina perpendicularis** des Siebbeins und dem **Vomer** zusammensetzt. Die vordere Kante der Nasenscheidewand gehört zum Nasensteg. Verbiegungen der Nasenscheidewand und Leistenbildungen am Vomer sind häufig und können die Nasenatmung behindern.

Die **Nasenhaupthöhle** reicht vorn von der **Nasenklappe** bis hinten zu den **Choanen**.
- Das Dach wird gebildet vom Nasenbein, der Lamina cribrosa des Siebbeins (Teil der Schädelbasis!) und dem Keilbeinkörper.
- Der Boden entspricht dem harten Gaumen. Er enthält im vorderen Abschnitt den Canalis incisivus mit dem N. nasopalatinus.
- Die laterale Nasenwand (◘ Abb. 6.4) ist zusammengesetzt aus Teilen des Oberkiefers, des Tränenbeins, des Gaumenbeins und des Keilbeins. Sie trägt die Nasenmuscheln (Conchae nasales), von denen die obere und die mittlere Muschel zum Siebbein gehören, die untere dagegen einen selbständigen Knochen bildet.

Unter der **unteren Muschel** (= unterer Nasengang) mündet der Tränennasengang (Ductus nasolacrimalis).

Unter der **mittleren Muschel** (= mittlerer Nasengang) liegt das Infundibulum ethmoidale, das sich nasenwärts über den Hiatus semilunaris öffnet. Im Hiatus endet der Ausführungsgang der Stirnhöhle (Ductus nasofrontalis). Über das Infundibulum ethmoidale in den Hiatus erfolgt auch der Abfluss aus dem Kieferhöhlenostium. Es münden unter der mittleren Muschel außerdem das sekundäre Ostium der Kieferhöhle im Bereich der Fontanelle und die vorderen Siebbeinzellen.

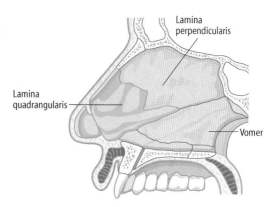

◘ **Abb. 6.3** Nasenscheidewand

Unter der **oberen Muschel** (= oberer Nasengang) münden die hinteren Siebbeinzellen. Das Ostium der Keilbeinhöhle liegt hinter der oberen Muschel (Nebenhöhlenöffnungen und Nasengänge = »ostiomeatale Einheit«).

❯ Die mittlere Muschel kann pneumatisiert sein und durch die Vorwölbung in den mittleren Nasengang sowohl die Ostien der Nebenhöhlen als auch die Nasenatmung verlegen (sog. Concha bullosa).

Auskleidung und Riechsinn

Die Schleimhautauskleidung besteht in der **Regio respiratoria** aus einem mehrschichtigen, Schleimdrüsen enthaltenden **Flimmerepithel**, dessen Flimmerstrom zum Rachen hin gerichtet ist. Lediglich in der **Regio olfactoria** (◘ Abb. 6.4 und ◘ Abb. 6.5) im Bereich der oberen Muschel, dem Nasendach und den obersten Septumanteilen, die zusammen die Rima olfactoria bilden, findet man **Sinnesepithel**, bestehend aus Riechzellen (bipolare Nervenzellen, primäre Sinneszellen) und Stützzellen. Von hier aus gelangen die marklosen **Fila olfactoria** (N. olfactorius = N. I) durch die Lamina cribrosa zum Bulbus olfactorius (möglicher Weg aufsteigender Infektionen zum Schädelinneren!). Die Riechbahn verläuft weiter über den Tractus olfactorius zum Riechzentrum in der Hippocampusregion. In den Nasenmuscheln und am vorderen oberen Septum befindet sich **Schwellgewebe**, das Bluträume enthält und durch das das Nasenlumen reflektorisch (vegetativ gesteuert) verengt oder erweitert werden kann.

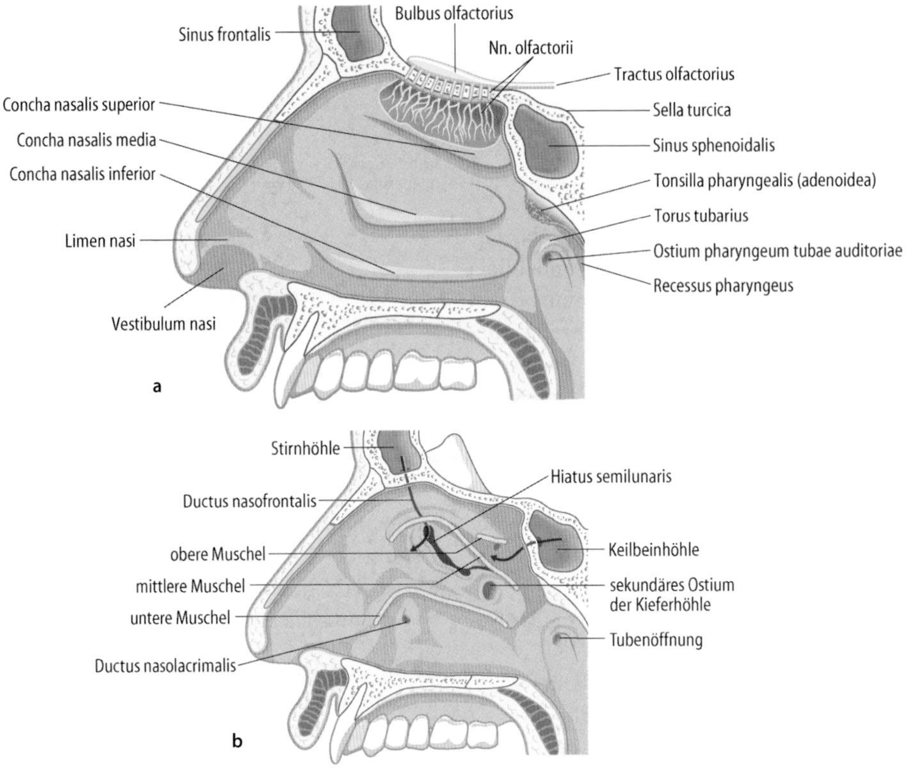

Abb. 6.4a,b (Labels):

- Sinus frontalis
- Bulbus olfactorius
- Nn. olfactorii
- Tractus olfactorius
- Concha nasalis superior
- Sella turcica
- Concha nasalis media
- Sinus sphenoidalis
- Concha nasalis inferior
- Tonsilla pharyngealis (adenoidea)
- Torus tubarius
- Limen nasi
- Ostium pharyngeum tubae auditoriae
- Recessus pharyngeus
- Vestibulum nasi

a

- Stirnhöhle
- Hiatus semilunaris
- Ductus nasofrontalis
- obere Muschel
- Keilbeinhöhle
- mittlere Muschel
- sekundäres Ostium der Kieferhöhle
- untere Muschel
- Tubenöffnung
- Ductus nasolacrimalis

b

◻ **Abb. 6.4a,b** Laterale Nasenwand. **a** Muscheln und Regio olfactoria; **b** Muscheln abgetrennt mit Ausführungsgängen der Nasennebenhöhlen

Schwellgewebspolster an den Ostien können die Belüftung und den Abfluss aus den Nasennebenhöhlen behindern.

Gefäßversorgung

Die Nase ist gut mit Blutgefäßen versorgt, um ihre Funktion (Anwärmen der Atemluft) erfüllen zu können. Die beiden Stromgebiete der A. carotis externa und interna bilden hier umfangreich Anastomosen (◻ Abb. 6.5).

Von oben Aa. ethmoidales ant. et post. aus A. ophthalmica (A. carotis interna).

Von hinten

- Die A. nasalis post. lat. für die laterale Nasenwand und die A. nasalis post. septi für das Nasenseptum entstammen der A. sphenopalatina aus A. maxillaris (A. carotis externa).
- Die A. nasalis post. septi geht über in die A. nasopalatina und verläuft durch das Foramen incisivum zum Gaumen, wo sie mit der A. palatina major anastomosiert.
- Im vorderen Septumabschnitt findet sich ein oberflächlich liegendes Gefäßgeflecht, der **Locus Kiesselbachi** (häufige Blutungsquelle).
- Venöser Abfluss über V. ophthalmica und V. facialis.

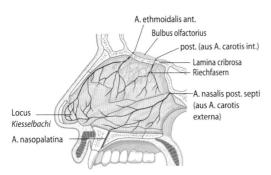

Abb. 6.5 (Labels):

- A. ethmoidalis ant.
- Bulbus olfactorius
- post. (aus A. carotis int.)
- Lamina cribrosa
- Riechfasern
- A. nasalis post. septi (aus A. carotis externa)
- Locus Kiesselbachi
- A. nasopalatina

◻ **Abb. 6.5** Gefäßversorgung der Nase (Nasenseptum mit Regio olfactoria). Die Riechfasern treten durch die Lamina cribrosa der Schädelbasis und enden im Bulbus olfactorius

- Lymphabfluss über die submandibulären, die retropharyngealen und die tiefen Halslymphknoten.
- Sensible Versorgung durch den ersten und zweiten Trigeminusast (N. V1 und N. V2). Vegetative Versorgung ▶ S. 144.

6.2.2 Nasennebenhöhlen

Engl. *paranasal sinuses*
Die Nebenhöhlen sind mit **dünnem Flimmerepithel** ausgekleidet (■ Abb. 6.6). Der Flimmerstrom ist zur Reinigung der Höhlen nach den **Ostien** gerichtet, in der Kieferhöhle also nach oben, in der Stirnhöhle nach unten. Durch die Ostien (Ausführungsgänge) stehen die Nebenhöhlen mit der Nasenhaupthöhle in Verbindung. Alle Nebenhöhlen haben topographische Beziehungen zur Orbita bzw. zum N. opticus. Ihre Funktion ist ungeklärt (Resonanzraum?). Bei der Entwicklung der Form der Nebenhöhlen sollen statische Momente eine Rolle spielen. Die pneumatischen Räume führen zu einer **Gewichtserleichterung** des Schädels.

❯ Die Nebenhöhlen (außer der Kieferhöhle) grenzen mit ihren knöchernen Wänden (Teil der Rhinobasis) an den intrazerebralen Raum und stehen dadurch in Kontakt mit den Hirnhäuten (Meningitisgefahr! Verletzungen der Dura bei Frakturen!).

Kieferhöhle (Sinus maxillaris)

Die Kieferhöhle hat die Form einer vierseitigen Pyramide, deren Basis die mediale Wand ist.

Die **mediale (nasale) Wand** entspricht der lateralen Wand der Nasenhaupthöhle. Sie ist in den oberen Abschnitten bindegewebig (Fontanelle mit sekundärem Ostium). An ungünstig hochgelegener Stelle befindet sich das **Ostium**, das hinten im Infundibulum ethmoidale mündet. Über das Infundibulum und den Hiatus semilunaris (■ Abb. 6.4) des mittleren Nasengangs fließt das Sekret in die Nase ab.

Die **obere (orbitale) Wand** bildet das Kieferhöhlendach und entspricht dem Orbitaboden. In dieser Wand verläuft der **N. infraorbitalis** (N. V2), gelegentlich ohne knöcherne Abdeckung gegenüber

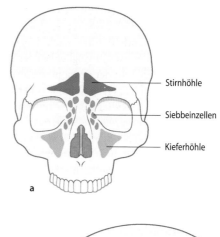

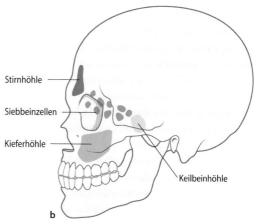

■ **Abb. 6.6a,b** Topographie der Nasennebenhöhlen. **a** Von vorne; **b** von der Seite

der Kieferhöhle (dadurch Gefährdung des Nerven bei Kieferhöhlenentzündungen und bei Operationen!). Im hinteren Winkel zwischen medialer und oberer Wand kann man bei Operationen die hinteren Siebbeinzellen erreichen.

Die **vordere (faziale) Wand** enthält im oberen Abschnitt das **Foramen infraorbitale**, durch das der Nerv austritt. Im lateralen Winkel zwischen oberer und vorderer Wand liegt die Jochbeinbucht (**Recessus zygomaticus**).

Die **untere Wand** bildet den Kieferhöhlenboden mit der Alveolarbucht (**Recessus alveolaris**). Hier wölben sich häufig, nur durch dünne Knochenlamellen getrennt, die Wurzeln der Backenzähne vor (Ausgang der odontogenen Kieferhöhleneiterungen, vor allem vom 2. Prämolaren und vom 1. Molaren).

Die **hintere Wand** grenzt an die **Fossa pterygopalatina**, die den venösen Plexus pterygoideus und die **A. maxillaris** enthält (dort nach Wegnahme der Kieferhöhlenhinterwand Möglichkeit der Unterbindung der Arterie). In der Fossa pterygopalatina liegt auch das vom N. petrosus major (über N. canalis pterygoidei = N. vidianus) versorgte **Ganglion pterygopalatinum** (vegetative Steuerung der Nasenschleimhaut und der Schwellkörper in den Muscheln: parasympathisch = Sekretion verstärkend und Vasodilatation, sympathisch = Sekretion hemmend und Vasokonstriktion).

Siebbeinzellen (Cellulae ethmoidales = Sinus ethmoidalis)

Etwa 8–10 Zellen (Siebbeinlabyrinth), sie grenzen
- vorn oben an die Stirnhöhle,
- oben (**Siebbeindach**) an die Schädelbasis (Gefahr aufsteigender Infektionen und intrakranieller Komplikationen!),
- lateral (**Lamina papyracea** = Lamina orbitalis) an die Orbita (Durchbruch von Siebbeineiterungen in die Orbita!),
- medial an die oberen Bezirke der **lateralen Nasenwand** mit mittlerer und oberer Muschel,
- hinten an die **Keilbeinhöhle** und
- unten lateral an die **Kieferhöhle**.

Die **vorderen Siebbeinzellen** münden mit ihren Ostien über das Infundibulum ethmoidale in den **mittleren**, die **hinteren** in den oberen Nasengang (■ Abb. 6.4). Eine der vorderen Siebbeinzellen (**Bulla ethmoidalis**) kann sich in den mittleren Nasengang vorwölben und die mittlere Muschel zum Septum drängen.

Stirnhöhle (Sinus frontalis)

Sie entwickelt sich zwischen Lamina externa und interna des Stirnbeins, ist rechts und links oft verschieden groß, buchtenreich und gekammert und von der Stirnhöhle der anderen Seite durch das **Septum interfrontale** getrennt. Es grenzt kaudal an das Septum nasi. Gelegentlich kann sie ganz fehlen (Aplasie).

- Der **Boden** der Stirnhöhle grenzt an die Orbita und entspricht Teilen des Orbitadaches (Durchbruch von Stirnhöhleneiterungen in die Orbita!). Im Orbitadach läuft der erste Trigeminusast (N. V1) nach vorn zum Foramen supraorbitale.
- Die **Hinterwand** ist ein Teil der vorderen Schädelbasis (Gefahr intrakranieller Komplikationen!).
- Die **Vorderwand** entspricht den supraorbitalen Stirnpartien.

Der Ausführungsgang (**Ductus nasofrontalis** im Recessus frontalis), nicht selten geschlängelt, liegt am tiefsten Punkt der Stirnhöhle, kann durch Siebbeinzellen eingeengt sein und mündet über das Infundibulum vorn im Hiatus semilunaris in den mittleren Nasengang (■ Abb. 6.4).

Keilbeinhöhle (Sinus sphenoidalis)

Sie liegt im Keilbeinkörper rechts und links, meist verschieden groß, durch ein Septum getrennt.
- Den **Boden** bilden das Dach der Choane und das Rachendach.
- Die **Hinterwand** ist sehr dick (Clivus). Dahinter liegt die hintere Schädelgrube.
- Das **Dach** grenzt an die Sella turcica mit der Hypophyse (operativer Zugang zur Hypophyse) und an die vordere und mittlere Schädelgrube (benachbart Foramen opticum und Chiasma opticum).
- Die **Seitenwand** hat enge Beziehungen zur A. carotis interna, zum Canalis opticus und zum Sinus cavernosus (Kavernosusthrombose!).
- In der **Vorderwand** befindet sich oben das Ostium. Es mündet hinter der oberen Muschel (■ Abb. 6.4).

> **Die Keilbeinhöhle weist die meisten Beziehungen zu anatomisch wichtigen Nachbarstrukturen auf, die bei operativen Eingriffen unbedingt zur Vermeidung lebensbedrohlicher Komplikationen beachtet werden müssen.**

Entwicklung und Anatomie der Nase und Nasennebenhöhlen
- Aus dem Stirnwulst entstehen die Nasenwülste.
- Oberkieferwülste bilden den Gaumen.
- Vereinigung mit dem medialen Nasenwulst teilt die Nase in zwei Hälften (Septum).
- Äußere Nase
  - Knöcherner Teil (Nasenpyramide) aus Os maxillare, Os frontale und Os nasale
  - Knorpeliger Teil aus Dreiecks-, Nasenspitzen- und Septumknorpel mit Vestibulum nasi
  - Arterielle Gefäßversorgung: A. carotis interna und externa
  - Venöser Abfluss: über V. angularis in den Sinus cavernosus und in die V. facialis
  - Innervation des Gesichtes: N. facialis (motorisch) und N. trigeminus (sensibel)
- Innere Nase: Nasenhaupthöhle und Nasennebenhöhlen
- Nasenhaupthöhle
  - Nasenscheidewand: knorpeliger und knöcherner Anteil
  - Nasendach mit Lamina cribrosa
  - Laterale Wand aus Os maxillare, Os lacrimale, Os palatinum, Os ethmoidale, Os sphenoidale mit Conchae nasales, Einmündungen der Nasennebenhöhlen
  - Auskleidung mit respiratorischem und olfaktorischem Epithel
  - Regio olfactoria mit Sinnesepithel in der Riechspalte
  - Schwellkörper der Muscheln
  - Gefäßversorgung aus A. carotis interna (Arteriae ethmoidales) und A. carotis externa (A. sphenopalatina aus der A. maxillaris)
  - Beide Gefäßkreisläufe vereinigen sich am Locus Kiesselbachi der Septumschleimhaut vorne
- Nasennebenhöhlen
  - Nachbarschaftsbeziehungen zu Mundhöhle, Orbita und Frontobasis
  - Kieferhöhle: Beziehung zur Orbita, Oberkiefer, Tränensack und Tränenweg, N. infraorbitalis und Zahnwurzeln
  - Siebbeinzellen: Beziehung zu Orbita, Frontobasis, Kieferhöhle, Keilbeinhöhle, diesen Nebenhöhlen vorgeschaltet
  - Stirnhöhle: Beziehung zu Frontalhirn und N. supraorbitalis, dünner Ausführungsgang
  - Keilbeinhöhle mit direktem Bezug zu N. opticus, A. carotis interna, Hypophyse, Sinus cavernosus und hinterer Schädelgrube

6.3 Physiologie

Engl. *physiology*
Die Nase erfüllt eine wichtige Funktion bei der Atmung und Konditionierung der Atemluft. Sie ist Sitz des Riechsinns und bei der Sprachbildung beteiligt.

6.3.1 Nasenatmung

Engl. *nasal breathing*
Der Hauptluftstrom streicht bei der **Inspiration** zwischen unterer und mittlerer Muschel vom Naseneingang zur Choane (laminare und turbulente Strömung), bei der **Exspiration** etwas tiefer in der Gegenrichtung durch die Nase.

Die **respiratorischen, vegetativ gesteuerten Funktionen** der Nase bestehen in:
- **Regulieren des Atemstroms** und Anpassung an den momentanen Bedarf. Der Nasenwiderstand wechselt – je nach Blutfüllung – auch zwischen beiden Nasenhälften und ist abhängig vom körperlichen Aktivitätsgrad, körpereigenen und Umwelteinflüssen. Er weist einen **zirkadianen Rhythmus** auf.
- **Erwärmen der Atemluft** (32–34°C) durch unterschiedliche Blutfüllung der Schleimhaut und der Schwellkörper der Muscheln.

- **Reinigen der Atemluft** von Staubteilchen und von kleinen Fremdkörpern durch die Haare (Vibrissae) des Nasenvorhofs und durch den vom Flimmerepithel unterhaltenen Sekretstrom, der zum Rachen gerichtet ist (mukoziliäre Clearance).
- **Anfeuchten der Atemluft** durch Wasserverdunstung und Abgabe von Nasensekret, das gleichzeitig die Schleimhaut vor Austrocknung schützt.
- **Reflexfunktion** mit Nies-, Tränen- und Hustenreflex sowie Atemreflex (Atemstillstand bei plötzlich eindringendem Wasser).

Abwehrfunktion:
- **Sekretorische Immunität** durch bakterielle Enzyme (Lysozym, Laktoflavin), leukozytäre Mediatoren (Eosinophiles kationisches Protein = ECP, Leukotriene) und Immunglobuline (IgA, IgG) im viskösen Sekretfilm.
- **Unspezifische Detoxikation** von Gasen, z. B. Ozon oder SO_2 intrazellulär durch Zytochrom-P-450, Superoxiddismutase, Glutathionperoxidase.

- **Pathophysiologie**
Eine **Behinderung der Nasenatmung** führt zur **Mundatmung** und wirkt sich ungünstig auf die tiefen Atemwege aus (Austrocknung, Reizung, Entzündung der Schleimhaut).

Reflektorisch durch Sympathikus und Parasympathikus (Ggl. pterygopalatinum), hormonell, durch Entzündungen, Allergien oder durch mechanische, thermische und chemische Reize sowie durch parenteral gegebene Medikamente kann es zu **verstärkten Füllungszuständen der Muscheln** und zu vermehrter Sekretion kommen. Einatmen von warmer Luft führt zum Abschwellen, Einatmen von kalter Luft zum Anschwellen der Muscheln und zu vermehrter Sekretion. Auch kalte Füße z. B. verursachen reflektorisch Muschelschwellungen. Der **Niesreflex** wird durch Reizung der Trigeminusäste ausgelöst.

6.3.2 Riechsinn

Engl. *sense of smell*

- **Definition**
Es handelt sich um einen Chemosensor zur Wahrnehmung von Duftmolekülen.

Stoffantransport

Bei schnuppernder Atmung gelangen Luftwirbel mit wasserlöslichen Riechstoffen in gas- oder staubförmigem Zustand vom Naseneingang her und beim Schlucken oder Ausatmen über den Nasenrachenraum (**gustatorisches Riechen**) bis in die **Regio olfactoria**. Die Riechmoleküle lösen sich im Schleim, der die Riechzellen des Riechepithels bedeckt. Sie gelangen zu den Poren der Riechhaare dieser Neurone. In den sich anschließenden Riechkölbchen sind **spezifische Rezeptorproteine** (Odor Binding Proteins) verankert (◻ Abb. 6.7). Aus mehreren Zellen mit denselben Rezeptoren bilden sich überlappende Inseln, zu denen ein spezifischer Duftstoff passt wie der Schlüssel zum Schloss. Über G-Proteine wird die Adenylatzyklase zur Erzeugung des Second messenger cAMP aktiviert. Über spezielle Ionenkanäle kommt es zum Aufbau eines Rezeptorpotenzials.

Erregungsleitung

Bei Überschreiten eines Schwellenwertes kommt es zur Auslösung eines fortgeleiteten Aktionspotenzials im **N. olfactorius**. Von dort wird die Erregung über den Bulbus olfactorius zum limbischen System (Hippocampus) weitergeführt und zur Geruchswahrnehmung verarbeitet (◻ Abb. 6.4a).

Vieles, was man zu **schmecken** glaubt, wird in Wahrheit gerochen. Über den Schmecksinn werden nur die Geschmacksqualitäten süß, salzig, sauer, bitter und umami (fleischig) wahrgenommen. Bei konstanter Riechstoffkonzentration kommt es rasch zu einer **Adaption** und damit Minderung der Riechempfindung (Anosmie ▸ Kap. 7.5).

Das vomeronasale Organ (Jacobson-Organ)

Anatomie. Dünner, blind endender Schlauch als Einstülpung der Nasenschleimhaut von 2–8 mm Länge und 0,2–2 mm Durchmesser im unteren vorderen Teil des Septum. Auskleidung mit läng-

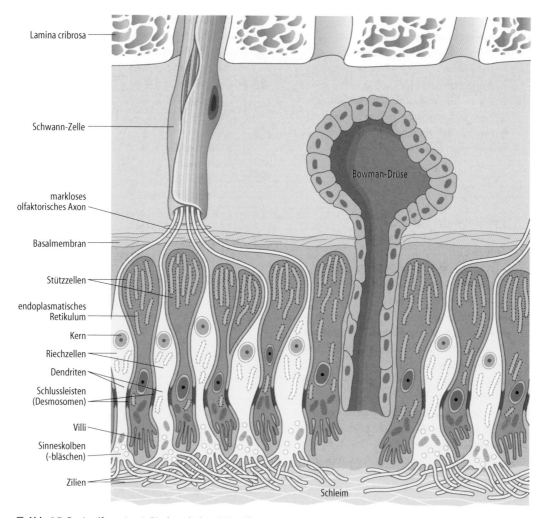

Lamina cribrosa

Schwann-Zelle

markloses
olfaktorisches Axon

Basalmembran

Stützzellen

endoplasmatisches
Retikulum

Kern

Riechzellen

Dendriten

Schlussleisten
(Desmosomen)

Villi

Sinneskolben
(-bläschen)

Zilien

Bowman-Drüse

Schleim

☐ Abb. 6.7 Regio olfactoria mit Riechepithel und Fila olfactoria

lichen Sinneszellen, an die Nervenfasern anschließen. Am Eingang zahlreiche Drüsen.

Funktion Detektion der Pheromone (Sexuallockstoffe), die in der Drüsenflüssigkeit gelöst und zu den Sinneszellen geleitet werden.

6.3.3 Sprachbildung

Engl. *articulation*
Die Nase und wohl auch die Nasennebenhöhlen dienen beim Sprechen als **Resonanzraum**. Die Konsonanten m, n und ng (sog. Resonanten oder Rhinophone) werden gesprochen, ohne dass der Nasenrachenraum durch das Gaumensegel abgeschlossen ist. Die Luft strömt durch die Nase aus.

Beim geschlossenen Näseln (**Rhinophonia clausa** = Rhinolalia clausa) ist dieser Luftstrom durch eine verlegte Nase behindert, die Sprache klingt tot; Stockschnupfensprache bei Rhinitis, vergrößerter Rachenmandel, Tumoren, Polypen. Der Resonanzraum fehlt.

Beim offenen Näseln (**Rhinophonia aperta** = Rhinolalia aperta,) haben alle Laute einen nasalen Beiklang. Es fehlt der Abschluss des Nasenrachenraumes, z. B. bei Vorliegen einer Gaumensegellähmung oder einer Gaumenspalte.

Praxisbox

Nachweis des offenen Näselns

- Beim Vorhalten eines **Spiegels** vor die Nase entsteht bei den Verschlusslauten p und t ein Atemfleck.
- Bei der **a/i-Probe** (Gutzmann) spürt man beim Zuhalten der Nase ein Vibrieren der Nasenflügel während des Vokals i. Das i hat außerdem einen nasalen Beiklang.

In Kürze

Physiologie der Nase

- Nasenatmung mit Konditionierung der Atemluft
- Regulation durch Änderung der Blutfüllung der Schleimhaut und Nasenmuscheln
- Reflexfunktion (Niesen)
- Abwehrfunktion
- Behinderte Nasenatmung führt zu Mundatmung (meist durch Muschelhyperplasie oder Formänderung).
- Riechsinn ist ein Chemosensor in der Regio olfactoria.
- In Schleim gelöste Riechmoleküle binden an spezifische Rezeptorproteine nach dem Schlüssel-Schloss-Prinzip.
- Erregungsleitung über Fila olfactoria zum Bulbus olfactorius und zum limbischen System
- Abgrenzung zum Schmecksinn
- Vomeronasales Organ zur Detektion von Pheromonen
- Rhinolalie als Störung der Sprachbildung

❓ Beschreiben Sie die Ausführungsgänge der Nasennebenhöhlen (▶ Abschn. 6.2.1, S. 141f)!

❓ Wie erfolgt die arterielle Versorgung der inneren Nase (▶ Abschn. 6.2.1, S. 142)?

❓ An welche anatomischen Strukturen grenzen Siebbein und Keilbeinhöhle (▶ Abschn. 6.2.2, S. 144)?

❓ Aus welchen anatomischen Strukturen bestehen die Wände der Nasenhaupthöhle (▶ Abschn. 6.2.1, S. 141)?

❓ Welche respiratorischen Funktionen hat die Nasenhaupthöhle (▶ Abschn. 6.3.1, S. 145f)?

❓ Erläutern Sie den Riechvorgang (▶ Abschn. 6.3.2, S. 146)!

❓ Wie ist die Nase an der Sprachbildung beteiligt (▶ Abschn. 6.3.3, S. 147)?

Untersuchungsmethoden

Die Anamnese und die Inspektion bilden die Grundlage für die weiteren spezifischen rhinologischen Untersuchungen. Zur Funktionsprüfung gehören die Kontrolle der Luftdurchgängigkeit der Nase, die Funktionsdiagnostik der Nasenschleimhaut und die Überprüfung der Riechfunktion. Die Untersuchung der Nasennebenhöhlen erfolgt durch Endoskopie, bildgebende Verfahren wie Röntgenaufnahmen, CT oder MRT und durch die Sonographie. Die Ergebnisse der Untersuchungen bilden die Basis für die Behandlung.

7.1   Anamnese

Engl. *anamnesis*

Bei der Erhebung der Vorgeschichte ist zu fragen nach:

- **Schmerzen:** Wo lokalisiert, zu welcher Tageszeit besonders heftig?
- **Behinderung der Nasenatmung:** Ständig oder nur unter besonderen Bedingungen, einseitig oder beidseitig?
- **Sekretabfluss:** Wässrig, eitrig, blutig, krustig, nach vorn oder in den Rachen?
- **Störungen der Geruchswahrnehmung?**

7.2   Inspektion

Engl. *inspection*

Bei der Inspektion von Nase und Gesicht ist zu achten auf:

- **Form der äußeren Nase** (angeborene, traumatische, tumoröse Veränderungen)
- **Verfärbung** (Entzündung, Hämatom der Nase, der Augenlider, des Gesichtes)
- **Schwellung** (Furunkel, Trauma, Emphysem der Gesichtsweichteile)
- **Befund im Naseninneren**

7.2.1   **Anteriore Rhinoskopie** (◨ Abb. 7.1)

Engl. *anterior rhinoscopy*

> **Praxisbox**
>
> **Anteriore Rhinoskopie**
> Lichtquelle und Stirnreflektor oder Stirnlampe werden wie bei der Otoskopie (▶ Kap. 2.3) gehandhabt. Das Spekulum (Hartmann) wird in die geöffnete linke Hand gelegt, der Daumen befindet sich oben auf dem Gelenk. Der Zeigefinger stützt sich während der Untersuchung der rechten und der linken Nasenseite an der rechten Wange des Patienten ab.
>
> Bei der Einführung des geschlossenen Spekulum ist darauf zu achten, dass die Branchen senkrecht stehen und die vorderen Kanten der Branchen etwas vom Septum wegzeigen, um die Schleimhaut des Septum nicht zu verletzen. Im Nasenvorhof wird das Spekulum geöffnet, es spreizt die Nasenflügel ab. Der Nasenvorhof wird besichtigt.

Normalbefund Inspektion der Nasenhaupthöhle in **zwei Einstellungen** (◨ Abb. 7.1a,b):

- Der Kopf des Patienten wird mit der rechten Hand gering **nach vorn** geneigt. Man übersieht dann den Nasenboden, den unteren Nasengang, die untere Muschel und medial die unteren Anteile des Septum mit dem Locus Kiesselbach. Bei weiter Nase kann man die Choanen sehen.
- Durch **Rückwärtsführen des Kopfes** des Patienten werden der weiter hinten liegende Kopf der mittleren Muschel und der klinisch wichtige mittlere Nasengang sowie die oberen Septumanteile sichtbar. Die obere Muschel kann von vorne nicht eingesehen werden. (Die Ostien selbst sind bei der Spiegeluntersuchung nicht zu sehen.)

Pathologische Befunde Die häufigsten sind: Septumdeviation oder Leistenbildung, Schleimhautschwellung, Muschelschwellung, Schleimhautulzeration, Blut, Eiter, Polypen, Borkenbildung, selten Tumoren, Fremdkörper.

Bei **geschwollener Schleimhaut** lässt sich das Nasenlumen nach Einsprayen von schleimhaut-

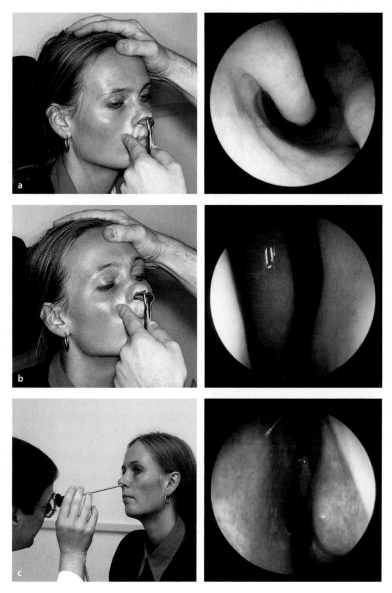

▢ Abb. 7.1a–c a Anteriore Rhinoskopie. Einstellung untere Muschel und Nasenboden (rechte Nasenhaupthöhle). **b** Anteriore Rhinoskopie. Einstellung mittlere Muschel und mittlerer Nasengang (rechte Nasenhaupthöhle). **c** Anteriore Rhinoskopie. Endoskopie mit 30°-Optik; (linke Nasenhaupthöhle)

abschwellenden Medikamenten (z. B. Otriven® = Xylometazolin oder Privin®) besser übersehen.

Zur Oberflächenanästhesie werden Pinselung oder Watteeinlagen mit 4%igem Xylocain® (Lidocain) oder ein Xylocain®-Pumpspray verwendet.

Abspreizen der mittleren Muschel Will man die mittlere Muschel von lateral nach medial zum Septum drängen, um den mittleren Nasengang zu erweitern und bessere Abflussbedingungen aus den Nebenhöhlen zu schaffen, so kann ein längeres Spekulum nach Anästhesie in den mittleren Nasengang unter die mittlere Muschel geschlossen eingeführt und dann vorsichtig geöffnet werden. Dieses Abspreizen der mittleren Muschel kann auch zu diagnostischen Zwecken als **Rhinoscopia media** ausgeführt werden.

Mit **Optiken** lassen sich die Verhältnisse im mittleren Nasengang einschließlich der Nebenhöhlenostien genauer inspizieren (Nasenendoskopie ▶ Abschn. 7.5.1). Dazu stehen Winkeloptiken (0°, 30°, 70°, 120°) (◘ Abb. 7.1c) und flexible Optiken zur Verfügung (◘ Abb. 7.3).

7.2.2 Postrhinoskopie, Nasopharyngoskopie

Engl. *posterior rhinoscopy, nasopharyngoscopy*

> ┌─ Praxisbox ─────────────────────
>
> **Postrhinoskopie**
> Benötigt werden ein Mundspatel (linke Hand) und ein kleines gestieltes Spiegelchen (rechte Hand; ◘ Abb. 7.2a).
>
> Der Stiel des auf der Glasseite angewärmten Spiegelchens wird wie ein Federhalter gehalten. Man überprüft die Erwärmung des Instrumentes durch Auflegen der Metallseite auf den eigenen Handrücken.
>
> Mit dem Mundspatel wird die Mitte der Zunge sanft, aber tief heruntergedrückt (nicht an den Zungengrund kommen, da sonst Würgereiz auftritt).
>
> Das Gaumensegel darf nicht kontrahiert sein, der Patient soll versuchen, durch die Nase
> ▼

zu atmen oder zu schnüffeln, damit das Gaumensegel einen möglichst großen Abstand von der hinteren Rachenwand bekommt. Das Spiegelchen wird – ohne Zunge, Gaumen oder Rachenhinterwand zu berühren – an der Uvula vorbei in den Raum zwischen Gaumensegel und Rachenhinterwand geführt und nach oben gerichtet. Es muss genau von dem Lichtstrahl des Stirnreflektors getroffen werden. Gelingt die Untersuchung wegen des Würgereizes nicht, lassen sich durch ein Xylocain®-Pumpspray (Lidocain) Zunge und Rachen unempfindlich machen.

Normalbefund Man erkennt dann im Spiegel ein Teilbild des **Nasenrachenraumes**. Durch geringe Kipp- und Drehbewegungen des Spiegels lassen sich der gesamte Nasenrachenraum und die **Choanen** übersehen. Am besten orientiert man sich zunächst an der senkrecht stehenden hinteren Kante der Nasenscheidewand (Vomer) und sucht dann die Choanen mit den hinteren Muschelenden, das Rachendach und seitlich die Tubenwülste mit den Tubenöffnungen auf (◘ Abb. 7.2b und ◘ Abb. 7.3).

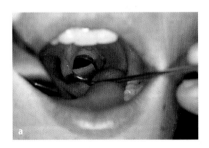

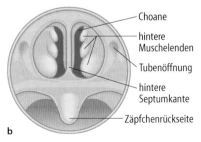

◘ **Abb. 7.2a,b** Postrhinoskopie. **a** Halten von Spatel und Spiegel; **b** postrhinoskopisches Bild

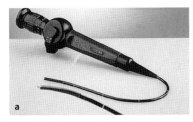

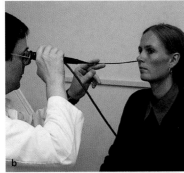

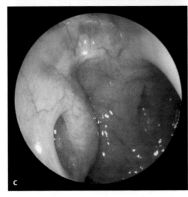

Abb. 7.3a–c Nasopharyngoskopie transnasal. **a** Flexibles Endoskop; **b** Untersuchung; **c** normaler Endoskopiebefund (rechtes Tubenostium links im Bild)

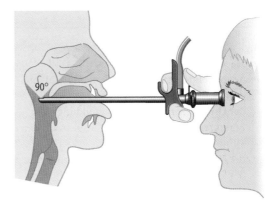

Abb. 7.4 Lupenendoskopie zur transoralen Nasopharyngoskopie

so das Gaumensegel vorgezogen. Unter Benutzung des Operationsmikroskopes können pathologische Befunde an der Schleimhaut noch genauer betrachtet werden. Diese Untersuchung wird häufig mit einer Probeexzision kombiniert und in Narkose durchgeführt.

Praxisbox

Nasopharyngoskopie
Die Postrhinoskopie kann auch ohne Stirnreflektor mit Hilfe der Nasenoptiken direkt durch die Nase (■ Abb. 7.3) oder seltener mit einer Weitwinkeloptik (Lupenendoskop; ■ Abb. 7.4), die durch den Mund eingeführt und bis zur Rachenhinterwand vorgeschoben wird, vorgenommen werden. Das Bild erscheint im Lupenendoskop anders als bei der Spiegeluntersuchung oben/unten vertauscht.

Pathologische Befunde Pathologische Befunde sind verdickte hintere Muschelenden, Polypenbildung, schleimiges/eitriges Sekret, vergrößerte Rachenmandel, Zysten und Tumoren.

Praxisbox

Velotraktion
Erschlafft das Gaumensegel nicht und kann deshalb die Postrhinoskopie nicht durchgeführt werden, schiebt man nach Anästhesie je einen dünnen Gummischlauch (Absaug-Katheter) durch jede Nasenseite, fasst ihn im Rachen und führt ihn zum Mund wieder heraus. Die aus dem Nasenloch und dem Mund heraushängenden Schlauchenden werden auf jeder Seite über der Oberlippe geknotet und

▼

7.3   Palpation

Engl. *palpation*

Zu beachten sind bei der Palpation

- des **Nasengerüstes**: Krepitation und Stufenbildung nach Frakturen;
- der **Orbitabegrenzung**: Stufenbildung nach Frakturen, Vorwölbung durch Mukozele oder Tumor;
- der **Nebenhöhlen**: Druck- oder Klopfschmerz der Stirnhöhlenvorderwand, Druckschmerz des Stirnhöhlenbodens oder Druckschmerz der Kieferhöhlenvorderwand bei Nebenhöhlenentzündungen; Ballotement bei Mukozelen;
- der **Austrittspunkte des N. trigeminus**: Druckschmerz an den Foramina supraorbitale, infraorbitale oder mentale bei Neuralgien;
- des **Nasensteges** mit Anheben der Nasenspitze: Feststellung, ob eine Abweichung der vorderen Septumkante besteht (Subluxatio septi);
- des **Nasenrachenraumes** (nur in Ausnahmefällen vorzunehmen; ◘ Abb. 7.5) bei **Kindern**: Feststellung einer vergrößerten Rachenmandel, falls die Postrhinoskopie nicht gelingt, oder bei Verdacht auf Tumoren, insbesondere auf ein Nasenrachenfibrom, Feststellung der harten Konsistenz.

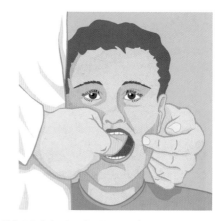

◘ **Abb. 7.5** Palpation des Nasenrachenraumes

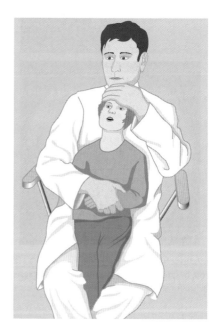

◘ **Abb. 7.6** Halten eines Kindes bei der HNO-ärztlichen Untersuchung

┌─ Praxisbox ─────────────────

Palpation

Man stellt sich seitlich rechts hinter den Kranken, fixiert mit dem linken Arm den Kopf und drückt mit dem linken Zeige- oder Mittelfinger die Wange zwischen die Zahnreihen, um zu verhindern, dass der Kranke den Mund schließt. Mit dem rechten Zeigefinger (Handschuh!) gelangt man dann durch den Mund hinter das Gaumensegel und kann den Nasenrachenraum austasten.

Unruhige Kinder sollten bei der Palpation und bei Spiegeluntersuchungen von einer Hilfsperson gehalten werden: Einer der Eltern nimmt das Kind auf den Schoß, fixiert die Beine des Kindes zwischen den Knien bei überkreuzten Unterschenkeln, hält mit der einen Hand beide Arme und Hände des Kindes fest und fixiert den Kopf des Kindes mit der anderen Hand an der Brust (◘ Abb. 7.6).

Rhinoskopie und klinische Untersuchung
- Inspektion der äußeren Nase und des Gesichtes
- Anteriore Rhinoskopie mit Spekulum und Stirnreflektoren, starren und flexiblen Endoskopen
- Postrhinoskopie und Nasopharyngoskopie
  - Durch den Mund mit Spiegel oder Lupenendoskop
  - Durch die Nase mit (flexiblem) Endoskop
- Palpation von Knochengerüst, Nerven-austrittspunkten, Nasenspitze und Nasen-rachenraum

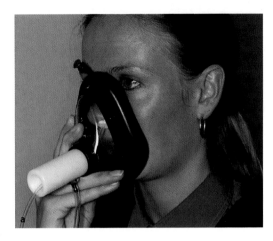

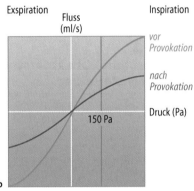

Exspiration   Inspiration
Fluss (ml/s)
vor Provokation
nach Provokation
Druck (Pa)
150 Pa

b

◻ **Abb. 7.7a,b** Rhinomanometrie. **a** Aufgesetzte Atemmaske; **b** in- und exspiratorische Druck-Volumen-Kurve

7.4 Funktionsprüfungen

Engl. *functional testing*

7.4.1 Prüfung der Luftdurchgängigkeit der Nase

Qualitative Methoden

Beobachtung der **Nasenflügel** bei der Ein- und Ausatmung.

Bei wechselndem Zuhalten eines Nasenloches durch die Nase ein- und ausatmen lassen. Bei Säuglingen Vorhalten einer Flaumfeder oder von Watte.

Auf einen vor die Nasenlöcher gehaltenen Spiegel oder auf eine Metallplatte ausatmen lassen und die Größe und Form des Atemniederschlages rechts und links feststellen (Zaufal-Spiegel).

Quantitative Methoden

Rhinomanometrie (◻ Abb. 7.7) Messung der **Druckdifferenz** (Δp) zwischen Naseneingang und Nasenrachenraum bei der Einatmung und bei der Ausatmung durch automatisch registrierende Manometer, wobei gleichzeitig die Strömungsgeschwindigkeit (der **Volumenfluss** [V]) gemessen wird. Die gemessenen Werte geben seitengetrennt Auskunft über den respiratorischen Funktionszustand der Nase. Es lassen sich **Schwellungszustände** der Schleimhaut durch Vergleichsmessungen vor und nach Applikation abschwellender Nasentropfen oder Allergenen objektivieren (**nasale Provokation**).

Akustische Rhinometrie Ein Computer berechnet aus den Messdaten eines **reflektierten Schalls** (Klick am Naseneingang) die parallel zur Nasenklappe liegenden Querschnitte des Naseninneren. Damit lassen sich die Beiträge der einzelnen Nasenabschnitte zum Gesamtwiderstand abschätzen (wenig gebräuchlich).

7.4.2 Funktionsdiagnostik der Nasenschleimhaut

Zytologie Ausstriche der Nasenschleimhaut werden zur Beurteilung von Epithel, Sekret und zellulärer Immunabwehr konventionell (herkömmliche Färbemethoden) oder immunzytochemisch mit verschiedenen Antikörpern (z. B. Antihuman-IgE-Antikörper) gefärbt. Zur Flimmerschlaganalyse werden ungefärbte, vitale Flimmerzellen direkt unter dem Mikroskop untersucht (= Vitalzytologie).

Sekretanalyse Antikörperbestimmung im Nasensekret, speziell zum Ausschluss eines IgA-Mangelsyndroms.

Mikrobiologie Schnellfärbung oder konventionelle Färbung zur Erreger- und Resistenzbestimmung bei akuten und chronischen Rhinitiden.

Allergologische Tests ► Kap. 8.10.7.

7.4.3 Riechprüfung (Olfaktometrie) und Riechstörungen

Engl. *olfactometry and olfactory dysfunction*

■ **Definition**
Feststellung der Wahrnehmung und der Erkennung von Riechstoffen.

► **Qualitative Methoden**
- Vor jedes Nasenloch werden nacheinander **reine Riechstoffe** (Olfaktoriusreizstoffe) gehalten, z. B. Wachs, Vanille, Lavendel, Terpentinöl, Birkenteer, Zimt u. ä. Der Patient schnüffelt an den vorgehaltenen Proben.
- Danach Prüfung von **Riechstoffen mit Trigeminusreizkomponente**, z. B. Menthol (kühl), Formalin, Salmiak, Essigsäure (stechend).
- Danach Prüfung von **Riechstoffen mit Geschmackskomponenten** (Reizung des N. glossopharyngeus), z. B. Chloroform (süß), Pyridin (bitter).

Quantitative Methode

Mit dem Olfaktometer wird versucht, die **Reizschwelle** in relativen oder absoluten Werten zu bestimmen. Wegen des bisher großen Aufwandes hat diese Methode noch keine klinische Bedeutung erlangt. Eine objektive Olfaktometrie ist durch Aufzeichnung olfaktorisch evozierter Hirnrindenpo-

tenziale (**Computer-Olfaktometrie** analog der ERA, ► Kap. 2.5.1) möglich.

Riechstörungen (Dysosmien)

■ **Definition**
Bei Ausfall des Riechvermögens (**Anosmie**, ► Kap. 8.7.3) werden die reinen Riechkomponenten nicht wahrgenommen, die Stoffe mit Trigeminusreizkomponenten gespürt bzw. mit Geschmackskomponenten geschmeckt.

Bei eintretender **Hyposmie** geht zuerst die Erkennungsschwelle, dann die Wahrnehmungsschwelle verloren.

Unter **Parosmie** wird Fehlriechen verstanden, z. B. **Kakosmie**: dem Patienten erscheint alles übelriechend. Diese Störung deutet auf zerebrale Prozesse (Hirntumoren) hin. Parosmien auch bei viralen Erkrankungen (Grippe).

■ **Ursachen**
- Physiologische Dysosmie mit zunehmendem Alter
- Respiratorische Dysosmie bei behinderter Nasenatmung
- Schädigung des Riechepithels: Bei toxischer Schädigung des Riechepithels oder der Fila olfactoria und bei Viruskrankheiten (Grippe) oder chemischen Einwirkungen
- Nervale und zentrale Dysosmie: Bei Trauma durch Abriss der Fila olfactoria bei Schädelbasisbrüchen und bei zentralen Störungen durch Contusio cerebri oder Hirn- und Schädelbasistumoren, M. Parkinson

In Kürze

Funktionsprüfungen der Nase
- Luftdurchgängigkeit
  - Zaufal-Spiegel: Qualitativ
  - Rhinomanometrie und akustische Rhinometrie (quantitativ)
  - Ohne und mit Abschwellen/Provokation der Schleimhaut
- Nasenschleimhaut
  - Zytologie, Sekretanalyse, Abstrich, allergologische Tests

▼

- ▬ Riechprüfungen
  - ▬ Qualitativ: Riechstoffe, Riechstoffe mit Trigenimusreizkomponente und Riechstoffe mit Geschmackskomponente
  - ▬ Quantitativ: Olfaktometrie
- ▬ Riechstörungen (Dysosmien)
  - ▬ Anosmie, Hyposmie, Parosmie
  - ▬ Physiologisch, respiratorisch, toxisch, nerval, zentral

7.5 Untersuchung der Nasennebenhöhlen

Rhinoskopie Nach Prüfung auf Druck und Klopfschmerzhaftigkeit gibt die Rhinoskopie Hinweise auf eine Nebenhöhlenerkrankung:
- ▬ Durch **Eiterstraßen** im mittleren Nasengang (Ausführungsgang von Stirnhöhle, vorderen Siebbeinzellen, Kieferhöhle), über der mittleren Muschel (hintere Siebbeinzellen) und an der Rachenhinterwand (Keilbeinhöhle).
- ▬ Durch **Auftreten von Polypen** in der Nasenhaupthöhle und im mittleren oder oberen Nasengang (◘ Abb. 8.30).

Postrhinoskopie Die Postrhinoskopie mit Spiegel oder Optik kann Eiter in der Choane oder an der Rachenhinterwand, vor allem bei Beteiligung der hinteren Siebbeinzellen oder der Keilbeinhöhle, und **Choanalpolypen** (◘ Abb. 8.31) ergeben.

7.5.1 Endoskopie

Engl. *endoscopy*
Endoskopie der inneren Nase Dabei werden die Nasenhaupthöhle und die Nasengänge, insbesondere der mittlere Nasengang mit schmalen Geradeausoptiken, mit Winkeloptiken oder mit dünnkalibrigen flexiblen Endoskopen (u. U. mit angeschlossener Videokamera) abgesucht, ob sich Hinweise auf krankhafte Veränderungen z. B. im Bereich der Ausführungsgänge der Nebenhöhlen finden. Mit dem flexiblen Endoskop lassen sich nacheinander Nase, Nasenrachenraum, Rachen und Kehlkopf in-

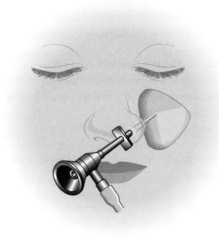

◘ **Abb. 7.8** Antroskopie über den unteren Nasengang

spizieren ▶ Abschn. 7.2. Endoskopisch kontrollierte Operationen (▶ Kap. 8.13).

Antroskopie Die Antroskopie (Sinuskopie; ◘ Abb. 7.8) ist gebräuchlich zur Untersuchung der Kieferhöhlen bei Tumorverdacht und zur Schleimhautdiagnostik: Mit einem Trokar Punktion der Kieferhöhle durch den unteren Nasengang (s. unten) oder die Fossa canina im Mundvorhof und Einschieben des Endoskops mit verschiedenen Winkeloptiken, gegebenenfalls Probeexzisionen oder transnasale operative Eingriffe in der Kieferhöhle, u. U. nach Erweiterung des Zugangs im unteren Nasengang.

Kontrollendoskopie Postoperative Kontrollendoskopie über erweiterte oder angelegte Zugänge zu allen Nebenhöhlen. Mit Endoskopen kann nach einer Beck-Bohrung (▶ Abschn. 7.5.2) auch die Stirnhöhle untersucht werden.

7.5.2 Punktion und Spülung der Nebenhöhlen

Punktion und Spülung einer Nebenhöhle wurden früher sehr häufig durchgeführt, aber zunehmend durch die Endoskopie ersetzt, da diese aussagefähiger ist und mit einer Probeexzision verbunden werden kann. Bei der Stirn- und Keilbeinhöhle hat die endonasale Mikrochirurgie die Spülung nahezu vollständig ersetzt. Punktion und Spülung werden eingesetzt zu:

- **diagnostischen Zwecken** (Feststellung, ob Sekret in der Nebenhöhle vorhanden ist, das auf Erreger und u. U. zytologisch untersucht werden kann) und
- **therapeutischen Zwecken** (Entfernung des Eiters und Einfüllen eines schleimhautabschwellenden Medikamentes oder eines Antibiotikums).

Kieferhöhle Punktion mit **spitzer Kanüle** durch den unteren Nasengang unter der unteren Muschel und Spülung nach vorheriger Oberflächenanästhesie mit 4%igem Lidocain (Xylocain®). Die Spülflüssigkeit fließt durch das Ostium in die Nase.

Müssen Spülungen an mehreren Tagen wiederholt werden, empfiehlt sich vor allem bei Kindern die Einlage eines **Kunststoffröhrchens** durch die Punktionsstelle während dieser Zeit.

❶ **Cave**
Wegen der Gefahr einer Luftembolie bei Anstich eines Schleimhautgefäßes darf sich im Spülsystem keine Luft befinden (keine Lufteinblasung!).

Durch **Fensterung der Kieferhöhle** im unteren oder mittleren Nasengang im Rahmen der Nasennebenhöhlenchirurgie (▶ Kap. 8.13) kann eine Dauereröffnung geschaffen werden, durch die das Sekret abfließt und eine wiederholte Spülung mit einem stumpfen Röhrchen möglich ist. Sie wird heute im Rahmen der postoperativen Nachbehandlung regelmäßig ausgeführt.

Stirnhöhle
- **Beck-Bohrung:** In örtlicher Betäubung nach einem kleinen Schnitt in der Augenbraue und Anlegen eines Bohrloches in der Stirnhöhlenvorderwand mehrere Tage lang Spülung der Stirnhöhle durch ein Kunststoffröhrchen. Die Spülflüssigkeit läuft durch die natürliche Öffnung in den mittleren Nasengang ab. Indiziert bei isolierter (sub-)akuter Stirnhöhlenentzündung, wird jedoch seltener ausgeführt. Meistens erfolgt eine endonasale Infundibulotomie

(▶ Kap. 8.13) zur Beseitigung der ursächlich wirksamen Engstelle.
- **Postoperativ:** Spülung über das erweiterte Infundibulum wie bei Kieferhöhle.

7.5.3 Bildgebende Verfahren

Engl. *imaging*

❯ Die bis vor wenigen Jahren noch sehr häufig zur Diagnostik eingesetzten planen Röntgenaufnahmen der Nasennebenhöhlen wurden in der Zwischenzeit aufgrund der sehr viel besseren und überlagerungsfreien Detaildarstellung und Differenzierung durch die Computertomographie bzw. DVT (▶ Kap. 2.6) (Knochen- und Schleimhautdarstellung) und Kernspintomographie (Weichteildifferenzierung) weitgehend ersetzt.

Röntgenuntersuchungen
Sie dienen der Darstellung von entzündlichen Schleimhautschwellungen, Sekretansammlungen, Tumoren und Frakturen.

Übersichtsaufnahmen des Schädels sind wegen der Überlagerung der Nebenhöhlen durch Teile der Schädelbasis – insbesondere der Felsenbeinpyramiden – nicht geeignet, alle Nebenhöhlen frei darzustellen. Am häufigsten wird die **okzipitodentale Aufnahme** (= okzipitomentale Aufnahme = halbaxiale Aufnahme; ◻ Abb. 7.9) angefertigt. Dabei liegen die Nase und der weit geöffnete Mund mit dem Kinn der Platte an (Zentralstrahl 30° gegenüber Deutscher Horizontalen angehoben).

- **Gut dargestellt:** Kieferhöhlen, Keilbeinhöhlen (die sich in den geöffneten Mund projizieren) sowie Jochbeine und Kiefergelenke, außerdem die Nasenpyramide. Stirnhöhlen durch Schrägstellung verzeichnet.
- **Schlecht dargestellt:** Siebbeine, weil von den Nasenbeinen überlagert. Die Felsenbeine stören nicht, weil sie sich unterhalb der Kieferhöhlen abzeichnen.

❯ Die okzipitodentale Aufnahme wird noch zur Übersicht der Nebenhöhlen angefertigt.

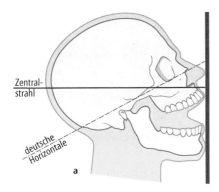

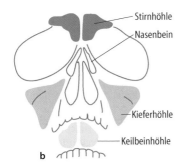

D Abb. 7.9a,b Okzipitodentale Röntgenaufnahme. **a** Einstellung, **b** wichtigste Konturen

Computertomographie

Gemessen werden die Dichteunterschiede in den verschiedenen durchstrahlten Geweben aufgrund von Absorptionswerten (geringere Strahlenbelastung als bei konventionellen Röntgenaufnahmen). Mit der Computertomographie beste Darstellung von **Knochenprozessen**. Beim Spiral-CT erfolgt die Aufnahme unter fortlaufender Röhrenrotation und mit kontinuierlichem Tischvorschub. Es resultiert ein vollständiger Datensatz der Region, aus dem sich Schichten an beliebiger Position sowie in beliebigen Schnittebenen berechnen lassen. **Dreidimensionale Rekonstruktion** möglich.

Bei der **digitalen Volumentomographie** (DVT) lassen sich unter Verwendung einer Cone-Beam-Strahlenquelle und von Flat-Panel-Detektoren CT-Aufnahmen mit isovolumetrischen Voxelgrößen bei deutlich reduzierter Strahlenexposition gewinnen. Rekonstruktionen in jeder beliebigen Ebene erlauben die gezielte Darstellung anatomischer Strukturen (z. B. Optikuskanal).

Bei **hochauflösender** koronarer (frontaler) und axialer (horizontaler, transversaler) **Computerto-**

mographie sowie Reformationen in sagittaler Projektion (**D** Abb. 7.10) gute Darstellung auch der Siebbeinzellen und der Keilbeinhöhle mit den wichtigen angrenzenden Strukturen (N. opticus, A. carotis interna, Schädelbasis, Hypophyse).

- Ausmaß und Lokalisation von Schleimhautveränderungen (wichtig vor endonasaler Nebenhöhlenchirurgie!) und anatomischer Varianten
- Tumorausdehnung und Knochendestruktionen im Nasennebenhöhlenbereich
- Bei Schädeltraumen Nachweis der Frakturen, intrakranieller Lufteinschlüsse und Blutungen
- Nachweis rhinogener Hirnabszesse und orbitaler Komplikationen

Kernspintomographie (Magnetresonanztomographie, MRT)

Sie dient im Nasennebenhöhlenbereich vor allem der Darstellung
- der Nasen- und Nebenhöhlentumoren,
- der endokraniellen Komplikationen bei Schädelhirnverletzungen,
- der Abgrenzung einer Meningoenzephalozele von endonasalen Polypen (3-D-Rekonstruktionsverfahren ► Kap. 2.6.3) und
- der Differenzierung von Schleimhautprozessen.

Angiographie

Sie wird als **digitale Subtraktionsangiographie** in 2 Ebenen ausgeführt. Dargestellt werden die Stromgebiete der **A. carotis externa** und **interna** und ihre venösen Abflussgebiete.

Diagnostisch wird sie eingesetzt zur
- Lokalisation der Blutungsquelle bei unstillbarem Nasenbluten,
- Bestimmung der Gefäßversorgung von Tumoren und
- Beurteilung der Gefäßwandinfiltration von Tumoren.

Therapeutische Anwendung in Form der **Embolisation** mit Hilfe von Metall-Coils oder Kunststoffpartikeln bei unstillbarem Nasenbluten und präoperativ bei gut vaskularisierten Tumoren. Stentapplikation

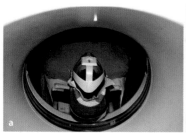
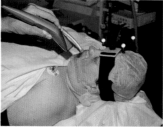
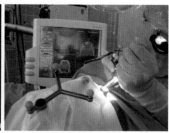

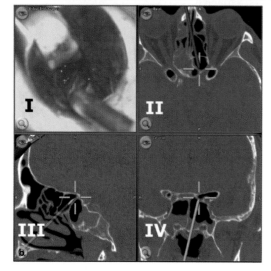

oder des Optikuskanals. Als Bilddaten finden Computertomogramme und Kernspintomogramme Verwendung (■ Abb. 7.10).

Intraoperative Bildgebung Durch intraoperative Computer- oder Kernspintomographie kann der Operationsfortschritt kontrolliert und ggf. modifiziert werden. Einsatz in Verbindung mit CAS.

CAD = Computer Aided Design und CAM = Computer Aided Manufacturing Dreidimensionale Rekonstruktion von Knochendefekten zur maßgeschneiderten maschinengestützten Anfertigung von Ersatzimplantaten bei Schädelknochendefekten.

Sonographie (Ultraschalldiagnostik; ■ Abb. 7.11)
Die Methode (**Sonographie-A-Mode**) wird nur noch selten eingesetzt zur Erkennung von knöchernen Anomalien, Ergüssen, Schleimhautschwellungen und Tumoren (anstelle oder) zur Ergänzung des Röntgenbefundes. Sie hat sich vor allem bei der **Verlaufskontrolle** von entzündlichen Nebenhöhlenerkrankungen bewährt, um wiederholte Röntgenuntersuchungen zu vermeiden, und wird bei **Schwangeren** und **Kindern** bevorzugt. Dargestellt werden Amplituden des an Grenzflächen reflektierten Schalls.

■ **Abb. 7.10 a** Prinzip der Navigation, **b** CT Nasennebenhöhlen in den 3 Schnittebenen zur intraoperativen Navigation. Der endonasal eingeführte Pointer (I) wird in das CT eingeblendet und unterstützt so die anatomische Orientierung. II Axiale Projektion, III sagittale Projektion, IV koronare Projektion

Im **Echogramm** zeigen sich außer dem Vorderwandecho
- bei lufthaltiger Kieferhöhle kein weiteres Echo (1),
- bei sekretgefüllter Kieferhöhle ein Hinterwandecho (2),
- bei mit Schleimhaut oder Tumorgewebe ausgefüllter Kieferhöhle Zwischenechos in variabler Höhe mit nachfolgendem Hinterwandecho (3) und
- bei solitären Polypen, Zysten oder Tumorbildungen, die mit der Vorderwand direkt oder über Schleimhautschwellungen in Zusammenhang stehen, ein Echo an der Grenzschicht des Gewebes zur Luft (4).

Angio-MRT Darstellung des arteriellen und venösen Gefäßsystems unter Ausnutzung der durch den Partikelfluss der Erythrozyten ausgelösten Signalveränderung. Einsatz wie Angiographie, jedoch schlechtere Auflösung und Kinetik.

Computerassistierte Chirurgie (CAS = computer aided surgery) Intraoperative Navigation mit genauer Lokalisation des chirurgischen Arbeitspunktes. Die Bilddaten werden präoperativ mit am Patientenkopf angebrachten Markern aufgenommen. Zu Beginn der Operation werden die Marker mit den entsprechenden Bilddaten referenziert, um eine Übereinstimmung zwischen der Bilddarstellung und dem operativen Situs zu erzielen. Spezielle Pointer (geeichte Instrumente) dienen zur Lokalisation bestimmter anatomischer Strukturen der Schädelbasis

Das **B-Mode-Verfahren** ermöglicht die zweidimensionale Darstellung u. a. pathologischer Kieferhöhlen- und Stirnhöhlenprozesse mit besserer Auflösung und Spezifität als das A-Mode-Verfahren. Die Darstellung erfolgt mit Grauwertstufen. Es dient insbesondere der Darstellung von Schleimhautschwellungen und Polypen, Zysten und Tumorausdehnungen.

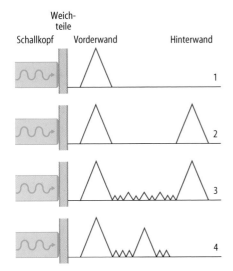

□ **Abb. 7.11** Kieferhöhlendiagnostik. A-Scan-Sonographie (*1–4* s. Text)

Verfahren zum Nachweis einer Liquorrhö

Die Methoden werden eingesetzt zum Nachweis und zur Lokalisation einer Rhino- oder Otoliquorrhö. Nicht selten kann diese bei der Endoskopie nicht erkannt werden. Neben den bildgebenden Verfahren, vor allem der hochauflösenden Computertomographie kommen folgende Verfahren zum Einsatz (► Kap. 8.7.3):

- **β-Trace-Protein im Nasensekret:** Das Protein weist eine hohe Spezifität für Liquor auf. Es wird immunelektrophoretisch nachgewiesen.
- **Zisternographie:** Injektion von Röntgenkontrastmittel in den Liquorraum und Darstellung der Liquorfistel mittels Computertomographie.
- **Intrathekale Fluoreszeininjektion:** Nachweis des grün bzw. im Fluoreszenzlicht blau gefärbten Liquors an der Austrittsstelle an der Schädelbasis unter endoskopischer oder mikroskopischer Kontrolle, auch intraoperativ möglich.
- **Liquorszintigraphie:** Szintigraphischer Nachweis von Isotopen im Nasensekret nach intrathekaler Applikation (selten).

In Kürze

Diagnostik der Nasennebenhöhlen
- Rhinoskopie: Eiterstraßen und Polypen sowie Tumoren
- Endoskopie: Ausführungsgänge, Nasengänge, Nasenrachenraum
- Antroskopie: Scharf und stumpf (nach Operation der Nasennebenhöhlen)
- Punktion und Spülung: Scharf und stumpf
  - Kieferhöhle über den unteren Nasengang scharf, über den mittleren Nasengang stumpf nach Operation
  - Stirnhöhle (Beck-Bohrung, transnasal)
- Bildgebung
  - CT und DVT für Knochenstrukturen und Schleimhaut
  - MRT für Weichteile, Tumoren und Orbita
  - Röntgenaufnahme und Sonographie werden nur noch selten eingesetzt.
  - Intraoperative Navigation (CAS)
  - Angiographie bei Tumoren und Blutungen sowie zur Embolisation
- Liquorfisteldiagnostik
  - β-Trace
  - Zistermographie
  - Fluorestein

❓ Welche Methoden der funktionellen Nasendiagnostik kennen Sie (► Abschn. 7.4, S. 155f)?

❓ Mit welchen Methoden lassen sich entzündliche und tumoröse Prozesse der Nasennebenhöhlen am besten darstellen (► Abschn. 7.5.1, S. 157 u. ► Abschn. 7.5.3, S. 159)?

❓ Wie prüft man die Luftdurchgängigkeit der Nase (► Abschn. 7.4.1, S. 155)?

❓ Nennen Sie Ursachen einer Riechstörung (► Abschn. 7.4.3, S. 156)!

❓ Welche Methoden der Sonographie der Nebenhöhlen kennen Sie (► Abschn. 7.5.3, S. 160f)?

❓ Wie kann man die Nasennebenhöhlen endoskopieren (► Abschn. 7.5.1, S. 157)?

❓ Wie kann eine Liquorrhö nachgewiesen und lokalisiert werden (► Abschn. 7.5.3, S. 161)?

Klinik

Angeborene Fehlbildungen wie Gesichts- und Nasenspalten sowie angeborene oder erworbene Formfehler der Nase führen sowohl zu Funktionsstörungen, entzündlichen Komplikationen als auch zu kosmetischen Entstellungen.

Nasenbluten kann ein bedrohliches Krankheitszeichen sein. Die Kenntnis der möglichen Ursachen ist Grundlage für eine rasche Diagnostik und Therapie in dieser Notfallsituation.

Weichteil- und Knochenverletzungen im Gesichtsschädelbereich treten häufig bei Verkehrs- und Sportunfällen auf. Insbesondere die endokraniellen Komplikationsmöglichkeiten erfordern eine vollständige Diagnostik und adäquate Behandlung.

Entzündungen betreffen sowohl die äußere Nase, die Nasenhaupthöhle und die Nasennebenhöhlen. Zunehmend häufig sind allergische Reaktionen, die von anderen Rhinitisformen getrennt werden müssen.

Bei den im Gesichtsbereich auftretenden Tumoren handelt es sich meistens um Malignome.

8.1 Fehlbildungen

Engl. *malformations*

8.1.1 Spalten und Fisteln

- **Entstehung**

Gesichtsspalten und **Nasenspalten** sind Folgen ungenügender Vereinigungen der Gesichtswülste oder entstehen durch pathologisches Einreißen von Membranen (Lippen-Kiefer-Gaumenspalten ► Kap. 11.1.1).

Nasenfisteln (Dermoidzysten) können bei der embryonalen Furchung der Nase entstehen und sind mit Haut ausgekleidete Gänge, die auf dem Nasenrücken in der Mittellinie beginnen und unter den Nasenbeinen bis zur Nasenwurzel oder zur Schädelbasis reichen.

- **Therapie**
Exstirpation.

8.1.2 Meningoenzephalozelen

- **Entstehung**
Sie entstehen infolge angeborener Dehiszenz der Schädelbasis, meist am Siebbeindach, und wölben sich – gelegentlich pulsierend – ins Naseninnere vor (sie können mit Nasenpolypen verwechselt werden! Abklärung durch Kernspintomographie).

- **Therapie**
Abtragen und Duraplastik.

8.1.3 Atresie des Naseneinganges

- **Entstehung**
Selten, angeboren oder traumatisch.

- **Therapie**
Plastische Operation zur Schaffung des Naseneinganges.

8.1.4 Choanalatresie (◘ Abb. 8.1)

- **Entstehung**
Angeboren einseitig oder doppelseitig, membranös oder knöchern.

- **Symptome**
Bei **einseitiger Atresie** aufgehobene Nasenatmung und Schleimabsonderung auf dieser Seite. Einseitige Anosmie. Bei **doppelseitiger Atresie** lebensbedrohliche Zustände bald nach der Geburt, weil die Säuglinge keine Luft durch die Nase bekommen (Dyspnoe und Zyanose). Nahrungsaufnahme erschwert, weil Saugen und Trinken ständig unterbrochen werden müssen, um zu atmen. Dabei Aspirationsgefahr. Die Pflege der Säuglinge ist schwierig, u. U. sind Sauerstoffgabe und Sondenernährung notwendig (später geschlossenes Näseln). **F09**

- **Diagnose**
  - Beim Ausatmen entsteht kein Atemniederschlag auf einem vorgehaltenen Spiegel.
  - Bei Kindern durch Vorschieben feiner Gummischläuche durch die Nase, die dann nicht im Nasenrachenraum erscheinen

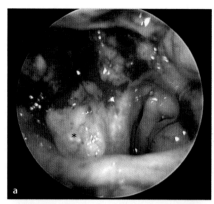

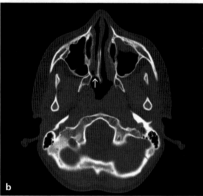

Abb. 8.1a,b einseitige Choanalatresie. **a** Nasopharyngoskopie (*); **b** axiales CT (→)

- Durch Postrhinoskopie und Endoskopie
- Röntgendarstellung mit Kontrastfüllung der Nase im Liegen bei zurückgebeugtem Kopf
- Computertomogramm

- **Therapie**

Durchstoßen der Atresieplatte mit einem Trokar bringt nur vorübergehend Erleichterung. Besser endonasales Aufbohren oder weniger gebräuchlich transpalatinal Freilegen und Ausstanzen der Atresieplatte, Schleimhautplastik. Anschließend für Wochen Einlage eines Kunststoffröhrchens in die Choane zur Vermeidung von narbigen Strikturen. Je später im Kindesalter die Operation durchgeführt werden kann, desto besser sind die Dauerergebnisse. Beim Erwachsenen kaum wieder narbige Verengungen. Bei doppelseitiger Atresie schnelle Operation nach Geburt.

8.1.5 Synechien

Engl. *synechia*

- **Definition**

Verwachsungen zwischen Septum und lateraler Nasenwand (Muscheln). Angeboren, meist jedoch als Folge von Verletzungen, Entzündungen oder operativen Eingriffen.

- **Symptome**

Behinderung der Nasenatmung.

- **Therapie**

Operative Durchtrennung und für einige Tage Einlegen von Salbenstreifen oder Kunststoffplättchen, um eine Epithelisierung zu erreichen und ein Wiederverwachsen der Wundflächen zu verhindern.

> **In Kürze**
>
> **Fehlbildungen**
> - Gesichts- und Nasenspalten bei ungenügender Vereinigung von Gesichtswülsten oder Einriss von Membranen
> - Nasenfisteln: Mit Haut ausgekleidete Gänge, die bis intrakraniell reichen können
> - Meningoenzephalozelen: Angeborene Dehiszenz der Schädelbasis im Siebbeindachbereich
> - Naseneingangsatresie
> - Choanalatresie
>   - Angeboren ein- oder doppelseitig
>   - Einseitig: Schleimabsonderung, Korrektur in späteren Jahren
>   - Doppelseitig: Lebensbedrohliche Zyanose und Dyspnoe sofort nach Geburt, Nahrungsaufnahme erschwert. Korrektur sofort durch endonasale Durchstoßung der Atresieplatte und Einlage eines Platzhalters
> - Synechien als Verwachsungen zwischen Muschel und Septum

8.2   Formfehler

Engl. *nasal deformities*

▪ **Definition**

Abweichungen der äußeren Form der Nase von der Norm.

Formfehler sind angeboren oder nach Traumen oder spezifischen Entzündungen erworben. Sie behindern nicht selten die Nasenatmung (◘ Abb. 8.2). Die operative Behandlung ist daher nicht nur als kosmetischer Eingriff, sondern als endonasal durchzuführende funktionelle Rhinoplastik (korrektive Nasenplastik) aufzufassen. Die Korrektur umfasst die äußere und die innere Nase einschließlich des Septum.

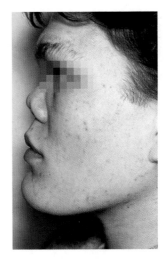

◘ **Abb. 8.2** Fehlende Entwicklung der knorpeligen Nase

8.2.1   Höckernase

Sie kann den knöchernen und den knorpligen Teil des Nasenrückens betreffen.

▪ **Therapie**

Abtragen des Höckers und mediale Osteotomien nach Abpräparieren der Weichteile von einem Schnitt im Nasenvorhof aus, anschließend laterale und transversale Osteotomie beiderseits und Aneinanderdrängen der Ossa nasalia notwendig, um den – nach Abtragen des Höckers zu breiten – Nasenrücken zu verschmälern (◘ Abb. 8.3). Nicht selten ist gleichzeitig eine hängende Nasenspitze durch Korrektur des knorpligen Nasengerüstes zu heben.

8.2.2   Breitnase

Nach Traumen häufig mit knöcherner und knorpliger Schiefnase kombiniert.

▪ **Therapie**

Mediale, laterale und transversale Osteotomien und Verschmälern des Nasengerüstes.

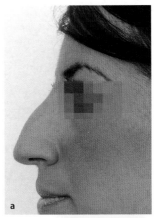

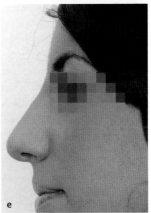

◘ **Abb. 8.3a–e** Operation der Höckernase. **a** Laterale Ansicht vor Operation; **b** Höckerabtragung; **c** Verschmälerung der Nase durch laterale Osteotomie; **d** Endzustand, **e** postoperatives Ergebnis

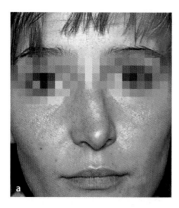

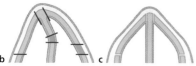

Abb. 8.4a–c Operation der Schiefnase. **a** Ansicht von vorne; **b** mediale und laterale Osteotomien beiderseits und u. U. Entnahme eines Knochenkeils aus der flachgestellten seitlichen Nasenwand und aus dem Septum; **c** reponiertes Nasengerüst

8.2.3 Schiefnase

■ Entstehung

Die knorplige Schiefnase ist oft lediglich durch einen Schiefstand der Nasenscheidewand mit Subluxatio septi bedingt.

■ Therapie

Septumplastik mit Einstellen der Nasenscheidewand in die Mittellinie genügt meist, evtl. noch Korrekturen an den Dreieckknorpeln (Cartilago nasi lateralis), die das innere Nasenloch begrenzen und die »Nasenklappe« bilden. Bei gleichzeitiger knöcherner Schiefnase zusätzlich Osteotomien zur Mobilisierung der knöchernen Nase (= Septorhinoplastik; ■ Abb. 8.4).

8.2.4 Sattelnase

■ Entstehung

Nach Traumen, malignen Granulomen oder spezifischen Rhinitiden (▶ Abschn. 8.10.2 und ▶ Abschn. 8.10.3). Außerdem bei zu ausgedehnten früheren Septumresektionen (Sattel im knorpligen Anteil,

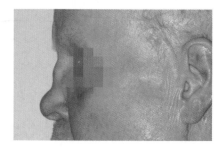

Abb. 8.5 Sattelnase

■ Abb. 8.5) oder als Folge einer Lues III (Sattel im knöchernen Anteil).

■ Therapie

Einbringen eines Knorpelspans aus der Rippe (autologer Knorpel) oder aus Septumanteilen zur Stützung des Nasenrückens. Bei fehlender knorpliger Stütze des Nasenstegs und Absinken der Nasenspitze (Plattnase) Spaneinpflanzung auch in den Nasensteg, u. U. von einem Schnitt im Mundvorhof aus (L-Span, ■ Abb. 8.9).

8.2.5 Weiche Nasenflügel

■ Definition

Formfehler der Nasenflügelknorpel oder Ansaugen der Nasenflügel mit Behinderung der Nasenatmung.

■ Therapie

Beseitigen der Formfehler nach Freilegen der Flügelknorpel vom Nasenvorhof aus.

In Kürze

Formfehler
- Abweichungen der äußeren Nasenform angeboren oder erworben
- Korrektur durch funktionelle Rhinoplastik bei behinderter Nasenatmung
- Höcker-, Schief- und Breitnase
- Sattelnase erfordert ggf. Knorpelimplantation zur Korrektur
- Weiche Nasenflügel mit Ansaugen der Nasenflügel beim Atmen

8.3   Septumdeviation

Engl. *septal deviation*

- **Definition**

Abweichung des Septum aus der Mittelstellung oder
Formveränderungen.

- **Ursachen**

Die bei allen Angehörigen der weißen Rasse mehr
oder weniger starke Verbiegung der Nasenscheidewand ist bedingt durch unterschiedliche **Wachs-
tumszeiten** der knorpligen und knöchernen Anteile und durch Einengung des Raumes zwischen
Nasendach und Gaumen beim Menschen infolge
der Abknickung der vorderen Schädelbasis und
eines hochstehenden harten Gaumens.

Traumatisch bedingt nach Nasenbeinfrakturen.
Eine Septumsubluxation (■ Abb. 8.6) kann durch
ein Geburtstrauma entstehen.

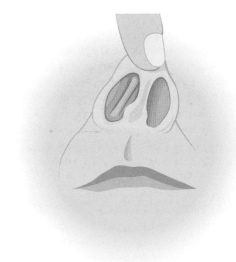

■ **Abb. 8.6** Subluxation der vorderen Septumkante

- **Symptome**

Behinderte Nasenatmung, Beeinträchtigung des
Riechvermögens, Schnarchen, Kopfschmerzen besonders bei hochgelegener Deviation oder wenn
das Septum durch die Verbiegung unter Spannung
steht (**Spannungsseptum**). Schnupfen und Nebenhöhlenentzündungen heilen schlecht ab. Durch die
Mundatmung trockene Rachenschleimhaut und
häufige Rachen- und Kehlkopfkatarrhe, Anginen
und Bronchitiden; Epistaxis.

- **Befund**
- Bei der **anterioren Rhinoskopie** lassen sich
  Subluxation, Deviation, Leisten (Cristae) und
  Dornbildungen (Spinae) – nicht selten am
  Übergang vom knorpligen zu knöchernen Anteilen der Nasenscheidewand (■ Abb. 8.7) –
  leicht feststellen.
- Häufig entsteht durch die ungenügende Luftdurchgängigkeit der Nase eine **vasomotorische Muschelschwellung** und eine **Verdickung der hinteren Enden** der unteren
  Muscheln, die dann eine zusätzliche Atembe-
  hinderung darstellen.
- Die Nasenatmungsbehinderung wird objektiv
  durch die **Rhinomanometrie** (▶ Kap. 7.4.1)
  registriert.

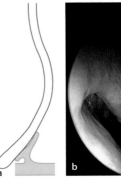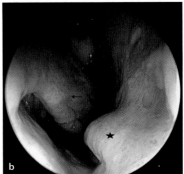

■ **Abb. 8.7a,b** Septumdeviation und Bodenleiste. **a** Schema;
b Nasenendoskopie: Leiste (*), untere Muschel (←)

- CT oder DVT der Nasennebenhöhlen für Erfassung einer Sinusitis.

- **Therapie**

Die Behandlung kann nur operativ sein. Da nicht
jede Septumdeviation zu Beschwerden führt, ist
eine Indikation zur Operation nur bei Auftreten
typischer Symptome gegeben. Sie wird auch im
Rahmen der Nasennebenhöhlenchirurgie zur Verbesserung des Zuganges zu den Nebenhöhlen sowie
im Rahmen der Epistaxisbehandlung bei sonst nicht
zugänglicher Blutungsquelle erforderlich. Bei atro-
phischer Nasenschleimhaut und bei Kindern (noch
wachsender Gesichtsschädel!) ist man mit der Operation zurückhaltend.

Septumoperationen
Die **Septumplastik** (Cottle; ◘ Abb. 8.8a) ist operationstechnisch schwieriger, aber der Septumresektion vorzuziehen, weil das knorplige Septum als Stütze der Nase erhalten bleibt (funktionelle Septumchirurgie). Wird vor allem durchgeführt, wenn nur das Septum verbogen ist (häufig traumatisch) oder eine Subluxation besteht, außerdem im Rahmen der funktionellen Rhinoplastik und bei der operativen Reposition einer frischen Fraktur. Es wird die Knorpelplatte vom knöchernen Nasenboden gelöst und durch Einschnitte im Knorpel spannungsfrei in die Mittellinie gestellt. Müssen Knorpelstreifen entfernt werden, werden sie – falls erforderlich – replantiert. Knochenleisten werden abgetragen. Durch diese Operation lässt sich häufig auch eine knorplige Schiefnase beseitigen, denn ein Schiefstand des knorpligen Septum mit Subluxation zur Gegenseite führt zum Schiefstand der gesamten knorpligen Nase.

Muscheloperationen (◘ Abb. 8.8b)
Konchotomie: Abtragen des überschüssigen Muschelgewebes mit der Schere oder dem Shaver (rotierendes Messer). Bei zu ausgedehnter Resektion Gefahr der zu weiten Nase und Trockenheit, später Ozaena. Wird in der Regel an der unteren Muschel ausgeführt. Zusätzlich Abtragen der verdickten hinteren Enden mit der Schlinge.
Muschelkaustik: Submuköse Koagulation der Schwellkörper entweder mit Elektrokaustik oder mit KTP-Laser. Schleimhautschonender, aber weniger wirksam als die Konchotomie. Nachbehandlung zur Schleimhautpflege erforderlich.

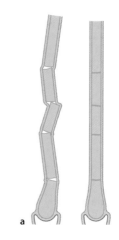

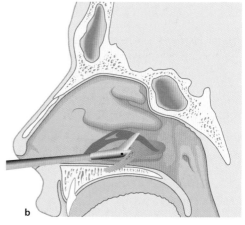

◘ Abb. 8.8a,b Nasenoperationen. **a** Septumplastik nach Cottle; **b** Konchotomie

In Kürze

Septumdeviation und Muschelhyperplasie
- Behinderte Nasenatmung durch
  - Abweichung des Septum aus der Mittellinie und Formveränderungen angeboren oder traumatisch
  - Vermehrte Blutfüllung der Nasenmuscheln
- Folgen: Mundatmung, Riechstörungen, Nasennebenhöhlenentzündungen
- Diagnostik: Anteriore Rhinoskopie, Rhinomanometrie, Riechprüfung, CT Nasennebenhöhlen
- Therapie: Operativ, Septumplastik, Muscheloperation

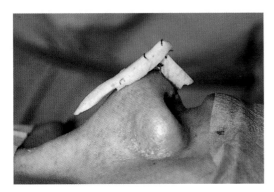

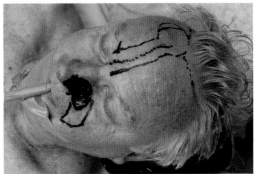

Abb. 8.9 Rekonstruktive Nasenplastik: Rippenspanimplantation bei Sattelnase

8.4 Plastische Maßnahmen

Zur regionalen plastischen Chirurgie gehören die korrektive Nasenplastik bei Formfehlern und Missbildungen und die rekonstruktive Nasenplastik bei Defekten, die traumatisch oder bei der operativen Tumorbehandlung entstanden sind.

Korrektive Nasenplastik Sie umfasst das äußere Nasengerüst und die Nasenscheidewand, da nicht nur die äußere Form, sondern auch die Luftdurchgängigkeit der Nase berücksichtigt werden müssen (**funktionelle Rhinoplastik**, Septorhinoplastik). Die Korrekturen werden vom Nasenvorhof aus, nur in Ausnahmefällen nach Aufklappen der Nasenweichteile durchgeführt:

- Korrekturen der knorpligen Nase und des Septum durch Formen der Knorpel
- Korrekturen der knöchernen Nase durch Osteotomien bei Höckernase, Schiefnase und Breitnase
- Zusätzlich Aufbau der Nase bei Plattnase und bei knorpliger und knöcherner Sattelnase (■ Abb. 8.9 und ■ Abb. 8.5) durch autogenen Knorpel oder Knochen

Rekonstruktive Nasenplastik Zur Deckung der Defekte und zum subtotalen bzw. totalen Nasenersatz verwendet neben Knorpel und Knochen:

- Freie Hauttransplantate oder freie gefäßgestielte Transplantate (mikrovaskuläre Operationen ▶ Kap. 20.4.5)

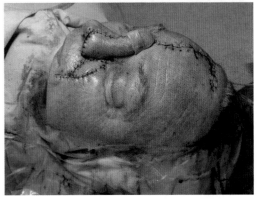

Abb. 8.10 Gesichtsplastik (Stirnlappen)

- Freie zusammengesetzte Transplantate (Haut/Knorpel = Composite Grafts) aus der Ohrmuschel
- Nahlappen aus Wange, Stirn oder Skalp (Verschiebelappen, Rotationslappen, Transpositionslappen, Insellappen) (■ Abb. 8.10)
- Selten Fernlappen (Rundstiellappen) von Hals, Arm, Brust oder Bauch

Gesichtsplastik Bei der Gesichtsplastik kommen entsprechende Nah- und Fernlappen zur Rekonstruktion von Stirn-, Wangen-, Kiefer- und Lippendefekten zur Anwendung. Die Hautschnitte sind in die Spannungslinien der Haut zu legen. Freie revaskularisierte Fettlappen oder desepithelisierte myokutane Lappen dienen zur Unterfütterung eingesunkener oder atrophischer Gesichtspartien.

Oberkieferdefektplastiken Bei Oberkieferdefektplastiken finden ebenfalls mikrovaskulär anastomosierte freie Transplantate (myokutaner Latissimus-dorsi-Lappen, Leistenlappen mit oder ohne

Beckenkamm oder osteomyofaszialer Temporalislappen) Verwendung.

8.5 Nasenbluten (Epistaxis)

Engl. *nosebleeding, epistaxis*

Ursachen

Lokal bedingtes Nasenbluten

Die Ursache liegt in der Nase oder den Nebenhöhlen:

- **Ruptur** eines gestauten Gefäßes am Locus Kiesselbachi (sehr häufig; Abb. 6.5) durch kleinere mechanische Einwirkungen auf die knorplige Nase, bei Rhinitis sicca anterior, durch bohrenden Finger, durch starkes Schneuzen. Ulzeration der Nasenschleimhaut durch häufiges Kokainschnupfen.
- **Traumatisch** bei Nasenbeinfraktur oder Septumfraktur durch Zerreißen der Schleimhaut, bei Nebenhöhlenfrakturen und bei Schädelbasisfrakturen (frontobasale Frakturen, ▶ Abschn. 8.7.3).
- Verletzung der Schleimhaut durch **Fremdkörper** (▶ Abschn. 8.6).
- Sogenannter **blutender Septumpolyp** (Granuloma teleangiectaticum), der seinen Ausgang von der Schleimhaut des vorderen Septum nimmt und wahrscheinlich durch mechanische Reize bedingt ist. Therapie: Abtragen unter Einbeziehen des Perichondrium.
- **Maligne Geschwülste** der Nase und der Nasennebenhöhlen (▶ Abschn. 8.15.2)
- **Juveniles Nasenrachenfibrom** (▶ Kap. 11.4.1)

Symptomatisches Nasenbluten

- **Fieberhafte Infektionskrankheiten:** Geringfügige Blutungen durch Hyperämie der Schleimhaut der Muscheln oder des Septum (Grippe, Masern oder Schnupfen)
- **Gefäß- und Kreislaufkrankheiten:** Arterielle heftige Blutungen aus größeren Gefäßen in den mittleren und hinteren Abschnitten der Nase (Arteriosklerose, Hypertonie, Nierenerkrankungen)
- **Gerinnungsstörungen:** Flächenhafte Schleimhautblutungen oft beiderseits (Hämophilie, Thrombopathie, Morbus Werlhoff, Leukämie, Lebererkrankungen, Nasenbluten während der Menses, Antikoagulanzien-Überdosierung)
- **Morbus Rendu-Osler** (hereditäre hämorrhagische Teleangiektasie; HHT): Blutungen aus Blutgefäßknötchen (Hämangiomen) im Bereich der Nasenschleimhaut. Die Teleangiektasien sind meist auch auf der Mundschleimhaut und der Haut sichtbar (▶ Fallquiz, Abb. F.8)
- **Therapie:** Neodym-YAG-Laserchirurgie oder Exzision der Septumschleimhaut und Transplantation von Spalthautläppchen

Diagnose

- Ist die Ursache des Nasenblutens nicht bekannt, sind – sobald die Blutung beherrscht ist – unbedingt gründliche Allgemeinuntersuchungen mit Blutdruckmessung, Herz- und Kreislaufuntersuchung, Blutbild und Blutgerinnungsstatus, Urinuntersuchung usw. erforderlich.
- Endoskopie der Nase zur Lokalisation der Blutungsquelle
- Computer- oder Kernspintomographie bei Tumorverdacht
- Angiographie zur Lokalisation der Blutungsquelle bei unstillbarem Nasenbluten

Therapie

Allgemeine Maßnahmen (auch ohne ärztliche Hilfe)

- Aufrechtsitzen oder Liegen mit angehobenem Kopf und Ausschneuzen
- Nasenflügel für einige Minuten zusammendrücken und damit einen Druck auf das vordere Septum ausüben
- Kalte Halsumschläge oder Eisbeutel auf den Nacken

Entscheidender und wichtiger sind jedoch die **örtlichen Maßnahmen**. Sie geschehen unter Sicht bei Verwendung des Nasenspekulum in Oberflächenbetäubung (Spray oder Gazetupfer bzw. Wattebäusche mit Lidocain (4%igem Xylocain®).

- Umschriebene (punktförmige) **Ätzung** des blutenden Gefäßes mit 40%iger Trichloressigsäure oder Chromsäureperle reicht meist bei Blutung vom Locus Kiesselbachi aus. Nachbehandlung mit weicher Salbe. Beiderseitige Ätzung muss wegen der Gefahr einer Septumperforation unterbleiben. Blutstillende ätzende Watte soll wegen der diffusen Schädigung der Schleimhaut nicht verwendet werden.

— **Elektrokoagulation** des Gefäßes mit der bipolaren Pinzette oder KTP-Laserkoagulation ist gelegentlich noch wirkungsvoller.

— **Tamponade**, falls die Gefäßblutung auf Ätzung nicht steht, eine diffuse Blutung vorliegt oder die Blutungsquelle nicht ausgemacht werden kann:

  — **Vordere Tamponade** mit Gazestreifen, der mit Salbe getränkt sein kann und sich dann besser wieder entfernen lässt, entweder **fortlaufend** von hinten nach vorn (◻ Abb. 8.12b), wobei das hintere Tamponadeende in den Rachen abrutschen kann, oder **schichtweise** in Form von vorgefertigten zigarettenförmig zusammengelegten Salbengazestreifen vom Boden zum Dach oder umgekehrt (◻ Abb. 8.11a). Um einen ausreichenden Druck zu erzeugen, muss

auch die nicht blutende Nasenseite tamponiert werden.

— **Ballonkatheter:** Druck auf die blutende Schleimhautstelle anstatt mit einer Gazetamponade mit einem aufblasbaren Silikonkatheter ausüben bzw. mit einem Ballon die Choane abdichten (◻ Abb. 8.11; weniger aufwendig und angenehmer für den Patienten, dafür aber gelegentlich auch weniger wirksam als eine Bellocq-Tamponade).

— **Hintere Tamponade** (Bellocq; ◻ Abb. 8.12) `H09` ist erforderlich bei arteriellem Nasenbluten aus den hinteren Nasenpartien, falls die vordere Tamponade nicht ausreicht, und bei Blutungen aus dem Nasenrachenraum (z. B. nach Tumoroperationen). Legen der Tamponade am besten in Intubationsnarkose.

Praxisbox

Bellocq-Tamponade

Die Enden eines dünnen Gummischlauches werden durch beide Nasenseiten in den Nasenrachenraum vorgeschoben und aus dem Mund wieder herausgeleitet. An diese Enden werden zwei starke Fäden mit einem Gazetupfer oder einem Schaumstoffstück angebunden (◻ Abb. 8.12a). Beim Zurückziehen des Gummischlauches aus der Nase wird der Tupfer mit einem Finger durch die Mundhöhle in den Nasenrachenraum geschoben. Die Fäden werden (nachdem noch eine vordere Tamponade beiderseits zusätzlich ausgeführt ist) am Naseneingang über einem zweiten Tupfer festgeknüpft. Soll lediglich eine Choane tamponiert werden, führt man die Fäden nur durch ein Nasenloch heraus. Zum Mund lose herausgeleitete Fäden dienen der späteren Entfernung des »Bellocq« (◻ Abb. 8.12b).

Bei einer vorderen Tamponade, die länger als zwei Tage liegt, und bei jeder hinteren Tamponade muss für einige Tage ein Antibiotikum gegeben werden, um aufsteigenden Infektionen in die Nebenhöhlen oder das Mittelohr sowie dem Toxinschocksyndrom durch Staphylokokkentoxine vorzubeugen.

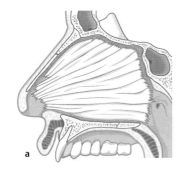

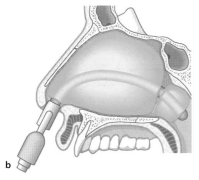

◻ **Abb. 8.11a,b** Vordere Tamponade. **a** Schichtweise; **b** Doppel-Ballon

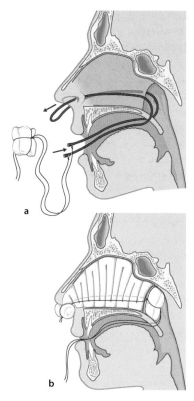

◘ Abb. 8.12a,b Hintere Nasentamponade (Bellocq). **a** An-
binden des Tupfers an die Enden eines Gummischlauches;
b »Bellocq-Tamponade« in den Nasenrachenraum hochgezo-
gen, Nasenhaupthöhle mit fortlaufender Gaze ausgestopft

- Lässt sich eine Blutungsquelle im hinteren
  Abschnitt der Nase wegen einer Nasenscheide-
  wandverbiegung oder einer Leistenbildung
  nicht erreichen, muss unter Umständen eine
  **operative Begradigung der Nasenscheide-
  wand** vor einer endgültigen Blutstillung durchgeführt werden.
- **Gefäßunterbindungen** bzw. -verschlüsse
  durch Clips kommen nur bei heftigen arteriellen Blutungen in Frage, die durch Tamponaden
  und Kompression nicht zu beherrschen sind.
  - **A. maxillaris:** Sie wird in der Fossa pterygo-
    palatina erreicht nach Wegnahme der hinte-
    ren Kieferhöhlenwand.
  - **A. carotis externa**, von der die A. maxillaris
    als letzter Ast abgeht: Sie wird vor dem
    M. sternocleidomastoideus erreicht und
    nach Abgang der A. lingualis unterbunden

(evtl. Versuch einer Kompression bis zum
Eintreffen des Operateurs).
- **Aa. ethmoidales** bei Blutungen aus den
  obersten Nasenabschnitten: Sie werden er-
  reicht über einen Schnitt im Nasenaugen-
  winkel.
- **Angiographie und selektive Embolisation** als
  Alternative zur Gefäßunterbindung

❯ Nach Stillung des Nasenblutens – falls
erforderlich – Infusionen, Transfusionen,
Grundleiden behandeln. Wegen der Gefahr des Toxinschocksyndroms durch
Staphylokokkenendotoxine muss die Tamponade spätestens nach 4 Tagen entfernt
werden.

In Kürze

Nasenbluten
- Lokal bedingtes Nasenbluten
  - Gefäßruptur am Locus Kiesselbachi am
    häufigsten
  - Traumatisch auch durch Fremdkörper
  - Blutender Septumpolyp
  - Tumoren
- Symptomatisch
  - Infektionskrankheiten
  - Gefäß- und Kreislaufkrankheiten
  - Gerinnungsstörungen
  - Morbus Rendu-Osler
- Diagnostik
  - Lokalbefund einschließlich Endoskopie,
    Bildgebung
  - Ggf. Angiographie und Embolisation
  - Allgemeinuntersuchungen
- Therapie
  - Allgemeine Therapie
  - Lokal: Ätzen, Elektrokoagulation
  - Tamponade: Vordere, Ballon- und hintere
    Tamponade (Bellocq)
  - Operativ: Septumplastik, Gefäßunter-
    bindung, Embolisation
  - Behandlung des Grundleidens

8.6 Fremdkörper

Engl. *foreign bodies*

- Vorkommen

Bei Kindern häufig.

- Ursachen

u.a. Kugeln, Perlen, Münzen, Erdnüsse, Papier.

- Symptome

Zunächst: Einseitige Behinderung der Nasenatmung. Später: Einseitiger eitriger Schnupfen. Sekret fötide, Kopfschmerzen, Nebenhöhlenentzündung. Nach Jahren: Ablagerung von Kalksalzen um den Fremdkörper (**Rhinolith**).

- Therapie

Extraktion des Fremdkörpers nach Schleimhautabschwellung und Oberflächenanästhesie, bei Kindern Narkose. Gegebenenfalls Küretten oder Häkchen benutzen! Bei Verwendung von einfachen Pinzetten gleiten glatte runde Fremdkörper ab und gelangen dabei tiefer in die Nase.

> **Differenzialdiagnose: Bei Erwachsenen mit einseitigem fötiden Ausfluss an Tumor oder odontogenes Kieferhöhlenempyem denken!**

8.7 Frakturen

Aus dem äußeren Erscheinungsbild kann nur bedingt auf das Ausmaß der Verletzungen geschlossen werden. Jede Gesichtsschädelverletzung erfordert daher eine genaue Erhebung der Anamnese und der klinischen Befunde sowie eine bildgebende Diagnostik.

- Anamnese

Art und Hergang des Unfalles, Amnesie, Bewusstseinsstörungen, Sehstörung, Schmerzen, Kieferklemme oder -sperre, Sensibilitätsstörung, Flüssigkeitsaustritt aus der Nase (Liquorrhö).

- Befund
- **Allgemeinbefund:** Bewusstseinsstatus, Blutung aus Nase und Mund, Luftnot, Blutdruck und Puls.

- **Inspektion:** Hämatome in Gesicht, Mundhöhle und Nase. Blutungsquelle. Formveränderungen des Gesichtes. Augenbefunde: Motilität, Doppelbilder, Pupillenweite und -reaktion. Kieferöffnung und -bewegung, Okklusion, Liquorrhö.
- **Palpation:** Stufenbildung, Krepitation, Prüfung auf pathologische Beweglichkeit des Oberkiefers (Le-Fort-Frakturen), Knistern der Haut (Emphysem), Unterkiefer.
- **Sensibilität:** N. infraorbitalis, N. supraorbitalis.
- **Bildgebende Verfahren:** CT oder DVT ggf. MRT bei intrakranieller oder Orbitabeteiligung.

- Therapie
- ■ Sofortmaßnahmen und Allgemeinbehandlung
- Schockbekämpfung durch Infusionen (Auffüllen des Kreislaufs)
- Freihalten der Atemwege (u. U. durch Intubation), bei längerer Bewusstlosigkeit Tracheotomie
- Blutstillung (**vitale Indikation** zum Eingriff bei epiduralen Blutungen durch Zerreißung der A. meningea media, bei endokraniellen Blutungen oder lebensbedrohlichen Blutungen aus Nase und Nasenrachenraum)
- Stets Antibiotika und u. U. Tetanusprophylaxe

- ■ Im Nebenhöhlenbereich
- **Konservativ** bei glatten Frakturen ohne Zeichen einer Komplikation
- **Operativ** – stets erst nach Abklingen des Unfallschockes
- Vitale Indikation bei intra- und extrakranieller Blutung
- Absolute Indikation bei Frühmeningitis (zusätzlich Meningitisbehandlung), Auftreten eines Pneumatozephalus, Durazerreißung mit Liquorfluss, eingedrungenen Fremdkörpern (Schussverletzungen!), Trümmer- oder Splitterbildungen an der Schädelbasis, vor dem Unfall bereits infizierten Nebenhöhlen und Schädigung des Nervus opticus
- Relative Indikation wegen der Gefahr der Meningitis bei möglicher Duraverletzung

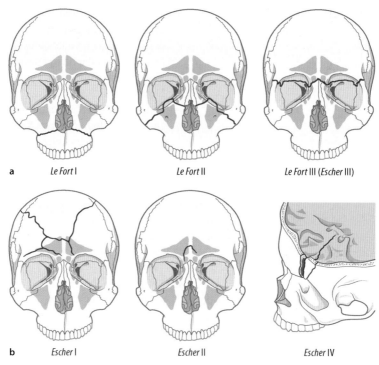

a   *Le Fort* I   *Le Fort* II   *Le Fort* III (*Escher* III)

b   *Escher* I   *Escher* II   *Escher* IV

Abb. 8.13a,b Einteilung der Gesichtsschädelfrakturen. **a** Le Fort I–III; **b** Escher I, II und IV

⟩ **Keinesfalls reicht die Versorgung der äuße-ren Hautwunden aus!**

- Einteilung der Gesichtsschädelfrakturen (Abb. 8.13)
- Mittelgesichtsfrakturen
  - Laterale Frakturen: Jochbein, Jochbogen, Orbitaboden
  - Zentrale Frakturen: Nasenbein, Le Fort I, II
  - Laterozentrale Frakturen: Escher III, Le Fort III
- Frontobasale Frakturen (eingeteilt nach Escher; ▶ Abschn. 8.7.3)
- Unterkieferfrakturen

8.7.1   Laterale Mittelgesichtsfrakturen (Nebenhöhlenverletzungen)

Engl. *lateral midfacial fracture*

Kieferhöhlen-Jochbeinfraktur (Tripoidfraktur; Abb. 8.14)
Beispiel

Beim Fahrradfahren stürzt der Patient auf das Ge-sicht. Neben einer starken Schwellung bemerkt er zusätzlich ein Taubheitsgefühl der linken Wange. Er kann den Mund nicht vollständig öffnen und nicht richtig kauen. Nach Rückgang der Schwellung be-merkt er außerdem Doppelbilder und eine einge-fallene Wange. Nach HNO-ärztlicher Untersuchung und Anfertigen eines Computertomogramms wird die Diagnose einer Jochbeinfraktur gestellt. Die so-fortige operative Versorgung führt zur Beseitigung der Symptome.

- **Ursache**

Bei umschriebener Gewalteinwirkung auf das Joch-bein und die Kieferhöhlenwände (Impressionsfrak-

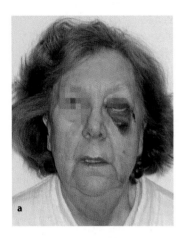
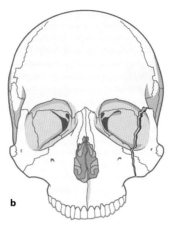
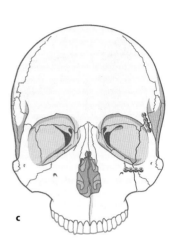

a   b   c

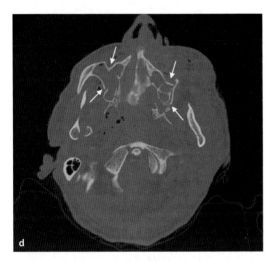

d

■ **Abb. 8.14a–d** Kieferhöhlen-Jochbeinfraktur. **a** Klinisches Bild; **b** Frakturverlauf; **c** Reposition und Fixation mit Osteosyntheseplatten; **d** CT axial: Frakturlinien (→)

tur, Stückbruch, ■ Abb. 8.14a) kommt es zur Fraktur entlang der knöchernen Strukturen durch laterale Orbitawand, Orbitaboden, laterale Kieferhöhlenwand und Jochbogen mit Einwärtsdrehen des Os zygomaticum.

■ **Symptome und Befund**

Monokelhämatom, Stufenbildung im unteren und lateralen Orbitarand, Parästhesien im Bereich des zweiten Trigeminusastes, Doppelbilder durch Absinken des Bulbus, Kiefersperre oder Kieferklemme.

■ **Diagnose**

— Röntgenuntersuchung (Computertomogramm, DVT; ■ Abb. F.10.2 u. 8.14d)

— Prüfung der passiven Beweglichkeit des Bulbus (Traktionstest)

— Prüfung der Augenmotilitätsstörungen (ophthalmologischer Befund)

— Prüfung der Sensibilität des N. infraorbitalis

■ **Therapie**

— Reposition und Fixierung der Bruchstücke (**Mini- bzw. Mikroplattenversorgung,** ■ Abb. 8.14c). Lässt sich das Jochbein bei alten Frakturen nicht mehr reponieren, dann **Heben des Bulbus** bei **Doppelbildern** durch Einbringen von Knorpelscheibchen auf den Orbitaboden. Gezielte Osteotomie und Reposition unter CAS-Kontrolle sowie Rekonstruktion mit Knochen-, Titan- oder Kunststoffimplantaten (► Kap. 7.5.3)

— Bei weiterbestehenden Parästhesien u. U. **operative Dekompression** des zweiten Trigeminusastes

■ **Komplikationen**

Persistierende Doppelbilder, eingesunkene Wange.

Blow-out-Fraktur, isolierte Orbitabodenfraktur (■ Abb. 8.15)

■ **Ursache**

Nach Gewalteinwirkung auf den Bulbus (Ball, Faustschlag) bricht der Orbitaboden an seiner dünnsten Stelle (Sollbruchstelle) – zusammen mit Orbita-

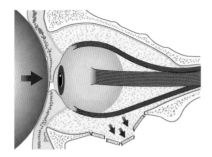

◘ Abb. 8.15 Blow-out-Fraktur

inhalt – in die Kieferhöhle ein, ohne dass die Fraktur durch den Infraorbitarand geht (indirekte Orbitabodenfraktur).

Der Orbitaboden ist bei jeder Jochbeinfraktur beteiligt. Bei der Blow-out-Fraktur ist das Jochbein nicht betroffen.

- **Symptome**

Parästhesien im Bereich des zweiten Trigeminusastes, Doppelbilder durch Absinken des Bulbus, Enophthalmus, Bewegungseinschränkung des Bulbus beim Blick nach oben (besonders auffallend!) und unten durch Behinderung oder Einklemmung des M. rectus inf. und des M. obliquus inf. Monokelhämatom, Hautemphysem (Knistern) im Unterlidbereich (vor allem nach Naseschneuzen).

- **Diagnose**
  - Computertomogramm, DVT, okzipito-dentale Röntgenaufnahme: hängender Tropfen in der Kieferhöhle (Orbitainhalt), Hämatom
  - Prüfung der passiven und aktiven Bulbusmotilität
  - Prüfung der Sensibilität des N. infraorbitalis

- **Therapie**
  - **Einschieben** einer dünnen Knorpelscheibe, lyophilisierter Fascia lata oder PDS-Folie (Polydioxanonsulfat, selbstauflösend) von einem Transkonjunktival- oder Subziliarschnitt im Unterlid unter das Periost am Orbitaboden, um den Bulbus und evtl. abgesunkenes Fettgewebe zu heben sowie eingeklemmte Muskeln zu befreien
  - **(Transfaziale) Kieferhöhlenoperation** bei ausgedehnten Zertrümmerungen und Reposition

der eingeklappten Knochenfragmente und vorübergehend Abstützen durch einen in die Kieferhöhle über den unteren Nasengang nach Fensterung eingebrachten Ballonkatheter

Unbehandelt führt die Blow-out-Fraktur zu einem Enophthalmus und evtl. bleibenden Doppelbildern durch Zerstörung und Fibrose von Orbitafett und Muskulatur.

Seltener kommt eine Blow-out-Fraktur im Bereich der Lamina papyracea vor (**mediale Orbitafraktur**). Doppelbilder beim Blick nach lateral oder medial auf der betroffenen Seite erfordern eine operative Reposition der in das Siebbein eingebrochenen Knochenfragmente.

Isolierte Jochbogenfraktur

- **Ursache**

Bei rein seitlicher Gewalteinwirkung kommt es zu einem typischen Dreieckbruch des Jochbogens.

- **Symptome**

Abflachen der seitlichen Gesichtspartien, Kieferklemme (Mundöffnung erschwert) oder Kiefersperre (Okklusion unmöglich).

- **Diagnose**

Computertomogramm, DVT.

- **Therapie**
  - Von einem Schnitt im Mundvorhof aus wird der Jochbogen mit einem Elevatorium ohne Eröffnung der Kieferhöhle **herausgehebelt** (◘ Abb. 8.16) oder er wird von außen mit einem Haken herausgezogen.
  - Halten die Bruchstücke nicht von selbst in der richtigen Position, wird eine Mini- bzw. Mikroplattenversorgung erforderlich (**Osteosynthese**).
  - Intraoperative CT- oder DVT-Kontrolle des Repositionsergebnisses bei allen Frakturen und der osteosynthetischen Versorgung

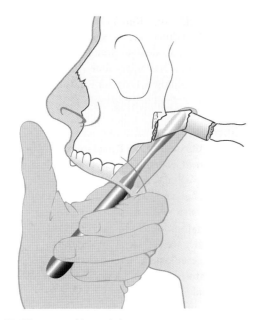

Abb. 8.16 Jochbogenfraktur

8.7.2 Zentrale Mittelgesichtsfrakturen

Engl. *central midfacial fracture*

■ **Definition**
Frakturen im Bereich des Oberkiefers mit und ohne Beteiligung der Orbita und der Frontobasis. Sie können ein- oder beidseitig auftreten.

■ **Einteilung**
Die Einteilung erfolgt in horizontale (Le Fort I–III, ■ Abb. 8.13a) und vertikale Frakturen.
- **I:** Abtrennung des Alveolarfortsatzes vom übrigen Mittelgesicht.
- **II:** Pyramidenfraktur des Oberkiefers. Verlauf durch Kieferhöhlenvorderwand, Orbitaboden und Siebbein. Beteiligung der Frontobasis, der Tränenwege und des Orbitainhaltes (Hämatom!) möglich.
- **III:** Kompletter Abriss des Mittelgesichtes (laterozentrale Fraktur) vom Gehirnschädel unter Einschluss des Jochbeins und des Siebbeins. Frontobasis und Orbita beteiligt (= Escher-III-Fraktur).
- **Vertikale Fraktur:** Senkrecht durch den Oberkiefer.

> ❯ Die zentralen Mittelgesichtsfrakturen gehen mit einer Okklusionsstörung einher.

■ **Symptome**
Fehlbiss durch Verschiebung des Oberkiefers, eingesunkener oder verschobener Oberkiefer. Bei Orbitabeteiligung wie laterale Mittelgesichtsfrakturen. Bei Frontobasisbeteiligung wie frontobasale Frakturen (► Abschn. 8.7.3).

■ **Diagnose**
Beweglichkeitsprüfung des Oberkiefers, Überprüfung der Okklusion, bildgebende Diagnostik (Computertomographie, DVT, MRT bei Orbita- und intrakranieller Beteiligung).

■ **Therapie**
Ziel ist die operative Wiederherstellung der Okklusion durch Stabilisierung der Frakturfragmente.
- Reposition der Frakturfragmente
- Einstellen der Okklusion u. U. durch intermaxilläre Fixation
- Plattenosteosynthese
- Versorgung der Begleitverletzungen (Orbita, N. opticus, Weichteile)

> ❶ **Cave**
> **Ohne adäquate Versorgung können dauerhafte schwerwiegende Folgen wie Okklusionsstörungen, sekundäre Kiefergelenkarthropathien, Verformungen des Gesichts, Doppelbilder, Visusverlust oder Sensibilitätsstörungen auftreten, die aufwändige Sekundäreingriffe erforderlich machen.**

Nasenbeinfraktur (■ Abb. 8.17 und ■ Abb. 8.18)

■ **Definition**
Geschlossene oder offene Fraktur des Nasenbeines (Os nasale). Meist durch stumpfe Gewalteinwirkung (Fall, Stoß).

> ❯ Verletzungen des Nasenskelettes, der Nasennebenhöhlen und des Mittelgesichtes gehören zu den häufigsten Kopfverletzungen überhaupt. Die mögliche Mitbeteiligung von Orbita und Frontobasis
> ▼

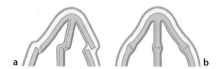

Abb. 8.17a,b Nasenbeinfraktur. **a** Schema; **b** nach Reposition

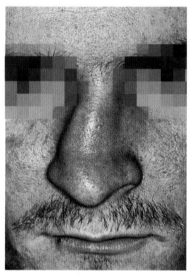

Abb. 8.18 Nasenbeinfraktur: Schiefstand der Nase mit Impression der gegenüberliegenden seitlichen Nasenwand

muss immer in Betracht gezogen und durch spezielle diagnostische Verfahren abgeklärt werden. Starke Blutungen erfordern Notfallmaßnahmen.

- **Befund**

Schiefstand der Nase mit Impression der gegenüberliegenden seitlichen Nasenwand (■ Abb. 8.18) oder **Einsinken** und **Verbreiterung** der äußeren Nase je nach Richtung der Gewalteinwirkung (seitliches oder frontales Trauma). Anfangs oft verdeckt durch

- Schwellung der äußeren Nase infolge von Hämatomen, auch Lidhämatome
- Nur selten Krepitation
- Evtl. Platz- oder Risswunden der Haut (verschmutzte, offene Verletzung)
- Nasenbluten durch Zerreißen der Schleimhaut
- Behinderung der Nasenatmung und des Riechvermögens

- **Diagnose**

Wird gesichert durch das seitliche Röntgenbild der Nase, die okzipito-dentale Röntgenaufnahme zur Darstellung der Nasenpyramide oder die Computertomographie bzw. DVT zur Erfassung weiterer Verletzungen.

- **Therapie**
- **Reposition** in örtlicher Betäubung oder – besser wegen der Gefahr der Blutaspiration während der Versorgung – in Intubationsnarkose. Bei Schiefstand der Nase lässt sich eine Reposition in der ersten Woche meist durch kräftigen Daumendruck durchführen. Heftpflasterzug. Gips- oder Metallschiene zur Fixierung.
- Bei eingesunkenem Nasenrücken sind das **Aufrichten** mit einem Elevatorium vom Naseninneren her mit Begradigung des oft frakturierten Septum und eine Tamponade der Nase für einige Tage notwendig.
- **Versorgung äußerer Wunden.** Schienung der äußeren Nase durch Gipsschale.
- Bei stärkerer Frakturierung des knorpligen Septum ist eine operative Frakturbehandlung im Rahmen einer **Septumplastik** indiziert (▶ Abschn. 8.3). Mikroplattenversorgung ist nur selten bei Trümmerbrüchen der Nasenbeine erforderlich.

> Wird die Reposition innerhalb der ersten 8 Tage versäumt, bleiben eine traumatische Septumdeviation, eine Breit-Sattelnase (bei Gewalteinwirkung von vorn) oder eine Schiefnase (bei Gewalteinwirkung von der Seite) zurück, die später rhinoplastische Eingriffe erfordern (▶ Abschn. 8.2).

- **Komplikationen**
- **Septumhämatom** (■ Abb. 8.19)
  - Kann sich durch eine Septumfraktur, ohne dass es zur Zerreißung der Schleimhaut kommt, bilden und sitzt – meist beiderseits – zwischen Perichondrium bzw. Periost und Knorpel/Knochen.
  - Symptom: Kurze Zeit nach dem Trauma völlig verlegte Nasenatmung
  - Befund: Kissenartige pralle Schwellung des Septum

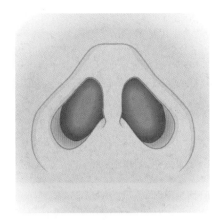

Abb. 8.19 Septumhämatom

— Therapie: Punktion oder – besser – Inzision,
  Ablassen des Hämatoms und beidseits Antam-
  ponieren des Perichondrium an den Knorpel
— **Septumabszess**
  — Durch Infektion eines Septumhämatoms
    meist mit Staphylokokken. Kann durch
    Nekrose des Knorpels zur Sattelnase führen.
  — Symptome und Befund: Wie bei Septum-
    hämatom, zusätzlich Druckschmerz und
    Rötung des Nasenrückens. Meningitis-
    gefahr!
  — Therapie: Inzision, Ausräumen der Knor-
    pelsequester und Streifeneinlage zwischen
    die Perichondriumblätter mit offener Nach-
    behandlung (Drainage) oder Einpflanzen
    von Knorpelstreifen zwischen die Septum-
    blätter zur Stützung des Nasenrückens unter
    antibiotischem Schutz (Flucloxacillin –
    Staphylex®, Clindamycin – Sobelin®)
— **Septumperforation**
  — Durch Trauma, häufiger als Folge einer
    Rhinitis sicca anterior, einer Septumopera-
    tion, einer Lues, bei Wegener-Granuloma-
    tose und bei jahrelangem Kokain- und
    Tabakschnupfen oder nach zu ausgiebiger
    Koagulation der Schleimhaut bei rezidivie-
    render Epistaxis. Symptome: Bei kleiner
    Perforation Pfeifgeräusch beim Atmen,
    bei großer Perforation Krustenbildung und
    rezidivierendes Nasenbluten.
  — Therapie: Konservativ mit weichen Salben
    zur Krustenlösung, operativ-plastische

Deckung mit gestielten Schleimhautlappen
aus der Umgebung.
— Auf **Mitbeteiligung der Nebenhöhlen**
  achten. Bei Frakturausläufern
  – bis an die Kieferhöhle kommt es zum
    Hämatom in der Kieferhöhle und diffuser
    Verschattung der Kieferhöhle im CT,
  – bis in die Siebbeinzellen kann beim
    Schneuzen ein Hautemphysem der Lider
    und der Orbita auftreten,
  – bis in die Stirnhöhlen oder das Siebbein
    können bei Beteiligung der Stirnhöhlen-
    hinterwand oder des Siebbeindaches
    lebensbedrohliche Komplikationen ent-
    stehen (▶ Abschn. 8.7.3).
— Tritt nach einer Nasenbeinfraktur eine **bleibende Anosmie** auf, ist eine Beteiligung
  der Schädelbasis mit Schädigung der Fila
  olfactoria anzunehmen. Bei behinderter
  Nasenatmung nach Nasenbeinfraktur besteht nur eine vorübergehende **respiratorische Anosmie**.

8.7.3 Frontobasale Frakturen (Frakturen der oberen Neben- höhlen, Schädelbasisbrüche)

Engl. *frontobasal fracture, anterior skull base fracture*

▪ **Definition**
Frakturen, die die vordere Schädelbasis (mit-)be-
treffen: Dach der Nasenhaupthöhle (Lamina cribrosa), Siebbeindach, Stirnhöhlenhinterwand, Orbitadach, Keilbeinhöhlendach.

⊕ **Cave**
Aufsteigende Infektion, Meningitis durch
Durabeteiligung.

▪ **Ursachen**
Verkehrsunfälle, Arbeitsunfälle.

▪ **Einteilung**
Die Frakturen werden unterteilt nach Escher
(▢ Abb. 8.13):
— **Hohe frontobasale Fraktur = Escher Typ I:**
  Bei Gewalteinwirkung auf das obere Stirnbein

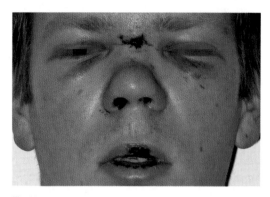

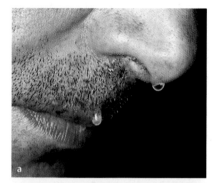

□ **Abb. 8.20** Frontobasale Fraktur mit Brillenhämatom

strahlen die Frakturen von oben in die Nebenhöhlen ein (ausgedehnte frontobasale Trüm-
merfraktur mit Impression des Stirnbeins).

— **Mittlere frontobasale Fraktur = Typ II:** Lokalisierte frontobasale Fraktur bei Gewalteinwirkung auf die Stirn-Nasenwurzelgegend kommt
es zu typischen Impressionsbrüchen oder
Stückbrüchen im Stirnhöhlen-Siebbeinbereich.
Ausstrahlung der Frakturlinie evtl. bis in die
Keilbeinhöhle.

H11 — **Tiefe frontobasale Frakturen = Typ III:** Bei
Abriss des Mittelgesichtes von der Schädelbasis
bei Gewalteinwirkung auf das Mittelgesicht
(PKW-Unfälle!) entstehen transversale oder
vertikale (zentrale) Mittelgesichtsfrakturen =
Oberkieferfrakturen nach Le Fort III (▶ Abschn. 8.7.2).

— **Lateroorbitale frontobasale Fraktur = Typ IV:**
Bei Gewalteinwirkung mehr von seitlich-vorn
Frakturen des Orbitadaches und der Stirnhöhle.

▪ **Symptome**
— **Blutungen** aus Nase und Mund
— **Brillenhämatom** (□ Abb. 8.20) oder Monokelhämatom (auch an der Innenseite des Ober-
lides nachzuweisen!) und subkonjunktivales
Hämatom (Hyposphagma)
— **Anosmie** durch Abriss der Riechfäden
— Evtl. **Platzwunden** auf der Stirn (die Zerstörungen in der Tiefe sind im Allgemeinen
erheblich größer, als die äußeren Wunden vermuten lassen)
— Sichere Zeichen einer gleichzeitigen Durazerreißung – oft am Übergang von der Stirnhöhle

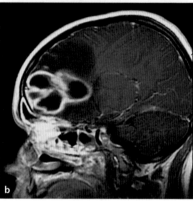

□ **Abb. 8.21a,b** Hirnabszess und Rhinoliquorrhö bei fronto-
basaler Fraktur. **a** Rhinoliquorrhö; **b** Frontalhirnabszess im
Kernspintomogramm

zum Siebbein, da hier der Knochen besonders
dünn ist und zur Splitterung neigt – sind:

— **Rhinoliquorrhö** (Abtropfen von wässriger
Flüssigkeit aus der Nase; □ Abb. 8.21a).
Nachweis von nur im Liquor vorhandenem
β2-Transferrin oder β-Trace-Protein mittels
Immunelektrophorese (Liquor sammeln auf
in die Nase gelegten Schwämmchen). Der
Liquorabfluss wird bei Vorneigen des Kopfes
und Kompression der Vv. jugulares internae
stärker. Glukoteststreifen werden durch die
Flüssigkeit gefärbt (der Liquor ist zucker-
haltig!). In den Liquorraum eingebrachter
Farbstoff (Fluorescein) kann in der Nase im
ultravioletten Licht endoskopisch und labor-
chemisch nachgewiesen werden. Außerdem
lassen sich radioaktive Isotope, die vom
Liquorraum durch die vordere Schädelbasis
in die Nase gelangen, mit Hilfe der Szintigraphie feststellen (▶ Kap. 7.5.4).

- **Pneumatozephalus:** Nachweis der Luft-
  füllung der Liquorräume durch Computertomographie
- Häufig zusätzlich Commotio oder Contusio
  cerebri
- Pulsierender Exophthalmus und Nasenbluten
  bei **Verletzung der A. carotis int.** im Bereich
  des Sinus cavernosus
- **Intrakranielle Blutungen** können sich durch
  Pulsverlangsamung anzeigen, dazu homolate-
  rale Pupillenerweiterung und Lichtstarre.
- Optikusläsionen sind bei weiter, lichtstarrer
  Pupille zu vermuten.

Beispiel

Ein Junge stürzt beim Fußballspiel und zieht sich
eine Prellung des rechten Augenbereiches zu. Die
starke Schwellung der Lider verbunden mit einem
Knistern der Haut steht im Vordergrund. Erst nach
einigen Stunden bemerkt der Junge einen zunehmenden Visusverlust, er kann bei der orientierenden
Untersuchung nur noch hell – dunkel unterscheiden.
Im Computertomogramm zeigt sich eine Siebbein-
dachfraktur, die seitlich in die Orbita und den Canalis
n. optici einstrahlt. Unter der Diagnose der traumatischen Optikusschädigung erfolgt die sofortige
operative Dekompression. Nachfolgend normalisiert
sich der Visus völlig.

- Diagnose
- **Computertomogramm ggf. mit intravenöser
  Kontrastmittelgabe:** Methode der Wahl zum
  Nachweis aller Frakturen, besonders bei Frak-
  turen mit Schädelhirntrauma und Verdacht auf
  Durariss, intrakranielle Blutung oder Kontu-
  sionsherd
- **Magnetresonanztomographie:** Orbitabe-
  teiligung, intrakranielle Verletzung, Optikus-
  schädigung
- **Angiographie:** bei Blutungen

- Therapie

Die **Operation** besteht (bei entsprechender Indikation ▶ Abschn. 8.7.2) in einem Eingriff an Stirnhöhle und Siebbeinzellen mit Enttrümmerung und Anlegen weiter Zugänge zur Nase, um Sekretstauungen
an der Schädelbasis zu verhindern (▶ Abschn. 8.13),
gegebenenfalls in einer Versorgung der Durazer-

reißung, in einer Reposition einer imprimierten
Nasenwurzel (Dish-face) und in einem Wiederaufbau der Stirnhöhlenvorderwand durch Mikro- oder
Miniplattenversorgung der Bruchstücke oder bei
vollständiger Zertrümmerung von Stirnhöhlenvorderwand und -boden durch ein Schädelimplan-
tat oder selten in einer Verödung der Stirnhöhle:

- Schnitt in der Augenbraue, bei hohen frontobasalen Frakturen Koronarschnitt mit Herun-
  terklappen der Stirnhaut
- Dabei Entsplitterung und Schaffen glatter Verhältnisse an der Schädelbasis
- Bei Durazerreißung extradurale Duraplastik
  mit einem frei transplantierten Galea-Periost-
  stück oder Fascia-lata-Streifen, die mit Human-
  Fibrinkleber fixiert werden. Als allogenes (=
  homologes) Material finden auch lyophilisierte
  (gefriergetrocknete) Fascia lata und künstlicher
  Duraersatz (Neuro-Patch®) Verwendung
- Evtl. Entfernung von zerstörtem Hirngewebe
  aus den Nebenhöhlen
- Bei Keilbeinhöhlendachfrakturen und Durariss Tamponade der Keilbeinhöhle mit Mus-
  kel- oder Fasziengewebe
- Bei intrakranieller Duraplastik durch den
  Neurochirurgen, die bei gleichzeitiger stärkerer Hirnverletzung erforderlich wird, darf die
  Nebenhöhlensanierung nicht unterlassen werden, da von den zertrümmerten Nebenhöhlen
  aus Spätkomplikationen drohen
- Gegebenenfalls Knochenersatz an der Schädelbasis durch Schädelknochen, Titan- oder
  Kunststoffimplantate
- Endonasale endoskopische Optikusdekom-
  pression bei Visusverlust und klinisch und/
  oder radiologisch nachgewiesener Optikus-
  verletzung oder -hämatom, möglichst innerhalb der ersten 24 h
- intravaskuläre Embolisation oder Stentapplikation bei Carotis-interna-Verletzungen

> **Eine Zusammenarbeit zwischen HNO-Arzt,
> Augenarzt, Neurochirurgen (Durahirnver-
> letzung), Kieferchirurgen (Mittelgesichts-
> verletzung) und Neuroradiologen (Gefäß-
> verletzungen) ist bei allen frontobasalen
> Frakturen erforderlich.**

▪ **Komplikationen**

Spätkomplikationen bei ungenügend operativ versorgten frontobasalen Frakturen sind:
- **Liquorfistel** (◨ Abb. 8.21a): Der spontane Verschluss eines Durarisses kann durch einen Knochensplitter oder einen kleinen Hirnprolaps verhindert werden. Duranarben können beim Pressen oder Niesen wieder aufreißen.
- **Spätmeningitis:** Kann noch nach Jahren bei einem Schnupfen auftreten, gelegentlich auch als rezidivierende Meningitis (meist Pneumokokkenmeningitis)
- **Hirnabszess** (◨ Abb. 8.21b)
- **Osteomyelitis** des Stirnbeins
- **Muko- und Pyozele** der Nasennebenhöhlen (▶ Abschn. 8.12.7)

❶ Cave
Die Spätkomplikationen erfordern eine sofortige operative Behandlung.

▪ **Prognose**

Bei den frontobasalen Schädelhirnverletzungen ist die Prognose abhängig von **endokraniellen Komplikationen**, die durch die Nebenhöhlenoperation mit Duraplastik und gegebenenfalls neurochirurgische Eingriffe verhütet bzw. behandelt werden müssen.

In Kürze

Frakturen
- ▬ Äußeres Erscheinungsbild und Ausmaß der Verletzungen können stark differieren
- ▬ Diagnostik stützt sich auf klinischen Befund, Endoskopie und Bildgebung (CT, MRT)
- ▬ Therapie
  - ▬ Sofortmaßnahmen und Allgemeinbehandlung (Schocktherapie), Atemwege sichern, Blutstillung
  - ▬ Operativ im Intervall mit absoluten und relativen Indikationen (Blutungen, intrakranielle Verletzungen, Meningitis, Liquorfistel)
- ▬ Gesichtsschädelfrakturen
  - ▬ Mittelgesichtsfrakturen: lateral, zentral, laterozentral

▼

- ▬ Frontobasale Frakturen
- ▬ Unterkieferfrakturen
- ▬ Laterale Mittelgesichtsfrakturen
  - ▬ Tripoidfraktur mit Beteiligung Orbita, Nervus infraorbitalis, Kieferklemme
  - ▬ Blow-out-Fraktur mit Doppelbildern
  - ▬ Isolierte Jochbbogenfraktur mit Kieferklemme
- ▬ Zentrale Mittelgesichtsfrakturen
  - ▬ Einteilung nach Le Fort I–III: Reposition und Wiederherstellung der Okklusion
  - ▬ Nasenbeinfrakturen geschlossen oder offen, Mitbeteiligung benachbarter Strukturen
  - ▬ Komplikationen: Septumhämatom und -abszess, Anosmie, Okklusionsstörungen
- ▬ Frontobasale Frakturen
  - ▬ Mitbeteiligung der vorderen Schädelbasis mit Gefahr aufsteigender Infektionen und Meningitis
  - ▬ Einteilung nach Escher I–IV
  - ▬ Symptome: Gesichtsverletzungen, Hämatom, Rhinoliquorrhö, Pneumatozephalus, Commotio oder Contusio cerebri intrakranielle Blutung
  - ▬ Diagnostik: CT, MRT, Nachweis Liquorrhö, Angiographie
  - ▬ Therapie: Operativ, interdisziplinäre Zusammenarbeit
  - ▬ Spätkomplikationen: Liquorfistel, Hirnabszess, Muko- und Pyozele

8.8   Weichteilverletzungen

Engl. *soft tissue injuries*

▪ **Vorkommen**

Sie sind im Gesichtsbereich sehr häufig und betreffen vor allem die Nase. Auf Begleitverletzungen (s. oben) ist besonders zu achten.

▪ **Ätiologie**

Je nach Art der Verletzung unterschiedlich ausgedehnte Schnitt-, Riss oder Quetschwunden. Bei Bissverletzungen Gefahr der lokalen und systemischen Infektion mit Sepsis, Meningitis, Endokarditis und Osteomyelitis. **Cave:** Tetanus und Rabies.

- **Erreger**

Staphylococcus aureus, Anaerobier.

- **Diagnose**

Inspektion und Fotodokumentation, Sondieren zur Bestimmung der Tiefenausdehnung, bildgebende Diagnostik zur Erfassung von Frakturen und anderen Begleitverletzungen. Mikrobiologische Untersuchung.

- **Therapie**
- Wundreinigung, ggf. sparsame Exzision nekrotischen Gewebes
- Blutstillung
- Schichtweiser Wundverschluss
- Replantation abgetrennter Weichteile
- Rekonstruktive Maßnahmen bei definitivem Gewebsverlust als Sofort- oder Sekundäreingriff (▶ Abschn. 8.4)
- Tetanusschutz
- Antibiotika
- Durchblutungsfördernde Mittel bei Replantationen
- Hyperbare Sauerstofftherapie

Bei **Hundebissverletzungen** zusätzlich
- Tollwutimmunisierung bei nicht ausreichendem oder zweifelhaftem Impfschutz des Hundes, der im Zweifelsfall zur Diagnosesicherung getötet werden muss
- Antibiotika gegen Staphylokokken und Anaerobier (Flucloxacillin – Staphylex®, Metronidazol – Clont®)

In Kürze

Weichteilverletzungen
- Je nach Ursache verschiedene Verletzungsarten
- Begleitverletzungen, Infektionen
- Therapie: Operativ unter antibiotischem Schutz, Achtung Tetanus und Tollwut

8.9 Entzündungen der äußeren Nase und des Gesichtes

Engl. *inflammation of the external nose and face*

8.9.1 Naseneingangsekzem

- **Definition**

Nach langdauernder Sekretion aus der Nase, bei Diabetes mellitus oder allgemeiner exsudativer Diathese, bei generalisiertem Ekzem. Chronische Hautveränderungen vor allem am Boden.

- **Symptome und Befund**

Im von Haut ausgekleideten Nasenvorhof Jucken, Krusten- und Borkenbildung, Rhagaden im oberen Recessus.

- **Therapie**
- Ätzen der Rhagaden mit 5%igem Argentum nitricum, Zinksalbe, Einbringen von kortisonhaltiger Salbe in den Nasenvorhof
- Behandlung des zugrunde liegenden Leidens: z. B. Rachenmandel oder Nasenfremdkörper bei Kindern, Nebenhöhlenentzündung, Diabetes mellitus

- **Folgekrankheit**

Gesichtserysipel (Wundrose) mit scharf abgegrenzter Rötung der Haut (▶ Kap. 3.3.1).

8.9.2 Follikulitis des Naseneingangs

- **Definition**

Rezidivierende Entzündung der Haarbälge durch Staphylokokken, die meist durch den bohrenden Finger in die Haut des Nasenvorhofs eingerieben wurden.

- **Symptome und Befund**

Schmerzen und Spannungsgefühl in der Nasenspitze, Rötung der Nasenspitze oder des Nasenflügels, Krustenbildung im Nasenvorhof, im entzündungsfreien Zustand oft trockene Haut im Nasenvorhof.

- Therapie
- Antibiotika- und kortisonhaltige Salben
- Epilation derjenigen Haare, deren Haarbälge sich immer wieder entzünden
- Im entzündungsfreien Zustand fetthaltige Salben

8.9.3 Nasen- und Oberlippenfurunkel

- Definition

Eitrig nekrotisierende Entzündung, die aus einer Follikulitis hervorgeht.

- Erreger.

Staphylococcus aureus.

- Symptome und Befund

Ödematöse Anschwellung und Rötung der Nasenspitze und des Nasenrückens (◘ Abb. 8.22), gelegentlich auf die Oberlippe übergehend. Starke Schmerzen, Fieber. Entleerung des Furunkelpfropfes meist in den Nasenvorhof, selten an der Nasenspitze nach außen.

- Therapie
- Hochdosierte **antibiotische Behandlung** i.m. oder i.v. gegen Staphylokokken, z. B. Flucloxacillin (Staphylex®), Cefuroxim (Elobact®), Clindamycin (Sobelin®). Bei schwerem Krankheitsbild **Bettruhe** und **Breikost** zur Ruhigstellung der Oberlippe
- **Lokal:** Zur schnelleren Demarkierung und Abstoßung des Pfropfes feuchte Umschläge mit Alkohol. Antibiotikahaltige Salben

❶ Cave
Niemals Ausdrücken des Furunkels!

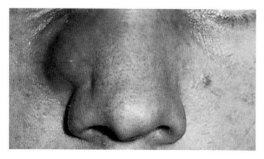

◘ Abb. 8.22 Nasenfurunkel

- Komplikationen

Bei Nasenfurunkeln und mehr noch bei Oberlippenfurunkeln besteht die Gefahr einer Thrombophlebitis der V. angularis mit Fortleitung zur V. ophthalmica und zum Sinus cavernosus mit der Folge einer Meningitis.

Kavernosusthrombose (Thrombose des Sinus cavernosus)

- Definition

Meist entzündlich bedingte Thrombose des Sinus cavernosus mit lokaler und allgemeiner Krankheitsausbreitung; hohe Mortalität.

- Befund
- Erste Zeichen: Druckschmerz im Nasenaugenwinkel und Klagen über Sehstörungen
- Später: Hohes Fieber, septische Temperaturen, Schüttelfrost
- Ödematöse Schwellung der Nasolabialfalte und Lidödem
- Bei ausgebildeter Kavernosusthrombose Chemosis, Protrusio bulbi und Motilitätsstörungen

- Diagnose

Computer- oder Kernspintomographie. Liquorpunktion: Entzündungszeichen.

- Differenzialdiagnose

Orbitaphlegmone ausgehend von entzündlichen Erkrankungen der Nasennebenhöhlen.

- Therapie
- Beim ersten Zeichen einer Beteiligung der V. angularis **elektrochirurgische Durchtrennung** der Vene im Augennasenwinkel (◘ Abb. 8.23)
- Bei Kavernosusthrombose und Meningitis (Lebensgefahr!) **höchste Antibiotikadosen**, Versuch einer **Entlastung der Orbita** bei Protrusio bulbi durch Entfernen der angrenzenden Nebenhöhlenwände, u. U. Antikoagulanzien und fibrinolytische Therapie in Zusammenarbeit mit dem Internisten

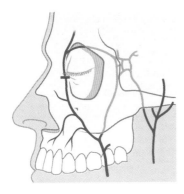

Abb. 8.23 Durchtrennung der V. angularis

In Kürze

Entzündungen der äußeren Nase und des Gesichtes
- Naseneingangsekzem, Erysipel
- Follikulitis
- Nasen- und Oberlippenfurunkel
- Komplikation: Sinus-cavernosus-Thrombose

8.10 Entzündungen der Nasenhaupthöhle

Engl. *rhinitis*

- **Definition**

Entzündungen der Nasenhaupthöhle werden als Rhinitis bezeichnet (■ Tab. 8.1).

8.10.1 Mikrobielle infektiöse Rhinitiden (Akute Rhinitiden)

Engl. *acute rhinitis*

Virale Rhinitis (Common Cold)

- **Definition**

Der **Schnupfen** (Koryza) ist eine **Viruserkrankung** mit Influenza-, Parainfluenza-, RS-, Corona-, ECHO- und Cox-Rhinoviren (Picornaviren) (acute respiratory disease = ARD).

- **Pathogenese**

Übertragung durch Tröpfcheninfektion. Auslösend kann eine allgemeine örtliche Auskühlung (Zugluft) mit reflektorischen Durchblutungsänderungen der Nasenschleimhaut mit Verminderung der Aktivität des Flimmerepithels und dadurch erhöhter Anfälligkeit für virale Infekte sein. Nach Bindung an den epithelialen Adhäsionsrezeptor Induktion des Transkriptionsfaktors NF-KB und Expression entzündungsfördernder proinflammatorischer Zytokine und Bildung von Sauerstoffradikalen.

- **Verlauf**

Inkubation einige Stunden bis zwei Tage. Nach zwei weiteren Tagen kann der zunächst abakterielle Infekt durch **Mischinfektion** mit Kokken in einen bakteriellen übergehen. Nach 8–10 Tagen soll die akute Rhinitis abgeklungen sein.

- **Symptome**

Kitzeln in der Nase oder im Nasenrachenraum, Niesreiz. Danach Behinderung der Nasenatmung, Kopfdruck, Reizhusten, wässrige Sekretion aus der Nase, Augentränen (katarrhalisches Stadium). Später ist die Nase völlig verlegt, das Sekret wird schleimig-eitrig. Beeinträchtigung des Riech- und Schmeckvermögens, Rhinophonia clausa. Gegen Ende der Erkrankung Eindicken des Sekretes und Trockenheitsgefühl auf der Nasenschleimhaut. Fieber besteht im Allgemeinen nicht, bei Kindern jedoch gelegentlich. Bei Infektion mit Adenoviren auf- bzw. absteigender Katarrh mit Beteiligung von Pharynx und Larynx und Fieber.

- **Befund**

Nasenschleimhaut und Muscheln gerötet und geschwollen, mit serösem oder schleimig-eitrigem Sekret bedeckt. Haut am Naseneingang entzündlich gerötet, gelegentlich Naseneingangsekzem.

- **Therapie**
- Eine kausale Therapie des Schnupfens gibt es bisher nicht. Bei den ersten Schnupfensymptomen gelingt gelegentlich eine Kupierung mit einem Antihistaminikum.
- Bei verlegter Nase helfen symptomatisch Sympathikomimetika als abschwellende Nasentropfen oder Sprays, z. B. Xylometazolin

◼ **Tab. 8.1** Formen der Rhinitis (modifizierte ARIA-/WHO-Klassifikation)

Infektiöse Rhinitis	Virale Rhinitis (Common Cold)	
	Bakterielle Rhinitis	
	Spezifische Erreger	Tuberkulose der Nase und Lues der Nase
	Tropenkrankheiten	Lepra, Rhinosklerom, Blastomykosen
Chronische Rhinitis	Rhinitis sicca anterior	
	Rhinitis atrophicans	Sine foetore Cum foetore = Ozaena
	Chronisch-bakterielle Rhinitis	
Granulomatöse Rhinitis	Morbus Wegener	
	Midline Granuloma	
	Sarkoidose	
Allergische Rhinitis	Intermittierend (einschließlich saisonal)	
	Persistierend (perennial)	
Nicht allergische Rhinitis	Idiopathische Rhinitis	(= hypersensitive Rhinitis; NINA = nicht-infektiös, nicht-allergisch)
	Berufsbedingte Rhinitis	Allergisch Nicht-allergisch
	Medikamenteninduzierte Rhinitis	Schmerzmittelintoleranz Andere Medikamente
	Hormonelle Rhinitis	Rhinopathia gravidarum, Hypothyreose
Andere Ursachen	NARES Toxisch-irritativ Lebensmittel Emotional Gastro-ösophagealer Reflux Umweltschadstoffe (Innenraum-/ Außenluftschadstoffe)	

(Otriven®), Oxymetazolin (Nasivin®) oder orale Schnupfenmittel (Rhinologika, enthalten Sympathikomimetika und Antihistaminika/Rhinopront®). Für Kinder gibt es Nasentropfen in verdünnten Lösungen, z. B. Otriven® für Säuglinge oder für Kleinkinder. Je stärker die abschwellende Wirkung der vasokonstriktorischen Nasentropfen ist, desto stärker ist auch die nach 4–6 h auftretende reaktive Hyperämie der Nasenschleimhaut und der Muscheln. Es werden dann erneut abschwellende Nasentropfen benötigt. Bei zu langem Gebrauch abschwellender Nasentropfen tritt eine Gewöhnung an die Tropfen ein. Die Patienten können dann ohne Verwendung der Tropfen alle 4 h nicht mehr auskommen (»**Privinismus**«, der Name stammt von dem früher sehr viel verwendeten Privin® = Naphazolin). Daher Absetzen der Tropfen möglichst nach einer Woche, weil sonst durch Ausschalten der natürlichen vegetativen Gefäßregulation Entstehen einer **Rhinitis medicamentosa** (▶ Abschn. 8.10.9).

— Bei mehr trockener Schleimhaut Verwendung von schleimhautschonenden, weniger abschwellenden viskösen Nasentropfen, z. B. Bromhexin.

— Angenehm werden **Kamillendampfinhalationen** nach vorheriger Schleimhautabschwellung und **Nasenspülungen** mit Emser-Salz®-Lösung empfunden.

━ Jede Nasenseite einzeln ausschneuzen (Einmal-Papiertaschentücher!), um ein Einpressen des Nasensekretes in die Tube und das Mittelohr zu vermeiden.

━ Bei gleichzeitiger Grippe entsprechende Grippemittel, gegebenenfalls Hustenmittel. Nach einer Grippeerkrankung bleiben gelegentlich eine Hyposmie oder eine Anosmie zurück, die sich durch eine Behandlung mit Kortikosteroiden bessern können.

▪ **Komplikationen**

Durch Fortleitung akute Mittelohrentzündung oder Nebenhöhlenentzündungen bei bakterieller Mischinfektion.

▪ **Prophylaxe**

Abhärtung (Sport, Sauna) und Vitamin C. Gegen einige Influenzavirusstämme (Grippe) Möglichkeit der jährlich zu wiederholenden Impfung.

Akute bakterielle Rhinitis

▪ **Definition**

Bakterielle Superinfektion eines viralen Infektes am häufigsten mit Streptokokken, Pneumokokken, Staphylokokken.

▪ **Befund**

Eitrige Sekretion bei geröteter und geschwollener Nasenschleimhaut.

▪ **Diagnose**

━ Nasenendoskopie

━ Mikrobiologie: Streptokokken, Pneumokokken, Haemophilus influenzae, Klebsiellen, Staphylococcus aureus

━ Evtl. Biopsie bei Verdacht auf Malignom oder spezifische Rhinitis

▪ **Therapie**

Ggf. zusätzlich Antibiotikum.

Chronische bakterielle Rhinitis

▪ **Definition**

Von einer chronischen Rhinitis spricht man, wenn die Erkrankung über drei Monate hinaus andauert.

▪ **Pathogenese**

Sie wird oft durch eine eitrige Nebenhöhlenentzündung bei Erwachsenen oder durch eine vergrößerte Rachenmandel bei Kindern unterhalten. Chronisch physikalische und chemische Irritationen bei bestimmten Berufen. Zustand nach Nasen- und Nebenhöhlenoperationen mit ausgedehnter Schleimhautreduktion.

▪ **Befund**

Eitrige Beläge auf der Nasenschleimhaut oder zäher Schleim, verdickte Muscheln und Schleimhauthyperplasien mit behinderter Nasenatmung, retronasaler Sekretfluss.

▪ **Therapie**

━ **Ursachen ausschalten:** Nebenhöhlenentzündung behandeln (konservativ und operativ), Adenotomie

━ **Operativ:** Isolierte Hyperplasien abtragen, insbesondere auch verdickte hintere Enden der unteren Muscheln. Bei erheblicher Septumdeviation operative Begradigung der Nasenscheidewand

━ **Medikamentös:** Abschwellende oder pflegende Nasentropfen oder Sprays, Mukolytika (z. B. Azetylzystein, Fluimucil®), Nasenspülung, Emser Salz®, Antibiotikum nach Abstrich

▪ **Folgekrankheit**

Die hyperplastische Rhinitis kann in eine atrophische Form übergehen. Daneben kann es zur bleibenden Hyp- oder Anosmie und zur chronischen Bronchitis bei verstärktem retronasalen Sekretfluss kommen.

▪ **Differenzialdiagnose**

━ Spezifische Rhinitiden (▶ Abschn. 8.10.3).

━ Manche **Infektionskrankheiten** (Masern, Scharlach, Varizellen) gehen mit einer Rhinitis einher.

━ Bei der früher gelegentlich aufgetretenen **Nasendiphtherie** fanden sich Blutbeimengungen im Nasenschleim und fibrinöse Auflagerungen auf der Schleimhaut. Therapie: Antiserum, Antibiotikum.

━ Bei Säuglingen kommen **gonorrhoische** und **syphilitische Rhinitiden** vor.

- **Mykotische Rhinitiden** entstehen auf dem Boden einer Nebenhöhlenmykose, meist durch Aspergillus.

Mikrobielle Rhinitiden
- Akute Virusrhinitis
  - Meist durch Tröpfcheninfektion, später Mischinfektion mit Bakterien
  - Symptomatische Therapie mit abschwellenden Nasentropfen, Kamilleinhalation
  - Komplikationen: Ausbreitung auf Nebenhöhlen und Mittelohr
- Akute bakterielle Rhinitis
  - Meistens bakterielle Suprainfektion
  - Therapie: Zusätzliches Antibiotikum
- Chronisch bakterielle Rhinitis
  - Dauer mehr als 3 Monate
  - Eitrige Nasennebenhöhlenentzündung
  - Zustand nach Nasennebenhöhlenoperation
  - Therapie: Ursache beseitigen, operativ, medikamentös
  - Folge: Atrophische Rhinitis
- Spezifische Rhinitis, Nasendiphtherie, Rhinitis bei Geschlechtskrankheiten, mykotische Rhinitis

8.10.2 Unspezifische granulomatöse Rhinitis (Maligne Granulome)

Engl. *malignant granulomas*

- **Ursachen**

Allergische-hyperergische Reaktion? Autoimmunreaktion? Fehlverhalten des Immunmechanismus? Immundefizit? Lymphom?

Midline-Granulom (Granuloma gangraenescens)

- **Definition**

Nasales T-Zell-Lymphom (Non-Hodgkin-Lymphom), Ebstein-Barr-Virus-positiv (▶ Kap. 11.4.2).

- **Befund**

Granulierende Ulzerationen mit Nekrosen und Gewebszerfall, im Mittelgesicht beginnend. Durch unaufhaltsame Zerstörung von Haut, Weichteilen und Knochen entstehen Gesichtsdefekte.

- **Histologie**

Unspezifische granulierende, nekrotisierende Entzündung.

- **Therapie**
- Radiotherapie
- Zytostatika (Cyclophosphamid, z. B. Endoxan®), Immunsuppressiva (Azathioprin, z. B. Imurek®), Kortikosteroide, Antibiotika

- **Prognose**

Exitus ohne adäquate Therapie nicht selten nach wenigen Monaten. 5-Jahresüberlebensrate 25%.

Wegener-Granulomatose

- **Definition**

Granulomatöse Vaskulitis des oberen und unteren Respirationstraktes mit Glomerulonephritis, später generalisierter Organbefall. Die Systemerkrankung befällt die kleinen Arterien und Venen.

- **Befund**
- Initialstadium: Blutig-seröser Schnupfen mit Borkenbildung, Septumnekrose, knorplige Sattelnase ohne Hautzerstörung, gelegentlich auch granulierende Mittelohrentzündung mit Labyrinthitis und subglottische Laryngitis. Dazu pulmonale Infiltrate
- Im Generalisationsstadium Nieren-, Leber-, Gelenkbeteiligung

- **Diagnose**
- **Serologischer Nachweis:** Antineutrophile zytoplasmatische Antikörper (c-ANCA), BSG massiv erhöht, Leukozytose
- **Histologie:** Biopsie aus der Nasen- und Nebenhöhlenschleimhaut, unspezifisches Granulationsgewebe mit histozytär-epitheloidzelligen Knötchen, mehrkernige Riesenzellen, Eosinophilen und granulomatöse Vaskulitis, Nekrosen

H07

- **Therapie**
- **Induktionstherapie** mit hochdosierten Kortikosteroiden und Cyclophosphamid
- **Erhaltungstherapie** mit Immunsuppression [Azathioprin (Imurek®) – Cyclophosphamid (Endoxan®), Methotrexat (Methotrexat®)] und Trimethoprim-Sulfamethoxazol (Cotrim forte®) über mindestens 6 Monate
- **Sekundär operative Maßnahmen:** Tympanoplastik, Rhinoplastik, Larynx- und Tracheaerweiterungsplastik, Cochlea-Implantation bei Ertaubung

- **Prognose**

Früher Exitus ohne adäquate Therapie nicht selten nach wenigen Monaten durch Nierenversagen, jetzt Remissionen und Heilung durch moderne Therapie.

In Kürze

Unspezifische granulomatöse Rhinitis
- Malignes Lymphom
  - Midline-Granulom = nasales T-Zellen-Lymphom, EBV-positiv mit zentralen Mittelgesichtsdefekten
- Wegener-Granulomatose
  - Granulomatöse Vaskulitis der oberen und unteren Luftwege, später Generalisierung mit Beteiligung von Lunge, Niere und anderen Organen
  - Initial blutige Rhinitis mit Borkenbildung, knorpeliger Sattelnase, chronischer Otitis media und Labyrinthitis, subglottische Laryngitis
  - Diagnose durch Probeexzision und Nachweis der c-ANCA
  - Therapie: Chemotherapie, ggf. lokalchirurgisches Maßnahmen zur Beseitigung der Folgezustände

8.10.3 Spezifische Rhinitiden

Engl. *specific rhinitis*

Tuberkulose der Nase: Lupus

Engl. *lupus*

- **Befund**

An der Haut-Schleimhaut-Grenze im Nasenvorhof graurote Granulationen, Infiltrationen und Knötchen. Kleine Geschwüre neben narbigen Bereichen mit Bildung von Krusten und Borken. Langsames Fortschreiten. Es kann zu Zerstörungen des Knorpels und des Knochens kommen.

- **Diagnose**

Durch Probeexzision.

- **Histologie**

Ephitheloidzelltuberkel mit Riesenzellen vom Langerhans-Typ.

- **Komplikationen**

Nach Jahren Entstehen eines Lupuskarzinoms.

- **Therapie**

Tuberkulostatika, Vitamin D.

Tuberkulose der Nase: Schleimhauttuberkulose

Engl. *mucosal tuberculosis*

- **Befund**

Ausgedehnte schmierige Schleimhautulzerationen am Septum und an den Muscheln. Kommt bei fortgeschrittener Tuberkulose im Endstadium und bei Nachlassen der Abwehrkräfte vor.

- **Diagnose**

Durch Probeexzision sowie Nachweis von Mykobakterien.

> ❯ **Folge vermehrter opportunistischer Infektionen bei Patienten mit Immunsuppression ist die Zunahme an Infektionen mit atypischen und multiresistenten Mykobakterien (Mycobacterium Kansasii, aurium, xenopi, scrophulaceum spp.).**

Sarkoidose (Morbus Boeck)

Engl. *sarcoidosis (Boeck's disease)*

- **Definition**

Granulomatöse Systemerkrankung in mehreren Stadien unklarer Ätiologie. Zugehörigkeit zur Tuberkulose nicht sicher.

- **Befund**

Chronische Granulome in Lymphknoten, Haut, Schleimhaut in Form von mehreren kleinen Knoten oder in Form von solitären größeren, blauroten Knoten. Häufigste nasale Lokalisation an Septum und unterer Nasenmuschel.

- **Diagnose**

Durch Probeexzision. Bestimmung von ACE, Lysozym, Neopterin und SIL-2-R (Interleukin-2-Rezeptor) im Serum.

- **Histologie**

Nicht verkäsende, epitheloidzellige Granulome mit Riesenzellen ohne Verkäsung.

- **Therapie**

Kortikosteroide. Solide Knoten exstirpieren.

Lues der Nase

Engl. *lues of the nose*
Rhinologisch von Interesse ist das **tertiäre Stadium**.

- **Befund**
  - Solides **Gumma** oder gummöse Infiltration im Bereich des knöchernen Septum oder der lateralen Nasenwand
  - Schmerzhafte Verschwellung der inneren und äußeren Nase oft mit regionärer **Lymphknotenschwellung**
  - Tränenwegsinfiltration
  - Später **Nekrose** der Infiltration mit Knorpel- und Knochensequestration und übelriechender Sekretion
  - Endstadium: **Sattelnase** im knöchernen Nasenanteil, **Septumperforation** (syphilitische Ozaena), Synechien im Naseninneren

- **Therapie**

Antisyphilitische Behandlung (Penicillin). Im Endstadium korrektive bzw. rekonstruktive Nasenplastik.

> **In Kürze**
>
> **Spezifische Rhinitiden**
> - Tuberkulose der Nase als Lupus oder Schleimhaut-Tbc
> - Sarkoidose
> - Lues im tertiären Stadium mit Gumma, später Nekrose und knöcherner Sattelbildung

8.10.4 Tropenkrankheiten

Engl. *tropical diseases*

Lepra

Engl. *leprosy*

- **Definition**

Infektionskrankheit durch Mycobacterium leprae. Die Übertragung erfolgt durch das Nasensekret. Geringe Kontagiosität.

- **Vorkommen**

Afrika, Asien (Indien), Südamerika, selten Südeuropa.

- **Befund**
  - Anfangs serös-blutige Rhinitis und grobknotige Infiltrationen (**Leprome**) der Gesichtshaut, des Nasenvorhofs, der vorderen Nasenscheidewand, der Zunge, der Lippen und der Ohrmuscheln. Hautnervenbeteiligung, z. B. Parästhesie und Schwellung im Bereich des N. auricularis magnus. Augenbrauenverlust.
  - Später geschwüriger Zerfall der Leprome mit Einschmelzung des Nasenskeletts, Septumdefekt und Einsinken der Nase. Schließlich Vernarbungen und Synechien in der Nase.

- **Diagnose**

Durch Erregernachweis im Nasensekret, Lepromin-Test.

- **Histologie**
- Tuberkuloide Form: Granulome mit Riesenzellen und Epitheloidzellen
- Lepromatöse Form: Anhäufung von Histiozyten und Plasmazellen

- **Therapie**

Antileprotika, z. B. Dapson®, Clofazimin, Rifampicin und Thalidomid (Cave: nicht bei Schwangeren).

Rhinosklerom

Engl. *Rhinosclerom*

- **Vorkommen**

Südost- und Osteuropa (Polen), Indonesien, Südamerika.

- **Erreger**

Klebsiella rhinoscleromatis, Tröpfcheninfektion, geringe Kontagiosität, gramnegativer Kokkobazillus.

- **Befund**

Anfangs Rhinitis mit **Borkenbildung** (ozaenaartig bei erhaltenem Geruchssinn). Später Knötchen, größere Granulome oder **tumorähnliche Infiltrate** in der Nase innen und außen mit Übergreifen der Veränderungen auf Rachen, Kehlkopf und Luftröhre. Nur selten Septumdefekte. Bei Ausheilung **ausgedehnte Narbenbildung**, u. U. Kehlkopf- und **Trachealstenose**.

- **Diagnose**

Durch Erregernachweis im Nasensekret und im histologischen Präparat.

- **Histologie**

Blasige Mikulicz-Zellen (im Stadium der Granulombildung).

- **Therapie**

Antibiotika (Streptomycin, Ciprofloxacin). Operative Korrektur narbiger Spätfolgen.

- **Prognose**

Relativ gut.

Blastomykosen

- **Vorkommen**

Nord-, Mittel- und Südamerika.

- **Erreger**

Hefeähnliche Pilze.

- **Befund**

Ulzerationen der Gesichtshaut und polypöse Granulationen oder Ulzerationen im Bereich der Schleimhäute von Nase, Mundhöhle und Rachen. Lymphknotenschwellung am Hals.

- **Diagnose**

Durch Pilznachweis im histologischen Präparat.

- **Therapie**

Chirurgische Entfernung der polypösen Wucherungen. Antimykotika (Amphotericin B®).

- **Differenzialdiagnose**

Rotz (Schleimhautulzera, fötide Sekretion).

In Kürze

Tropenkrankheiten
- Lepra
  - Mycobacterium leprae
  - Übertragung durch Nasensekret
  - Serös-blutige Rhinitis mit Lepromen der Haut und Sensibilitätsstörungen
  - Später Ulzerationen, Septumdefekt mit Vernarbungen
  - Therapie: Antibiose, ggf. sekundär plastisch-korrektive Operation
- Rhinosklerom
  - Klebsiella rhinoscleromatis
  - Rhinitis mit Borkenbildung, Granulom und Infiltration der Haut
  - Später Übertragung auf Rachen, Larynx und Trachea
  - Histologie und Probeexzision
  - Antibiotische Therapie, ggf. sekundär operativer Eingriff
- Blastomykose
  - Ulzeration der Gesichtshaut, Granulation und Ulzeration der Schleimhaut
  - Probeexzision zur Sicherung der Diagnose
  - Antimykotische Therapie

8.10.5 Rhinitis sicca anterior

Engl. *atrophic rhinitis*

- Definition

Entzündung und Atrophie der Septumschleimhaut hinter der Haut/Schleimhautgrenze.

- Ursache

Exogene Schädigungen wie Staub, Dämpfe, Hitze, bohren mit dem Finger.

- Befund

Trockene Schleimhaut mit Krustenbildung und Ulzerationen im vorderen Septumabschnitt, gelegentlich Nasenbluten. Im weiteren Verlauf kann es zur Septumperforation kommen.

- Therapie
  - Dexpanthenol (Bepanthen® Nasensalbe), Emser® Nasensalbe ohne Menthol, Minerasol® mineralische Nasensalbe gegen die trockene Schleimhaut und zum Lösen der Krusten
  - Plastische Deckung einer Septumperforation durch gestielte Schleimhautlappen
  - Exogene Ursachen ausschalten

8.10.6 Rhinitis atrophicans sine foetore und cum foetore (= Ozaena)

Engl. *ozena*

Beispiel

Bei dem Patienten war es über mehrere Jahre zu einer zunehmenden Behinderung der Nasenatmung gekommen. Der Gebrauch abschwellender Nasentropfen brachte nur vorübergehend Linderung, wobei die Tagesdosis ständig erhöht werden musste. Eine durchgeführte Muscheloperation brachte eine deutliche Besserung. Danach stellte sich jedoch eine zunehmende Verborkung und Verkrustung ein, die eine intensive lokale Pflege erforderlich machen. Borken müssen jetzt mehrfach täglich entfernt werden. Der von ihnen ausgehende unangenehme fötide Geruch wird von dem Patienten selbst nicht wahrgenommen, hat aber zu erheblichen sozialen

▼

Problemen geführt. Der Patient selbst ist durch die Ozaena auch beruflich eingeschränkt.

- Ursachen
  - **Primär:** Nicht geklärt, tritt familiär auf, häufiger beim weiblichen Geschlecht (Osteuropa). Eine Infektion spielt wahrscheinlich keine entscheidende Rolle, eher dürften konstitutionelle Momente ausschlaggebend sein. Dafür sprechen auch die meist nur gering pneumatisierten Nebenhöhlen. Die atrophische Schleimhaut begünstigt allerdings eine Keimansiedlung.
  - **Sekundär:** Gelegentlich **traumatisch** bedingt, nach **Operation** einer hyperreflektorischen Rhinitis bzw. nach Tumoroperationen durch Verlust größerer Schleimhautbezirke, Radiotherapie, Spätfolge des Privinismus, chemische und physikalische Noxen, spezifische Rhinitiden.

- Befund
  - Weite Nase, Atrophie und fibröse Umwandlung der Schleimhaut und der Muscheln
  - Da auch die Schleimdrüsen atrophieren, Trockenheit der Schleimhaut und Absonderung von sehr zähem Schleim, der eintrocknet und Krüstchen bildet
  - Kopfschmerzen
  - In ausgeprägten Fällen bei **hochgradiger Muschelatrophie** mit erheblicher Bildung von **gelbgrünen Krusten** und Eiterborken, die durch ihre Zersetzung einen **aashaften Gestank** verbreiten, spricht man von der Rhinitis atrophicans cum foetore = **Ozaena (Stinknase;** ◘ Abb. 8.24).

Dabei besteht durch Mitbeteiligung des Epithels der Regio olfactoria eine **Anosmie**, so dass die Patienten den Gestank selbst nicht wahrnehmen. Durch den **Fötor** sind die Kranken meist nicht gesellschaftsfähig. Häufig erstreckt sich die trockene Schleimhaut mit der Krustenbildung bis in den **Pharynx** und den **Larynx**.

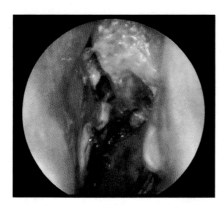

Abb. 8.24 Ozaena der Nasenhaupthöhle

- **Therapie**
- **Symptomatisch zum Feuchthalten der Schleimhaut**
- Ölige Nasentropfen (Vitamin A und E) oder Bromhexin (Bisolvon®), keine abschwellenden Nasentropfen
- Inhalationen und Spülungen mit körperwarmem Salzwasser oder Emser Salz® (Nasenspülglocke). Nasendusche mit Water-Pic-Gerät oder Rhinocare®, Emser® Nasenspray
- Traubenzucker als Schnupfpulver (hygroskopische Wirkung)
- Nasensalben (Rhinitis sicca anterior)
- Vitamin A und E in hohen Dosen
- Seeklima günstig, Hochgebirge ungünstig

- **Zur Entfernung der Borken**
- Neben Nasenspülungen mechanisches Ablösen
- Bei der Entfernung von Nasentamponaden, die einige Stunden gelegen haben, gehen die Borken mit heraus.

- **Operativ**
- Verengung des Nasenlumens, um die Austrocknung zu vermeiden, durch Einpflanzen von Knorpelstückchen zwischen Perichondrium und Septumknorpel sowie subperiostal am Nasenboden und an der lateralen Nasenwand möglich
- Anlage einer Mund-Nasenfistel, um Speichel zur Befeuchtung aus dem Mundvorhof in die Nasenhaupthöhle befördern zu können

- **Prognose**
Bei ständiger Nasenpflege Zustand erträglich. Nach Operationen oft für Jahre anhaltende Besserung. Vollständige Ausheilung kaum zu erwarten.

- **Differenzaldiagnose**
Rhinosklerom, Wegener-Granulomatose (► Abschn. 8.10.2).

In Kürze

Atrophische Rhinitis
- Rhinitis sicca anterior
  - Exogene und endogene Schädigung
  - Trockene Schleimhaut mit Krustenbildung und Nasenbluten
  - Lokale Schleimhauttherapie
- Rhinitis atrophicans
  - Sine foetore oder cum foetore (Ozaena)
  - Familiär oder sekundär nach ausgedehnten Operationen und Schleimhautreduktion, Radiotherapie
  - Atrophische Schleimhaut mit weiter Nase, eitriges Nasensekret
  - Therapie lokal als Befeuchtungstherapie oder operativ zur Nasenhaupthöhlenverkleinerung und Schleimhauttransplantation

8.10.7 Allergische Rhinitis und Rhinokonjunktivitis

Engl. *allergic rhinitis and rhinoconjunctivitis*

Beispiel
Bei dem Patienten traten vor 6 Jahren mit Beginn des Frühjahrs erstmals heftige Niesattacken verbunden mit starker wässriger Nasensekretion und behinderter Nasenatmung auf. Im darauf folgenden Jahr kam es zusätzlich zu einer Konjunktivitis. Trotz der anfänglichen Erfolge der saisonalen antiallergischen Therapie besteht jetzt eine ganzjährige Symptomatik, zuletzt mit Asthmabeschwerden. Diagnostisch ergibt sich eine Sensibilisierung gegen Frühblüher, Gräser und Hausstaubmilben. Es liegt eine Kreuzreaktion mit bestimmten Lebensmitteln vor. Rhinoskopisch
▼

findet sich eine ausgeprägte Schleimhautschwellung der Nasenmuscheln und eine Polyposis nasi, die nach dem computertomographischen Befund die Siebbeinzellen, die Kieferhöhlen und die Stirnhöhlen umfasst. Die Diagnose lautet chronisch-polypöse Rhinosinusitis allergischer Genese mit bronchialer Komponente. Neben einer spezifischen Immuntherapie ist eine endonasale mikrochirurgische Nasennebenhöhlenoperation geplant.

■ **Definition**

Die Reaktion entsteht durch direkten Kontakt der Schleimhaut mit Inhalationsallergenen bzw. als Fernreaktion.

■ **Pathophysiologie**

Man unterscheidet 2 Phasen:
- **Frühphase** mit Mastzelldegranulation 0–30 min nach Allergenkontakt
- **Spätphase** 4–12 h nach Allergenkontakt durch Einstrom von Entzündungszellen besonders eosinophilen Granulozyten

Folgende Formen werden unterschieden:
- **Saisonale Rhinitis** (Heuschnupfen; Pollinose): Am bekanntesten und am häufigsten. Symptome bei Pollenflug während der Baumblüte im zeitigen Frühjahr und der Gräser- und Getreideblüte im Mai und Juni
- **Nichtsaisonale perenniale Rhinitis** durch Hausstauballergene, vor allem mit am Morgen verstopfter Nase durch Fäzes der Hausstaubmilben, Schimmelpilzsporen, Matratzenfüllstoffe, Bettfedern u.a.
- **Rhinitis durch Tierhaare** und **Berufsallergene** (Bäcker und Müller durch Mehl, Schreiner durch exotische Hölzer, Operationspersonal durch Latex)
- Seltener **Nahrungsmittelallergie** als Fernreaktion (z. B. Milch)
- Insektengifte

▶ Die Prävalenz liegt bei 15–20% der Bevölkerung! Es handelt sich somit um eines der häufigsten Krankheitsbilder überhaupt.

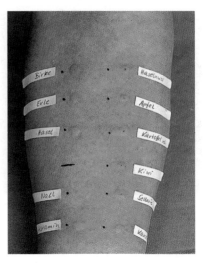

◻ **Abb. 8.25** Prick-Test am Unterarm mit zahlreichen positiven Reaktionen

■ **Symptome**

Juckreiz in der Nase, Niesattacken, erhebliche wässrige Sekretion aus der Nase, Augentränen (**Rhinokonjunktivitis**), Behinderung der Nasenatmung mit Obstruktion, später trockene Schleimhaut, Hyposmie. Fortschreitende Allergeninvasion kann zu Husten, spastischer Bronchitis und Asthma bronchiale (»**Etagenwechsel**«) führen.

■ **Befund**

Verdickte, livide verfärbte Muscheln. Wässriger oder glasiger Schleim.

■ **Folgekrankheiten**

Tubenventilationsstörung, Paukenergüsse, verstärkte Infektneigung.

■ **Diagnose**
- Allergologische Anamnese
- Hauttests (Pricktest, Intrakutantest; ◻ Abb. 8.25), Scratch-Test, Reibetest
- Nasaler Provokationstest (Aktualitätsnachweis an der Schleimhaut mittels Rhinomanometrie), bronchialer Provokationstest bei bronchialer Komponente, oraler Provokationstest bei Nahrungsmittelallergie
- Eliminationsdiät und Reexposition bei Nahrungsmittelallergie (s. auch aspirinsensitive Rhinitis, ▶ Abschn. 8.10.9)

- Arbeitsplatzbezogener Provokationstest
- Spezifischer IgE-Antikörpernachweis im Blut durch RAST = Radio-Allergo-Sorbent-Test, RIST = Radio-Immuno-Sorbent-Test, ELISA = enzyme-linked immuno sorbent assay oder Fluoreszenz-Enzym-Immuno-Assay (CAP-Klassen 1–6)
- Oberflächlicher Epithelabstrich und Zytologie: Vermehrung eosinophiler Granulozyten und Mastzellen
- Eosinophiles kationisches Protein (ECP) im Serum erhöht

- **Therapie**
- **Allgemeine Maßnahmen**
- **Allergenkarenz** durch Berufswechsel, Haustiere abgeben, Diät
- Falls durchführbar während der Gräserblüte Aufenthalt in **pollenarmer Umgebung** oder milbenarmer Region (Hochgebirge, Nordseeinseln)
- **Pollenfilter** im Personenkraftwagen
- **Milbenreduktion** durch Sanierungsmaßnahmen in der Wohnung (Matratzenüberzüge = Encasing, Bettwäsche, Absenken der Raumtemperatur und der Luftfeuchtigkeit)
- **Symptomatische medikamentöse Stufentherapie**, ggf. auch in Kombination, je nach Beschwerdegrad

- **Akut**
- **Antihistaminika** zur kompetitiven Hemmung der Histaminrezeptoren (H1-Rezeptorenblocker) in Form von Nasenspray, z. B. Levocabastin (Livocab®), Azelastin (Allergodil®)
- **Cromoglicinsäure** (z. B. Intal®), Nedocromil (z. B. Irtan®-Nasenspray) zur Stabilisierung der Mastzellen gegen die Histaminfreisetzung

- **Weitere Maßnahmen**
- **Topische Steroide**, z. B. Fluocortinbutyl, Beclometason (Beclomet®), Fluticason (Flutide® nasal), Budenosid (Pulmicort® Topinasal®), Mometason (Nasonex®) zur Hemmung der Entzündungsreaktion
- **Ipratropium-Bromid** (Atrovent®) zur Hemmung der wässrigen Sekretion
- **Abschwellende Nasentropfen** höchstens für kurze Zeit

- Zusätzlich systemisch per os: **Antihistaminika**, z. B. Cetirizin (Zyrtec®), Desloratadin (Aerius®), Fexofenadine (Telfast®)
- **Glukokortikoide**, z. B. Prednisolon (Decortin H®), kombiniert mit Antihistaminikum z. B. Betamethason und z. B. Cetirizin (Zyrtec®)
- **Chronisch:** Topische und systemische Steroide, topische und systemische Antihistaminika

- - **Spezifische Immuntherapie**

Gabe von Allergenen in aufsteigender Dosierung mit dem Ziel der Antikörperbildung (IgG1) und damit Minderung der klinischen Symptome. Subkutane (ggf. orale) Hyposensibilisierung mit Allergenextrakt, z. B. präsaisonale Kurzzeitimmunisierung mit ALK 7® oder ganzjährige Hyposensibilisierung (Dauer 3–5 Jahre) mit Avanz®, Allergovit®, Pollinex®.

- - **Allergischer Schock**

Je nach Schweregrad I–IV: β_2-Adrenergika, H1- und H2-Blocker i.v., Theophyllin i.v., Kortikosteroide i.v., Adrenalin i.m. oder i.v., Intubation, Tracheotomie, kardiopulmonale Reanimation. Notfallset für Patienten mit Insektengift- und Nahrungsmittel-Anaphylaxie mit Antihistaminikum (Tavegil®-Sirup), Steroiden (Decortin H®) und β_2-adrenerges Dosieraerosol (Berotec®).

- - **Rhinochirurgie**

Septumplastik bei Septumdeviation, endoskopische Nebenhöhlenoperation bei chronisch-polypösen Nebenhöhlenentzündungen, Muschelkaustik oder Konchotomie bei Muschelhyperplasie. Eine erhebliche Septumverbiegung mit dadurch behinderter Nasenatmung ist zu operieren, eine gleichzeitige Nebenhöhlenentzündung ist zu behandeln.

- **Differenzialdiagnose**

Allergieähnliche Symptome finden sich
- bei einer **perennialen Rhinitis** mit Eosinophilen, bei der keine IgE-Antikörper nachweisbar sind (**NARES** = Non Allergic Rhinitis with Eosinophilia Syndrom) und
- bei der **aspirinsensitiven Rhinitis** (Analgetika-Asthma-Syndrom, Salizylatintoleranz):
  - »**Pseudoallergie**« auf nicht-steroidale Antiphlogistika und Salizylate in Lebensmitteln und Wein. Sie kann mit polypöser Neben- ◀H10

höhlenentzündung, Polyposis nasi, Asthma bronchiale, Urtikaria und Quincke-Ödem einhergehen.

- **Pathogenese:** Man nimmt an, dass es durch Hemmung der Zyklooxygenase zu einer überschließenden Bildung von Leukotrienen kommt, wie LTC 4 und LTD 4, die u.a. eine starke spasmogene Wirkung an Bronchiolen entfalten.
- **Diagnose:** Nasale, orale und inhalative (bronchiale) Provokation mit ASS bzw. Lys-ASS (ASS = Azetylsalizylsäure).
- **Therapie:** Karenzmaßnahmen, Kortikosteroide, Rhinochirurgie, adaptive Desaktivierung durch langsam steigende Zufuhr von ASS bis zur Toleranzinduktion.

In Kürze

Allergische Rhinitis
- Allergische Reaktion vom Typ I und IV mit Früh- und Spätphase
- Saisonale und perienniale Form
- Pollen, Milben, Tierhaar- und Berufsallergene, Nahrungsmittelallergene, Insektengifte
- Juckreiz, Niesreiz, wässrige Sekretion, behinderte Nasenatmung, Hyposmie
- Später Etagenwechsel und pulmonale Folgekrankheiten
- Diagnostik: Anamnese, Hauttests, Intranasaltest, Eliminationstest, spezifisches IgE und ECP, Zytologie
- Therapie: Durch Allergenkarenz, Sanierungsmaßnahmen, symptomatische medikamentöse Stufentherapie, spezifische Immuntherapie, Rhinochirurgie zur Beseitigung der Folgezustände (Polyposis)
- Differenzialdiagnose: NARES, Pseudoallergie (Salicylatintoleranz)

8.10.8 Hyperreflektorische Rhinitis (= unspezifische nasale Hyperreaktivität, idiopathische Rhinitis)

Engl. *vasomotor rhinitis oder hyperreactive rhinitis*

- **Definition**

Bei diesem früher als **vasomotorische Rhinitis** bezeichneten Krankheitsbild besteht eine gestörte Funktion und Reaktion des autonomen Nervensystems (Überwiegen des Parasympathikus) im Bereich der Nasenschleimhaut, vor allem der Muscheln. Freisetzung von neurogenen Peptiden, die entweder Entzündungszellen stimulieren oder Atemwegsepithelien, glatte Muskulatur, Gefäße und sekretorische Drüsen direkt beeinflussen (sog. **neurogene Entzündung**). Nicht-IgE-abhängiger Pathomechanismus. Eine Allergie ist durch entsprechende Tests auszuschließen (▶ Abschn. 8.10.7). Keine Eosinophilie.

- **Ätiologie**

Auslöser sind unspezifische Reize wie Kälte, Rauch, Staub, Alkohol und psychische Komponenten oder z. B. eine Ausschaltung des Sympathikus durch Stellatumblockade.

- **Symptome**
- Wechselnd starke, auch anfallsartige und lageabhängige, seitenwechselnde Behinderung der Nasenatmung. Herabsetzung des Riechvermögens
- Absonderung eines wässrigen, in späteren Stadien glasig-schleimigen Sekrets, das in den Rachen hinunterläuft
- Benommenes Gefühl im Kopf
- Niesreiz wie bei allergischer Rhinitis

- **Befund**

Wechselnd starke Muschelschwellungen, verdickte Muschelenden.

- **Therapie**
- Exogene Ursachen (Rauch, Staub) meiden
- Lokal Versuch mit Anticholinergika, z. B. Atrovent® Dosier-Aerosol (Ipratropiumbromid), Antihistaminika oder topischen Steroiden

- Nasenspülungen mit NaCl
- Kurzzeitig abschwellende Nasentropfen in Kombination mit Kortikoiden (Dexa-Rhino-spray® N sine und Otriven®)
- Capsaicin zur Desensitivierung der sensiblen Nervenendigungen. Lokale Therapie mit passagerem Effekt
- Bei bleibenden Muschelverdickungen operative Muschelverkleinerung und bei Nasenscheidewandverbiegungen Septumplastik

8.10.9 Weitere Rhinitisformen

Sie führen zu ähnlicher Symptomatik wie die hyperreflektorische oder allergische Rhinitis, jedoch aus anderer Ursache.

Toxisch-irritative Rhinitis Auslösung durch verschiedene Chemikalien, wie z. B. Chlor in Schwimmbädern oder gewerbliche Noxen (Lösungsmittel, Formaldehyd, Nickel, Chromate, organische und anorganische Arbeitsstoffe und Zigarettenrauch; Umweltmedizin ▶ Abschn. 8.11).

Rhinitis medicamentosa Durch eine Reihe von Arzneimitteln wie Rauwolfia-Alkaloide (»Reserpinschnupfen«), ACE-Hemmer, Antisympathikotonika, Atropin, Antihistaminika, Bromocriptin und Psychopharmaka.

Endokrine Rhinitis Auch hormonelle Einflüsse, wie Schwangerschaft (**Rhinopathia gravidarum**), Menopause, die »Pille« oder eine Hypothyreose führen zu Muschelschwellungen und – meist trockener – nasaler Obstruktion. Das Tropfen der Nase beim alten Menschen (**»old man's drip«**) in der Kälte lässt sich durch Einbringen von Dexpanthenol-Salbe (Bepanthen®) in den Nasenvorhof beeinflussen.

Postinfektiöse Rhinitis Nach viralen, bakteriellen und Pilzinfekten.

Idiopathische Rhinitis Bei unbekanntem Pathomechanismus.

Gastro-osophagealer Reflux

> **In Kürze**
>
> **Hyperreflektorische und andere Rhinitiden**
> - Gestörte Regulation der Nasenatmung durch Fehlfunktion des autonomen Nervensystems (sog. neurogene Entzündungen, vasomotorische Rhinopathie)
> - Ausgelöst durch unspezifische Reize
> - Therapie lokal mit Nasenspülung, abschwellenden Nasentropfen, kurzfristig ggf. Muschelchirurgie
> - Differenzialdiagnose: Toxisch-irritative, endokrine, postinfektiöse und idiopathische Rhinitiden

8.11   Umweltmedizin

Engl. *environmental medicine*

- **Definition**
Ursachenabklärung, Diagnostik und Therapie bei Patienten mit gesundheitlichen Beschwerden oder Krankheitssymptomen, die mit Umweltfaktoren in Verbindung gebracht werden.

- **Ätiologie**
- Häufig multifaktoriell, seltener monokausal
- Physikalische Noxen: Lärm (Lärmschwerhörigkeit ▶ Kap. 5.2.6), Strahlung, Hitze
- Chemische Noxen: **Innenraumschadstoffe** (Indoor Pollution) wie SO_2, NO_2, CO, Schwebstäube, Tabakrauch, Formaldehyd, Benzol, Toluol, halogenierte Kohlenwasserstoffe, PCR, Asbest, Radon. Quellen: Außenluft, Tabakrauch, natürliche Radioaktivität, Baumaterialien (Holzschutzmittel), Fernsehgeräte, Gasherde, Gasheizungen, Haushaltsprodukte, Kamine, Möbel, Hobbymaterialien. **Außenschadstoffe:** Organische Verbindungen wie Dioxine, Furane, anorganische Gase wie CO, CO_2, NO, NO_2, SO_2, Ozon, Staub und Staubbestandteile, Mineralfaserstoffe wie Asbest.

- **Symptomatik**
Im Vordergrund stehen unspezifische Symptome wie rasche Ermüdbarkeit, Gliederschmerzen und

Gelenkschmerzen, Konzentrationsstörungen, Leistungsschwäche, Reizbarkeit, depressive Verstimmung, Kopfschmerzen, Reizzustände der Schleimhäute wie Augenbrennen, Räusperzwang und Husten sowie HNO-assoziierte Symptome wie Rhinitis, Sinusitis, Pharyngitis und Laryngitis.

- **Diagnose**
- Allgemeine und spezielle umweltmedizinische sowie arbeitsmedizinische Anamnese
- HNO-Untersuchung zur Erhebung des Schleimhautbefundes
- Interdisziplinäre Diagnostik je nach Beschwerdebild
- Effektmonitoring zur Erfassung von Veränderungen biologischer Parameter bei chronischer Intoxikation (Blut, Leber- und Nierenwerte u. a.)
- Humanbiomonitoring mit Bestimmung von Schadstoffspiegeln aus Körperflüssigkeiten und Sekreten
- Schadstoffmessungen in Wasser, Boden, Luft
- Wohnraum- und/oder Arbeitsplatzbegehungen
- Karenz und Reexpositionsversuch

- **Therapie**
- Interdisziplinärer Ansatz
- Karenz, Elimination oder häufiger Reduktion der Schadstoffexposition durch entsprechende Baumaßnahmen, Ventilation, Lüftung und Luftreinigung in den Gebäuden
- Sanierung von Gebäuden bei Nachweis kanzerogener Substanzen oder bei hoher Schadstoffkonzentration
- Reduktion der Emission und Immission von Außenschadstoffen
- Symptomatische medikamentöse Therapie
- Psychologische Maßnahmen wie Stress- und Angstabbau, verhaltenstherapeutische Desensibilisierung gegenüber Noxen, Behandlung koexistenter psychischer Probleme

8.11.1 Krankheitsbilder durch Innenraumschadstoffe

Je nach Exposition und Beschwerdebild werden unterschieden:

- Chronische Formaldehydintoxikation
- **Sick Building Syndrom (SBS)** bei Personen, die in bestimmten Büro-, Versammlungs- oder Schulräumen arbeiten. Die Symptome verschwinden oder bessern sich charakteristischerweise nach Verlassen des Arbeitsplatzes. Multifaktorielles Geschehen durch physikalische, chemische, biologische und psychologische Faktoren.
- **Multiple Chemical Sensitivities (MCS)** und **Idiopathic Environmental Intolerance (IEI):** Vielfältige, teils chronische, teils wechselnde Symptomatik mit Beteiligung des Nervensystems. Diskutiert wird eine erhöhte erworbene Reaktion auf nachweisbare Exposition in geringer Dosis. Normaler körperlicher Untersuchungsbefund und Laborteste.
- **Chronic Fatigue Syndrom (CFS)** mit langanhaltender oder chronischer Erschöpfbarkeit ohne ermittelbare Ursache.
- **Holzschutzmittelsyndrom** bedingt durch chronische Intoxikation mit kanzerogenen Substanzen wie Pentachlorphenol (PCP) oder Lindan. Im HNO-Bereich Schleimhautreizungen mit Entzündungen und Gleichgewichtsstörungen. Erhöhte Konzentration in Körperflüssigkeiten ist Grundlage für eine Gebäudesanierung.

8.11.2 Krankheitsbilder durch Außenluftschadstoffe

Aus der Vielzahl möglicher Erkrankungen ist hier die Smogkrankheit durch Erhöhung von Stickoxid, Schwefeldioxid und Gesamtstaubkonzentration mit Verstärkung chronischer Erkrankungen der Atemwege, nasaler Irritation und Tränenfluss zu nennen.

- **Sommersmog:** Durch Erhöhung der Stickoxid- und Ozonkonzentration akutes Auftreten von Rhinitis und Asthmaanfällen sowie Verstärkung von allergischen Erkrankungen und chronischer Sinusitis und Bronchitis
- **Staubbelastungen** mit Auslösung chronischer Atemwegserkrankungen, vor allem durch Dieselruß (Nano-Stäube)

Kanzerogene Substanzen Für folgende Substanzen ist eine kanzerogene Wirkung nachgewiesen oder anzunehmen: Radon, Cadmium, Asbest, polyzyklische aromatische Kohlenwasserstoffe, Benzol, Hartholzstäube (Eiche und Buche), Chrom-IV-Verbindungen. Die Erkrankung erfolgt meistens im Rahmen einer beruflichen Exposition. Die normale Umweltbelastung erreicht nur subtoxische Konzentration.

In Kürze

Umweltmedizin
- Spezifische Gesundheitsbeschwerden und Krankheitssymptome im Zusammenhang mit Umweltfaktoren
- Häufig multifaktoriell: Physikalische Noxen oder chemische Innenraumschadstoffe und Außenluftschadstoffe
- Unspezifische Symptome
- Diagnostik: Anamnese, hno- und allgemeinärztliche Untersuchung, Effektmonitoring, Schadstoffmessungen, Wohnraum- und Arbeitsplatzanalysen, Expositionstest
- Therapie: Schadstoffreduktion, Gebäudereinigung, Karenz der Schadstoffe und Elimination, symptomatische und psychologische Therapie
- Spezifische Krankheitsbilder: Sick-Building-Syndrom, Multiple Chemical Sensitivity, Chronic Fatigue Syndrome, Holzschutzmittelsyndrom, Sommersmog, Staubbelastungen, kanzerogene Substanzen (besonders bei beruflicher Exposition)

8.12 Nebenhöhlenentzündungen

Engl. *sinusitis*

- **Definition**
Es handelt sich um eigenständige oder häufig eine die Rhinitis begleitende akute oder chronische entzündliche Veränderungen der Nebenhöhlenschleimhaut unterschiedlicher Genese.

8.12.1 Akute Sinusitis

Engl. *acute sinusitis*

- **Ätiologie**
- Die akute Sinusitis entsteht **fortgeleitet** über die Ostien aus einer akuten Rhinitis und beherrscht nach wenigen Tagen das Krankheitsbild. Auslösend können sein: Schleimhautdisposition, Verschwellung der Nebenhöhlenausführungsgänge, Eindringen von Wasser beim Schwimmen (**Badesinusitis**), Virulenz der Erreger, allgemeine Abwehrschwäche.
- Vorwiegend Pneumokokken und Haemophilus influenzae, seltener Moraxella catarrhalis, Staphylokokken und Streptokokken.
- Seltener **odontogen**, nimmt dann fast immer einen chronischen Verlauf mit fötider Eiterung.

- **Histologie**
Pathologisch-anatomisch handelt es sich um eine ödematöse Schwellung der Nebenhöhlenschleimhaut mit anfangs schleimiger, später bei bakterieller Infektion mit rein eitriger Absonderung.

- **Häufigkeit**
Meist Siebbein und Kieferhöhle, seltener Stirnhöhle, sehr selten Keilbeinhöhle. **Pansinusitis** = Erkrankung aller Nebenhöhlen.

- **Symptome**
- **Siebbein und Kieferhöhle:** Schmerzen – besonders in den Vormittags- und Mittagsstunden – nicht nur über der Kieferhöhle, häufig Kopfschmerzen auch über der gleichseitigen Stirnhöhle oder hinter dem Auge lokalisiert, verstärkt beim Bücken oder Pressen. Druck- und Klopfempfindlichkeit der fazialen Kieferhöhlenwand. Druckschmerz am Austrittspunkt des N. infraorbitalis (V2). Behinderte Nasenatmung und Sekretabfluss.
- **Stirnhöhle:** Erhebliche Schmerzen über der Stirn, starker Druckschmerz am Stirnhöhlenboden, besonders im inneren oberen Augenwinkel. Verstärkte Schmerzen beim Bücken. Klopfempfindlichkeit über der Stirnhöhle (zart mit der Fingerkuppe klopfen!).

— **Keilbeinhöhle:** Dumpfe, in den Hinterkopf ausstrahlende Schmerzen.

— Ein Nebenhöhlenschmerz kann auch als »**Unterdruckschmerz**« auftreten, falls der Ausführungsgang der Nebenhöhle durch entzündliche Schwellung der Schleimhaut oder Erhöhung des Außendrucks, z. B. beim Tauchen oder beim Sturzflug (Barotrauma), verschlossen ist und die Luft aus dem Nebenhöhlenlumen resorbiert wird.

Differenzialdiagnose der Kopfschmerzen

Folgende Krankheitsbilder müssen von rhinogenen Kopfschmerzen unterschieden werden:

— **Primäre Kopfschmerzen**
  – Migräne: Stechender Halbseitenkopfschmerz mit Übelkeit und Erbrechen
  – Spannungskopfschmerz
  – Cluster-Kopfschmerz

— **Sekundäre Kopfschmerzen** (Folgeerscheinungen einer Grunderkrankung)
  – **Trigeminusneuralgie:** Attackenartig auftretende Spontanschmerzen. Druckschmerz umschrieben an den Foramina supra- und infraorbitalia. Gelegentlich nach Traumen und nach Stirn- und Kieferhöhlenoperationen von außen (aseptische Entzündung im Sinus cavernosus?)
  – **Zervikalsyndrom:** Vom Nacken aufsteigende Schmerzen (▶ Kap. 5.2.1)
  – **Arteriitis temporalis:** Bohrende, oft pulsierende Schläfenschmerzen. Geschlängelte, verdichtete Temporalarterien, massiv beschleunigte BSG. Bei Befall der A. centralis retinae Erblindung. Diagnose durch Gefäßbiopsie
  – **Medikamentenmissbrauch:** »Phenacetinkopfschmerz«
  – **Vasomotorische Störungen** und **Blutdruckdysregulationen** (Hypotonie, Hypertonie): Schmerzen im Hinterkopf oder in der Stirn lokalisiert (vaskulärer Kopfschmerz)
  – **Bing-Horton-Syndrom:** Halbseitige anfallsartige Schmerzen in der Augen-Schläfenregion, Tränensekretion und wässrige Absonderung aus der Nase
  – **Charlin-Syndrom:** Anfallsartige Schmerzen im inneren Augenwinkel (Nasoziliarisneuralgie), Tränensekretion und »rotes Auge«
  – **Sluder-Syndrom:** Vorwiegend nächtliche Schmerzattacken einer Gesichtshälfte mit Rhinorrhö und Niesanfällen (Neuralgie des Ganglion pterygopalatinum) durch Entzündungen oder Tumoren
  – **Costen-Syndrom:** Durch Bissanomalien (Okklusionsstörungen) einseitige Kopfschmerzen und Neuralgien (Myoarthropathien)

▼

  – **Augenerkrankungen:** z. B. Glaukom, nicht korrigierte Fehlsichtigkeit, Schielstellungen
  – **Meningitis:** An Intensität rasch zunehmende Kopfschmerzen mit Benommenheit, Nackensteifigkeit, Erbrechen
  – **Intrakranielle Erkrankungen:** Subarachnoidalblutung, postkommotionelle Beschwerden, Sklerose der Hirngefäße, Hirntumor

■ **Befund**

— **Rhinoskopie:** Schwellung der Schleimhaut im mittleren Nasengang (Untersuchung mit Nasenendoskop vorteilhaft) oder

— **Schleimeiter** im mittleren Nasengang, bei isolierter Stirnhöhleneiterung besonders weit vorn. Hyposmie oder Anosmie. Abstrich zum Keimnachweis

— **Postrhinoskopie:** Eiter in der Choane, bei Keilbeinhöhleneiterung Eiterstraße an der Rachenhinterwand

— **Computertomogramm, DVT:** Geeignet zur exakten anatomischen Darstellung auch isolierter Verschattungen einzelner Nebenhöhlen, besonders der Siebbeinzellen und der Keilbeinhöhle, vor allem vor geplanten operativen Eingriffen (▶ Kap. 7.5.3 und ◻ Abb. 8.29)

— **Röntgenaufnahme** in okzipito-dentaler Projektion: Wandständige oder diffuse Verschattung, Sekretspiegel

— **Sonographie** ▶ Kap. 7.5.3

■ **Therapie**

— **Abschwellende Nasentropfen** bzw. Nasenspray, um den Sekretabfluss aus den Nasennebenhöhlen zu ermöglichen

— Einlage von Watte, die mit abschwellenden Nasentropfen getränkt ist, unter die mittlere Muschel (»**hohe Einlage**«). Evtl. zusätzlich Abspreizen der mittleren Muschel in örtlicher Betäubung und Absaugen des Sekretes aus den Nasennebenhöhlen

— Anwendung von **feuchter Wärme** (Kamillendampf) oder **trockener Wärme** (Solluxbestrahlung, Kopflichtbäder, Kurzwellen, Mikrowellen) zur Verbesserung der Durchblutung und schnelleren Abheilung der Entzündung

— Unmittelbar vor Wärmeanwendung stets abschwellende Nasentropfen!

- **Medikamente:** Antibiotika per os (Antibiogramm!), z. B. Amoxicillin, Roxithromycin (Ru-
lid®), Levofloxacin (Tavanic®), Azithromycin
(Zithromax®). Mukolytika, Analgetika
- Bei **Fieber:** Bettruhe. Die akute Nebenhöhlenentzündung soll nach 1–2 Wochen ausgeheilt
sein.
- Bei **Kieferhöhleneiterung: Punktion** der
Kieferhöhle durch den unteren Nasengang
und **Spülung** (▶ Kap. 7.5.2) sowie Füllung der
Kieferhöhle mit einem wässrigen Antibiotikum
(keine zähflüssige Plombe!), ggf. Fensterung
zum unteren Nasengang
- Bei **Stirnhöhleneiterung,** falls das Sekret
nicht abläuft: Ausräumen der vorderen Siebbeinzellen nach Eröffnung des Infundibulum
und des Recessus frontalis (»Spaltung der
Stirnbucht«) zur Schaffung besserer Abflussbedingungen (▶ Abschn. 8.13) und Septumplastik bei hoher Deviation. **Beck-Bohrung**
im Bereich der Stirnhöhlenvorderwand und
Durchspülen der Stirnhöhle mit abschwellenden Medikamenten (▶ Kap. 7.5.2) (heute selten
durchgeführt)

8.12.2 **Komplikationen der akuten Sinusitis** (◘ Abb. 8.26)

❯ **Immer ein Computertomogramm zur
Ausdehnung des entzündlichen Prozesses
anfertigen! Komplikationen zeigen sich
durch Lidschwellung und -rötung.**

Durchbruch der Eiterung

- Symptome

Kollaterales Ödem – vor allem Lidödem.

- Lokalisation
- **Kieferhöhle:** Kommt beim Kleinkind vor
und führt zur **Oberkieferosteomyelitis.** Folge:
Abstoßung von Zahnkeimen.
- **Siebbein:** Durchbruch im Nasen-Augen-Winkel
(◘ Abb. 8.26b) mit Ober- und Unterlidschwel-
lung und Rötung vor allem bei Kindern, deren
Stirnhöhlen noch nicht angelegt sind. Differen-
zialdiagnose: Tränensackeiterung = Dakryozy-
stitis (Therapie: Dakryozystorhinostomie).

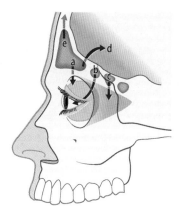

◘ **Abb. 8.26** Komplikationen der akuten Stirnhöhlen- und
Siebbeineiterung. *a* Durchbruch am Boden der Stirnhöhle,
b Durchbruch im Nasen-Augen-Winkel (Siebbein), *c* Durchbruch in die hintere Orbita (Siebbein), *d* Durchbruch zum
Schädelinneren (= endokranielle Komplikationen), *e* Stirnbeinosteomyelitis

- **Stirnhöhle:** Durchbruch am Boden oder
der Vorderwand der Stirnhöhle mit Oberlidschwellung und Rötung (◘ Abb. 8.26a und
◘ Abb. 8.27).

- **▪** **Stirnbeinosteomyelitis** (◘ Abb. 8.26e)
- **Definition:** Fortschreiten der Infektion in den
Markräumen der Diploe des Stirnbeins selbst
oder über die Diploevenen, vorwiegend bei
Jugendlichen.
- **Befund:** Teigige Schwellung im Stirnbein-
bereich oberhalb der Stirnhöhle. Nicht sehr
hohe septische Temperaturen. Im Computer-
tomogramm fleckige Aufhellungen im Stirn-
bein erst nach der 2. Woche. Szintigraphisch
starke Aktivitätsanreicherung im Knochen.
- **Therapie:**
  - Stirnhöhlenoperation von außen
  - Abtragen der Lamina externa des Schädel-
knochens und der Diploe im Erkrankungs-
bereich
  - Bei Verdacht auf oder nachgewiesenem
Durchbruch zum Schädelinneren auch Ent-
fernen der Lamina interna und Freilegen
der Dura
  - Hohe Antibiotikagaben (Clindamycin –
Sobelin®, Ciprofloxacin – Ciprobay®) über
Wochen
  - **Cave:** Endokranielle Komplikationen!

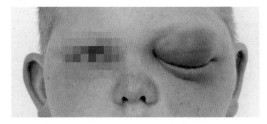

Abb. 8.27 Lidödem bei Durchbruch einer Stirnhöhlen-eiterung

- **Therapie**
- **Beginnende Durchbrüche** lassen sich häufig noch durch die oben angegebene Therapie der Sinusitis maxillaris beherrschen. **Durchbrüche** durch die knöchernen Wandungen bedürfen der operativen Therapie.
- **Kieferhöhle:** Antibiotika, sparsame Inzisionen, ggf. Entfernung von Knochensequestern
- **Siebbein:** Siebbeinöffnung endonasal, bei Lid-abszess von außen
- **Stirnhöhle:** Endonasale Stirnhöhlenoperation bei kollateralem Ödem, Stirnhöhlenoperation von außen (▶ Abschn. 8.13) bei Abszessbildung

Orbitale Komplikationen (**◻** Abb. 8.28)

- **Definition**

Ausbreitung einer akuten oder chronischen Nasen-nebenhöhlenentzündung auf den Orbitainhalt.

- **Einteilung**

In Abhängigkeit vom Schweregrad der Entzündung werden unterschieden:

- **Kollaterales Ödem** der angrenzenden Orbita-weichteile mit Lidschwellung
- **Subperiostalabszess** mit Ansammlung des Eiters zwischen Lamina papyracea bzw. Stirn-höhlenboden und Orbitakapsel. Klinische Verlagerung des Bulbus nach unten außen mit Protrusio und möglicher Bewegungsein-schränkung; evtl. Doppelbilder
- **Intraorbitaler Abszess** infolge Durchbruch der Entzündung durch die Orbitakapsel mit deut-licher Bewegungsstörung des Bulbus, Doppel-bilder, Protrusio und Druckschmerz
- **Orbitalphlegmone** durch diffuse Ausbrei-tung der bakteriellen Infektion in der Orbita. Lebensbedrohliches Krankheitsbild mit schwerer Allgemeinsymptomatik, ggf. Sepsis. Gefahr der intrakraniellen Ausbreitung (▶ rhi-nogene endokranielle Komplikationen). Bulbus steinhart und fixiert. Massive Protrusio mit Chemosis, ggf. Lidabszess. Drohender Visus-verlust

- **Diagnose**

Bei Verdacht auf orbitale Komplikationen immer Anfertigung eines Computertomogramms oder Kernspintomogramms zur genauen Ausdehnungs-bestimmung der Entzündung.

- **Therapie**
- Konservativ mit Antibiotikagabe (gemäß Keimspektrum) bei akuter oder chronischer Sinusitis, z. B. Ampicillin + Sulbactam (Unacid®), Antiphlogistika, abschwellenden

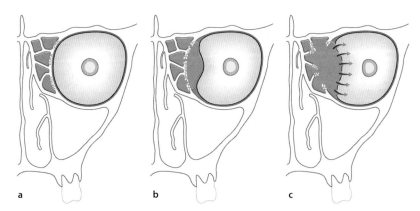

Abb. 8.28a–c Orbitale Komplikationen bei Siebbeineiterung. **a** Kollateralödem; **b** Subperiostalabszess; **c** Orbitalphlegmone

Nasentropfen und hohen Einlagen, Abspreizen der mittleren Muschel bei Kollateralödem.
- Kommt es zu keiner Besserung, dann endonasale Nebenhöhlenoperation mit Drainage in die Nasenhaupthöhle.
- Absolute Indikation zur Nasennebenhöhlenoperation auf endonasalem oder extranasalem Weg bei Subperiostal- und intraorbitalem Abszess mit Drainage der Abszesshöhle in die angrenzende Nasennebenhöhle.
- Notfallmäßige Operation bei Orbitalphlegmone mit Nasennebenhöhlenoperation zur Drainage und Inzision der Periorbita zur Druckentlastung. Kommt es zur Sepsis oder intrakraniellen Komplikationen, ist eine Exenteratio orbitae indiziert.

Endokranielle rhinogene Komplikationen
(■ Abb. 8.26d)

- **Definition**

Durchbruch der Entzündung in das Schädelinnere von der befallenen Nebenhöhle bzw. Orbita aus.

- **Diagnose**

Bei klinischem Verdacht stets diagnostische Abklärung durch Computertomographie, ggf. Kernspintomographie und Liquorpunktion. Neurologische Untersuchung.
- **Epiduralabszess:** Eiteransammlung zwischen knöcherner Begrenzung und Dura.
- **Subduralabszess:** Eiteransammlung zwischen Dura und Hirngewebe. Symptome uncharakteristisch: Dumpfer Kopfschmerz, Fieber, ggf. meningitische Zeichen.
- **Frontalhirnabszess:** Ausbildung eines Abszesses im Frontallappen durch direkte Erregerausbreitung oder auf venösem Weg. Befund: Geringe Herdsymptome mit Kopfschmerzen, Desinteressiertheit, Enthemmung, plötzlichem Erbrechen, Hirndruckzeichen. Computertomographische Darstellung des Abszesses. Initial ohne Kapselbildung, später deutlicher Kapselbereich, ggf. mit Flüssigkeitsspiegel und Lufteinschlüssen (■ Abb. 8.21b).
- **Rhinogene eitrige Meningitis:** Ausbreitung der Entzündung auf die gesamten Hirnhäute, ausgehend von der befallenen Nebenhöhle. Befund: Meningitische Zeichen, Liquorbefund

mit massiver Erhöhung der Zellzahl, Erregernachweis, Eiweißvermehrung.
- **Thrombophlebitis des Sinus sagittalis superior** mit deutlichen Zeichen der Hirndrucksteigerung, Stauungspapille, Kopfschmerzen.
- **Kavernosusthrombose:** Thrombose des Sinus cavernosus durch Fortleitung der Entzündung auf venösem Weg. Lebensbedrohliches Krankheitsbild durch mögliche intrakranielle Ausbreitung und Sepsis. Befund: Stauung und Lidschwellung, Chemosis, Exophthalmus, Beweglichkeitseinschränkung des Bulbus oft beiderseits, Stauungspapille, septisches Krankheitsbild, Meningitiszeichen.

- **Therapie**
- Operative Sanierung der Nebenhöhlenerkrankung zur Beseitigung des Ursprungsherdes
- Behandlung der endokraniellen Komplikationen s. Behandlung endokranieller otogener Komplikationen ▶ Kap. 4.3.6
- Hochdosiert Antibiotika, Kombinationstherapie
- Symptomatische Behandlung der Sepsis

- **Prognose**

Abhängig vom Ausmaß der Komplikationen, Diagnosezeitpunkt und adäquater therapeutischer Intervention. Letalität zwischen 5–30%

❯ Die Schwere rhinogener Komplikationen erfordert bei klinischem Verdacht eine umfangreiche Diagnostik und sofortige Therapie. Bei akuten Kopfschmerzen ist daher immer Abklärung des Nasennebenhöhlenbefundes erforderlich.

In Kürze

Akute Sinusitis
- Fortgeleitete akute Rhinitis, meist bakteriell, seltener odontogen
- Am häufigsten Kieferhöhle und Siebbein, selten Stirnhöhle, noch seltener Keilbeinhöhle betroffen. Pansinusitis: alle Nebenhöhlen betroffen
- Differenzialdiagnose der Kopfschmerzen (primär, sekundär symptomatisch)

▼

- Diagnostik durch Rhinoskopie, Bildgebung (CT, DVT)
- Therapie: Abschwellende Nasentropfen, Antibiose, Abspreizen der mittleren Muschel, Mukolytika, Kieferhöhlenspülung
- Falls ohne Erfolg, operativ (ebenfalls bei Komplikationen)
- Komplikationen der Sinusitis
  - Lidschwellung und Rötung bei beginnendem Durchbruch
  - Kieferhöhle: Wangenschwellung, besonders beim Kleinkind, daraus Oberkieferosteomyelitis
  - Siebbein: Bei Kindern Schwellung näher am Augenwinkel, endonasale Siebbeinoperation
  - Stirnhöhle: Oberlidschwellung, daraus kann sich eine Stirnbeinosteomyelitis entwickeln
  - Orbitale Komplikationen durch Ausbreitung auf Orbitainhalt unterschiedlichen Schweregrades
  - Diagnostik immer durch CT und MRT
  - Stufen: Kollaterales Ödem, Subperiostalabszess, intraorbitaler Abszess, Orbitalphlegmone
  - Endokranielle rhinogene Komplikationen bei Durchbruch der Entzündung in das Schädelinnere
  - Diagnostik durch CT und MRT
  - Epiduralabszess, Subduralabszess, Frontalhirnabszess, Meningitis, Thrombophlebitis, Sinus-sagittalis-superior-Thrombose, Kavernosusthrombose
  - Therapie: Operative Sanierung der Nasennebenhöhle und Behandlung der endokraniellen Komplikation, Antibiotikum und Sepsistherapie

8.12.3 Chronische Sinusitis

Engl. *chronic sinusitis*

Beispiel

Die Patientin litt seit mehreren Monaten unter z. T. heftigen frontalen Kopfschmerzen und Gesichtsschmerzen über den Kieferhöhlen. Der gelbliche Sekretabfluss in den Rachen führte zu Hustenreiz und Auswurf, die Stimme klang belegt. Bisher durchgeführte konservative Therapieversuche mit Antibiotika hatten zu keiner anhaltenden Befundbesserung geführt. Jetzt wurde eine Nebenhöhlenoperation erforderlich, die der Patientin sofortige Schmerzerleichterung brachte. Der Sekretfluss besserte sich.

- **Definition**
Jede länger als 3 Monate bestehende Entzündung der Nasennebenhöhlen.

- **Ätiologie**
- Geht aus der nicht ausgeheilten akuten bzw. subakuten Sinusitis hervor. Meist Siebbein und Kieferhöhle, seltener Stirnhöhle, selten Keilbeinhöhle
- Allergische Ursache, s. allergische Rhinitis (► Abschn. 8.10.7)
- Nicht allergische Formen der Rhinitis (► Abschn. 8.10)
- Gastro-ösophagealer Reflux

Grundlage ist die chronische Belüftungsstörung durch Verlegung der ostiomeatalen Einheit (◘ Abb. 8.32) bei Schleimhautschwellung und Polypen. Begünstigende Faktoren sind Septumdeviation, Septumsporn, Concha bullosa und Muschelhyperplasie. Dadurch kommt es zu Sekretstau und Schwellung der Schleimhaut in den Siebbeinzellen und nachfolgend in den abhängigen Nebenhöhlen.

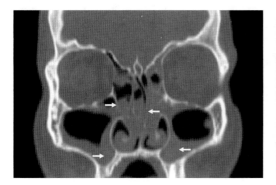

Abb. 8.29 Pansinusitis polyposa beidseits im CT

8.12.4 Chronische Siebbein-Kieferhöhlenentzündung

Engl. *chronic inflammation of the ethmoidal and maxillary sinuses*

- Einteilung

Auftreten in zwei Formen:
- Serös-polypöse Form
- Eitrige Form

(Odontogene Kieferhöhleneiterung, ▶ Abschn. 8.12.5)

Serös-polypöse Form

- Entstehung

In den Nebenhöhlen bildet sich polypöse Schleimhaut, die durch die Ostien in die Nase vorwächst. Auftreten von Polypen in der Nasenhaupthöhle (endonasale Polypen = **Polyposis nasi**; ▣ Abb. 8.29 und ▣ Abb. 8.30). Große – meist in den hinteren Siebbeinzellen oder der Kieferhöhle – gestielte Polypen können sich nach dem Nasenrachenraum hin entwickeln (**Choanalpolyp**, ▣ Abb. 8.31).

Zugrunde liegt häufig eine Schleimhautdisposition. Polypen nicht selten bei Asthmatikern und bei Analgetikaunverträglichkeit (▶ Abschn. 8.10.7).

- Pathologische Anatomie

Die Polypen bestehen aus ödematöser Schleimhaut mit Einlagerung von **eosinophilen Leukozyten**. Innerhalb der Schleimhaut kann es zur Bildung von Retentionszysten kommen.

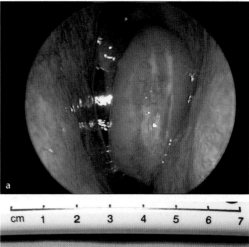

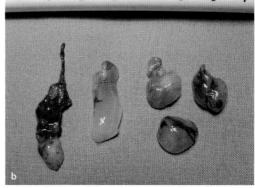

Abb. 8.30a,b Endonasale Polypen. **a** Endoskopie des mittleren Nasenganges; **b** extrahierte Polypen

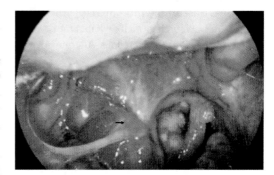

Abb. 8.31 Choanalpolyp

- Symptome

Geringer als bei der akuten Sinusitis:
- Dumpfer Kopfschmerz
- Verstopfte Nase – meist beidseits –, bei Polyposis nasi oder Choanalpolyp oft völlige Verlegung der Nasenatmung, dadurch:

— Rhinophonia clausa

— Hyposmie oder Anosmie

— Sekretabfluss (Schleim) in den Rachen
(Rachenkatarrh!)

■ **Befund**

— Solange die Schleimhautpolypenbildung auf
das **Nasennebenhöhlenlumen beschränkt** ist,
lässt sich die Diagnose außer durch eine Sinuskopie am besten durch eine Computertomographie (□ Abb. 8.29) oder DVT stellen: Wandständige, wolkige oder diffuse Verschattung
der Nebenhöhle. So können auch Schleimhautschwellungen in einzelnen Siebbeinzellen aufgedeckt werden.

— Bei **Polyposis nasi**: Rhinoskopisch grauglasige
Polypen, die sich mit der Sonde umfahren
lassen und deren Stiel meist in den mittleren
Nasengang unter die mittlere Muschel zu verfolgen ist. Häufig doppelseitig (□ Abb. 8.30).

— Bei **Choanalpolyp**: Postrhinoskopisch isolierter großer grauglasiger Polyp, die Choane
verlegt (□ Abb. 8.31) und den Nasenrachenraum ausfüllt. Palpatorisch weich.

— Differenzialdiagnose bei vermeintlich isoliertem
Polypen am Nasendach: **Meningoenzephalo-
zele**: glatt, bei Betasten mit der Sonde fester als
Polyp, Meningitisgefahr bei Verletzung.

— Differenzialdiagnose bei Choanalpolypen: **Juveniles Nasenrachenfibrom**: Hart, grobhöck-
rig, am Dach breit gestielt (▶ Kap. 11.4.1).

— Abklärung auf Vorliegen einer Allergie oder
Analgetikaunverträglichkeit.

■ **Therapie**

— **Konservativ** bei geringer Schleimhautschwellung mit topischen Steroiden (Beclomet®,
Flutide nasal®, Pulmicort Topinasal®)

— **Operative Behandlung** bei Versagen der Therapie oder stärker ausgeprägtem Befund.
Operation der betreffenden Nebenhöhle – fast
ausschließlich Siebbein und Kieferhöhle – und
endonasale Ausräumung der Polypen aus der
Nasenhaupthöhle (s. Siebbein- und Kieferhöhlenoperation, ▶ Abschn. 8.13). Das Entfernen
allein der Polypen aus dem Lumen der Nase
führt in Kürze zu Rezidiven der Polyposis nasi
von den Nebenhöhlen aus, es soll daher stets

die Nebenhöhlenoperation gleichzeitig durchgeführt werden. Aber auch nach sorgfältiger
Operation kann es bei entsprechender Schleimhautdisposition zu Rezidiven der Polypenbildung kommen.

— Zusätzlich Septumplastik und Konchotomie

— Nachbehandlung mit sorgfältiger Entfernung
von Wundbelägen, Nasenemulsion und topischen Steroiden über mehrere Wochen

— Behandlung von Allergie, Analgetikaintoleranz
und Gastro-ösophagealem Reflux zur Rezidiv-
prophylaxe

— Therapie der **Rezidive**: Nachoperation und
Nachbehandlung mit Kortikosteroiden

Vergesellschaftung mit Erkrankungen der Luftwege
Das gleichzeitige Vorkommen von Erkrankungen der Nebenhöhlen und des Bronchialsystems ist
einerseits Ausdruck für die Disposition der gesamten Schleimhaut der Luftwege zu krankhaften – auch
allergischen – Reaktionen (sog. **sinubronchiales
Syndrom**, vor allem bei Kindern), andererseits
verschlimmert die Nebenhöhlenentzündung aber
auch die Erkrankung der unteren Luftwege. Letzteres gilt ebenso für eine Pharyngitis, Laryngitis,
Tracheitis und Bronchitis, die durch die absteigenden Infekte der oberen Luftwege und das herab-
fließende Sekret bei Rhinitis, Sinusitis und Entzündung der Rachenmandel ungünstig beeinflusst
werden. Auch Magenbeschwerden können nach
Verschlucken des Sekretes auftreten. Bei Vorliegen
dieser Zusammenhänge und in seltenen Fällen, in
denen angenommen werden muss, dass die Nebenhöhlenentzündung als Fokus wirkt, empfiehlt sich
die möglichst baldige operative Verbesserung der
Nasenatmung und die operative Behandlung der
Nebenhöhlenerkrankung, außerdem internistische
bzw. pädiatrische Behandlung.

Kartagener-Syndrom Polyposis, Bronchiektasen,
Situs inversus.

Mukoviszidose (zystische Fibrose) Polyposis, zys-
tische Pankreasfibrose, Sekretionsstörung der mu-
kösen exokrinen Drüsen durch Fehlfunktion der
Chloridkanäle (hereditär, autosomal-rezessiv,
CFTR-Gen) mit chronischer Bronchitis, sekundäre
Infektion mit Pseudomonas aeruginosa. Therapie:

H10

Kombiniert medikamentös mit Antibiotika, Mukolytika und physikalischer Therapie. Endonasale Nasennebenhöhlenoperation zur Infektsanierung der oberen Luftwege.

Eitrige Form

- **Entstehung**
- Die mäßig verdickte, oft fibröse Nebenhöhlenschleimhaut sondert eitriges Sekret ab (Kieferhöhlenempyem).
- Bei Mischformen ist die Schleimhaut stärker geschwollen und stellenweise polypös.
- Ätiologisch handelt es sich meistens um eine Infektallergie bei Staphylococcus-aureus-Infektion (Superantigen).
- nach ausgedehnter Schleimhautresektion bei Nasennebenhöhlentumoren oder Radiotherapie

- **Symptome**

Kopfschmerzen (verstärkt beim Bücken), Schmerzen über der erkrankten Nebenhöhle, meist Kieferhöhle und Siebbein. Die Schmerzen können aber auch fehlen. Schnupfen – häufig einseitig –, eitrige Sekretion aus der Nase. Abfluss von Eiter in den Rachen, besonders im Liegen (Rachen- und Kehlkopfkatarrh!). Der Eiter kann bei ostitischen oder odontogenen Prozessen fötide sein.

- **Befund**
- **Rhinoskopisch:** Da es sich meist um eine Kieferhöhlen- und Siebbeineiterung handelt, Schwellung der Muscheln und der Schleimhaut – oft einseitig – im Bereich des mittleren Nasenganges. Eiter im mittleren Nasengang. Bei Mitbeteiligung des hinteren Siebbeins auch Eiter auf der mittleren Muschel.
- **Postrhinoskopisch:** Eiter in der Choane und Eiterstraße an der Rachenhinterwand, besonders bei Mitbeteiligung der hinteren Siebbeinzellen und der Keilbeinhöhle.
- **Computertomogramm, DVT:** Wandständige polypöse Verschattung (gelegentlich mit Sekretspiegelbildung im Lumen) oder diffuse Verschattung.
- **Sonographie** (A-Mode): Bei sekretgefüllter Kieferhöhle Vorderwand- und Hinterwandecho.

- **Diagnose**
- Bei Eiterung Abstrich
- Die Diagnose der chronischen eitrigen Kieferhöhlenentzündung kann durch die Punktion und Spülung der Kieferhöhle über den unteren Nasengang gesichert werden, bei der sich Eiter entleert (Antibiogramm, auch auf Mykosen – Aspergillus)
- Meistens Infektion mit Staphylococcus aureus oder Pseudomonas aeruginosa
- Allergologische Abklärung

- **Therapie**
- Antibiotische Therapie nach Antibiogramm, meist gegen Staphylokokken, z. B. Flucloxacillin (Staphylex®), Cefalexin, Clindamycin (Sobelin®), Gyrasehemmer (Tarivid®, Ciprobay®), Amoxicillin + Clavulansäure (Augmentan®)
- Mukolytika
- Abschwellende Nasentropfen
- antiallergische Therapie
- Die Spülung der Kieferhöhle (▶ Kap. 7.5.2) ist zugleich eine therapeutische Maßnahme. Nach der Spülung wird die Kieferhöhle mit einem wässrigen Antibiotikum gefüllt.
- Kommt es nicht zur Ausheilung, muss auch bei der chronischen eitrigen Form der Nebenhöhlenentzündung eine endonasale Nasennebenhöhlenoperation (▶ Abschn. 8.13) durchgeführt werden.
- Postoperativ mehrwöchige Nachbehandlung erforderlich.
- Bei der seltenen **chronischen Stirnhöhleneiterung** endonasales Ausräumen der vorderen Siebbeinzellen und endoskopische Erweiterung des Stirnhöhlenzugangs, nur in seltenen Fällen Operation von außen (bei Komplikationen und Rezidiven). Eine Stirnhöhleneiterung kann auch ausheilen, ohne dass besondere Eingriffe an der Stirnhöhle selbst erforderlich sind, wenn sich schon durch eine Operation des gleichzeitig erkrankten Siebbeins die Abflussverhältnisse aus der Stirnhöhle verbessern lassen (s. Operationen an den Nasennebenhöhlen, ▶ Abschn. 8.13).

▪ **Komplikationen**

Nicht selten kommt es zur **Schleimhautatrophie** mit chronischer Eiterung trotz operativer Sanierung und suffizienter Drainage. Die fibrosierte Schleimhaut verfügt über keine ausreichende mukoziliare Clearance und unspezifische Immunabwehr. Der fehlende Sekretfilm erleichtert die Keimbesiedlung.

— **Befund:** Rhinoskopisch gelb-grüne Schleimabsonderung aus dem mittleren Nasengang, Krustenbildung, fötider Geruch, nur wenig polypöse Schwellung. Im Computertomogramm (DVT) randständige Verschattung der Nebenhöhlen.

— **Therapie**
  — Regelmäßige Nasenspülung mit physiologischer Kochsalzlösung
  — Mechanische Reinigung
  — Nasenemulsion mit Glukose und Nasenöl zur Schleimhautpflege
  — Intermittierend antibiotische Therapie nach Antibiogramm
  — Mukolytika (Fluimucil®, Mucosolvan®)
  — Bei infektallergischem Geschehen zusätzlich topische Steroide in Kombination mit Staphylokokkenantibiotikum

— **Prognose:** Keine Heilung möglich, jedoch Besserung mit konsequenter Therapie mit Schleimhautpflege. Als Langzeitfolge chronische Pharyngolaryngitis und Bronchitis.

8.12.5 Odontogene (= dentogene) Kieferhöhleneiterung

Engl. *odontogenic maxillary sinusitis*

▪ **Definition**

Von den Zahnwurzeln der Oberkieferzähne ausgehende Kieferhöhlenentzündung.

▪ **Ursachen**

— Wurzelgranulome der Molaren (meist) oder der Prämolaren (seltener)
— Wurzelreste, die bei der Extraktion in die Kieferhöhle gestoßen werden
— Eröffnung der Kieferhöhle bei einer Zahnextraktion = **Kieferhöhlenalveolarkammfistel**

▪ **Befund**

Sie tritt einseitig auf. Das eitrige Sekret ist dünnflüssig und sehr fötide. Klopfschmerz des betreffenden Zahnes.

▪ **Erreger**

Oft Anaerobier.

▪ **Diagnose**

Sicherung durch DVT.

▪ **Therapie**

Kieferhöhlenoperation, gegebenenfalls mit Alveolarkammplastik = Schleimhautperiostlappenplastik (▶ Abschn. 8.13). Zahnbehandlung.

❯ Bei nicht ausheilender einseitiger Sinusitis maxillaris und fötider Sekretion muss eine odontogene Ursache abgeklärt werden.

8.12.6 Zahnzysten

Engl. *jaw cysts*

▪ **Definition**

Radikuläre (von der Zahnwurzel ausgehend) oder **follikuläre** Zahnzysten (von verlagerten Zahnkeimen ausgehend) können sich in die Kieferhöhle oder den Nasenboden hinein entwickeln und das Kieferhöhlenlumen von unten her einengen bzw. den Nasenboden anheben.

▪ **Diagnose**

— Rhinoskopie: Gerber-Wulst am Nasenboden
— Computertomogramm, DVT

▪ **Therapie**

Kleine Zysten werden vom Mundvorhof her ausgeschält (Operation nach Partsch II). Große Zysten werden im Rahmen einer Operation der Kieferhöhle exstirpiert, der Hohlraum wird zur Nebenhöhle der Kieferhöhle oder der Nasenhaupthöhle gemacht (nach Partsch I).

8.12.7 Mukozele, Pyozele

Engl. *mucous cyst (mucocele), pyocele*

- **Definition**

Mit Schleim bzw. Eiter gefüllte und durch die Sekretretention erweiterte Nebenhöhle, deren knöcherne Wände sich durch den Sekretdruck verdünnen.

- **Ursache**

Verschluss des Ausführungsganges (Ostium) durch Entzündung, Verwachsung, Tumor oder Trauma (auch postoperativ durch Obliteration des Zuganges zur Nase).

- **Häufigkeit**

Bedingt durch die Enge und Länge des Ausführungsganges am häufigsten Stirnhöhle (seltener Siebbeinzellen, Keilbeinhöhle oder Kieferhöhle).

- **Symptome**

Geringer Kopfdruck, Kopfschmerzen, evtl. Doppelbilder oder Visusverlust.

- **Befund**
- Vorwölbung der Nebenhöhlenwandung (Stirnhöhlenboden)
- Nennenswerter Druckschmerz nur bei Infektion (Pyozele)
- Die dünne Wand federt bei Druck (**Ballotment**), dabei gelegentlich Pergamentknistern
- Verdrängung des Bulbus nach lateral und vorn (Protrusio)
- **Rhinoskopisch:** Keine Besonderheiten oder aber Zeichen früherer Traumen, Operationen oder Entzündungen, z. B. Synechien (Narbenbildungen)
- **Computertomogramm** sichert die Diagnose. Diffuse Verschleierung bis Verschattung der Höhle. Die Höhle erscheint aufgetrieben oder weniger buchtenreich als die Gegenseite. Oft völliger Abbau der knöchernen Wände (vor allem am Stirnhöhlenboden) durch den Sekretdruck
- **Sonographisch:** Nachweis des schleimgefüllten Hohlraums

- **Therapie**

Operation der Stirnhöhle endonasal oder von außen mit Anlage einer Drainage zur Nasenhaupthöhle (Marsupialisation) oder komplette Exstirpation des Mukozelensacks bei weit lateral gelegener Stirnhöhlenzele.

- **Differenzialdiagnose**
- **Pneumosinus dilatans,** Pneumatozele der Stirnhöhle: Erweiterte Stirnhöhle, mit Luft gefüllt. Ursache ungeklärt. Möglicherweise ehemalige Mukozele, aus der das Sekret abgeflossen ist, oder aber exzessive Pneumatisation durch stärkeres Wachstum der Lamina externa gegenüber der Lamina interna des Stirnbeins. Ventilmechanismus
- **Nebenhöhlentumoren:** ▶ Abschn. 8.14.2

8.12.8 Mykosen

Engl. *mycotic infection, mycosis*

- **Definition**

Chronische Entzündungen der Nasennebenhöhlen durch Pilzinfektion.

- **Erreger**

Aspergillus fumigatus, seltener Cryptococcus, Mukormykose.

- **Formen**

Je nach Erregervirulenz und Abwehrlage kommt es zu unterschiedlicher Ausprägung der Mykose:
- Oberflächliche Infektion der Schleimhaut, nur mikrobiologisch zu verifizieren
- Ausbildung einer Pilzwurzel in Form des **Aspergilloms**
- Invasion und lokale Destruktion des angrenzenden Knochens. Gefahr der endokraniellen und orbitalen Komplikation
- Diffuse Infiltration mit Pilzsepsis

- **Befund**
- Chronische Sekretion, z. T. gelblich
- Rhinoskopisch bröcklige Pilzmassen im mittleren Nasengang
- Bei invasiven Formen massive Kopfschmerzen

- Nervenausfälle, z. B. N. opticus, N. infraorbitalis
- Bei Pilzsepsis stark reduzierter Allgemeinzustand

- **Diagnose**
- Endoskopie mit Probeexzision und histologische sowie mykologische Untersuchung
- Im Röntgenbild, Computertomogramm oder
  DVT Verschattung auch einzelner Nebenhöhlen, am häufigsten Kieferhöhle, mit **Verkal-
  kung**, seltener knöcherne Destruktion
- Abstrich, ggf. Probeexzision für die mykologische Untersuchung

- **Therapie**
- Konservativ mit Antimykotika nach Antibio-
  gramm bei allen Formen
- Operative Sanierung bei Aspergillom und lokal
  invasiven Formen
- Lokale Nachbehandlung mit Antimykotika,
  z. B. mit Amphotericin B, Nystatin (Moro-
  nal®), Clotrimazol (Canesten®), Miconazol
  (Daktar®)
- Systemische antimykotische Therapie bei Pilz-
  sepsis und lokal invasiven Formen, z. B.
  Amphotericin B®, Fluconazol (Diflucan®),
  Flucytosin (Ancotil®), Ketoconazol (Nizoral®),
  Voriconazol (Vfend®)

- **Prognose**
Gut bei oberflächlichem Befall und Aspergillom.
Die lokal invasive Form kann unter adäquater The-
rapie ausheilen. Schlecht bei Komplikationen und
Sepsis.

In Kürze

Chronische Sinusitis
- Sinusitis, die länger als drei Monate besteht
- Geht aus der akuten Sinusitis hervor,
  seltener allergisch
- Belüftungsstörung und Verlegung der
  ostiomeatalen Einheit bei Schleimhautschwellung und Polypen
- Prädisponierende Faktoren

▼

- Diagnostik: CT, DVT, Endoskop
- Formen:
  - Serös-polypös und eitrig
  - Sinubronchiales Syndrom
  - Eitrige Formen durch Infektion mit
    Staphylococcus aureus (sog. Infekt-
    allergie)
  - Therapie: Systemisch Steroide, falls
    ohne Erfolg operativ und antiallergisch,
    antibiotisch
- Folgezustände: Schleimhautatrophie
- Odontogene Kieferhöhlenentzündung
- Zahnzysten
- Mukozele und Pyozele durch Sekretreten-
  tion aufgrund des Verschlusses des Aus-
  führungsganges
  - Erweiterung der Nasennebenhöhle und
    Verdrängung der Nachbarstrukturen
  - Operative Drainage der Muko- oder
    Pyozele in die Nasenhaupthöhle
- Pilzsinusitis
  - Unterschiedliche Schweregrade mit
    Oberflächenbesiedlung, Aspergillom
    und invasiven Formen
  - Therapie: Lokale und systemische Gabe
    von Antimykotika, operativ bei Asper-
    gillom und invasiven Formen

8.13 Operationen an den Nasennebenhöhlen

In der Nebenhöhlenchirurgie stehen je nach indi-
viduellem krankhaftem Befund abgestufte Operationsverfahren zur Verfügung. Sie werden funk-
tionserhaltend entweder mit Hilfe von Weitwinkel-
optiken (Endoskopen) bzw. dem Operationsmikroskop durch die Nasenhaupthöhle (**endonasale
Mikrochirurgie** mit entsprechend entwickelten
Instrumenten) oder durch eine der knöchernen
Nebenhöhlenwände hindurch ausgeführt. Radikal-
chirurgische Eingriffe werden heute im Gegensatz
zu früher nur noch selten vorgenommen. Bei Kindern mit wachsendem Gesichtsschädel sollen ausgedehnte Nebenhöhlenoperationen überhaupt unterbleiben.

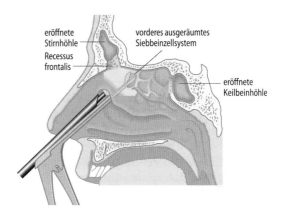

Abb. 8.33 Endonasale Siebbein- und Stirnhöhlenoperation (Endoskop und Fasszange eingezeichnet)

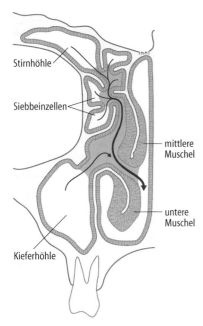

Abb. 8.32 Ostiomeatale Einheit. Rechte Nasenseite

Vor endonasalen Nebenhöhlenoperationen empfiehlt sich eine Computertomographie oder DVT.

Postoperativ ist eine **Nachbehandlung** erforderlich, um die Belüftungswege offen zu halten und das Sekret zu entfernen.

Siebbeinzellen, Stirnhöhle und Kieferhöhle münden mit ihren Ausführungsgängen in den mittleren Nasengang. Über dieses sog. **ostiomeatale System** (Abb. 8.32) sind die Nebenhöhlen belüftet und entleeren andererseits ihr Sekret in die Nasenhaupthöhle. Schleimhautschwellungen oder Polypen im vorderen Siebbeinbereich mit seinen Engstellen können diese Zugänge verlegen und Entzündungen in den Nebenhöhlen unterhalten.

Operationsprinzip Das Operationsprinzip besteht in der Beseitigung dieser Engstellen und in der Wiederherstellung der natürlichen Belüftungswege. Dadurch werden die Voraussetzungen zur Ausheilung der Nebenhöhlenentzündung mit Normalisierung der erkrankten Schleimhaut geschaffen.

8.13.1 Siebbein

Minimal-invasive Chirurgie Chirurgie des Infundibulum ethmoidale und des Recessus frontalis im vorderen Siebbein. Bei rezidivierenden Nebenhöhlenentzündungen genügt nicht selten eine endonasale Eröffnung des Infundibulum ethmoidale durch Abtragen des Processus uncinatus des Siebbeins und der medialen Infundibulumwand (**Infundibulotomie nach Messerklinger**) und evtl. zusätzlich eine Ausräumung der vorderen Siebbeinzellen mit Erweiterung der Nebenhöhlenausführungsgänge (z. B. des Recessus frontalis = »Spaltung der Stirnbucht«), um Belüftung und Abfluss der Nebenhöhlen zu gewährleisten. Die dem vorderen Siebbein nachgeordneten Nebenhöhlen, Stirnhöhle und Kieferhöhle, können dann ohne weitere Eingriffe ausheilen.

Endonasale Siebbeinoperation (Abb. 8.33) Alle Siebbeinzellen zwischen mittlerer Muschel und Lamina papyracea (Cave: Orbita!) lassen sich endonasal bis zum Siebbeinzellendach (Schädelbasis) ausräumen. Stets lateral von der mittleren Muschel, nie medial eingehen, um Verletzungen der Lamina cribrosa zu vermeiden! Durch das ausgeräumte Siebbein kann die Keilbeinhöhle eröffnet werden. Die Operation kann auch zur Deckung von Liquorfisteln und zur Orbitadekompression eingesetzt werden.

Transmaxilläre Siebbeinoperation (Abb. 8.34e) Falls die Kieferhöhle über die Fossa canina operiert

werden muss (s. unten), können die hinteren Siebbeinzellen durch die Kieferhöhle erreicht werden.

Siebbeinoperation von außen (◪ Abb. 8.34b) Hautschnitt von der Augenbraue bogenförmig zur seitlichen Nase unter Schonung bzw. Refixation des
medialen Lidbandes und der Trochlea. Wegnahme
von Teilen des Tränenbeins und des Nasenbeins.
Ausräumen der Siebbeinzellen. Tangentiales (schonendes) Arbeiten an der Schädelbasis mit bester
Übersicht über das Siebbeindach. Ist eine Stirnhöhlenoperation von außen (s. unten) erforderlich,
werden Siebbein und Stirnhöhle vom gleichen Hautschnitt aus operiert. Erweiterung zur **lateralen Rhinotomie** bei tumorchirurgischen Eingriffen.
     Indikationen: Frontobasale Frakturen oder
Siebbeinerkrankungen mit Durchbruch nach außen
bzw. in die Orbita. Tumorchirurgie.

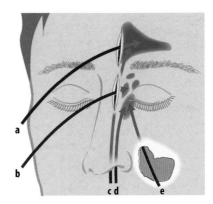

◪ **Abb. 8.34** Operative Zugangswege zu Stirnhöhle und
Siebbein: *a* von außen (Stirnhöhle), *b* von außen (Siebbein),
c endonasal (Stirnhöhle), *d* endonasal (Siebbein), *e* perma-
xillär (Siebbein)

8.13.2 Stirnhöhle (◪ Abb. 8.34)

Endonasale Stirnhöhlenoperation Nach Spaltung
der Stirnbucht Erweitern des Stirnhöhlenzugangs
unter Endoskopkontrolle (**Cave:** Schädelbasis!).
Alle Buchten der Stirnhöhle sind auf diesem Weg
jedoch nicht zugängig.

Osteoplastische Stirnhöhlenoperation von außen
Hautschnitt von der Augenbraue bogenförmig zur
seitlichen Nase oder Koronarschnitt. Nach Bilden
eines Knochendeckels aus der Stirnhöhlenvorderwand, der entweder mit dem Periost aufgeklappt
oder vorübergehend entnommen wird, Operation
unter Erhaltung der Schleimhaut und des natürlichen Ausführungsganges (z. B. bei einer Osteom-
operation) oder mit Entfernung der erkrankten
Schleimhaut und entweder Schaffen eines breiten
Zugangs zur Nase oder alternativ Obliteration der
Höhle mit Bauchfett unter Abschluss des Ausführungsganges zur Nase (z. B. bei Polyposis).

**Radikaloperation der Stirnhöhle nach Jansen-Ritter
mit Schleimhautplastik** Hautschnitt von der Augenbraue bogenförmig zur seitlichen Nase. Wegnahme
des knöchernen Stirnhöhlenbodens. Ausräumen
der erkrankten Schleimhaut. Wegnahme von Teilen
des knöchernen Nasenbeins und Doppellappenpla-

stik aus der Nasenschleimhaut vor dem Kopf der
mittleren Muschel.
     Indikationen: Frontobasale Frakturen (Dura-
plastik!) oder Stirnhöhlenpolyposis. Mukozelen.
Endokranielle Komplikationen. Tumorchirurgie einschließlich Schädelbasis mit Erweiterung zur **lateralen Rhinotomie** durch (passagere) Entnahme der
lateralen Nasenwand auch der Kieferhöhlenvorderwand.

**Radikaloperation nach Riedel zur Verödung der
Stirnhöhle** Außer dem knöchernen Stirnhöhlenboden werden auch die Stirnhöhlenvorderwand
und alle Schleimhautanteile entfernt. Es bleibt
kein Stirnhöhlenlumen zurück, die Stirnhöhle sinkt
postoperativ ein. Später kann eine plastische Rekonstruktion mit Unterfütterung der Einsenkung z. B.
durch Kalottenknochen durchgeführt werden.
     Indikationen: Nur selten bei frontobasalen Frak-
turen mit völliger Zertrümmerung der Stirnhöhlenvorderwand und des Stirnhöhlenbodens, falls ein
Wiederaufbau nicht möglich ist, oder bei Mukozelen-
operation nach Abbau aller knöchernen Wände.

8.13.3 Kieferhöhle

Transnasale Kieferhöhlenoperation Zur Entlastung
und Drainage der Kieferhöhle wird mitunter lediglich eine **Fensterung** zur Kieferhöhle durch Wegnahme des Knochens im unteren oder im mittleren Na-

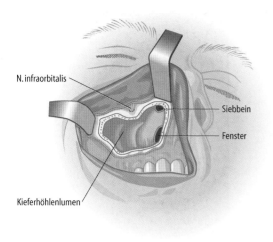

N. infraorbitalis

Siebbein

Fenster

Kieferhöhlenlumen

Abb. 8.35 Transorale Kieferhöhlenoperation nach Caldwell-Luc (Radikaloperation)

sengang vorgenommen. Durch angelegte Fenster hindurch lassen sich Gewebeproben bei Tumorverdacht entnehmen und isolierte Polypen oder eine polypöse Schleimhautschwellung weitgehend entfernen (Diese Operation bei Siebbein-Kieferhöhlenpolyposis wird als endonasale, endoskopisch kontrollierte Siebbein-Kieferhöhlenoperation bezeichnet!).

Transorale Operation der Kieferhöhle nach Caldwell-Luc (**Abb. 8.35)** Schleimhautschnitt in der Umschlagfalte im Mundvorhof oder Zahnfleischrandschnitt. Wegnahme eines Teils der Kieferhöhlenvorderwand im Bereich der Fossa canina unter Schonung des N. infraorbitalis. Ausräumen der erkrankten Schleimhaut und Schaffen eines Fensters zum unteren Nasengang, evtl. mit Bildung eines Lappens aus der Nasenschleimhaut, um den Zugang offen zu halten. Wird die Kieferhöhlenwand nur vorübergehend entnommen und wieder eingesetzt, spricht man von einer **osteoplastischen Kieferhöhlenoperation**.

Indikationen: Heute nur selten bei chronischer Kieferhöhleneiterung, bei Nachoperationen, Pilzerkrankungen, Verletzungen und in der Tumorchirurgie.

Schleimhautplastik nach Rehrmann Bei gleichzeitigem Bestehen einer Kieferhöhlenalveolarkammfistel nach Zahnextraktion. Trapezförmiger Schleimhautperiostlappen aus der bukkalen Gingiva, der durch eine quere Inzision des Periostes an der Basis verlängert wird. Der Lappen wird über die Fistel gelegt und an der palatinalen Seite der Alveole vernäht.

Durch die Kieferhöhle Zugang zum hinteren Siebbein und weiter durch das Siebbein zur Keilbeinhöhle und zum Nasenrachenraum.

8.13.4 Keilbeinhöhle

Die Keilbeinhöhle wird transnasal, transethmoidal oder transseptal erreicht. Durch die Keilbeinhöhle Zugang zur Hypophyse und zum Nervus opticus.

Endonasale Tumorresektion ▶ Abschn. 8.15.2.

> **In Kürze**
>
> **Nasennebenhöhlen-Operationen**
> - Stufenkonzept operativer Eingriffe in Abhängigkeit von Schwere, Art und Lokalisation der Erkrankung
> - Endonasale funktionelle Mikrochirurgie, die mikroskopisch-endoskopisch durchgeführt wird, seltener radikalchirurgische Eingriffe über äußere Zugänge
> - Ziel bei entzündlichen Vorgängen: Ausreichende Drainage und Belüftung der Nasennebenhöhlen
> - Intensive Nachbehandlung erforderlich
> - Siebbein
>   - Schlüsselstelle für die Belüftung aller anderen Nasennebenhöhlen, daher steht die endonasale Siebbeinoperation im Vordergrund
>   - Siebbeineingriffe von außen oder sog. laterale Rhinotomie bei Rezidiven, Komplikationen und Tumoren
> - Stirnhöhle
>   - Endonasal über die vorderen Siebbeinzellen mit Spaltung der Stirnbucht
>   - (Osteoplastische) Operation von außen, z. B. bei Frakturen, Rezidiven und Tumoren
>   - Verödung der Stirnhöhle bei rezidivierenden Entzündungen oder Zertrümmerung der Stirnhöhlenvorderwand
>
> ▼

- Kieferhöhle
  - Endonasaler Zugang über die Siebbein-
    zellen als Infundibulotomie oder radika-
    le Schleimhautausräumung
  - Seltener transfazial über die Kieferhöh-
    lenvorderwand nach Caldwell-Luc bei
    Pyo- und Mukozele, Rezidiven der Poly-
    posis, odontogenen Entzündungen und
    Tumoren
- Keilbeinhöhle
  - Endonasal oder transnasal, seltener
    über Kieferhöhle
  - Zugang zum Nervus opticus mit De-
    kompression und zur Hypophyse für
    gemeinsame Operation mit dem Neuro-
    chirurgen
- Kraniofaziale Resektion bei Tumor-
  infiltration der Schädelbasis

Abb. 8.36 Rhinophym

8.14 Tumoren: Gutartige Geschwülste

8.14.1 Rhinophym (»Pfundnase«, »Kartoffelnase«; Abb. 8.36)

Engl. *rhinophyma* (»hammer nose«, »potato nose«)

- **Definition**
Knollige Wucherungen (Hypertrophie, Pseudotumor) der Talgdrüsen der Haut im Bereich der
knorpligen Nase mit Gefäßerweiterungen und Bin-
degewebsvermehrung. Sekundäre Entzündung.

- **Ätiologie**
Oft verbunden mit einer **Rosazea**, meist bei älteren
Männern. Als zusätzliche Faktoren werden Alkoholabusus (»Säufernase«), Hitze- oder Kälteschä-
den, intestinale Erkrankungen und Fettstoffwech-
selstörungen angenommen.

- **Befund**
Blaurote Verfärbung der tumorartigen knolligen
Hautverdickungen, Teleangiektasien.

- **Therapie**
Dermabrasio oder Abtragen (Abschälen) der Hautverdickungen mit flachem Messer oder CO_2-Laser

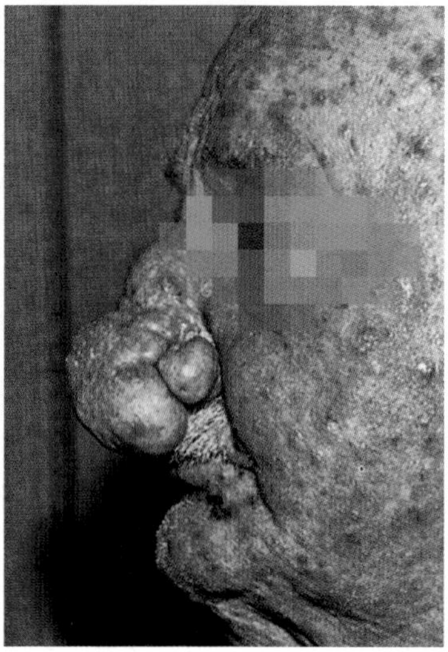

ohne Verletzung des Knorpelgerüstes der Nase. Die
Epithelisierung der Wundfläche erfolgt aus dem Epithel angeschnittener Talgdrüsenausführungsgänge.

8.14.2 Osteom

Engl. *osteoma*

- **Definition**
Gutartiger gestielter Knochentumor ungeklärter
Ätiologie.

- **Häufigkeit**
Vorwiegend Stirnhöhle, seltener Siebbein, sehr
selten Kieferhöhle.

- **Histologie**
Kompakte oder spongiöse Struktur.

- **Symptome**
Über lange Zeit allmählich zunehmender Kopfschmerz. Später Vorwölbung nach außen.

- **Diagnose**
Zur Lokalisation des Stiels und Ausdehnungsbestimmung Computertomographie. Später Verlegung des Ausführungsganges (Mukozelenbildung)
oder Verdrängung des Bulbus oder Ausdehnung

nach endokraniell mit Druckatrophie der Dura und endokraniellen Komplikationen.

■ **Therapie**
Bei Beschwerden oder drohenden Komplikationen Operation von Stirnhöhle und Siebbein mit Exstirpation des knolligen Osteoms, wenn möglich durch osteoplastische Operation oder endonasal (► Abschn. 8.13).

■ **Differenzialdiagnose**
▬ **Ostitis fibrosa** (Osteofibrosis deformans juvenilis, fibröse Dysplasie Jaffé-Lichtenstein): Langsam zunehmende, schmerzlose knöcherne Aufreibung von Oberkiefer oder Stirn, seltener Felsenbein, die operativ modellierend abgetragen werden kann. Später Übergang in Sarkom möglich. Remodellierungsoperation, ggf. Resektion des Stirnbeines.
▬ **Pneumosinus dilatans:** Langsam zunehmende Vergrößerung meistens der Stirnhöhle, seltener der Kieferhöhle mit Auftreibung und Ausdünnung der knöchernen Wandung infolge eines Ventilmechanismus des Ausführungsganges. Äußerlich sichtbare Vorwölbung. Endokranielle Komplikationen möglich. Operative Verkleinerung über osteoplastische Operation.

8.15 Tumoren: Malignome

8.15.1 Äußere Nase, Gesicht

Im Bereich der äußeren Nase und des Gesichts finden sich Basaliome (lokal destruierend, nicht metastasierend), Plattenepithelkarzinome (Spinaliome), Sarkome (selten) und Melanome (selten) (◘ Abb. 8.37).

■ **Ätiologie**
Aktinische Schädigung der Haut durch vermehrte UV-Licht-Exposition (Landmannshaut) bei Basaliomen, Spinaliomen und Melanomen.

■ **Diagnose**
▬ Durch Probeexzision, außer bei Melanomen, aus der höckrigen, oberflächlich ulzerierten

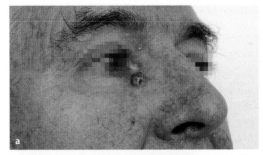
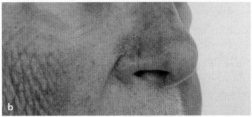
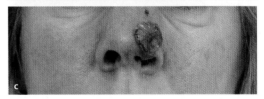

◘ **Abb. 8.37** Malignome des Gesichtes und der äußeren Nase, **a** Melanom, **b** Basaliom, **c** Karzinom

Hautveränderung und histologische Untersuchung.
▬ MRT, CT für lokale Ausbreitung, B-Scan-Sonographie zur Beurteilung des regionären Lymphknotenstatus (submandibuläre und Kieferwinkellymphknoten).

■ **Differenzialdiagnose**
Rhinophym, leukämische Infiltrate, Sarkoidose, Lupus erythematodes, Granuloma gangraenescens und Wegener-Granulomatose (► Abschn. 8.10.2).

■ **Therapie**
Exzision und rekonstruktive Plastik (► Abschn. 8.4). Bei kleinen Basaliomen photodynamische (Hämatoporphyrin) oder kryochirurgische Therapie möglich. Bestrahlung (im knorpligen Bereich möglichst vermeiden).

8.15.2 Nasenhaupthöhle und Nasennebenhöhlen

Invertiertes Papillom

- **Definition**

Es handelt sich um einen primär gutartigen epithelialen Tumor, der maligne entarten kann (fakultative Präkanzerose). Meistens im mittleren Nasengang.

- **Ätiologie**

Virusgenese (Papillomaviren) wird diskutiert.

- **Histologie**

H06 Fibroepitheliale Geschwulst papillärer Bauart (»inverted papilloma«).

- **Verlauf**

H11 Klinisch z. T. bösartig durch Destruktion des Knochens mit möglichem Einbruch in Orbita und Endokranium. Rezidiv- und Malignisierungsgefahr.

- **Befund**

Leicht blutende, lappige papillomatöse Granulationen, von der lateralen Nasenwand und den hinteren Nasenabschnitten ausgehend mit Verlegung der Nasenatmung.

- **Diagnose**

durch Probeexzision (Abgrenzung gegen Karzinome). Computer- und Kernspintomographie zur Ausdehnungsbestimmung.

- **Therapie**

Radikale Tumoroperation endonasal oder bei Rezidiv extranasal, kaum strahlensensibel.

- **Prognose**

Bei radikaler Entfernung und regelmäßiger Nachkontrolle gut. Echte Heilung möglich.

F07 Maligne Tumoren

- **Einteilung**

Es kommen Karzinome, Melanome und Sarkome in absteigender Häufigkeit vor:
- **Plattenepithelkarzinome**
- **Adenokarzinome**, ausgehend von den Schleimdrüsen. Bei chronischer Hartholz-Staubexposition (Buche und Eiche) Entstehung im Bereich der mittleren Muschel und im Siebbein, als Berufskrankheit 4203 anerkannt.
- **Adenoid-zystische Karzinome:** Tumor ausgehend von Speichel- oder Schleimdrüsen. Der klinische Befund gleicht dem der übrigen Karzinome bei etwas langsamerem Wachstum, vor allem entlang der Nervenscheiden. Zum Zeitpunkt der Diagnosestellung häufig schon lokal disseminiert. Wie bei anderen Karzinomen radikale Operation. Kaum strahlensensibel. Langfristige Prognose ungünstig durch hämatogene (Lunge, Gehirn) und neurogene Metastasierung.
- **Esthesioneuroblastom** (Olfaktoriusneuroblastom): Neuroendokriner Tumor ausgehend vom olfaktorischen Epithel im Bereich der Riechspalte und des oberen Nasenganges, z. T. endokrin aktiv, Vorkommen in jüngeren Jahren, frühzeitige Dura- und Orbitainfiltrationen, intrakranielle Ausbreitung. Primäre Operation bei resektablen Tumoren mit anschließender Radiotherapie. Sonst primäre Radiochemotherapie mit anschließender Resektion des Resttumors. Vergleichsweise gute Prognose.
- **Sarkome**

- Lokalisation (⬛ Abb. 8.38 und ⬛ Abb. 8.39)
- **Tumoren der oberen Etage:** Kieferhöhlendach, Siebbein (maxillo-ethmoidaler Winkel) und Stirnhöhle (Einbruch in die Orbita und in das Endokranium!)

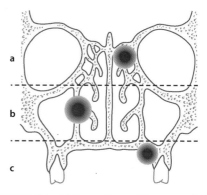

⬛ **Abb. 8.38** Nebenhöhlenmalignom. Ursprung: **a** obere Etage, **b** mittlere Etage, **c** untere Etage

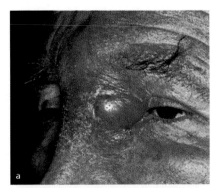

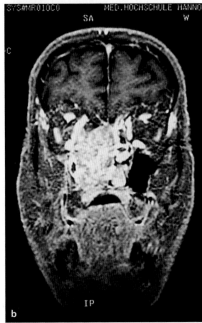

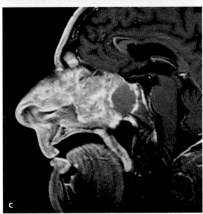

☐ Abb. 8.39a–c a Nebenhöhlenkarzinom mit Durchbruch nach außen. Nasennebenhöhlenmalignom im MRT. **b** Koronar; **c** sagittal

— **Tumoren der mittleren Etage:** Kieferhöhle und laterale Nasenwand (Einbruch in die Nase, die Orbita und die Fossa pterygopalatina!)
— **Tumoren der unteren Etage:** Alveolarfortsatz, Gaumen und Kieferhöhlenboden (Einbruch in die Mundhöhle [!], ☐ Abb. F.9)

Meist handelt es sich um Kieferhöhlenmalignome, seltener geht der Tumor vom Siebbein, der Stirnhöhle oder der Keilbeinhöhle aus. Männer erkranken häufiger als Frauen (3:1).

- TNM-Klassifizierung
- ▪ Klassifikation des malignen Melanoms des oberen Aerodigestivtraktes
- ▬ T3: Epithel/Submukosa (Schleimhaut)
- ▬ T4a: Tiefere Weichgewebe, Knorpel, Knochen, darüberliegende Haut
- ▬ T4b: Gehirn, Dura, Schädelbasis, Hirnnerven, Spatium masticatorium, Arteria carotis, prävertebrale und mediastinale Strukturen
- ▬ N1: Regionär

- ▪ TNM-Klassifikation der Karzinome der Nasenhaupthöhle und Nasennebenhöhlen
- ▬ Kieferhöhle
  - ▬ T1: Beschränkt auf antrale Schleimhaut
  - ▬ T2: Knochenarrosion/-destruktion, harter Gaumen, mittlerer Nasengang
  - ▬ T3: Dorsale knöcherne Kieferhöhlenwand, Subkutangewebe, Boden und mediale Wand der Orbita, Fossa pterygoidea, Siebbeinhöhle
  - ▬ T4a: Vorderer Orbitainhalt, Wangenhaut, Processus pterygoideus, Fossa infratemporalis, Lamina cribrosa, Keilbeinhöhle, Stirnhöhle
  - ▬ T4b: Orbitaspitze, Dura, Gehirn, mittlere Schädelgrube, Hirnnerven ausgenommen V2, Nasopharynx, Clivus
- ▬ Nasenhöhle und Siebbeinzellen
  - ▬ T1: Ein Unterbezirk
  - ▬ T2: Zwei Unterbezirke oder angrenzender nasoethmoidaler Bezirk
  - ▬ T3: Boden und mediale Wand der Orbita, Kieferhöhle, Gaumen, Lamina cribrosa
  - ▬ T4a: Vorderer Orbitainhalt, Nasen-/Wangenhaut, vordere Schädelgrube, Processus pterygoideus, Fossa infratemporalis, Keilbeinhöhle, Stirnhöhle

- T4b: Orbitaspitze, Dura, Gehirn, mittlere Schädelgrube, Hirnnerven ausgenommen V2, Nasopharynx, Clivus
- Alle Bezirke
  - N1: Ipsilateral solitär <3 cm
  - N2a: Ipsilateral solitär >3–6 cm
  - N2b: Ipsilateral multipel ≤6 cm
  - N2c: Bilateral, kontralateral ≤6 cm
  - N3: >6 cm

- **Symptome**

Oft in einem fortgeschrittenen Stadium der Erkrankung:
- Obere Etage: Doppelbilder bei Einbruch in die Orbita
- Mittlere Etage: Einseitig behinderte Nasenatmung, Ausfluss von fötide riechendem, eitrigem, mit Blut vermischtem Sekret. Neuralgiforme Beschwerden im Bereich des 2. Trigeminusastes. Bei Infiltration der Flügelgaumengrube Kieferklemme. Bei Durabeteiligung starke Schmerzen
- Untere Etage: Vorwölbung des Gaumens oder des Alveolarfortsatzes. Prothese passt nicht mehr. Zahnschmerzen. Zahnlockerung

- **Befund**
- Obere Etage: Beginnender Durchbruch zu erkennen an Rötung, Vorwölbung und Ulzeration im Nasenaugenwinkel (◐ Abb. 8.39a), Protrusio bulbi bei Einbruch in die Orbita
- Mittlere Etage: Blutende Granulationen oder polypöse Schwellungen im Bereich der lateralen Nasenwand, Auftreibung der Wange, Verdrängung des Bulbus, Doppelbilder
- Untere Etage: Höckriger Tumor oder Ulzeration am harten Gaumen oder am Alveolarkamm (**Kaposi-Sarkom**, ▸ Kap. 20.2.3)

Metastasen sind relativ selten und spät (20%). Lymphabfluss in die submentalen und submandibulären Lymphknoten und in die tiefen Halslymphknoten.

- **Diagnose**
- Durch Probeexzision (direkt oder bei Sinuskopie)
- Computertomogramm: Knochendestruktionen zeichnen sich ab

- Kernspintomogramm: Tumorausdehnung und Infiltration in die Umgebung am besten zu sehen
- Liquorpunktion bei Verdacht auf intrazerebrale Aussaat

- **Therapie**
- ▪▪ **Präoperative Radiatio**
- Günstige Ergebnisse nach präoperativer Hochvoltbestrahlung
- Intraoperativ findet sich bei einem Drittel der Patienten kein Tumor mehr, bei einem Drittel ein fraglicher Resttumor und bei einem weiteren Drittel kommt es zu deutlicher Tumorverminderung oder keiner Remission.
- Indiziert vor allem bei ausgedehnten Nasennebenhöhlenkarzinomen und Esthesioneuroblastom

- ▪▪ **Operativ**

Je nach Lokalisation und Ausdehnung des Tumors sind unterschiedliche operative Zugangswege und Resektionen erforderlich.
- **Oberkiefer(teil)resektion:** Nach Aufklappen der Oberwange durch Schnitt in der Mitte der Oberlippe und Verlängerung des Schnittes paranasal Osteotomien im gesunden Knochenbereich und Resektion des Tumors im Block
- Bei Tumoren der unteren Etage vom Mundvorhof aus mit Teilresektion des Gaumens
- **Exenteratio orbitae** bei Einbruch in die Orbita nach zusätzlichen Lidrandschnitten
- Kraniofaziale Resektion bei Übergreifen auf die Schädelbasis
- **Plastische Rekonstruktion** ▸ Abschn. 8.4; ◐ Abb. 8.40

- ▪▪ **Postoperative Radiatio**
- In Abhängigkeit vom Tumorstadium, der Radikalität des chirurgischen Eingriffes und der Tumorart
- Einschluss des zervikalen Lymphabflusses in das Bestrahlungsfeld bei Befall der hinteren Siebbeinzellen und der Schädelbasis

- ▪▪ **Radiochemotherapie**

Polychemotherapie mit Cisplatin oder methotrexathaltigen Kombinationen, evtl. intraarteriell bei fort-

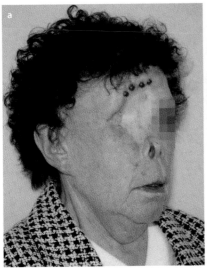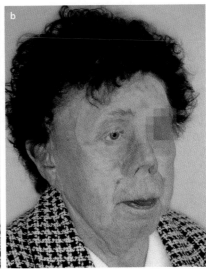

☑ **Abb. 8.40a,b** Epithetische Rekonstruktion nach Tumorresektion. **a** Magnetanker; **b** Epithese

geschrittenen, inoperablen oder Rezidivtumoren sowie bei Esthesioneuroblastom.

- **Prognose**

Abhängig vom histologischen Typ und primärer Lokalisation des Tumors. Insgesamt ca. 50% 5-Jahresüberlebensrate.

> ❯ **Jede einseitige Behinderung der Nasenatmung mit blutiger Sekretion muss auf Vorliegen eines Malignoms der Nasennebenhöhlen abgeklärt werden.**

Tumoren
- Gutartige Tumoren
  - Rhinophym: Talgdrüsenhyperplasie. Operatives Abschälen und Reepithelisierung
  - Osteom der Nasennebenhöhlen. Operative Entfernung nur bei Symptomen
  - Ostitis fibrosa (fibröse Dysplasie): Knochenumbauprozess mit Auftreibung des betroffenen Schädelknochen; remodellierende Operation und Dekompression der Orbita

- Malignome
  - Im Bereich des Gesichtes, der äußeren Nase und der Nasennebenhöhlen
  - Diagnostik durch Endoskopie, Bildgebung und Probeexzision
  - Therapie: Meistens radikal operativ, seltener radiotherapeutisch oder kombinierte Radiochemotherapie und Operation
- Malignom der äußeren Nase und des Gesichtes
  - Basaliome, Spinaliome, Melanome, Sarkome
  - Häufig durch aktinische Schädigung verursacht
  - Therapie: Resektion im Gesunden und plastisch-rekonstruktive Maßnahmen
- Malignome der Nasenhaupthöle und der Nasennebenhöhlen
  - Papillom: Primär gutartig, Präkanzerose. Meist im Bereich der mittleren Nasenmuschel. Therapie: Radikal operativ mit ausreichendem Sicherheitsabstand, hohe Rezidivgefahr
  - Karzinome: Meistens Plattenepithelkarzinome, seltener Adenokarzinome

▼   ▼

oder adenoidzystische Karzinome.
Therapie: Radikale Resektion, ggf. Strahlentherapie
  — Melanome
- TNM-Klassifikation für Karzinome der Kieferhöhle und des Siebbeins sowie der Nasenhaupthöhle
- Ästhesioneuroblastom
  — Neuroendokriner Tumor ausgehend vom Riechepithel, teilweise endokrin aktiv
  — Therapie: Primär operativ, zusätzlich Radiochemotherapie
- Sarkome
- Melanome
- Lokalisation der Tumoren in drei Etagen
- Operative Therapie als Oberkiefer-(Teil-) Resektion, kraniofaziale Resektion, ggf. mit Exenteratio orbitae
- Plastisch-rekonstruktive und epithetische Maßnahmen

? Welche Formfehler der Nase können auftreten und wie ist deren Behandlung (▶ Abschn. 8.2, S. 167)?

? Wie behandeln Sie unstillbares Nasenbluten? Welche diagnostischen Maßnahmen sind erforderlich? Erstellen Sie ein Interventionsschema (▶ Abschn. 8.5, S. 172)!

? Welche Komplikationen können bei frontobasalen Frakturen auftreten (▶ Abschn. 8.7.3, S. 183f)?

? Wie können sie diagnostiziert und wie müssen sie behandelt werden (▶ Abschn. 8.7.3, S. 181)?

? Wodurch unterscheiden sich Le Fort- und Escher-Frakturen (▶ Abschn. 8.7, S. 175f)?

? Welche Therapie ist bei den verschiedenen Formen der chronischen und akuten Rhinitis verfügbar (▶ Abschn. 8.10, S. 187f)?

? Beschreiben Sie den therapeutischen Stufenplan bei der Behandlung der akuten und chronischen Sinusitis mit unkompliziertem Verlauf und bei Auftreten von Komplikationen (▶ Abschn. 8.12, S. 201f)!

? Welche Tumoren der Nasennebenhöhlen treten am häufigsten auf (▶ Abschn. 8.15.2, S. 217f)?

? Welche Therapieoptionen bestehen (▶ Abschn. 8.15.2, S. 220f)?

? Welche umweltmedizinischen Krankheitsbilder mit Bezug zu den Schleimhäuten der oberen Luftwege sind bekannt (▶ Abschn. 8.11, S. 199)?

? Welche Operationsverfahren im Bereich der Nasennebenhöhlen kennen Sie (▶ Abschn. 8.13, S. 212f)?

? Beschreiben Sie die verschiedenen Formen der Rhinitis (▶ Abschn. 8.10, S. 187)!

? Welche Komplikationen akuter und chronischer Nasennebenhöhlenentzündungen können auftreten (▶ Abschn. 8.12.1, S. 203f)?

? Was versteht man unter Mittelgesichtsfrakturen? Beschreiben Sie deren Symptomatik, Diagnostik und Therapie (▶ Abschn. 8.7, S. 176f)!

? Was versteht man unter lateralen, was unter zentralen Mittelgesichtsfrakturen (▶ Abschn. 8.7.2, S. 176 u. 179)?

HNO-Fallquiz

Th. Lenarz und M. Diensthuber

Liebe Leserin, lieber Leser,

passend zur neuen Approbationsordnung ist im Lehrbuch »Lenarz/Boenninghaus – HNO« ein Fallquiz mit 20 authentischen Fällen aus einer Hals-Nasen-Ohrenklinik enthalten, wie Sie Ihnen im PJ oder während der ärztlichen Tätigkeit täglich begegnen können.

Jeder Fall gliedert sich in 4 Schritte. Auf der **ersten Seite** finden Sie die **Anamnese** des Falles. Auf der **zweiten** und **dritten Seite** werden die primären und weiterführenden **diagnostischen Schritte** erklärt. Die Fallbeschreibung schließt auf der **vierten Seite** mit den Möglichkeiten zur **Therapie**. So können Sie den Ablauf, den Sie später in jeder Klinik oder Praxis im Schlaf beherrschen müssen, üben und Ihr Wissen anwenden und vertiefen. Nachfolgend 4 typische Seiten zur Orientierung:

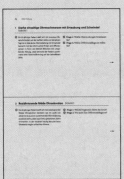 → 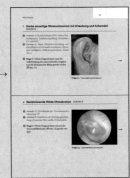 → 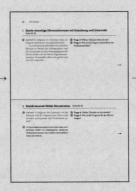 →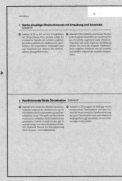

Schritt I:

- 🔄 Erstkontakt mit dem Patienten, Anamnese.
- ❓ Welche Differentialdiagnosen kommen in Frage, welche weiteren diagnostischen Schritte werden eingeleitet?

Schritt II:

- ❗ Antworten zu Differentialdiagnosen und Maßnahmen.
- 🔄 Darstellung erster diagnostischer Befunde und von Verdachtsdiagnosen.
- ❓ Welche weiterführende Diagnostik ist sinnvoll, wie lautet die endgültige Diagnose?

Schritt III:

- ❗ Antworten zur weiterführenden Diagnostik und Diagnosestellung.
- 🔄 Darstellung der Diagnose.
- ❓ Welche Therapie ist jetzt angebracht?

Schritt IV:

- ❗ Antworten zur Therapie.
- 🔄 Darstellung des weiteren Vorgehens und Abschluss des Falls.

Erklärung der Symbole:

- ❓ Frage
- ❗ Antwort
- 🔄 Befunde und weitere Informationen zum Fall

Wir wünschen viel Spaß und Erfolg!

Ihr
Springer Lehrbuch-Team

1   Starke einseitige Ohrenschmerzen mit Ertaubung und Schwindel
Schritt I

Ein 63-jähriger Patient stellt sich mit massiven Ohrenschmerzen auf der rechten Seite vor. Seit einem
Tag hat er eine akute Hörminderung mit Schwindel
bemerkt. Auf der Ohrmuschel finden sich Efflores-
zenzen in Form von kleinen Bläschen mit umgebender Rötung. Jetzt bemerkt der Patient zunehmend eine Gesichtslähmung auf der betroffenen
Seite.

Frage 1: Welche Untersuchungen veranlassen
Sie?

Frage 2: Welche Differenzialdiagnose stellen
Sie?

2   Rezidivierende fötide Ohrsekretion   Schritt I

Ein 43-jähriger Patient stellt sich mit rezidivierender
fötider Ohrsekretion beidseits vor. Im Laufe von
Jahren ist es zu einer zunehmenden Hörminderung
zunächst rechts, dann auch links gekommen. Keine
Schmerzen. In der Kindheit häufig Besuche beim
Ohrenarzt wegen schlechten Hörens.

Frage 1: Welche Diagnostik führen Sie durch?

Frage 2: Wie lautet Ihre Differenzialdiagnose?

1 Starke einseitige Ohrenschmerzen mit Ertaubung und Schwindel
Schritt II

❶ **Antwort 1:** Ohrmikroskopie, HNO-Status, Tonaudiogramm, Vestibularisprüfung, Felsenbein-CT und MRT.

❶ **Antwort 2:** Akute Mittelohrentzündung mit Komplikation (Otitis media acutissima), Neuronitis vestibularis, Wallenberg-Syndrom, Zoster oticus.

❓ **Frage 3:** Welche Diagnose kann unter Berücksichtigung der anamnestischen Angaben und des klinischen Befundes gestellt werden (◘ Abb. F.1).

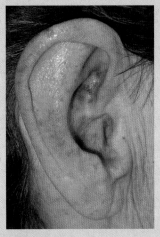

◘ **Abb. F.1** Ohrbefund

2 Rezidivierende fötide Ohrsekretion Schritt II

❶ **Antwort 1:** Ohrmikroskopie, Tonaudiometrie, Felsenbein-CT

❶ **Antwort 2:** Rezidivierende Gehörgangsentzündung, chronische Otitis media, Cholesteatom

❓ **Frage 3:** Welche Diagnose kann anhand des Trommelfellbefundes (◘ Abb. F.2) gestellt werden?

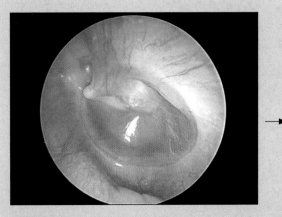

◘ **Abb. F.2** Trommelfellbefund linkes Ohr

1   Starke einseitige Ohrenschmerzen mit Ertaubung und Schwindel
Schritt III

! **Antwort 3:** Aufgrund der Aufnahme kann die Diagnose eines Zoster oticus gestellt werden.

⊛ Im otoskopischen Bild finden sich zahlreiche Bläschen im Bereich der Gehörgangshaut und der Ohrmuschel, die dem Versorgungsgebiet des Nervus facialis und des Nervus trigeminus entsprechen. Trommelfell selbst stark gerötet und zum Teil vorgewölbt.

? **Frage 4:** Welche Therapie leiten Sie ein?

? **Frage 5:** Wie ist die Prognose hinsichtlich der Funktionsausfälle?

2   Rezidivierende fötide Ohrsekretion   Schritt III

! **Antwort 3:** Aufgrund der Anamnese und des Befundes wird die Diagnose einer Otitis media chronica epitympanalis mit Cholesteatom gestellt.

⊛ Im Trommelbefund zeigt sich ein hinten oben randständiger Defekt mit eingelagerten weißlichen Cholesteatommassen. Das restliche Trommelfell ist trübe und verdickt.

? **Frage 4:** Welche Therapie ist erforderlich?

? **Frage 5:** Wie ist die Prognose für das Hörvermögen?

1 Starke einseitige Ohrenschmerzen mit Ertaubung und Schwindel
Schritt IV

❶ **Antwort 4:** Da es sich um eine Virusinfektion mit Herpes-Zoster-Virus handelt, erfolgt die virostatische Therapie mit Aciclovir, zusätzlich durchblutungsfördernde Medikamente, später Kortison. Bei vorgewölbtem Trommelfell muss eine Parazentese zum Ablassen des Mittelohrsekretes durchgeführt werden.

❶ **Antwort 5:** Bei rechtzeitig einsetzender Therapie ist die Prognose hinsichtlich des Gesichtsnerven gut. Die bereits eingetretene starke Hörminderung bildet sich in der Regel nur unvollständig zurück. Der durch die periphere Vestibularisläsion ausgelöste Schwindel wird sich komplett zurückbilden aufgrund der zentralen Kompensation.

2 Rezidivierende fötide Ohrsekretion Schritt IV

❶ **Antwort 4:** Es besteht eine absolute Operationsindikation aufgrund des Cholesteatoms, um ein Fortschreiten der Knochenzerstörung und Komplikationen durch Übergriffe auf benachbarte Strukturen zu verhindern. Es kann zunächst eine geschlossene Technik versucht werden, ggf. ist auch die Anlage einer Ohrradikalhöhle erforderlich. Zusätzlich Versuch der Hörverbesserung durch Tympano- und Ossikuloplastik.

❶ **Antwort 5:** Die Prognose ist abhängig von der postoperativen Tubenfunktion und dem Ausmaß der bereits erreichten Knochenzerstörung. Bei guter Tubenfunktion und noch erhaltenem Steigbügel kann ggf. ein nahezu normales Hörvermögen erzielt werden.

3 Einseitige Schwerhörigkeit   Schritt I

Ein 39-jähriger Patient stellt sich mit einer akuten, seit 3 Tagen bestehenden, einseitigen Schwerhörigkeit vor. Vorbestehend ein Ohrgeräusch seit ca. 6 Monaten. HNO-ärztlich zeigt sich ein normales Trommelfell, im Weber-Versuch wird zur Gegenseite lateralisiert, der Rinne-Versuch ist beidseits positiv.

Frage 1: Welche Untersuchungen veranlassen Sie?

Frage 2: An welche Differenzialdiagnosen müssen Sie denken?

4 Ausbleibende Sprachentwicklung bei einem Kleinkind   Schritt I

Die Eltern sind besorgt über die ausbleibende Sprachentwicklung beim jetzt einjährigen Sohn. Obwohl er anfänglich vermeintlich auf Schallreize reagierte, ist in letzter Zeit aufgefallen, dass er häufig, auch auf laute Schallreize praktisch unempfindlich ist. Das anfängliche Lallen ist jetzt weitgehend verstummt.

Frage 1: Welche Untersuchungen veranlassen Sie?

Frage 2: Wie lautet Ihre Differenzialdiagnose?

3 Einseitige Schwerhörigkeit   Schritt II

❶ Antwort 1: Tonaudiometrie, im Intervall BERA und Kernspintomographie.

❶ Antwort 2: Hörsturz, Ruptur der runden Fenstermembran, Akustikusneurinom.

❷ Frage 3: Welche Diagnose kann anhand der MRT-Aufnahme (◻ Abb. F.3) gestellt werden.

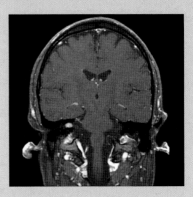

◻ **Abb. F.3** MRT des Schädels

---

4 Ausbleibende Sprachentwicklung bei einem Kleinkind   Schritt II

❶ Antwort 1: Ohrmikroskopie, Tympanometrie, BERA, ggf. Bildgebung mit Felsenbein-CT und MRT.

❶ Antwort 2: Verdacht auf frühkindliche Schwerhörigkeit, Paukenerguss, zentrale auditorische Wahrnehmungs- und Verarbeitungsstörung.

❷ Frage 3: Welche Diagnose kann anhand des audiometrischen Befundes »keine Antworten in der Hirnstammaudiometrie bei normalem Mittelohrbefund« sowie der ◻ Abb. F.4.1 und ◻ Abb. F.4.2 gestellt werden?

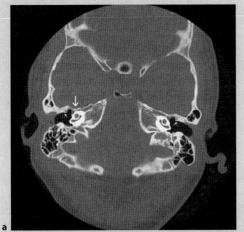

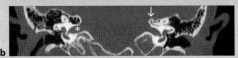

◻ **Abb. F.4.1** Computertomogramm des Felsenbeins.
a Axiale Schnittführung (Pfeil: Cochlea). **b** Koronare Schnittführung (Pfeil: Bogengang, Stern: innerer Gehörgang)

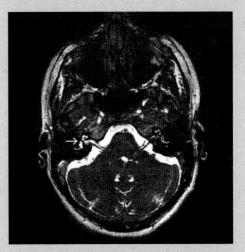

◻ **Abb. F.4.2** Magnetresonanztomographie des Felsenbeins. Axiale Schnittführung, T2-Wichtung (weiß = flüssigkeitsgefüllte Liquorräume und Innenohr [Pfeil])

3 Einseitige Schwerhörigkeit Schritt III

❶ Antwort 3: Aufgrund der Vorgeschichte und der vorliegenden MRT handelt es sich ein Akustikusneurinom auf der betroffenen Seite.

⟳ Im MRT zeigt sich ein vorwiegend intrameatal gelegenes Akustikusneurinom. Das Hörvermögen des Patienten hat sich zwischenzeitlich nahezu vollständig erholt.

❓ Frage 4: Welches Therapieverfahren empfehlen Sie?

❓ Frage 5: Wie ist die Prognose ohne Behandlung?

4 Ausbleibende Sprachentwicklung bei einem Kleinkind Schritt III

❶ Antwort 3: Es handelt sich mit hoher Wahrscheinlichkeit um eine angeborene Taubheit. ◨ Abb. F.4.1 und F.4.2 zeigen normale Innenohrstrukturen und einen angelegten Hörnerv.

❓ Frage 4: Welche Therapie ist erforderlich?

❓ Frage 5: Wie ist die Prognose?

3 Einseitige Schwerhörigkeit Schritt IV

❗ **Antwort 4:** Operative Entfernung über einen transtemporalen Zugang, da mit einem Rezidiv des akuten Hörverlustes zu rechnen ist und die Gefahr des permanenten Hörverlustes besteht. Aufgrund des Alters des Patienten muss mit weiterem Wachstum und dann schwierigerer Entfernung gerechnet werden.

❗ **Antwort 5:** Unbehandelt kommt es zu einem Fortschreiten des Hörverlustes, entweder als erneutes akutes Ereignis oder langsam progredient. Im Laufe der Jahre zunehmend weitere neurologische Symptomatik.

4 Ausbleibende Sprachentwicklung bei einem Kleinkind Schritt IV

❗ **Antwort 4:** Es ist dringend bei normalem CT und nachgewiesenem Hörnerv eine Cochlea-Implantat-Versorgung, ggf. auch beidseitig erforderlich. Danach sofortiger Beginn einer altersadaptierten Hör-Spracherziehung.

❗ **Antwort 5:** Bei rechtzeitiger Einleitung der Therapie ist eine nahezu normale Hör- und Sprachentwicklung möglich.

5 Schwerhörigkeit, Mundatmung und rezidivierende Infekte der oberen Luftwege Schritt I

Bei dem 6-jährigen Kind besteht ständige Mundatmung. Zusätzlich Gedeihstörung. Außerdem beklagt die Mutter eine seit mehreren Monaten bestehende Schwerhörigkeit.

Frage 1: Welche Untersuchungen veranlassen Sie?

Frage 2: Welche Differenzialdiagnose stellen Sie?

6 Massive Kopfschmerzen mit Anschwellen des Auges Schritt I

Bei der 16-jährigen Patientin lagen seit Tagen heftige Stirnkopfschmerzen vor. Konservative Therapie mit abschwellenden Nasentropfen und Antibiotikum hat nicht angeschlagen. Jetzt ist es zu einer massiven Schwellung um das Auge mit wesentlicher Schmerzverstärkung gekommen (◘ Abb. F.6).

Frage 1: Welche Untersuchungen sind sofort zu veranlassen?

Frage 2: Welche Diagnose ist wahrscheinlich?

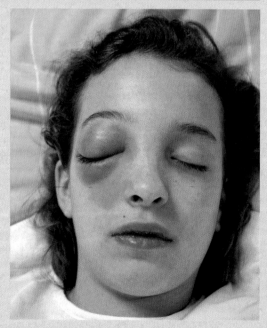

◘ **Abb. F.6** Befund Auge

5 Schwerhörigkeit, Mundatmung und rezidivierende Infekte der oberen Luftwege   Schritt II

Antwort 1: HNO-ärztliche Untersuchung einschließlich Endoskopie, Tonaudiogramm, ggf. Tympanometrie

Antwort 2: Hyperplasie des lymphatischen Gewebes im Nasen- und Rachenraum.

Frage 3: Kann Ihre Diagnose durch den Befund der Mundhöhle (◨ Abb. F.5) gestützt werden?

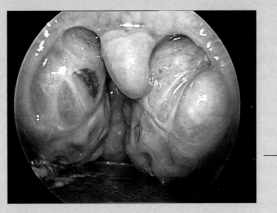

◨ Abb. F.5 Tonsillenbefund

6 Massive Kopfschmerzen mit Anschwellen des Auges   Schritt II

Antwort 1: Nasenendoskopie, CT Nasennebenhöhlen, Blutbild, Blutsenkung, Nasenabstrich

Antwort 2: Verdacht auf orbitale Komplikationen bei Sinusitis, allergische Reaktion.

Frage 3: Es bestehen Doppelbilder in alle Blickrichtungen. Das CT zeigt eine diffuse Schwellung des orbitalen Fettgewebes. Welche Diagnose stellen Sie?

5 Schwerhörigkeit, Mundatmung und rezidivierende Infekte der oberen Luftwege Schritt III

❗ Antwort 3: Es bestätigt sich die Diagnose einer massiven Tonsillenhyperplasie.

❓ Frage 4: Welche Therapie empfehlen Sie?

❓ Frage 5: Wie ist die Prognose

6 Massive Kopfschmerzen mit Anschwellen des Auges Schritt III

❗ Antwort 3: Es besteht Verdacht auf eine Orbitalphlegmone.

❓ Frage 4: Welche Therapie ist sofort einzuleiten?

❓ Frage 5: Wie ist die Prognose?

5 Schwerhörigkeit, Mundatmung und rezidivierende Infekte der oberen Luftwege Schritt IV

Antwort 4: Da es sich um ein mechanisches Hindernis im Bereich von Naso- und Oropharynx handelt, kommen nur die Tonsillektomie, ggf. Tonsillotomie zur Tonsillenverkleinerung sowie die Adenotomie in Frage. Dadurch werden Nasenatmung und Tubenöffnung normalisiert. Ggf. ist eine Parazentese mit Paukendrainage bei Vorliegen eines Paukenergusses erforderlich.

Antwort 5: In der Regel unter Therapie folgenloses Ausheilen, besonders mit fortschreitendem Lebensalter. Unbehandelt stellt sich eine chronische Mittelohrentzündung ein, begleitet von einer Sprachentwicklungsverzögerung.

6 Massive Kopfschmerzen mit Anschwellen des Auges Schritt IV

Antwort 4: Es ist sofort eine operative Behandlung mit endonasaler Siebbeinausräumung, Stirnhöhleneröffnung, Kieferhöhlenoperation, Wegnahme der Lamina papyracea und Abszessdrainage in die Nase erforderlich. Zusätzlich hochdosierte antibiotische Therapie.

Antwort 5: In Abhängigkeit vom weiteren Krankheitsverlauf; bei Rückgang der Symptome sehr günstig, bei persistierenden Symptomen ggf. weitergehende chirurgische Maßnahmen einschließlich Orbitaschlitzung von außen erforderlich. Sehr ernstes Krankheitsbild, Gefahr der Sinus-cavernosus-Thrombose.

7 Verlust des Riechvermögens und ständiger Schleimabfluss in den Rachen   Schritt I

Eine 53-jährige Patientin stellt sich beim HNO-Arzt wegen eines Verlusts des Riechvermögens, wechselnder Nasenatmungsbehinderung und ständigem retronasalen Schleimfluss vor.

Frage 1: Welche Untersuchungen veranlassen Sie?

Frage 2: An welche Differenzialdiagnosen denken Sie?

---

8 Wiederholtes Nasenbluten, Anämie und gastrointestinale Blutung
Schritt I

Bei dem Patienten (■ Abb. F.8) ist es seit Jahren zu wiederholtem, zum Teil auch heftigem Nasenbluten gekommen. Wiederholt Bluttransfusion erforderlich. Außerdem ist eine gastrointestinale Blutung bereits mehrfach aufgetreten.

Frage 1: Welche Diagnose stellen Sie?

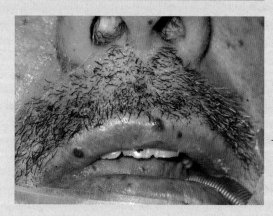

■ **Abb. F.8** Befund Gesicht

7 Verlust des Riechvermögens und ständiger Schleimabfluss in den Rachen Schritt II

❗ **Antwort 1:** Rhinoskopie, Nasenendoskopie, CT Nasennebenhöhlen, Allergietest

❗ **Antwort 2:** Nasenseptumdeviation, Polyposis nasi, allergische Rhinitis, chronische Nasennebenhöhlenentzündung

❓ **Frage 3:** Welche Diagnose kann unter Berücksichtigung der anamnestischen Angaben und der CT-Aufnahme gestellt werden?

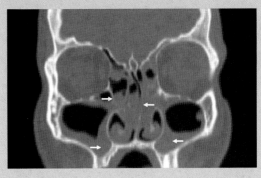

☐ **Abb. F.7** CT Nasennebenhöhlen

8 Wiederholtes Nasenbluten, Anämie und gastrointestinale Blutung
Schritt II

❗ **Antwort 1:** Aufgrund der Vorgeschichte und des Bildes liegt am ehesten ein Morbus Osler vor.

❓ **Frage 2:** Welche weitergehenden Untersuchungen veranlassen Sie?

7 Verlust des Riechvermögens und ständiger Schleimabfluss in den Rachen   Schritt III

Antwort 3: Es handelt sich um eine chronisch polypöse Pansinusitis.

Im Computertomogramm erkennt man eine zum Teil komplette Verschattung der Nasennebenhöhlen, besonders der Kieferhöhle und der Siebbeinzellen.

Frage 4: Welche Therapie empfehlen Sie?

Frage 5: Wie ist die Prognose?

8 Wiederholtes Nasenbluten, Anämie und gastrointestinale Blutung Schritt III

Antwort 2: Klärung weiterer Osler-Läsionen im Bereich des gesamten Gastrointestinaltraktes und der Lunge. HNO-ärztliche Untersuchung einschließlich Endoskopie zur Feststellung der Osler-Läsionen im Bereich der Nase, Mundhöhle und Rachen.

Frage 3: Welche Behandlung empfehlen Sie?

Frage 4: Wie ist die Prognose?

7 Verlust des Riechvermögens und ständiger Schleimabfluss in den Rachen   Schritt IV

❶ **Antwort 4:** Aufgrund der Ausdehnung des Befundes kommt nur eine operative Therapie mit endonasaler mikroskopisch und endoskopisch gestützter Pansinusoperation in Frage. Es schließt sich eine ausführliche allergologische Diagnostik einschließlich intranasalem Provokationstest an. In Abhängigkeit vom Ergebnis erfolgt eine antiallergische Therapie, um ein regelrechtes Ausheilen des Befundes zu erreichen und ein Rezidiv zu verhindern.

❶ **Antwort 5:** Prognose insgesamt abhängig von der Ermittlung und Behandlung der Ursachen und einer konsequenten fachgerechten Nachbehandlung.

8 Wiederholtes Nasenbluten, Anämie und gastrointestinale Blutung Schritt IV

❶ **Antwort 3:** Es handelt sich um ein hereditäres Leiden. Es können im weiteren Verlauf neue Gefäßknospen entstehen. Daher ist die Behandlung symptomatisch. Es werden die sichtbaren Gefäßknötchen mit Hilfe des Neodym-YAG-Lasers koaguliert und verödet. Dadurch deutliche Reduktion der Blutungsneigung.

❶ **Antwort 4:** Prognose abhängig von dem Auftreten schwerer Blutungskomplikationen.

9 Massive Schmerzen im Oberkiefer bei schlecht sitzender Prothese und zunehmender Wangenschwellung   Schritt I

Eine jetzt 72-jährige Patientin stellt sich beim HNO-Arzt wegen starker Schmerzen im linksseitigen Oberkiefer vor. Zusätzlich bemerkt sie einen schlechteren Prothesensitz seit ca. einem Monat. Außerdem zeigt sich eine zunehmende Schwellung der Wange. Bisherige konservative Behandlungsversuche mit Antibiotika waren erfolglos.

Frage 1: Welche Untersuchungen sind erforderlich zur Abklärung des Krankheitsbildes?

Frage 2: An welche Differenzialdiagnosen ist zu denken?

10 Kieferklemme nach Autounfall   Schritt I

Der 65-jährige Patientin hat einen Autounfall erlitten. Danach bemerkt sie sofort, dass sie den Mund nicht mehr richtig öffnen kann. Außerdem besteht über der betroffenen Wange ein Taubheitsgefühl. Zusätzlich bemerkt sie Doppelbilder beim Blick nach oben und unten (Abb. F.10.1).

Frage 1: Welche Untersuchungen sind zu veranlassen?

Frage 2: Wie lautet die Differenzialdiagnose?

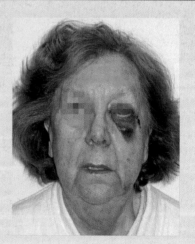

 Abb. F.10.1 Patientin nach Schädeltrauma

9 Massive Schmerzen im Oberkiefer bei schlecht sitzender Prothese und zunehmender Wangenschwellung Schritt II

Antwort 1: HNO-ärztliche Untersuchung einschließlich Endoskopie der Nase, der Mundhöhle und des Rachens, Bildgebung mittels CT, ggf. MRT.

Antwort 2: Sinusitis maxillaris, ggf. odontogen, Oberkiefertumor.

Frage 3: Welche Diagnose kann aufgrund der Anamnese und des endoskopischen Befundes gestellt werden (◘ Abb. F.9)?

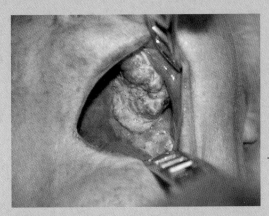

◘ **Abb. F.9** Mundhöhlenaufnahme der Patientin

10 Kieferklemme nach Autounfall Schritt II

Antwort 1: HNO-ärztliche Untersuchung einschließlich Palpation des Gesichtsschädels. CT des Gesichtsschädels, Endoskopie.

Antwort 2: Mittelgesichtsfraktur, traumatische Wangenschwellung.

Frage 3: Welche Diagnose kann unter Berücksichtigung des CT (◘ Abb. F.10.2) gestellt werden?

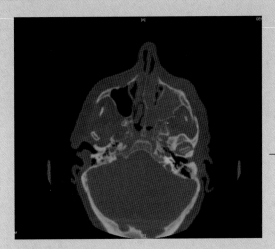

◘ **Abb. F.10.2** CT Mittelgesicht axial

9 Massive Schmerzen im Oberkiefer bei schlecht sitzender Prothese und zunehmender Wangenschwellung Schritt III

❶ Antwort 3: Aufgrund der Aufnahme besteht der hohe Verdacht auf eine maligne Raumforderung. Es zeigt sich ein unregelmäßig begrenzter, zum Teil höckriger, zerfallener Tumor.

❓ Frage 4: Welches weitere Vorgehen und Therapie empfehlen Sie?

❓ Frage 5: Wie ist die Prognose?

10 Kieferklemme nach Autounfall Schritt III

❶ Antwort 3: Es handelt sich um eine Jochbeinfraktur mit Orbitabodenfraktur und Impression des Jochbogens.

❓ Frage 4: Welche Therapie ist erforderlich?

❓ Frage 5: Wie ist der weitere Heilungsverlauf?

9 Massive Schmerzen im Oberkiefer bei schlecht sitzender Prothese und zunehmender Wangenschwellung Schritt IV

❶ **Antwort 4:** Probeexzision zur Dignitäts- und Typenbestimmung des Tumors. In Abhängigkeit davon Therapie. Bei Beschränkung auf die Kieferhöhle Maxillektomie, ansonsten präoperative Radiotherapie gefolgt von operativer Resektion.

❶ **Antwort 5:** Prognose ist abhängig von der Tumorausdehnung gemäß TNM-System. Bei Begrenzung auf die Kieferhöhle ist die Prognose gut, ansonsten, wie hier bei Befall der Nachbarstrukturen schlecht.

10 Kieferklemme nach Autounfall Schritt IV

❶ **Antwort 4:** Operative Reposition und Osteosynthese zur Fixation des Jochbeins. Orbitabodenrevision mit Dekompression des wahrscheinlich eingeklemmten Musculus rectus inferior.

❶ **Antwort 5:** Prognose günstig bei rechtzeitig durchgeführter Operation, ansonsten Verheilung in Fehlstellung mit Hebedefizit des Auges und Hypästhesie des Nervus infraorbitalis.

11 Schmerzlose einseitige Schwellung im Bereich der Wange   Schritt I

Bei der 59-jährigen Patientin hat sich innerhalb der letzten Monate ein langsam an Größe zunehmender Tumor in der linken Wange gebildet, der nicht schmerzhaft ist. Bei der HNO-ärztlichen Untersuchung zeigt sich ein gut verschieblicher Tumor (◘ Abb. F.11.1).

Frage 1: Welche Untersuchungen sind zu veranlassen?

Frage 2: An welche Diagnosen denken Sie?

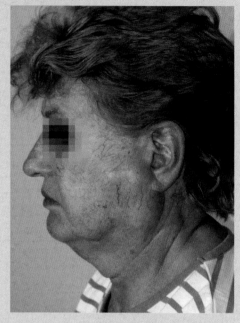

◘ **Abb. F.11.1** Wangentumor

12 Einseitig starke Ohrenschmerzen, Kieferklemme und Dysphagie
Schritt I

Bei der 31-jährigen Patientin bestehen seit zwei Tagen zunehmende Schluckbeschwerden mit Ausstrahlen der Schmerzen in das rechte Ohr. Zusätzlich zunehmende Kieferklemme und Dysphagie. Jetzt auch Temperaturanstieg, Schwellung im Kieferwinkel. In der Anamnese rezidivierende Mandelentzündungen.

Frage 1: Welche Untersuchungen sind erforderlich?

Frage 2: Welche Diagnosen stellen Sie?

11 Schmerzlose einseitige Schwellung im Bereich der Wange Schritt II

Antwort 1: HNO-ärztliche Untersuchung, Bildgebung mit Ultraschall, ggf. CT und MRT, Feinnadelpunktion.

Antwort 2: Parotistumor, Lymphknotenvergrößerung, Tumor anderen Ursprungs z. B. malignes Lymphom.

Frage 3: Welche Diagnose ist aufgrund des beiliegenden Sonographie-Befundes (■ Abb. F.11.2) am wahrscheinlichsten?

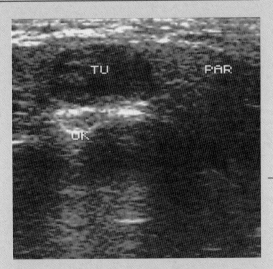

■ **Abb. 11.2** Sonographie Glandula parotidea

12 Einseitig starke Ohrenschmerzen, Kieferklemme und Dysphagie
Schritt II

Antwort 1: HNO-ärztliche Untersuchung, ggf. Bildgebung einschließlich B-Mode-Sonographie der Halsweichteile, Abstrich der Tonsillen.

Antwort 2: Akute Tonsillitis mit Abszessbildung, Tumor, Virusinfekt (Pharyngitis), odontogene Entzündung.

Frage 3: Welche Diagnose stellen Sie aufgrund des Mundhöhlenbefundes und des beigefügten CT (■ Abb. F.12.1 und F.12.2)?

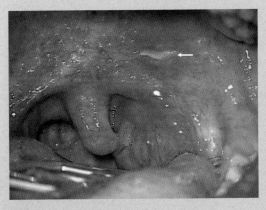

■ **Abb. F.12.1** Mundhöhlenbefund

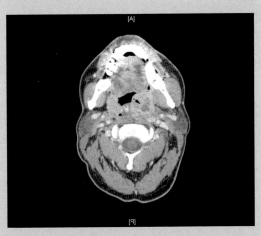

■ **Abb. F.12.2** CT Pharynx

11 Schmerzlose einseitige Schwellung im Bereich der Wange   Schritt III

❗ Antwort 3: Am ehesten ist ein Tumor der Glandula parotidea wahrscheinlich. Es zeigt sich ein glatt begrenzter, polyzyklischer Tumor, der unterschiedliche Signalintensitäten aufweist.

❓ Frage 4: Welche Therapie empfehlen Sie?
❓ Frage 5: Wie ist die Prognose?

12 Einseitig starke Ohrenschmerzen, Kieferklemme und Dysphagie Schritt III

❗ Antwort 3: Es handelt sich um einen Peritonsillarabszess.

❓ Frage 4: Welche Therapie ist erforderlich?
❓ Frage 5: Prognose und weiteres Vorgehen?

11 Schmerzlose einseitige Schwellung im Bereich der Wange Schritt IV

❗ **Antwort 4:** Die Tumorexstirpation ist erforderlich, um eine endgültige histologische Klärung zu erreichen. Außerdem wird bei weiterem Wachstum die Entfernung schwieriger und damit das Risiko einer Nervenschädigung höher. Es ist eine Parotidektomie nach Darstellung des Nervus facialis mit Tumorexstirpation durchzuführen.

❗ **Antwort 5:** Bei gutartigen Tumoren sehr gute Prognose, bei Malignomen in Abhängigkeit vom Tumortyp günstig bis ungünstig.

12 Einseitig starke Ohrenschmerzen, Kieferklemme und Dysphagie Schritt IV

❗ **Antwort 4:** Zunächst Abszessspaltung nach vorangegangener Punktion. Dazu Schnitt mit dem Skalpell oberhalb und etwas lateral der Tonsille im vorderen Gaumenbogen, Spreizen und Ablassen des Eiters. Danach tägliches Spreizen und antibiotische Therapie intravenös, später oral. Gelingt die Abszesspunktion nicht, dann Abszesstonsillektomie.

❗ **Antwort 5:** In der Regel rasches Ausheilen. Im Intervall Tonsillektomie erforderlich, falls nicht bereits à chaud durchgeführt, andernfalls Rezidivgefahr.

13 Zunehmende Schluckbeschwerden mit Stichen ins Ohr   Schritt I

Bei dem 49-jährigen Patienten bestehen seit ca. einem Monat zunehmend Schluckbeschwerden auf der rechten Seite. Zusätzlich ausstrahlende Schmerzen in das rechte Ohr. Gewichtsabnahme. In der Anamnese Alkohol- und Nikotinabsus.

Frage 1: Welche Untersuchungen führen Sie durch?

Frage 2: An welche Differenzialdiagnosen denken Sie?

14 Zunehmende Dysphagie mit Regurgitation von Speisen   Schritt I

Bei dem 76-jährigen Patienten besteht seit ca. 6 Monaten eine zunehmende Dysphagie. Nach der Nahrungsaufnahme kommt es häufig zu einem Hochwürgen von Speiseresten, außerdem Hustenreiz.

Frage 1: Welche Untersuchungen helfen weiter?

Frage 2: Welche Differenzialdiagnosen sind zu stellen?

13 Zunehmende Schluckbeschwerden mit Stichen ins Ohr Schritt II

❗ **Antwort 1:** HNO-Untersuchung einschließlich Endoskopie, ggf. Bildgebung, ggf. Probeexzision.

❗ **Antwort 2:** Entzündliche chronische Tonsillitis, verlängerter Processus styloideus, Malignom.

❓ **Frage 3:** Welche Diagnose kann aufgrund des endoskopischen Fotos gestellt werden (◻ Abb. F.13)?

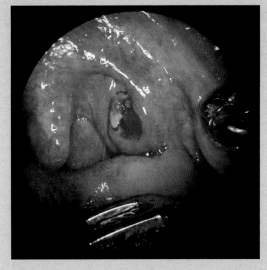

◻ **Abb. F.13** Befund Gaumen und Tonsille

14 Zunehmende Dysphagie mit Regurgitation von Speisen Schritt II

❗ **Antwort 1:** HNO-ärztliche Untersuchung einschließlich Endoskopie von Kehlkopf und Pharynx, B-Mode-Sonographie der Halsweichteile, Ösophagusbreischluckuntersuchung.

❗ **Antwort 2:** HWS-Syndrom, Malignom, Zenker-Divertikel.

❓ **Frage 3:** Welche Diagnose stellen Sie anhand der Anamnese und des beigefügten Röntgenbreischlucks (◻ Abb. F.14)?

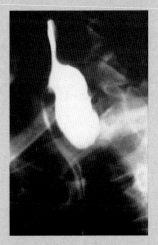

◻ **Abb. F.14** Röntgenbreischluck seitlich

13 Zunehmende Schluckbeschwerden mit Stichen ins Ohr   Schritt III

❶ Antwort 3: Aufgrund des Befundes ist am ehesten an eine Raumforderung zu denken. Aufgrund der höckerigen Oberfläche und der unregelmäßigen Begrenzung liegt am ehesten ein Malignom vor.

❷ Frage 4: Welche weitergehenden Schritt veranlassen Sie und welche Therapie ist erforderlich?

❷ Frage 5: Welche Prognose ist zu stellen?

14 Zunehmende Dysphagie mit Regurgitation von Speisen   Schritt III

❶ Antwort 3: Aufgrund der Anamnese und des Röntgenbreischlucks ergibt sich der Verdacht auf ein Zenker-Divertikel. Deutliche dorsale Aussackung hinter der Speiseröhre, die sich mit Kontrastmittel füllt.

❷ Frage 4: Welche Therapie ist indiziert?

❷ Frage 5: Wie ist die Prognose?

13 Zunehmende Schluckbeschwerden mit Stichen ins Ohr   Schritt IV

❗ Antwort 4: Probeexzision aus dem Tumor. Falls dieser ein Malignom ergibt, in Abhängigkeit vom Typ Durchführung der Behandlung. Bei Plattenepithelkarzinom lokale Resektion einschließlich Neck dissection, plastische Deckung je nach Resektionsdefekt erforderlich, ggf. mit Unterarmlappen

❗ Antwort 5: In Abhängigkeit vom Tumorstadium 5-Jahres-Überlebensraten zwischen 10 und 50%.

14 Zunehmende Dysphagie mit Regurgitation von Speisen   Schritt IV

❗ Antwort 4: Endoskopische Spaltung der Divertikel-Schwelle mit dem CO_2-Laser, ggf. Exstirpation auch von außen mit Myotomie des Musculus constrictor pharyngis und des Killian-Schleudermuskels, Resektion des Schleimhautsackes und primärer Verschluss.

❗ Antwort 5: In der Regel Ausheilung. Rezidive aufgrund der Muskelschwäche an der Hinterwand des Ösophagus und Hypopharynx möglich.

15 Heiserkeit bei Vielsprechern Schritt I

Der 45-jährige Patient ist beruflich stark einge-spannt. Er hat eine hohe stimmliche Belastung und in letzter Zeit empfindet er zunehmend eine Heiser-keit, insbesondere nach längerem Sprechen. Die Stimme kann dann auch einmal versagen.

Frage 1: Welche Untersuchungen veranlassen Sie?

Frage 2: Welche Diagnose kommt in Frage?

16 Persistierende Heiserkeit bei Nikotinabusus Schritt I

Der 62-jährige Patient leidet seit ca. 6 Wochen unter einer Heiserkeit, die therapieresistent ist. Konserva-tive Behandlung mit Inhalation führt nicht zum Er-folg. In der Anamnese langjähriger Nikotinabsus.

Frage 1: Welche Untersuchung veranlassen Sie?

Frage 2: Welche Differenzialdiagnosen kommen in Frage?

15 Heiserkeit bei Vielsprechern Schritt II

❶ Antwort 1: Indirekte Laryngoskopie mit Endoskopie, ggf. Probeexzision, B-Mode-Sonographie der Halsweichteile.

❶ Antwort 2: Am ehesten kommen eine funktionelle Dysphonie, aber auch Stimmlippenpolyen in Frage. Zusätzlich könnte eine Reflux-Ösophagitis eine Rolle spielen.

❓ Frage 3: Welche Diagnose stellen Sie aufgrund des mikrolaryngoskopischen Befundes (◩ Abb. F.15).

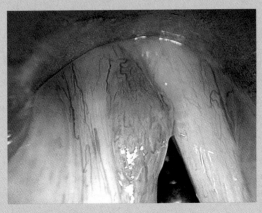

◩ **Abb. F.15** Mikrolaryngoskopie

16 Persistierende Heiserkeit bei Nikotinabusus Schritt II

❶ Antwort 1: Indirekte Laryngoskopie des Kehlkopfs einschließlich Endoskopie, ggf. Mikrolaryngoskopie mit Probeexzision.

❶ Antwort 2: Chronische Laryngitis, Dysplasie, Karzinom.

❓ Frage 3: Welche Diagnose stellen Sie aufgrund des in ◩ Abb. F.16 gezeigten Kehlkopfbefundes?

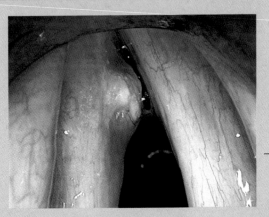

◩ **Abb. F.16** Stimmlippenbefund in der Mikrolaryngoskopie

15 **Heiserkeit bei Vielsprechern** Schritt III

❶ Antwort 3: Es handelt sich um einen Stimmlippenpolypen.

❓ Frage 4: Welche Behandlung kommt in Frage? Welche weitergehende Diagnostik ist erforderlich?

❓ Frage 5: Wie ist die Prognose?

16 **Persistierende Heiserkeit bei Nikotinabusus** Schritt III

❶ Antwort 3: Es handelt sich am ehesten um ein Karzinom auf der Stimmlippe, höckeriger Befund, schlecht abgrenzbar.

❓ Frage 4: Welche Therapie kommt in Frage?

❓ Frage 5: Wie ist die Prognose?

15 Heiserkeit bei Vielsprechern   Schritt IV

❶ Antwort 4: Abtragung des Polypen in Mikrolaryngoskopie. Zusätzlich Untersuchung auf Reflux-Ösophagitis, ggf. medikamentöse Therapie mit Säureblockern.

❶ Antwort 5: Prognose gut, sofern stimmliche Belastung kontrolliert und Stimmtherapie konsequent durchgeführt wird. Andernfalls droht zunehmende Stimmschwäche (Dysphonie).

16 Persistierende Heiserkeit bei Nikotinabusus   Schritt IV

❶ Antwort 4: In Mikrolaryngoskopie bei bestätigtem Karzinom laserchirurgische Resektion durch Umschneiden im Gesunden und Totalexzision des Tumors. Dabei möglichst schonendes Vorgehen unter Beachtung der kanzerologischen Kriterien.

❶ Antwort 5: Prognose sehr gut. Stopp der Nikotinexposition erforderlich. Regelmäßige Nachkontrollen zum Erfassen von Zweittumoren und Rezidiven erforderlich.

17 Heiserkeit nach Schilddrüsenoperation   Schritt I

Bei der 37-jährigen Patientin wurde eine Schilddrüsenoperation vor wenigen Wochen durchgeführt. Seither anhaltende Heiserkeit, die sich etwas gebessert hat. Keine Luftnot.

Frage 1: Welche Untersuchungen veranlassen Sie?

Frage 2: Welche Diagnose kommt in Frage?

18 Zunehmende Luftnot nach Bauchoperation   Schritt I

Bei der 49-jährigen Patientin kam es im Anschluss an eine Bauchoperation zu einer Sepsis. Es wurde eine intensivmedizinische Therapie mit Langzeitintubation erforderlich. Jetzt beklagt die Patientin zunehmend einen in- und expiratorischen Stridor, deutliche Dyspnoe.

Frage 1: Welche Diagnostik veranlassen Sie?

Frage 2: Welche Differenzialdiagnose ziehen Sie in Betracht?

17 Heiserkeit nach Schilddrüsenoperation Schritt II

❶ **Antwort 1:** Indirekte Laryngoskopie mit Endoskopie, Bildgebung, B-Mode-Sonographie.

❶ **Antwort 2:** Stimmlippenparese nach Schilddrüsenoperation, Stimmlippenschädigung nach Intubation mit Intubationsgranulom, akute Laryngitis.

❓ **Frage 3:** Welche Diagnose ist aufgrund des laryngoskopischen Befundes wahrscheinlich (◘ Abb. F.17)?

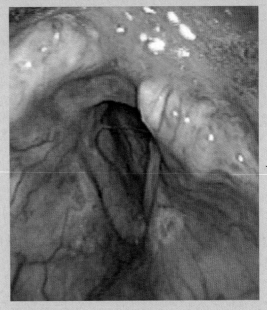

◘ **Abb. F.17** Kehlkopfspiegelbefund

18 Zunehmende Luftnot nach Bauchoperation Schritt II

❶ **Antwort 1:** HNO-ärztliche Untersuchung einschließlich Laryngo- und Tracheobronchoskopie flexibel, Röntgenaufnahme der oberen Luftwege (CT, Tracheazielaufnahme), Spirometrie.

❶ **Antwort 2:** Stenose im Bereich der oberen Luftwege, Asthma bronchiale, Obstruktion anderer Ursachen.

❓ **Frage 3:** Welche Diagnose ist aufgrund des endoskopischen Bildes (◘ Abb. F.18) am wahrscheinlichsten?

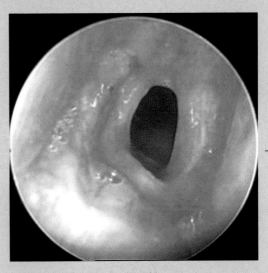

◘ **Abb. F.18** Tracheoskopisches Bild

17 Heiserkeit nach Schilddrüsenoperation Schritt III

Antwort 3: Aufgrund der Vorgeschichte und des laryngoskopischen Bildes einseitige Stimmlippenparese in Paramedianstellung, vereinbar mit einer Schädigung des Nervus recurrens.

Frage 4: Welches therapeutische Vorgehen ist sinnvoll?

Frage 5: Wie ist die Prognose?

18 Zunehmende Luftnot nach Bauchoperation Schritt III

Antwort 3: Am wahrscheinlichsten ist eine subglottische Trachealstenose.

Frage 4: Welche Therapie ist erforderlich?

Frage 5: Wie ist die Prognose?

17 Heiserkeit nach Schilddrüsenoperation   Schritt IV

❶ Antwort 4: Zunächst Abwarten. Stimmtherapie, ggf. Elektrotherapie zur Verhinderung einer Atrophie der Stimmlippenmuskulatur. Bessert sich die Stimme nicht innerhalb von einigen Monaten und muss mit einer permanenten Parese gerechnet werden, dann ist eine Injektion von Kollagen, ggf. auch eine Thyreoplastik zur Stimmlippenmedialisierung möglich.

❶ Antwort 5: Abhängig von der Erholung des Nerven und der Kompensation durch das gegenseitige Stimmband, das sich über die Mittellinie dem gelähmten Stimmband anlagern muss.

18 Zunehmende Luftnot nach Bauchoperation   Schritt IV

❶ Antwort 4: Aufgrund des Befundes muss eine genaue Ausdehnungsbestimmung der Stenose erfolgen. Ist diese kurzstreckig, bis zu 4 cm, kann eine Tracheaquerresektion mit End-zu-End-Anastomosierung durchgeführt werden.

❶ Antwort 5: Bei korrekt durchgeführter Operation sehr gut.

19 Akute Halsschwellung lateral   Schritt I

Bei der 20-jährigen Patientin ist es seit einigen Monaten zu einer Schwellung der lateralen Halsweichteile gekommen. Die Größe der Schwellung ändert sich. Kürzlich ist es im Rahmen eines Infekts der oberen Luftwege auch zu einer schmerzhaften Zusatzschwellung gekommen, die sich unter antibiotischer Behandlung zurückgebildet hat.

Frage 1: Welche Untersuchungen veranlassen Sie?

Frage 2: Welche Differenzialdiagnosen kommen in Frage?

20 Zunehmende schmerzlose Schwellung am Hals rechts   Schritt I

Bei dem Patienten ist zu einer zunehmenden Schwellung an der rechten Halsseite seit ca. 6 Wochen gekommen (◘ Abb. F.20). Gewichtsverlust, Nachtschweiß.

Frage 1: Welche Untersuchungen veranlassen Sie?

Frage 2: Welche Differenzialdiagnosen kommen in Frage?

19 Akute Halsschwellung lateral Schritt II

❶ Antwort 1: HNO-ärztliche Untersuchung einschließlich Endoskopie, B-Mode-Sonographie der Halsweichteile.

❶ Antwort 2: Lymphadenitis colli, laterale Halszyste, malignes Lymphom, Lymphknotenmetastasen bei unbekanntem Primärtumor.

❓ Frage 3: Welche Diagnose ist aufgrund des Befundes (◻ Abb. F.19.1) sowie des Befundes in der Bildgebung (◻ Abb. F.19.2) am wahrscheinlichsten?

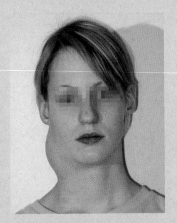

◻ **Abb. F.19.1** Aspekt der Patientin

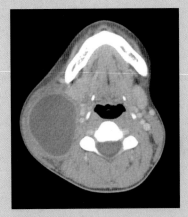

◻ **Abb. F.19.2** CT der Halsweichteile

20 Zunehmende schmerzlose Schwellung am Hals rechts Schritt II

❶ Antwort 1: HNO-ärztliche Untersuchung einschließlich Endoskopie, B-Mode-Sonographie der Halsweichteile, CT- und MRT-Untersuchung, Feinnadelpunktion, ggf. Probeexzision.

❶ Antwort 2: Lymphadenitis colli, laterale Halszyste, Parotistumor, Halslymphknotenmetastase, malignes Lymphom.

❓ Frage 3: Welche Diagnose ist am wahrscheinlichsten?

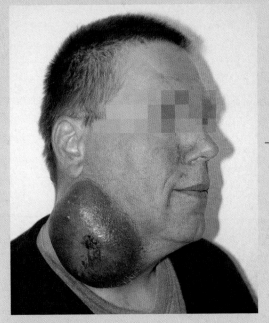

◻ **Abb. F.20** Knoten am Hals rechts

19 Akute Halsschwellung lateral   Schritt III

❗ **Antwort 3:** Am wahrscheinlichsten ist eine laterale Halszyste wegen der guten Abgrenzbarkeit des Befundes und zentraler, homogener Struktur in der Bildgebung.

❓ **Frage 4:** Welche Behandlung empfehlen Sie?

❓ **Frage 5:** Wie ist die Prognose?

20 Zunehmende schmerzlose Schwellung am Hals rechts   Schritt III

❗ **Antwort 3:** Am wahrscheinlichsten ist eine Halslymphknotenmetastase. Der Befund ist insgesamt mit der Umgebung verbacken, bricht durch die Haut.

❓ **Frage 4:** Welche weitergehende Abklärung, ggf. Therapie empfehlen Sie?

❓ **Frage 5:** Wie ist die Prognose?

19 Akute Halsschwellung lateral   Schritt IV

❗ **Antwort 4:** Exstirpation der lateralen Halszyste im entzündungsfreien Intervall zur Vermeidung weitergehender Komplikationen, insbesondere Abszedierung und Verklebung mit der Umgebung.

❗ **Antwort 5:** In der Regel günstig, kein Rezidiv bei vollständiger Exstirpation.

20 Zunehmende schmerzlose Schwellung am Hals rechts   Schritt IV

❗ **Antwort 4:** Zunächst ist die Suche nach dem Primärtumor entscheidend. Hierzu dient zum einen die Lymphknotenexstirpation bzw. Probeexzision zur Bestimmung des histologischen Typus, zum anderen die Panendoskopie in Narkose mit gezielter Probeentnahme aus verschiedenen Organbereichen einschließlich der Tonsillen und des Zugengrundes sowie des Nasopharynx. Zusätzlich PET-Untersuchung zur Lokalisation des Primärtumors sowie Untersuchung weiterer Organsysteme, insbesondere Abdominalorgane und Lunge. Weitere Therapie in Abhängigkeit von der Lokalisation des Primärtumors. Wird dieser nicht gefunden, erfolgt die Neck dissection auf der betroffenen Seite mit anschließender Nachbestrahlung und engmaschiger Kontrolle. Bei nachgewiesenem Primärtumor wird dieser mitbehandelt.

❗ **Antwort 5:** Prognose abhängig von dem Auffinden des Primärtumors und der Art des Malignoms.

Mundhöhle und Pharynx

Mundhöhle und Pharynx bilden funktionell eine Einheit, in der sich Luft- und Speisewege kreuzen. Dadurch ergeben sich spezifische Krankheitsbilder, bei denen sowohl die Atmung als auch der Schluckvorgang betroffen sind. Der obere Digestivtrakt umfasst Mundhöhle, Oro- und Hypopharynx. Er ist Manifestationsort der in der Häufigkeit stark zunehmenden Plattenepithelkarzinome. Der Nasopharynx hat dagegen Bedeutung für die Trennung von Luft- und Speiseweg. Hyperplasien des lymphatischen Gewebes führen hier zu den im Kindesalter sehr häufigen Tubenventilationsstörungen mit Ausbildung von Paukenergüssen. Entzündliche Veränderungen des Tonsillengewebes werden als Fokus für zahlreiche allgemein-medizinische Erkrankungen diskutiert.

Beispiel

Der vierjährige Junge leidet seit 2 Jahren an rezidivierenden Infekten der oberen Luftwege, behinderter Nasenatmung und Schwerhörigkeit, die sich immer vorübergehend unter antibiotischer Therapie bessern. Der Mund steht öfters offen. Otoskopisch findet sich beidseits ein Paukenerguss, die massiv vergrößerte Rachenmandel verlegt die Choanen komplett. Die Symptome bilden sich rasch nach Adenotomie und Parazentese sowie Paukendrainage zurück.

Beispiel

Der Patient stellt sich mit einer massiven, nicht schmerzhaften Schwellung im Bereich des Kieferwinkels auf der rechten Seite vor. Zusätzlich klagt er über unspezifische Schluckbeschwerden mit stichartigen Schmerzen, die in das rechte Ohr ausstrahlen. Der Allgemeinzustand ist reduziert. Es besteht kein Fieber. Bei der Spiegeluntersuchung zeigt sich ein ulzerierender Tumor im Bereich der Tonsillenregion rechts übergehend auf den Zungengrund. Massiver Fötor ex ore. In der Anamnese ist ein jahrelanger Alkohol- und Nikotinabusus bekannt. Eine entnommene Probeexzision ergibt die Diagnose eines nicht verhornenden Plattenepithelkarzinoms. Bei der Tumorausdehnung $T_4N_3M_0$ wird eine Radiochemotherapie durchgeführt, unter der es zu einer partiellen Remission kommt. Das Resttumorgewebe sowie die noch vorhandenen Lymphknotenmetastasen werden operativ entfernt. Postoperativ kommt es zu erheblicher Mundtrockenheit, Schluckbeschwerden mit Aspiration, weswegen eine Tracheotomie erforderlich ist.

Anatomie und Physiologie

Die Mundhöhle wird unterteilt in den Vorhof (Vestibulum oris) und die eigentliche Mundhöhle. Das Dach der Mundhöhle wird vom harten und weichen Gaumen gebildet. Die Zunge füllt bei geschlossenem Mund die Mundhöhle aus.

Der Rachen (Pharynx) ist der Raum hinter dem Mund und der Nase und stellt einen gemeinsamen Abschnitt des Speise- und Luftweges dar. Er wird in drei Abschnitte unterteilt: Naso-, Oro- und Hypopharynx.

Der lymphatische Rachenring (Waldeyer) ist eine Ansammlung von lymphoepithelialem Gewebe, das eine wichtige Rolle bei der immunologischen Abwehr spielt.

Mundhöhle und Rachen dienen als Resonanzraum bei der Artikulation.

9.1 Mundhöhle (◘ Abb. 9.1)

Engl. *oral cavity*

Der **Mundvorhof** (Vestibulum oris) zwischen den Lippen bzw. Wangen und den Alveolarfortsätzen mit den Zahnreihen ist durch diese von der Mundhöhle abgegrenzt. Das Dach der Mundhöhle wird vom **harten** und **weichen Gaumen** (mit dem Zäpfchen) gebildet. Nach hinten geht die Mundhöhle durch den **Isthmus faucium** in Höhe der vorderen Gaumenbögen in den Mundrachen (Oropharynx) über. Die Mundhöhle ist mit nicht verhornendem Plattenepithel ausgekleidet.

Die **Zunge** füllt bei geschlossenem Mund die Mundhöhle praktisch aus und liegt dem Gaumen an. Sie besteht aus Zungenspitze, Zungenkörper und Zungenwurzel (Zungengrund). Das Foramen caecum linguae und die Papillae vallatae bilden die Grenze zwischen Körper und Wurzel. An der Oberfläche der Zunge (Zungenrücken) finden sich die Papillae fungiformes, filiformes und foliatae (Schmeckknospen), am Zungengrund die flachen Zungenmandeln. Zwischen Zungengrund und Epiglottis liegen die **Valleculae epiglotticae**. Beide gehören zum Oropharynx. Die Muskulatur der Zunge besteht außer der autochthonen Muskulatur aus den einstrahlenden Mm. genioglossi, hyoglossi, palatoglossi und styloglossi.

Vom **Mundboden** werden beiderseits nach Anheben der Zungenspitze die Plica sublingualis mit der Caruncula sublingualis (◘ Abb. 9.2), der Mündung der Ausführungsgänge der Glandula sublin-

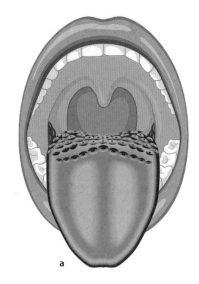

a

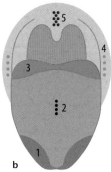

b

◘ **Abb. 9.1a,b** Mundhöhle. **a** Übersicht; **b** mit Schmeckzonen *1* süß, *2* salzig, *3* bitter und salzig, *4* u. *5* ohne feste Zuordnung

gualis und der Glandula submandibularis (Wharton-Gang), sichtbar. Die Muskulatur des Mundbodens besteht aus den Mm. genioglossi, geniohyoidei und mylohyoidei (◘ Abb. 9.3).

Das **Zungenbein** bekommt seinen Halt durch die am Unterkiefer bzw. an der Unterfläche des Schläfenbeins ansetzenden Mm. geniohyoidei, digastrici und stylohyoidei.

- **Gefäße**
- A. lingualis (Zunge) mit A. sublingualis (Mundboden), A. palatina descendens (Gaumen) und A. facialis (Wange und Gesicht) aus der A. carotis externa
- Venabfluss vorwiegend über die V. facialis in die V. jugularis interna

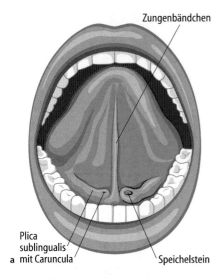

Zungenbändchen

Plica
sublingualis
a mit Caruncula

Speichelstein

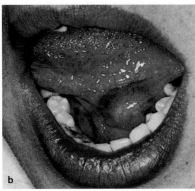

b

Abb. 9.2a,b Mundhöhle (Zungenspitze angehoben).
a Schema mit Speichelstein in der Karunkel; **b** Ranula

— Lymphabfluss sehr gut ausgebildet über die
submentalen und submandibulären zu den
tiefen Halslymphknoten (auch kontralateral!)

- **Nerven der Zunge** `F06`
— **Motorisch:** N. hypoglossus (XII)
— **Sensibel:** N. lingualis (V3) und N. vagus (X)
für Zungengrund
— **Sensorisch:** Geschmacksfasern am Zungengrund N. glossopharyngeus (IX) und an
den vorderen zwei Dritteln der Zunge Chorda
tympani (aus N. facialis, ► Kap. 1.1.2)

- **Nerven des Gaumensegels**
— Äste des N. glossopharyngeus (IX) und des
N. vagus (X) für M. levator veli palatini
— Äste des N. trigeminus (V3) für M. tensor veli
palatini

- **Gesichtsnerven**
— **Motorisch:** N. facialis (VII)
— **Sensibel:** N. trigeminus (V)

In Kürze

Anatomie der Mundhöhle
- Sie besteht aus dem Mundvorhof und der
eigentlichen Mundhöhle
- Begrenzung durch Gaumen und Isthmus
▼ faucium

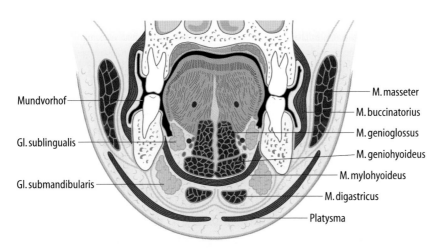

Mundvorhof

Gl. sublingualis

Gl. submandibularis

M. masseter

M. buccinatorius

M. genioglossus

M. geniohyoideus

M. mylohyoideus

M. digastricus

Platysma

Abb. 9.3 Schnitt durch Mundhöhle, Zunge und Mundboden

- Zunge mit Spitze und Körper (Zungen-grund gehört zum Oropharynx)
- Mundboden mit Wharton-Ausführungs-gang
- Gefäße: A. lingualis und facialis, Venen-abfluss in die V. jugularis interna
- Ipsi- und kontralateraler Lymphabfluss sub-mandibulär und in die Kieferwinkelregion
- Nerven:
  - Zunge motorisch aus N. hypoglossus, sensibel N. lingualis, sensorisch über Chorda tympani und N. glossopha-ryngeus
  - Gaumensegel: N. glossopharyngeus, N. vagus und N. mandibularis
  - Gesicht: N. facialis und N. trigeminus

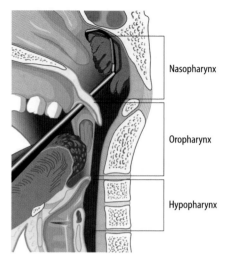

□ Abb. 9.4 Die Etagen des Rachenraumes (eingezeichnet Adenotom, ▶ Kap. 11.3.4)

9.2 Rachen (Pharynx)

Engl. *throat (pharynx)*
Der Rachenraum besteht aus drei untereinander liegenden, jeweils vorn offenen Etagen, dem Naso-pharynx, dem Oropharynx und dem Hypopharynx (□ Abb. 9.4).

Der Schleimhautmuskelschlauch des Pharynx reicht von der Schädelbasis bis etwa in Höhe des 6. Halswirbels. Die Schleimhaut trägt im Naspha-rynx **Flimmerepithel**, im Oro- und Hypopharynx **nicht verhornendes Plattenepithel**.

Das **Spatium peripharyngeum** (□ Abb. 9.5) ist klinisch von Bedeutung und gliedert sich in zwei Teile: Der spaltförmige, mit Bindegewebe ausgefüllte Raum zwischen Fascia (Lamina) praevertebralis und Fascia pharyngobasilaris wird als **Spatium retropha-ryngeum** bezeichnet. Das **Spatium lateropharyn-geum (parapharyngeum)** liegt rechts und links neben dem Pharynxschlauch und enthält die großen Halsgefäße, Nerven, Lymphbahnen und Lymphkno-ten und geht in das Mediastinum über. Erkrankungen der Gl. parotidea, der Tonsille und der Zähne können auf das Spatium parapharyngeum übergreifen (Para-pharyngealabszess! Jugularisthrombose!).

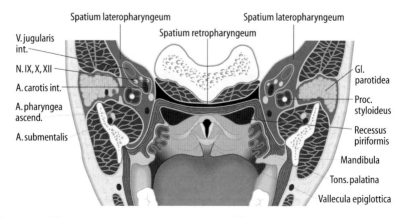

□ Abb. 9.5 Spatium peripharyngeum: Spatium retropharyngeum und Spatium lateropharyngeum (= parapharyngeum), durch das die großen Halsgefäße laufen

Nasopharynx Der Nasopharynx (Nasenrachen, Epipharynx; ◘ Abb. 9.4) ist nach vorn über die Choanen zur Nase geöffnet. Die vordere untere Wand besteht aus der Rückseite des weichen Gaumens. Das Dach wird von einem Teil der Schädelbasis, der unteren Fläche des Keilbeinkörpers, gebildet. Am Rachendach und der hinteren oberen Pharynxwand sitzt (bei Kindern) die **Rachenmandel**. Seitlich findet sich rechts und links die **Tubenöffnung** mit dem sie oben und hinten umgreifenden Tubenwulst, der durch den Tubenknorpel gebildet wird. Die Rosenmüller-Grube liegt zwischen dem Tubenwulst und der hinteren Pharynxwand.

Oropharynx Der Oropharynx (Mundrachen, Mesopharynx; ◘ Abb. 9.4) reicht vom Zäpfchen (**Uvula**) bis zum Rand des Kehldeckels (**Epiglottis**). Er öffnet sich über den **Isthmus faucium** zur Mundhöhle. In ihm liegt zwischen den Gaumenbögen die **Gaumenmandel** (Tonsilla palatina). Der vordere und hintere Gaumenbogen laufen oben im spitzen Winkel zusammen und bilden dort die Fossa supratonsillaris. Der Zungengrund und die Valleculae epiglotticae gehören zum Oropharynx.

Hypopharynx Der Hypopharynx (Kehlkopfrachen = Laryngopharynx, Schlund; ◘ Abb. 9.4) umfasst den Raum von der Epiglottis bis herab zur Ringknorpelhinterfläche und geht dort am Ösophagusmund in den Ösophagus über. Er steht mit dem Kehlkopfeingang in offener Verbindung. Der Hypopharynx ist durch den davorliegenden Kehlkopf in Ruhe nur spaltförmig ausgebildet mit zwei seitlichen Schleimhautbuchten, den **Recessus piriformes**.

> **In Kürze**
>
> **Anatomie des Pharynx und des lymphatischen Rachenrings**
> - Drei Etagen: Naso-, Oro-, Hypopharynx
> - Schleimhaut-Muskel-Schlauch reicht von der Schädelbasis bis in Höhe des 6. Halswirbels
> - Spatium peripharyngeum grenzt den Pharynxschlauch zur Umgebung ab
>
> ▼

- Nasopharynx mit Tubenöffnung, Choane, weichem Gaumen, Schädelbasis und Rachenmandel
- Oropharynx reicht von der Uvula bis zum Oberrand der Epiglottis mit Gaumentonsille, Zungengrund und Vallecula epiglottica
- Hypopharynx reicht von der Epiglottis bis zu der Ringknorpelhinterfläche, seitlich liegt der Recessus piriformis

9.3 Lymphatischer Rachenring (Waldeyer)

Engl. *Waldeyer's tonsillar ring*

Zusammensetzung Er umfasst das lymphoepitheliale Gewebe, das sich angehäuft findet
- in der Rachenmandel (und in den Tubenmandeln) im Nasopharynx,
- in den Gaumenmandeln im Oropharynx,
- in den Zungenmandeln im Oropharynx,
- in den Seitensträngen an der Rachenhinterwand rechts und links und
- in den einzelnen Lymphfollikeln in der Schleimhaut der Rachenhinterwand.

Entwicklung Im 3. bis 4. Embryonalmonat beginnt die Entwicklung der Organe des lymphatischen Rachenringes durch Ansammlung von Lymphozyten unter der gefälteten Schleimhaut. Im 7. Monat entstehen in dem diffusen Lymphgewebe primäre Lymphknötchen (**Primärfollikel**). Die Sekundärfollikel mit Lymphozytenrandwall und hellen Zentren bilden sich erst nach der Geburt.

Gaumenmandel (Tonsilla palatina) Die Gaumenmandel (◘ Abb. 9.6) sitzt mit ihrer Kapsel dem peritonsillären Bindegewebe auf und ist zum größten Teil durch den vorderen Gaumenbogen bedeckt. Zahlreiche Krypten ziehen von der sichtbaren Oberfläche in die Tiefe des Mandelgewebes und verzweigen sich dort. Die Plattenepithel tragende Oberfläche wird dadurch erheblich vergrößert. Zwischen dem Epithel der Krypten und dem da-

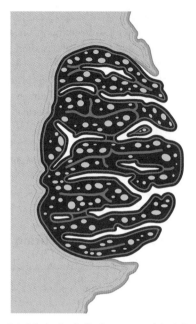

Abb. 9.6 Schnitt durch die Gaumenmandel mit Krypten und Keimzentren (*hell*)

runterliegenden lymphatischen Gewebe besteht ein sehr enger Kontakt durch Einwandern von Lymphozyten aus dem Tonsillengewebe in das Epithel (**Retikulierung**, Symbiose zwischen dem Epithel und Lymphozyten). Nahe dem Kryptenepithel und diesem auffällig zugeordnet finden sich in dem diffusen Lymphgewebe sekundäre Lymphknötchen (**Sekundärfollikel**) mit einem hellen Zentrum (Keimzentrum) und einer dem retikulierten Epithel zugewandten dunklen Lymphozytenkappe (Polkappe). Die Krypten enthalten Detritus (Mandelpfröpfe), der aus abgeschilfertem Epithel, Lymphozyten, Bakterien und evtl. Speiseresten besteht und beim Schlucken durch Kontraktion der Gaumenbögen und des Zungengrundes ausgepresst wird.

F10 **Rachenmandel (Tonsilla pharyngealis = adenoidea)**
Der lymphoepitheliale Aufbau entspricht dem der Gaumentonsille, die Krypten sind jedoch weniger verzweigt und enthalten Schleimdrüsen, die durch ihre Absonderung für eine Reinigung der Krypten sorgen. Die Oberfläche trägt Flimmerepithel. Die Rachenmandel ist unpaarig angelegt.

Gefäße
- A. pharyngea ascendens und A. palatina ascendens (Ast der A. facialis) aus A. carotis externa
- **Venenabfluss** über die V. facialis und die V. jugularis int.; Verbindungen bestehen zum Plexus pterygoideus und zum Sinus cavernosus
- **Lymphabfluss** von Nasopharynx und Rachenhinterwand über die retropharyngealen (prävertebralen) Lymphknoten im Spatium retropharyngeum zu den oberflächlichen und tiefen Halslymphknoten hinter, vor und unter dem M. sternocleidomastoideus
- Die Gaumenmandeln besitzen keine zuführenden Lymphgefäße. Lymphabfluss von den Tonsillen über die Kieferwinkellymphknoten, die auf der Gefäßscheide an der Einmündung der V. facialis in die V. jugularis interna sitzen, zu den tiefen Halslymphknoten auf der Gefäßscheide vor und unter dem M. sternocleidomastoideus. Dorthin auch Lymphabfluss vom Hypopharynx

Motorische Nerven
- M. constrictor pharyngis durch Plexus pharyngeus aus Ästen des N. glossopharyngeus (IX) und des N. vagus (X); bei Ausfall Schluckstörung

Sensorische Nerven
- Nasopharynx: zweiter Ast des N. trigeminus (V2)
- Oropharynx: N. glossopharyngeus (IX)
- Hypopharynx: N. vagus (X)

> **In Kürze**
>
> **Anatomie des lymphatischen Rachenrings**
> - Lymphatischer Rachenring mit lymphoepithelialem Gewebe in Form von Rachenmandel, Gaumentonsille, Zungengrundtonsille, Seitenstrang und Lymphfollikeln in der Rachenhinterwand. Tonsillen sind aus Kapsel, Krypten und Lymphfollikeln aufgebaut.
> - Gefäße: A. pharyngea ascendens, V. facialis
>
> ▼

- Lymphabfluss über retropharyngeale, Kieferwinkel- und tiefe Halslymphknoten
- Nerven:
  - Motorisch durch N. glossopharyngeus und N. vagus
  - Sensibel aus Nn. trigeminus, glossopharyngeus und vagus

9.4 Physiologie

- **Schluckakt**

Er umfasst die Strukturen von Mundhöhle, Pharynx, Larynx, Ösophagus und Magen. Die beteiligten Muskeln werden durch das Schluckzentrum im Hirnstamm koordiniert und über die Hirnnerven V, VII, IX, X und XI sowie die zervikalen Nerven C1–C3 motorisch und sensibel innerviert.

Zur Aufbereitung des Speisebreis ist zusätzlich eine ausreichende Speichelproduktion (▸ Kap. 21.2), zum Transport eine normale Schleimhaut erforderlich.

Vier Phasen des Schluckvorganges werden unterschieden:

- **Vorbereitungsphase** durch Beißen, Kauen und Formen des Speisebolus
- **Orale Transportphase** bis zum Gaumenbogen (z. T. willkürlich), dauert ca. eine Sekunde
- **Pharyngeale Phase** mit Transport bis zum Ösophaguseingang (unwillkürlich), dauert ca. eine Sekunde
- **Ösophageale Phase** mit Transport in den Magen (unwillkürlich), dauert zwischen 4–20 s

❯ Aufgrund der Vielzahl der beteiligten Muskeln und Nerven sind die schnellen Phasen am ehesten von Schluckstörungen betroffen.

Im Rachen kreuzen sich Luftweg (Nase-Rachen-Kehlkopf) und Speiseweg (Mund-Rachen-Ösophagus). Nur bei verlegter Nase kommt es zur **Mundatmung**. Durch die auf den Zungengrund gelangende Nahrung wird der **Schluckreflex** ausgelöst. Dabei schließen sich der Nasenrachenraum durch Anheben des weichen Gaumens an die Rachenhinterwand und der Kehlkopfeingang durch Höhertreten des Kehlkopfes und damit Druck des Zun-

gengrundes auf die Epiglottis, die sich vor den Kehlkopfeingang legt. Die Stimmlippen verschließen die Glottis. Der Speisebrei wird über die Recessus piriformes durch Kontraktion des M. constrictor pharyngis in den Anfangsteil des Ösophagus geschluckt und gelangt durch die peristaltischen Kontraktionen der Ösophaguswand in den Magen.

Sprachbildung Zur **Artikulation** und als **Resonanzraum** werden die Mundhöhle, der Rachen und die Nasenhöhle benötigt, wobei die richtige Lautbildung von der Zungenstellung und der guten Funktion des Gaumensegels abhängt (▸ Kap. 24.1 und 24.2).

Tonsillenfunktion Mit dem übrigen lymphatischen Gewebe im Körper haben die Tonsillen gemeinsam die Aufgabe der **Lymphozyten-** und **Plasmazellenbildung** und der **Antikörperbildung** (Immunglobuline IgA, IgD, IgE, IgG, IgM). B-Lymphozyten, die sich in den Keimzentren finden, sind Vermittler der **humoralen Immunabwehr**, T-Lymphozyten vermitteln die **zelluläre Immunabwehr**.

Über die Krypten und das retikulierte Epithel bekommt das lymphoepitheliale Gewebe der Gaumenmandel besonders engen Kontakt mit Bakterien und anderen Fremdstoffen der Mundhöhle, die als Antigene wirken können und als solche »erkannt« werden, wobei Langerhans-Zellen beteiligt sind. Über den Blutweg werden die Informationen durch Lymphozyten an das gesamte lymphatische System weitergeleitet und Abwehrstoffe bereitgestellt. Es kann kein Zweifel daran bestehen, dass die Aufgaben des lymphatischen Rachenringes in einer **immunspezifischen Schutz- und Abwehrfunktion** liegen. Außerdem werden Lymphozyten über die Krypten in die Mundhöhle und damit in den Magen und den Darmtrakt abgegeben.

❯ Vor allem in den ersten Lebensjahren (»immunologische Lernphase«) sind die Tonsillen als immunaktives Organ aufzufassen (Immunkomplexbildung aus Antigen und Antikörper, ▸ Kap. 11.3.3).

Schmecksinn Beim Schmecksinn handelt es sich um einen Chemosensor zum Wahrnehmen der vier Geschmacksqualitäten süß, sauer, bitter und salzig. Zusätzlich wird die Qualität **umami** (dt. fleischig und herzhaft, wohlschmeckend) für proteinreiche

Nahrungsmittel angegeben. Träger ist die Amino-
säure Glutaminsäure.

- **Reizauslösung:** Die auf der Zungenoberfläche
verteilten Schmeckknospen werden vom Speichel umspült. Die Geschmacksstoffe werden
im Speichel gelöst und so zu den Schmeckknospen transportiert. Die Moleküle und
die Rezeptoren passen dabei ineinander wie
Schloss und Schlüssel. Über den Second
messenger cGMP kommt es zum Aufbau des
Rezeptorpotenzials.
- **Reizfortleitung:** Die ausgelösten Aktionspotenziale werden über die sensorischen
Fasern der Chorda tympani und des N. glossopharyngeus (IX) zu den Kerngebieten im
Hirnstamm geleitet.

❓ Durch welche Strukturen wird der parapharyngeale Raum begrenzt (▶ Abschn. 9.2, S. 228f)?

❓ Welche Geschmacksqualitäten sind bekannt
(▶ Abschn. 9.4, S. 231)?

❓ Welche Funktion haben die Tonsillen (▶ Abschn. 9.4, S. 231)?

❓ Beschreiben Sie die einzelnen Phasen des
Schluckvorganges einschließlich der beteilig-
ten anatomischen Strukturen (▶ Abschn. 9.4,
S. 231)!

❓ Beschreiben Sie die anatomischen Begrenzun-
gen der drei Pharynxetagen (▶ Abschn. 9.3,
S. 229)!

❓ Welche Bereiche der Mundhöhle werden
unterschieden (▶ Abschn. 9.1, S. 226)?

In Kürze

9

**Physiologie der Mundhöhle
und des Pharynx**

- Beim Schluckakt sind Mundhöhle, Pharynx,
Larynx und Ösophagus beteiligt.
  - Koordination der Innervation durch
  Schluckzentrum im Hirnstamm
  - Beteiligt sind die Hirnnerven V, VII, IX, X
  und XI sowie zervikale Nerven
  - Ausreichende Speichelproduktion und
  normale Schleimhaut
  - Vier Phasen: Vorbereitung, orale,
  pharyngeale und ösophageale Phase
  - Schluckreflex zum Verschluss des Kehl-
  kopfes
- Sprachbildung: Artikulation und Resonanz-
raum
- Tonsillenfunktion: Immunkompetentes Organ
  - Lymphozyten- und Plasmazellbildung,
  Antikörperbildung
  - T- und B-Zell-Lymphozyten in den
  Keimzentren
  - Immunspezifischer Schutz und Abwehr-
  funktion
- Schmecksinn
  - Chemosensor für die fünf Geschmacks-
  qualitäten süß, sauer, salzig, bitter und
  umami
  - Schlüssel-Schloss-Prinzip, Reizfort-
  leitung zum Hirnstamm

Untersuchungsmethoden

Die Untersuchung des Mund- und Rachenraumes erfordert unterschiedliche Untersuchungsverfahren. Neben der Inspektion sind endoskopische Methoden von Bedeutung sowie die bildgebenden Verfahren. Störungen der Schmeckfunktion werden mit den Methoden der Gustometrie geprüft.

10.1 Inspektion

Mundvorhof Bei Reflektor- oder Stirnlampenbeleuchtung werden zur Besichtigung des Mundvorhofes mit einem Spatel Lippen und Wangen von den Zahnreihen abgehoben. Dabei Inspektion der Mündungsstellen der **Parotisausführungsgänge** gegenüber den zweiten oberen Molaren.

Mundhöhle Durch Anhebenlassen der Zungenspitze können Veränderung an den Ausführungsgängen der Glandulae submandibulares und sublinguales im Bereich der **Plica sublingualis** festgestellt werden. Bei Druck auf die Kopfspeicheldrüsen von außen muss sich klarer Speichel entleeren. Sondierung des Ausführungsganges der Gl. submandibularis bei Verdacht auf Steine oder Stenosen mit feinen Silbersonden von der Caruncula aus.

Weiterhin Prüfung der Beweglichkeit und der Oberflächenbeschaffenheit der **Zunge** (bei **Hypoglossusparese** weicht die Zunge beim Herausstrecken zur gelähmten, atrophischen Seite ab!). Der Spatel drückt danach tief, aber nicht brüsk den Zungenkörper bei nicht herausgestreckter Zunge hinunter. Der Spatel sitzt dabei in der Mitte des Zungenkörpers, der Mundboden kann nach unten ausweichen.

Oropharynx Nach Druck auf die Zunge lässt sich der Isthmus faucium überschauen. Die Beweglichkeit des **Gaumensegels** kann durch Sprechenlassen des Vokals a geprüft werden. (Bei einseitiger **Lähmung des N. glossopharyngeus** weichen das Zäpfchen, der weiche Gaumen und die Rachenhinterwand bei Kontraktion zur nicht gelähmten Seite ab! Kulissenphänomen!)

Die **Schleimhaut an der Rachenhinterwand** ist blass und feucht. Pathologische Befunde sind Trockenheit, firnisartiger Glanz, Tumor, Schwellung und Rötung der Seitenstränge und Eiterstraßen vom Nasenrachenraum.

Bei der Untersuchung der **Gaumentonsille** ist folgendes zu beachten:
- die Größe (Hyperplasie, Tumor),
- die Tonsillenoberfläche (Rötung, Stippchen, Fibrinbeläge und Ulzera, oberflächliche Narben, Zerklüftung),
- die Beschaffenheit des vorderen Gaumenbogens (Rötung bei chronischer Tonsillitis, Vorwölbung bei Peritonsillarabszess),
- die Luxierbarkeit der Tonsillen (bei chronischer Tonsillitis schlecht luxierbar),
- der Druckschmerz (bei Peritonsillitis) und
- das Exprimat.

> **Praxisbox**
>
> **Untersuchung der Gaumentonsillen**
> Die Zunge wird bei der Untersuchung zu den letzten drei Punkten mit dem in der linken Hand liegenden Spatel nach unten gedrückt, während die rechte Hand mit einem zweiten Spatel oder einem Tonsillentaster die Tonsille durch Eindrücken des vorderen Gaumenbogens luxiert. Gleichzeitig wird dabei die Druckschmerzhaftigkeit geprüft und ein Teil des Krypteninhaltes ausgepresst, der aus Pfröpfen und Eiter bestehen kann (Abstrich!).

 Cave
Bei akuten Tonsillenentzündungen sollen die Tonsillen nicht ausgedrückt oder gequetscht werden.

Spiegeluntersuchung des Nasopharynx, s. unter Postrhinoskopie (▸ Kap. 7.2.2), des Hypopharynx unter Laryngoskopie (▸ Kap. 13.2).

10.2 Endoskopie der Mundhöhle und des Pharynx

Mundhöhle und Oropharynx können mit Geradeausoptiken, Naso- und Hypopharynx mit Winkeloptiken oder flexiblen Optiken auch transnasal inspiziert werden. (▸ Kap. 7.2.2).

10

F06

10.3 Palpation

Finden sich bei der Inspektion krankhafte Veränderungen, ist eine Palpation erforderlich (Untersuchungshandschuh!):

- Tumorkonsistenz und Ausdehnung z. B. bei Tonsillen-, Zungen- oder Wangenveränderungen
- Bimanuelles Tasten von der Mundhöhle und von außen, z. B. bei Veränderungen der Gl. parotidea und der Speicheldrüsen im Mundbodenbereich (▶ Kap. 22.2)

> An die Inspektion der Mundhöhle und des Oropharynx hat sich stets auch die Palpation der regionären Lymphknotengebiete submental und am Kieferwinkel anzuschließen!

Nasopharynx ▶ Kap. 7.3.

10.4 Schmeckprüfung (Gustometrie)

Engl. *gustometry*

Subjektive Gustometrie Unter subjektiver Gustometrie versteht man die Überprüfung der Schmeckfunktion unter Verwendung der subjektiven Angaben des Patienten. Geprüft werden die Geschmacksqualitäten

- süß mit Zuckerlösung,
- sauer mit Zitronenlösung,
- salzig mit Kochsalzlösung und
- bitter mit Chininlösung.

Praxisbox

Subjektive Gustometrie
Die Lösungen stehen in verschiedenen Konzentrationen zur Prüfung des Schmecksinnes bereit und werden nacheinander auf die Zungenoberfläche rechts und links, vorn und hinten mit einer Pipette aufgetropft. Zwischen den einzelnen Prüfungen muss der Mund gespült werden. Süß wird vorwiegend an der Zungenspitze, sauer am Zungenrand und salzig bzw. bitter am Zungengrund wahrgenommen (◘ Abb. 9.1b).

Schmeckempfindungen können auch durch elektrische Reizung der Papillen ausgelöst werden (**Elek-**trogustometrie); dabei kommt es jedoch zur Mitreizung sensibler Nerven (N. lingualis aus V3).

Objektive Gustometrie Mit Hilfe der Ableitung gustatorisch ausgelöster Rindenpotenziale lassen sich die Angaben des Patienten überprüfen. Wenig gebräuchlich wegen des hohen technischen Aufwandes.

Schmeckstörungen (Dysgeusien) Unter **Ageusie** versteht man einen Ausfall, unter **Hypogeusie** eine Minderung des Schmecksinnes.

Nach den Ursachen wird unterteilt in:

- **physiologische Dysgeusie** im Alter,
- **epitheliale Dysgeusie** bei Schleimhautatrophie, Entzündungen, Mangelerkrankungen, chemischen Noxen, Schädigung der peripheren Nerven und Medikamentennebenwirkungen, Mundtrockenheit z. B. nach Radiotherapie
- **nervale Dysgeusie** bei Läsion der Chorda tympani im Rahmen von Ohroperationen, Fazialisparesen und N. lingualis-Verletzungen, Läsion des N. glossopharyngeus bei Schädelbasistumoren und nach Tonsillektomie und
- **zentrale Dysgeusie** bei schweren Schädelhirntraumen, progressiver Paralyse, CO-Vergiftungen und Psychosen.

Sensorische Innervation der Zunge ▶ Kap. 9.2.

10.5 Untersuchung der Mundhöhle und des Pharynx mittels bildgebender Verfahren

Nasopharynx Zur Darstellung des Nasenrachenraumes und des Rachens, insbesondere bei Naso- und Oropharynxtumoren, eignen sich vor allem Computertomogramme, die die Knochenzerstörungen und die Ausdehnung der Tumoren wiedergeben, und Kernspintomogramme, die Veränderungen der Weichteile und deren Ausdehnung (Tumoren, Entzündungen) zeigen. Bei Nasenrachenfibrom (▶ Kap. 11.4) digitale Subtraktionsangiographie, ggf. mit präoperativer Embolisation.

Oropharynx und Mundhöhle Zusätzlich zu den beim Nasopharynx eingesetzten Methoden werden verwendet:

■ Bei Weichteilprozessen kann vorteilhaft die **B-Mode-Sonographie** eingesetzt werden. Die Untersuchung im M-Mode (Motion Mode) erlaubt die nichtinvasive Beurteilung von Bewegungsabläufen beim Schlucken und Sprechen.

■ In Ergänzung zu den von außen aufgesetzten Schallköpfen können fingergeführte Schallköpfe zur **Endosonographie** verwendet werden.

■ Auch **intraoperativ** lässt sich der Ultraschall zur Lokalisation von Speichelsteinen, Lymphknoten, Abszessen und Tumoren sowie zur Resektionskontrolle von Tumoren verwenden.

■ Die gleichzeitig durchgeführte Doppler-Sonographie (**Duplexsonographie**) erlaubt die Darstellung der Halsgefäße in Beziehung zum pathologischen Befund einschließlich einer Gefäßwandinfiltration. Sie kann auch zur Abschätzung der Vaskularisation, z. B. bei Glomustumoren oder zur Differenzierung von Lymphknoten eingesetzt werden.

■ **Röntgenaufnahmen** der Halsweichteile und des Nasopharynx sowie des Unterkiefers auch in Panoramatechnik (Orthopantomogramm = OPG) zur Darstellung von Frakturen und Zahnprozessen, eines verlängerten Processus styloideus, Veränderungen der Halswirbelsäule und der Lage der Zunge.

■ Weichteilprozesse wie Abszesse und Tumoren werden am besten durch **Computer-** und **Kernspintomographie** erfasst.

Hypopharynx Zusätzlich zu den oben genannten Verfahren werden eingesetzt:

■ Die **seitliche Halsaufnahme** zeigt eine prävertebrale Verbreiterung der Weichteile an (z. B. bei Retropharyngealabszess, Mediastinitis, Mediastinalemphysem, Luftschatten nach Ösophagusperforation) und lässt Fremdkörperschatten oder Luftschatten in der Umgebung sich röntgenologisch nicht darstellender Fremdkörper auch in der oberen Ösophagusenge erkennen.

■ Die Recessus piriformes, ein Divertikel oder eine Schluckstörung (Vaguslähmung) sind am besten bei einer **Röntgendurchleuchtung mit Kontrastmittel (Breischluck)** darzustellen (► Kap. 17.3). Bei Verdacht auf eine Perforation der Hypopharynxwand ist wasserlösliches Kontrastmittel zu verwenden!

■ Die Ausdehnung der Tumoren zeigt sich auch im Bereich des Hypopharynx am besten im Computer- und im Kernspintomogramm (3D-Rekonstruktion ► Kap. 2.6.3). Die B-Mode-Sonographie gibt Hinweise.

In Kürze

Untersuchungsmethoden: Mundhöhle und Pharynx

■ Inspektion mit Beurteilung von Speicheldrüsenausführungsgängen, Beweglichkeit der Zunge, Mundöffnung, Kieferbeweglichkeit, Gaumensegel mit Vorwölbung und Lähmung, Schleimhautveränderungen, Gaumentonsillen hinsichtlich Größe, Oberfläche, Rötung, Luxierbarkeit, Exprimat

■ Endoskopie

■ Palpation von Mundhöhle, Mundboden, Zungengrund, Haut- und Weichteilen

■ Schmeckprüfung
  – Qualitativ
  – Elektrogustometrie
  – Objektive Gustometrie
  – Schmeckstörungen = Dysgeusie mit Ageusie und Hypogeusie, physiologisch, epithelial, nerval, zentral

■ Bildgebung
  – Nasopharynx: CT, MRT, Angiographie
  – Oropharynx und Mundhöhle: B-Sonographie, Röntgenaufnahme der Halsweichteile seitlich, CT, MRT
  – Hypopharynx: CT, MRT und Breischluck

❓ Welche Schmeckprüfungen kennen Sie (► Abschn. 10.4, S. 235)?

❓ Wie lässt sich der Pharynx am besten inspizieren (► Abschn. 10.2, S. 234f)?

❓ Welches bildgebende Verfahren ist für die Darstellung der Weichteilstrukturen der Mundhöhle und des Pharynx auch unter dynamischen Gesichtspunkten am geeignetsten (► Abschn. 10.5, S. 236)?

❓ Welchen Stellenwert und welche Aussagekraft haben konventionelle Röntgenaufnahmen (► Abschn. 10.5, S. 236)?

❓ Was versteht man unter dem Kulissenphänomen (► Abschn. 10.1, S. 234)?

Klinik

Zu den Erkrankungen der Mundhöhle und des Rachens gehören neben Fehlbildungen und Verletzungen vor allem Entzündungen. Tumoren treten in verschiedenen Formen und Altersstufen auf. Veränderungen im Bereich der Atemwege können zu schlafbezogenen Atemstörungen (Schlafapnoesyndrom) führen. Veränderungen entlang des Schlucktraktes verursachen Schluckstörungen (Dysphagie).

11.1   Mundhöhle

11.1.1 Fehlbildungen

Lippen-Kiefer-Gaumenspalte (■ Abb. 11.1)
Engl. *cheilognathopalatoschisis, cleft palate*

■ **Definition**
Ein- oder beiderseitige Spaltbildung entweder isoliert oder kombiniert im Bereich von Oberlippe, Oberkiefer und Gaumen. Die Lippenspalte wird im Volksmund als Hasenscharte bezeichnet. Auftreten auch im Rahmen von Syndromen.

■ **Ursachen**
— Genschäden, unregelmäßig dominanter Erbgang
— Intrauterin erworben. Embryopathien (Viruserkrankungen der Mutter, toxische Schäden, Sauerstoffmangel, Vitaminmangel, Nikotin, ionisierende Strahlen)

■ **Ätiologie**
Hemmungsmissbildung. Ungenügende Verwachsung der seitlichen Gaumenfortsätze oder der Gesichtsweichteile

■ **Symptome**
— Offenes Näseln (Rhinophonia aperta, ► Kap. 26.2.1) durch ungenügenden Abschluss des Nasenrachenraumes und der Nase.
— Bei Säuglingen Schwierigkeiten mit der Ernährung, da das Saugen unmöglich sein kann und die Fütterung mit dem Löffel notwendig wird. Austritt von Nahrung aus der Nase.
— Häufig entzündliche Mittelohrerkrankungen oder Mittelohrergüsse (Mukotympanum, ► Kap. 4.2.2) mit bleibender Schallleitungsschwerhörigkeit durch die ungeschützt liegen-

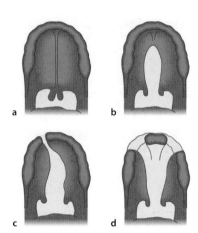

■ **Abb. 11.1a–d** Gaumenspalte. **a** Uvula bifida; **b** Spalte im weichen und hinteren Anteil des harten Gaumens; **c** Lippen-Kiefer-Gaumenspalte; **d** doppelseitige Spalte

de Tubenöffnung und die ungenügende Mittelohrbelüftung (fehlende Kontraktion der Gaumenmuskeln).

Unbehandelt entwickelt sich eine **Otitis media chronica** mit Adhäsivprozess, mesotympanalem Trommelfelldefekt oder Cholesteatom (► Kap. 4.3.4).

■ **Befund**
Die Spalte kann verschieden stark ausgebildet sein:
— Submuköse Gaumenspalte (Sie lässt sich unter der Schleimhaut des weichen Gaumens fühlen.)
— Uvula bifida (doppeltes Zäpfchen; ■ Abb. 11.1a)
— Spaltbildung unterschiedlicher Ausprägung ein- oder beidseits (■ Abb. 11.1b–d)

■ **Therapie**
— **Operativer Verschluss** der Lippe und des Nasenbodens mit 3 Monaten, des weichen Gaumens im ersten Lebensjahr und des harten Gaumens mit 18 Monaten, und zwar im Bereich des weichen Gaumens dreischichtig (Nasenschleimhaut, Muskulatur, Mundschleimhaut), im Bereich des harten Gaumens zweischichtig (Nasenschleimhaut, Mundschleimhaut), ggf. Knochendistraktionsbehandlung
— Bei velopharyngealer Insuffizienz **Brückenlappenplastik** zwischen Gaumensegel und Rachenhinterwand

— **Kieferorthopädische** Vor- und Nachbehandlung (evtl. Gaumenplatte)

— Postoperativ **Sprachübungsbehandlung** durch Logopäden

— **Paukendrainage** bei Seromukotympaïum (► Kap. 4.2.2), Therapie der chronischen Otitis media (► Kap. 4.3.4)

❶ Cave
Keine Adenotomie, um die velopharyngeale Insuffizienz nicht zu verstärken (offenes Näseln, Schluckstörungen).

Selten Gesichtsspalten: Mediane, schräge und quere Gesichtsspalten, Spalten der Unterlippe, des Unterkiefers und der Zunge.

Torus palatinus: Selten vorkommender knöcherner Wulst am harten Gaumen im Verlauf der Sutura palatina mediana.

11.1.2 Verletzungen

Beispiel

Bei dem Kind kam es unmittelbar nach dem Trinken aus einer Sprudelflasche zu heftigen Schmerzen im Mund- und Pharynxbereich. Später stellte sich ein starker Speichelfluss ein. Bei der Inspektion zeigten sich flächige Fibrinauflagerungen der Schleimhaut mit gerötetem Randbereich. Da das Kind zunehmend Zeichen eines Kreislaufschocks mit Azidose entwickelte, wurde eine intensivmedizinische Therapie erforderlich mit parenteraler Ernährung und Korrektur des Säure-Basen-Haushaltes. Unter der Diagnose einer Säureverätzung wurde zusätzlich eine medikamentöse Therapie mit Antibiotika und Kortison zur Vermeidung narbiger Strikturen im Ösophagus eingeleitet. Bei einer Kontrollendoskopie nach 14 Tagen zeigten sich normalisierte Schleimhautverhältnisse. Eine weitergehende Therapie war nicht erforderlich.

Verbrühungen und Verätzungen

■ Ursachen

— Kinder trinken unbeobachtet aus der Tülle der Kaffee- oder Teekanne

— Verwechslung von Flascheninhalt (in Bier- oder Sprudelflaschen gefüllte Säuren oder Laugen)

— Ungeschicktes Pipettieren

— Suizidale Absicht

■ Symptome

Brennende Schmerzen im Mund, Schluckbeschwerden, Speichelfluss.

■ Befund

Kurzdauernde Rötung der Schleimhaut, evtl. Blasenbildung. Nach Minuten oder Stunden – je nach Schwere der Verbrühung oder Verätzung – ist die Mundschleimhaut mit weißlichen, festhaftenden Fibrinbelägen (Schorfen) bedeckt.

■ Therapie

— Im Vordergrund steht die Behandlung der gleichzeitigen Ösophagus- und evtl. Kehlkopfverätzung (► Kap. 17.2).

— Bei alleiniger Schädigung der Mundschleimhaut: Schmerzlinderung durch Benzocain (Anaesthesin®-Pastillen) oder Hexamidin (Laryngomedin®-Spray), Mundspülen, Antibiotika, Kortikosteroide

Pfählungsverletzung des Gaumens

■ Ursachen

Kinder stürzen mit einem Bleistift oder einem Stäbchen im Mund hin und perforieren sich den weichen Gaumen.

■ Komplikationen

Verletzung der A. carotis communis oder ihrer Äste, die ggf. unterbunden werden müssen. Thrombose des Gefäßes bei Intima-Verletzung.

■ Therapie

Bei klaffender Wunde Naht der Gaumenschleimhaut; Heparin-Therapie.

Zungenbiss

■ Ursache

Meist epileptischer Anfall.

■ Befund

Wegen der guten Blutversorgung der Zunge stärkere Blutung möglich, aber gute Heilungstendenz.

■ Therapie

Nur bei klaffender Wunde Naht; Tetanusschutz; Atemwege sichern.

11.1.3 Entzündungen

Stomatitis ulcerosa

- Ursachen

Zahnschäden; chemische, thermische, bakterielle Einwirkungen.

- Symptome

Brennen, Schmerzen, Speichelfluss, Foetor ex ore, schlechter Geschmack, Nahrungsaufnahme erschwert.

- Befund

Ulzerationen an Mundschleimhaut und Gingiva. Die leicht blutenden Geschwüre haben einen nekrotischen, mit Fibrin bedeckten Grund. Im Abstrich fusiforme Bakterien und Spirillen.

- Therapie
  - Auswischen der Ulzera mit 5%iger Chromsäurelösung, Argentum nitricum, Penicillinlösung oder Farbstoffen (Pyoktaninlösung oder Gentianaviolett 1%)
  - Mundspülen
  - Zahnbehandlung (s. Angina Plaut-Vincent)

- Differenzialdiagnose

Bei allen Ulzerationen der Mundschleimhaut stets an **Karzinom** denken und durch Probeexzision und histologische Untersuchung Befund abklären!

HIV-Infektion

► Kap. 20.2.4.

Lues

Primäraffekt Derbes Infiltrat oder Ulkus mit regionärer, schmerzloser Lymphknotenvergrößerung. Diagnose durch Spirochätennachweis, später serologische Untersuchungen positiv (Luessuchreaktionen).

Sekundäres Stadium Nach etwa 8 Wochen Erytheme und flache Infiltrate, seichte Ulzera oder Papeln (**Plaques muqueuses**, Plaques opalines). Die Schleimhaut ist oft von einem weißlichen Fibrinschleier bedeckt (rauchige Trübung). Diagnose durch serologische Untersuchung.

Tertiäres Stadium **Gumma** im harten oder weichen Gaumen mit späterer Perforation des Gaumens und erheblichen narbigen Veränderungen.

- Therapie
  - Penicillin i.v., Streptomycin
  - Rekonstruktive chirurgische Maßnahmen bei Gaumenperforation

Tuberkulose

- Befund

Flache konfluierende Ulzera mit girlandenförmigen lividen, granulierenden Rändern.

- Ätiologie

Bronchogen oder hämatogen.

- Diagnose

Durch Erregernachweis, Lungenröntgenuntersuchung und Probeexzision.

- Therapie

Tuberkulostatische Therapie.

Blutkrankheiten

Bei **Agranulozytose** oder **akuten Leukosen** entstehen auf der Mundschleimhaut oder den Tonsillen schmutzig belegte, u. U. schwärzlich verfärbte tiefe Ulzera und Nekrosen ohne Lymphknotenbeteiligung.

- Diagnose

Durch Blutbild!

- Therapie
  - Behandlung der Grunderkrankung
  - Lokaltherapie mit Antimykotika, Amphotericin B (Nystatin) oder Farbstoffen (Gentianaviolett, Pyoktanin) bei Pilzbefall der Schleimhaut

Angulus infectiosus (Perlèche)

- Ursachen

Rhagaden oder Ulzerationen im Mundwinkel bei pyogener Infektion, Soor, Diabetes mellitus oder Lues (Karzinom ausschließen!).

- **Therapie**

Ätzen der Rhagaden mit 5%igem Argentum nitricum.

Gingivostomatitis herpetica (Stomatitis aphthosa)

- **Ursache**

Virusinfektion mit Herpes-simplex-Virus.

- **Symptome**

Fieber, starke brennende Schmerzen im Mund, Mundgeruch, Speichelfluss.

- **Befund**

Anfangs Bläschen, bald darauf zahlreiche linsengroße Erosionen mit weißlichem Fibrinbelag, schmerzhafte Halslymphknoten.

- **Therapie**
- Betupfen der Aphthen mit 5%iger Chromsäurelösung
- Virustatika (Aciclovir – Zovirax®) oder 1%iger Gentianaviolettlösung
- Mundspülen
- reizlose Kost

- **Differenzialdiagnose**
- **Chronisch rezidivierende – habituelle – Aphthen:** Ursache unbekannt, keine Virusinfektion. Oft bei vegetativ labilen Patienten Auftreten einzelner Aphthen in Schüben über Jahre hinweg jeweils für 8–10 Tage, gelegentlich in Abhängigkeit von den Menses. Kein Fieber.
- **Morbus Behçet:** Multiple Aphthen, Hypopyon-Iritis, Genitalulzera, progrediente Innenohrschwerhörigkeit, allgemeine Vaskulitis, Autoimmunkrankheit (?), kann in wenigen Jahren zur Erblindung und zum Tode führen. HLA-B27 positiv.
- **Pemphigus vulgaris** der Mundschleimhaut: Blasen, die platzen, und mit Fibrin bedeckte Erosionen, die später Narben hinterlassen. Autoimmunkrankheit. Therapie. Kortikosteroide, u. U. Immunsuppressiva; Verlauf in Schüben.
- **Erythema exsudativum multiforme:** Fibrinbeläge und Blasen auf der Mundschleimhaut und den Lippen. Lymphknotenschwellungen, Fieber, Hautveränderungen.

- **Morbus Bowen:** Rötlich-weißliche, etwas erhabene Plaques (Präkanzerose!).
- **Lichen ruber planus:** Weißliche Knötchen oder flache Plaques (Präkanzerose!).

Soor (Candidiasis)

- **Ursache.**

Sprosspilze (Candida albicans), die auch als Saprophyten auf der Schleimhaut vorkommen. Auftreten der Krankheit bei resistenzgeschwächten, kachektischen Patienten, während einer Strahlen- oder Chemotherapie und nach längerer Antibiotikabehandlung.

- **Symptome**

Brennen in Mund und Rachen, Schluckbeschwerden.

- **Befund**

Die düsterrote Mundschleimhaut ist von weißen Fleckchen, die zu Membranen zusammenfließen können, bedeckt. Die Membranen sitzen mäßig fest und lassen sich ablösen (Blutung). Sie können bis in den Ösophagus reichen.

- **Diagnose**

Durch Abstrichuntersuchungen und Pilznachweis.

- **Therapie**

Mundspülen und Pinseln der Pilzrasen mit Nystatin (z. B. Moronal®-Suspension) oder Pinseln mit 1%igem Gentianaviolett. Bei Therapieresistenz Verdacht auf HIV-Infektion (▶ Kap. 20.2.4).

Leukoplakien

- **Definition**

Weißliche Veränderungen der Schleimhaut durch Dysplasie. Fakultative Präkanzerose.

- **Ursachen**

Mechanische Reize, Nikotin, Alkohol.

- **Befund**

Weißliche Epithelverdickungen, bei Zigarettenrauchern nicht selten auf der Schleimhaut im Mundwinkel (retroanguläre Leukoplakien; ◘ Abb. 11.2).

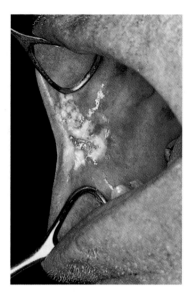

Abb. 11.2 Retroanguläre Leukoplakien

- **Therapie**

Bei verrukösen oder erosiven Leukoplakien Karzinomverdacht und großzügige Exzision.

In Kürze

Fehlbildungen, Verletzungen und Entzündungen der Mundhöhle
- Lippen-Kiefer-Gaumenspalte
  - Ein- oder beidseitig, genetisch bedingt oder erworben, Hemmungsmissbildungen
  - Offenes Näseln, erschwerte Ernährung, Paukenerguss
  - Submukös, Uvula bifida, Spaltbildung
  - Operativer Verschluss nach festem zeitlichen Schema
  - Begleitende kieferorthopädische Therapie
  - Sprachanbildung
  - HNO-ärztliche Maßnahmen einschließlich Paukendrainage; keine Adenotomie
- Gesichtsspalten
- Verletzungen
  - Verbrühungen und Verätzungen
  - Pfählungsverletzungen
  - Zungenbiss
▼

- Entzündungen
  - Stomatitis ulcerosa
  - Lues Stadium I-III
  - Tuberkulose
  - Hämatologische Erkrankungen
  - Angulus infectiosus
  - Stomatitis aphthosa
  - Habituelle Aphthen
  - Morbus Behçet
  - Soor
  - Präkanzerosen: Morbus Bowen, Lichen ruber planus, Leukoplakien

11.2   Zunge und Mundboden

Engl. *tongue and floor of mouth*

11.2.1 Entzündungen

Glossitis
- **Symptome**

Zungenbrennen und Schmerzen (besonders an der Zungenspitze und den Zungenrändern), Parästhesien, Schmeckstörungen.

- **Befund**

Gerötete Flecke und Streifen auf der Zungenoberfläche. Die Papillen sind vergrößert und hochrot. Später kommt es zur Atrophie der glatten, glänzenden, roten Schleimhaut.

- **Ursachen**

Scharfe Zahnkanten, Zahnstein, Verwendung verschiedener Metall-Legierungen bei der Zahnsanierung, Mundsoor, Vitaminmangel (A, B und C), Anaemia perniciosa (Zungenbrennen als Frühsymptom der Hunter-Glossitis), Eisenmangelanämie (Zungenbrennen bei Plummer-Vinson-Syndrom), Auftreten in der Menopause, Diabetes mellitus, Zungenbrennen nicht selten psychogen verstärkt oder Zeichen einer larvierten Depression.

- **Diagnose**

Blutbild, Magensaftuntersuchung, Serumeisengehalt, Vitaminspiegel, Blutzucker.

- **Therapie**
- Grundleiden behandeln
- Gebisssanierung
- Antimykotikum (Ampho-Moronal® Lutsch-tabletten)
- Vitamin A, B und C, Eisenpräparate
- Mundspülen mit Kamille
- Scharfe Speisen und Getränke sowie Nikotin meiden
- Triamcinolonacetonid (Volon A®-Haftsalbe)

Zungenschwellung

Beispiel

Bei der weiblichen Patientin war es bereits zu rezi-divierenden Zungenschwellungen nach Einatmen eines bestimmten Parfüms gekommen. Jetzt wird sie notfallmäßig in die Klinik mit einer massiven Schwellung der Zunge und der Lippen und einem erheblichen Stridor eingeliefert. Zuvor hatte sie Selle-rie gegessen. Unter der Notfalltherapie mit Kortison und Adrenalin kommt es zu einer raschen Rückbil-dung der Symptome. Der im Intervall durchgeführte orale Provokationstest zeigt eine Sellerieallergie. Bei eingehaltener Diät treten die Symptome nicht mehr auf.

- **Definition**

Ödematöse Schwellung der Zunge unterschied-licher Ursache, die meistens akut und rezidivierend auftritt.

- **Ursachen**
- **Quincke-Ödem:** Idiopathische Zungenschwel-lung unklarer Pathogenese, die vor allem im Rahmen von physischen und psychischen Traumen auftritt. **Therapie: Kortikosteroide.**
- **Hereditäres angioneurotisches Ödem** (HANE): Quantitativer oder funktioneller C1-Esterase-Inhibitormangel. Bei Traumen, Infekten oder Kontakt mit bestimmten Nah-rungsmitteln kommt es zum plötzlichen Auf-treten ödematöser Schwellungen der Zunge, aber auch der Lippen (Capillary Leak Syn-drome). Akute Erstickungsgefahr durch La-rynxödem (ca. 25% Todesfälle). Akutes Abdo-men durch Schwellung der Darmschleimhaut. Spontanremission nach mehreren Stunden. Therapie: Im akuten Stadium Zufuhr von

C1-Inhibitor, Kortison unwirksam. Niedrig dosierte Testosterontherapie zur Prophylaxe. Notfallausweis.

- **Allergisch bedingte Zungenschwellung = orales Allergiesyndrom:** Bei direktem Kontakt vor allem mit Lebensmitteln oder auch als Fernreaktion bei bestehender Kreuzallergie zwischen Lebensmitteln und Pollen. Besonders gefährlich bei bestehender Bienen- und Wes-pengiftallergie. Histamin induziert.
Kann auch bei Therapie mit ACE-Hemmern auftreten (▶ Kap. 8.10).

- **Therapie**

Kortikosteroide und Suprarenin (Adrenalin) als Akuttherapie. Antihistaminika zur symptoma-tischen Therapie und Prophylaxe. Allergenkarenz. Spezifische Immuntherapie (s. auch allergische Rhi-nitis ▶ Kap. 8.10.7). Allergieausweis. Bradykininre-zeptorantagonisten bei ACE-Hemmer induzierter Schwellung (Icatibant – Firazyr®)

Zungen- und Mundbodenabszess

Zungen- und Mundbodenabszesse entwickeln sich in der Zunge oder den Logen und Spatien des Mund-bodens.

- **Ursachen**
- Verletzungen und Infektion der Zunge durch Einspießen von Fremdkörpern (Gräten, Kno-chensplittern)
- Vom Zahnsystem (Molaren) oder von der Glandula sublingualis bzw. der Glandula sub-mandibularis ausgehende Mundbodenabszesse oder -phlegmonen (**Angina Ludovici**)
- Zungengrundabszess nach einer Entzündung der Zungentonsillen (**Angina lingualis**)

- **Symptome**
- Schwellung der Zunge, starke Schmerzen bei Bewegungen der Zunge, beim Sprechen, Kauen und Schlucken, beim Betasten
- Bei Übergreifen auf den Mundboden harte Schwellung submental, bei tiefliegenden Abszessen zunächst ohne Rötung der Haut. Starke Druckschmerzhaftigkeit, Kieferklemme, Fieber
- Larynxödem mit Stridor, kloßige Sprache

— Bei phlegmonösen Prozessen Gefahr des Weiterschreitens bis in das Mediastinum

- **Therapie**
— Punktion und Inzision der Zungenabszesse enoral, der Mundbodenabszesse und -phlegmonen submental oder submandibulär
— Antibiotika, speziell auch gegen Anaerobier (Metronidazol – Clont®; Clindamycin – Sobelin®)
— Spül-Saug-Drainage bei rascher Entzündungsausbreitung
— Hyperbare Sauerstofftherapie bei Mediastinitis

- **Differenzialdiagnose**
Aktinomykose: Eintritt der stäbchenförmigen anaeroben Bakterien (vorwiegend Actinomyces Israeli), die im Gewebe Drusen bilden, über die Gingiva, defekte Zähne, die Speicheldrüsen oder über Verletzungen der Haut durch Gräser und Halme.
— Befund: Brettharte, wenig schmerzhafte, blauviolette Infiltrate im Mundboden, Fistelbildung nach außen oder wiederholte Abszesse
— Diagnose: Abstrich, Probeexzision zum Ausschluss eines Malignoms
— Therapie: Antibiotika (Annoxicillin), Inzisionen plus Clavulansäure (Augmentan®)

11.2.2 Veränderungen der Zungenoberfläche

Lingua plicata Die Zunge ist von Längs- und Querfurchen durchzogen; angeboren, erblich. Differenzialdiagnose: Melkersson-Rosenthal-Syndrom: Zungen-, Lippen- und Wangenschwellung, rezidivierende Fazialisparese. Tritt bei unterschiedlichen Grunderkrankungen auf.

H08 ▶ **Lingua geographica** Durch oberflächliche Epithelabstoßung der Papillae filiformes runde oder girlandenförmige helle, rosafarbene oder rote Flecke mit grauweißen Säumen, Konstitutionsanomalie. Harmlos!

H11 ▶ **Glossitis rhombica mediana** In der Mitte des Zungenrückens geröteter erhabener Bezirk mit Atrophie der Papillen. Wahrscheinlich fissurales Angiom (Persistenz des Tuberculum impar). Harmlos!

Leukoplakie Umschriebene – nicht abwischbare – Epithelverdickung von weißer Farbe (Hyperkeratose). Auf dem Boden einer Leukoplakie kann ein Karzinom entstehen! Fakultative Präkanzerose. **Differenzialdiagnose:** Plaques muqueuses bei Lues. Weißlich-leistenartige Veränderungen (orale Haarleukoplakie) am Zungenrand gelegentlich bei HIV-Infektion, ein prognostisch ungünstiges Zeichen (▶ Kap. 20.2.4).

Haarzunge Schwarze oder braune Fäden auf dem Zungenrücken, die durch eine Hypertrophie und Verhornung der Papillae filiformes entstehen. Keine Beschwerden. Gelegentlich bei Mykosen und nach Antibiotikagaben. Therapie. Entfernung der Fäden mit einer harten Zahnbürste oder Aufweichen mit 3%igem Salicylspiritus, ggf. Antimykotika.

Belegte Zunge Grauweißer Zungenbelag aus abgeschilferten Zellen, Speiseresten, Bakterien und Pilzen findet sich häufig bei Magen-Darm-Krankheiten, bei Fieber und bei Parodontitis.

Himbeerzunge Vorkommen bei Scharlach.

Hunter-Glossitis Glatte, graurote, trockene Zungenoberfläche mit Atrophie der Papillen bei perniziöser Anämie (Vitamin-B_{12}-Mangel).

11.2.3 Veränderungen des Zahnapparates

— **Gelbfärbung** bzw. gelbbraune Querstreifung **der Zähne** bei Kindern gelegentlich nach Tetrazyklingaben während der Zahnentwicklung. Schwangeren und Kindern bis zum 10. Lebensjahr sollten keine Tetrazykline gegeben werden.
— **Zahnfleischpapillenhyperplasie** nach längerer Behandlung der Epilepsie mit Hydantoinderivaten.
— **Zahnfleischbluten** bei Gerinnungsstörungen, Überdosierung von Antikoagulanzien und Azetylsalizylsäure oder Vitamin-C-Mangel.

11.3 Rachen

11.3.1 Entzündungen der Rachenschleimhaut

Engl. *inflammation of the pharynx, pharyngitis*

Akute Pharyngitis

Engl. *acute pharyngitis*

Auftreten im Rahmen eines allgemeinen Virusinfektes der oberen Luftwege, bei Kindern u.U. hochfieberhafte Erkrankung. Sekundäre bakterielle Besiedlung.

- **Symptome**

Kratzen und Brennen im Hals, Schluckbeschwerden, Trockenheitsgefühl.

- **Befund**
  - Schleimhaut an der Rachenhinterwand gerötet.
  - Schleimabsonderung.
  - Die lymphatischen Gewebe (einzelne Lymphfollikel und die Seitenstränge) sind verdickt, hochrot und erhaben.
  - Bei Fieber, vorwiegender Beteiligung der Seitenstränge und Auftreten von Stippchen auf dem lymphatischen Gewebe sowie ausstrahlenden Schmerzen ins Ohr spricht man von einer **Seitenstrangangina** (gelegentlich bei tonsillektomierten Patienten, Streptokokkeninfektion).

- **Therapie**
  - Warme Halswickel, heiße Milch mit Honig angenehm
  - Milde Öle durch die Nase in den Rachen laufen lassen
  - Linderung schaffen Lutschtabletten mit Dexpanthenol (z. B. Bepanthen®) oder Cetylpyridiniumchlorid (Dobendan®). Antibiotikahaltige Lutschtabletten sollten vermieden werden, da keine Wirkung auf die Virusinfektion besteht und ein Auftreten allergischer Reaktionen oder eine Soorerkrankung möglich sind.
  - Systemische Antibiotikatherapie mit Penicillin-V (Isocillin®) bei schwerer Symptomatik

---

Veränderungen von Zunge und Mundboden

- Glossitis
  - Verschiedene Ursachen führen zu Zungenbrennen, Schmerzen, Schmeckstörungen
  - Umfangreiche Diagnostik
  - Behandlung des Grundleidens und symptomatische Therapie
- Zungenschwellung
  - Quincke-Ödem: Idiopathisch
  - Hereditäres angioneurotisches Ödem: C1-Esterase-Inhibitor-Mangel
  - Orales Allergiesyndrom
  - Medikamentös durch ACE-Hemmer
- Zungen- und Mundbodenabszess
  - Verletzungen, odontogen, tonsillogen
  - Schwellung, Larynxödem, Weiterleitung bis zum Mediastinum
  - Therapie: Abszessspaltung, Antibiotikum, Drainage
  - Differenzialdiagnose: Aktinomykose
- Veränderungen der Zungenoberfläche
  - Lingua plicata: Längs- und Querfurchen
  - Melkersson-Rosenthal-Syndrom: Schwellungen, rezidivierende Fazialisparese
  - Lingua geographica durch Oberflächenepithelabstoßung
  - Leukoplakien
  - Haarzunge durch Hypertrophie der Papillen
  - Belegte Zunge
  - Himbeerzunge bei Scharlach
  - Hunter-Glossitis bei Vitaminmangel
- Veränderungen des Zahnapparates
  - Gelbfärbung der Zähne
  - Gingivahyperplasie
  - Zahnfleischbluten

Chronische Pharyngitis

Engl. *chronic pharyngitis*

- **Definition**

Länger als 3 Monate andauernde Entzündung des Pharynx.

- **Ursachen**
- Staubeinwirkung
- Chemische Reize am Arbeitsplatz
- Trockene Luft in Büroräumen
- Nikotin- oder Alkoholabusus
- Ständige Mundatmung bei verlegter Nase infolge Septumdeviation, Muschelschwellung, Nebenhöhlenentzündung oder Rachenmandelhyperplasie
- Nicht selten bei hormoneller Umstellung im Klimakterium oder als Folge einer Strahlentherapie im Kopf-Halsbereich

- **Symptome**

Lästiges Trockenheitsgefühl im Hals, Räusperzwang, Absonderung von zähem Schleim, Globusgefühl (Kloßgefühl), Schluckzwang, Schluckbeschwerden beim Leerschlucken, Durstgefühl, Reizhusten.

- **Befund**
- **Meist atrophische Form = Pharyngitis sicca:** Schleimhaut trocken, blass, atrophisch, firnisartig glänzend, mit etwas zähem Schleim bedeckt. Oft besteht gleichzeitig eine Rhinitis und Laryngitis sicca. Differenzialdiagnose: Die trockene atrophische Schleimhaut verbunden mit Zungenbrennen kann Teilsymptom eines **Plummer-Vinson-Syndroms** = sideropenische Dysphagie (Eisenmangel bei Frauen, Salzsäuremangel im Magensaft, hypochrome Anämie! In 10% der Fälle entwickeln sich Postkrikoidkarzinome!) oder eines **Sjögren-Syndroms** (▶ Kap. 23.1.5) sein.
- Seltener hyperplastische Form entweder als
  - **Pharyngitis granulosa** (= granularis) mit Hyperplasie der Lymphfollikel, die über die Rachenhinterwand verstreut sind, oder als
  - **Pharyngitis lateralis** mit Hyperplasie vorwiegend des lymphatischen Gewebes im Bereich der Seitenstränge, die bis auf Bleistiftdicke anschwellen können. Verbunden

oft mit einer Hyperplasie der Zungentonsillen als Kompensation lymphatischen Gewebes nach Tonsillektomie.

Karotidodynie: Druckschmerz entlang der A. carotis. Wahrscheinlich entzündliche Veränderungen der Arterienwand oder Spasmus durch Hyperaktivität des Sympathikus.

- **Therapie**
- Rauchen, scharfe Gewürze, konzentrierte Alkoholika und berufliche Noxen meiden
- Raumfeuchtigkeit erhöhen (Wasserverdunster in zentralgeheizten Räumen!). Aufenthalt an der See günstig, Hochgebirge ungünstig
- Inhalieren und Gurgeln mit Emser Salz echt® zur Befeuchtung der Schleimhaut
- Lutschen von z. B. Emser Pastillen echt® ohne Menthol
- Öl durch die Nase in den Rachen bringen zur Linderung des Trockenheitsgefühls (Schutzfilm auf der Schleimhaut), Bromhexin zur Befeuchtung
- Bei Bestrahlungsfolgen Einsprayen der Mundhöhle mit synthetischem Speichel (Glandosane®)
- Bei Pharyngitis lateralis Ätzen der Seitenstränge und evtl. des Zungengrundes mit Argentum nitricum® 5%ig, strichförmig mit Trichloressigsäure 20%ig oder Kryo- bzw. Laserchirurgie des hyperplastischen Gewebes

Globusgefühl Bei geringem organischen Befund, aber ausgeprägtem Globusgefühl (funktionelle Schluckbeschwerden, psychosomatisches Krankheitsbild, Globus pharyngis, oft verbunden mit einer Karzinophobie) Linderung durch psychische Führung, evtl. unterstützt durch Tranquilizer (Benzodiazepin). Globusgefühl verbunden mit Stimmveränderungen tritt gelegentlich auch bei funktioneller Blockade der oberen HWS-Gelenke auf. Eine organische Ursache der Schluckbeschwerden und des Globusgefühls ist erst dann ausgeschlossen, wenn durch Röntgenuntersuchungen auch keine **Osteochondrose der Halswirbelsäule** (M. Forestier) und kein verlängerter Processus styloideus (**Stylalgie**) nachgewiesen werden können und außerdem durch gründliche Untersuchung ein beginnendes Tumorwachstum im Oro- und Hypopharynx, eine

Struma oder ein **Zenker-Divertikel** (▶ Kap. 17.3) ausgeschlossen wurden. Bei ungeklärter Dysphagie (▶ Abschn. 11.7) u. U. Röntgenvideographie oder Sonographie (M-Mode).

In Kürze

Pharyngitis
- Akute Pharyngitis bei Virusinfekt, sekundär bakteriell
  - Lokale Symptomatik, ggf. Otalgie
  - Lokale und systemische Therapie
- Chronische Pharyngitis
  - Symptomatik länger als drei Monate
  - Physikalische und chemische Noxen, trockene Luft, Nikotin- und Alkoholabusus, Mundatmung, postradiogen, hormonell, metabolisch
  - Trockenheitsgefühl, Räusperzwang, Druckgefühl
  - Atrophische, hyperplastische Form und Seitenstranghyperplasie
  - Therapie: Noxen meiden, Luft befeuchten, Lokaltherapie, Grundleiden behandeln
- Globusgefühl
  - Funktionelle Schluckbeschwerden
  - Organische Ursachen bei HWS-Veränderungen, Struma, verlängerter Processus styloideus, Zenker-Divertikel

11.3.2 Hyperplasie des lymphatischen Rachenringes

▪ **Entstehung**

Auf konstitutioneller Grundlage in den ersten Lebensjahren. Rückbildung in der Pubertät. Entzündliche Prozesse verzögern die Involution. Bei Erwachsenen finden sich im Allgemeinen nur noch kleine Gaumenmandeln und keine Rachenmandel mehr.

▪ **Ursache**

Immunologische Abwehrvorgänge und endokrine Steuerung wahrscheinlich. Kohlenhydratreiche Kost fördert die Hyperplasie. Geringe entzündliche Reaktionen bei Kindern – auch wenn sie mehrfach im Jahr vorkommen – sprechen für den **Aufbau** einer **Immunabwehr**, stärkere fieberhafte Entzündungen (Anginen) zeigen eher an, dass sie – wenigstens vorübergehend – geschwächt ist.

▪ **Symptome und Befund**
- **Gaumenmandelhyperplasie** (◘ Abb. F.5): Kloßige Sprache, bei rezidivierenden entzündlichen Prozessen Schluckbeschwerden und Schwellung der Kieferwinkellymphknoten
- **Kissing Tonsils:** Die Tonsillen berühren sich in der Mittellinie, dann auch Atemhindernis möglich (▶ Kap. 11.6)
- Selten Tubenbelüftungsstörung
- **Rachenmandelhyperplasie:** Sog. adenoide Vegetation (Adenoide), im Volksmund als »Polypen« oder »Wucherungen« bezeichnet

Durch Verlegung des Nasenrachenraumes bei Kindern kommt es in typischer Weise zu:
- **behinderter Nasenatmung** mit offenstehendem Mund (**Mundatmung**) und dümmlichem Gesichtsausdruck (Facies adenoidea, ◘ Abb. 11.3b), dabei oft hoher spitzer Gaumen
- **Schnarchen**, schlechtem Schlaf (und dadurch mäßigen schulischen Leistungen), geringem Appetit, Teilnahmslosigkeit, Rhinophonia clausa
- **Tubenbelüftungsstörung** mit Trommelfellretraktionen, Schallleitungsschwerhörigkeit, rezidivierenden akuten Mittelohrentzündungen, »Leimohr« (**Seromukotympanum**, ▶ Kap. 4.2.2)
- Schleimabsonderung aus der Nase und in den Rachen, chronischer Rhinitis, Sinusitis und Bronchitis sowie regionären Lymphknotenschwellungen hinter dem M. sternocleidomastoideus bei gleichzeitigen entzündlichen Prozessen des adenoiden Gewebes (**Adenoiditis**)

▪ **Diagnose der Rachenmandelhyperplasie**

Durch Postrhinoskopie (auch Lupenendoskopie oder flexible Endoskopie, ▶ Kap. 7.2.2) (◘ Abb. 11.3a) oder Palpation des Nasenrachenraums (falls die Postrhinoskopie bei Kindern nicht gelingt): Die Rachenmandel verdeckt als gelapptes, längsgefurchtes, rötliches – bei Palpationen weiches – Gebilde die oberen Anteile der Choanen und bei starker Hyperplasie auch die Tubenöffnungen.

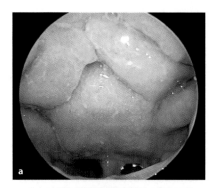

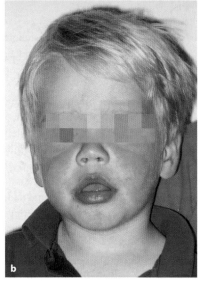

□ **Abb. 11.3a,b a** Adenoide; **b** Kind mit Facies adenoidea

■ **Therapie**

Bei hyperplastischen, die Nahrungsaufnahme und die Atmung behindernden **und** zu rezidivierenden Anginen neigenden Gaumentonsillen ist die Tonsillektomie, zunehmend auch Laser-Tonsillotomie zur Tonsillenverkleinerung, bei vergrößerter Rachenmandel mit obigen Symptomen ist die Adenotomie (□ Abb. 9.4), evtl. einschließlich Parazentese/Paukendrainage (▶ Kap. 4.2.2) indiziert.

■ **Differenzialdiagnose**

Bei behinderter oder verlegter Nasenatmung im Kindesalter: Choanalatresie (▶ Kap. 8.1.4), Nasenrachenfibrom (▶ Abschn. 11.4.1), malignes Lymphom im Nasopharynx (▶ Abschn. 11.4.2), Nasenfremdkörper.

In Kürze

Hyperplasie des lymphatischen Rachenrings
— Physiologisch im Kindesalter
— Konstitutionell
— Gaumenmandel
  ═ Kloßige Sprache, Schluckbeschwerden, obstruktives Schlafapnoesyndrom bei Kissing Tonsils
  ═ Tonsillotomie, ggf. Tonsillektomie
— Rachenmandel
  ═ Mundatmung, Infekte der oberen Luftwege, Tubenbelüftungsstörung, Schnarchen, Adenoiditis
  ═ Therapie: Adenotomie, evtl. Parazentese und Paukendrainage

11.3.3 Entzündungen des lymphatischen Rachenringes

Engl. *inflammation of Waldeyer's tonsillar ring*

Akute Entzündung der Gaumenmandel (Angina lacunaris, akute Tonsillitis)

Engl. *acute tonsillitis*

Beispiel

Der Patient litt seit Jahren unter rezidivierenden Halsschmerzen verbunden mit Fieber und Lymphknotenschwellungen am Hals. Jetzt ist es im Rahmen der akuten Tonsillitis zu massiven Schmerzen auf der rechten Seite, einer Kieferklemme, Schluckbeschwerden und Lymphknotenschwellung am Hals und septischen Temperaturen gekommen. Bei der Untersuchung zeigt sich eine massive Vorwölbung des Gaumens auf der rechten Seite. Bei der Punktion findet sich Eiter. Der Abszess wird durch Inzision eröffnet, es entleert sich massiv Pus. Zusätzlich entwickelt der Patient zunehmende Schmerzen entlang der Halsgefäßscheide auf der rechten Seite verbunden mit septischen Temperaturen. Bei der Ultraschalluntersuchung stellt sich eine Thrombose der V. jugularis interna dar. Im CT zeigt sich zusätzlich eine Abszessausbreitung bis ins Mediastinum. Die sofort durchge-
▼

führte operative Revision mit Entfernung des Thrombus und tiefer Drainage der Halsweichteile sowie des Mediastinum führt unter intensivmedizinischer Therapie zu einer allmählichen Besserung des Allgemeinzustandes und Ausheilung des Entzündungsprozesses.

- **Erreger**

Meist β-hämolysierende Streptokokken der Serogruppe A. Seltener Pneumokokken, H. influenzae. Bei Kindern auch Viren.

- **Vorkommen**

Vor allem bei größeren Kindern und jugendlichen Erwachsenen, selten nach der Involution des lymphatischen Gewebes, dann meist als **akute Rezidive einer chronischen Tonsillitis**.

- **Symptome**

Schluckbeschwerden, Speichelfluss, Kopfschmerzen, Fieber, Abgeschlagenheit, beim Schlucken Stiche im Ohr.

- **Befund**
- Anfangs nur Rötung und Schwellung der Gaumenmandeln (**Angina catarrhalis**) oder ihrer Follikel (Angina follicularis), dann
- Fibrinbeläge als Stippchen und Pfröpfe in den Krypten (**Angina lacunaris**, ◘ Abb. 11.4) oder
- konfluierende und auf die Gaumenbögen übergreifende Beläge bei **Pneumokokkenangina**,
- Ödeme der Gaumenbögen und des weichen Gaumens und
- druckschmerzhafte Halslymphknoten.

Stippchen können sich auch auf dem übrigen lymphatischen Gewebe des Waldeyer-Rachenringes finden:
- auf der Rachentonsille: **Angina retronasalis** mit Schwellung der Nackenlymphknoten,
- auf den Zungentonsillen: **Angina lingualis (Zungengrundangina)** mit Gefahr des Zungengrundabszesses, des Glottisödems und Epiglottisabszesses und
- auf den Seitensträngen: **Seitenstrangangina**.

- **Verlauf**

In 3–6 Tagen klingen Fieber und Schluckbeschwerden ab.

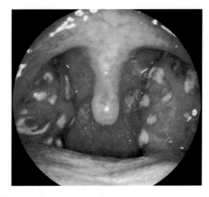

◘ **Abb. 11.4** Angina lacunaris

- **Differenzialdiagnose**

(Dazu Tonsillen- bzw. Schleimhautveränderungen bei Allgemeinerkrankungen):
- **Angina Plaut-Vincent** (Angina ulceromembranacea): Einseitige Schluckbeschwerden, Ulzeration einer Tonsille, kraterförmiges Geschwür am oberen Tonsillenpol, Foetor ex ore, schmerzhafte Lymphknotenschwellung am Kieferwinkel, im Abstrich Borrelia vincentii und Fusobacterium fusiforme. Tonsillenkarzinom u. U. durch Biopsie ausschließen. Allgemeinbefinden wenig gestört.
- **Angina agranulocytotica:** Schmutzige Nekrosen auf den Tonsillen. Starker Foetor ex ore. Keine Lymphknotenschwellung (Blutbild!)
- **Spezifische Angina (Lues II):** Etwa 8 Wochen nach Primärinfektion schleierartige weißliche, u. U. papulöse Beläge auf den Tonsillen und der Mundschleimhaut, Plaques muqueuses (Luessuchreaktionen positiv!)
- **Tuberkulose:** Flache Ulzera mit granulierenden Rändern (Lungenaufnahme!)
- **Scharlachangina:** Düsterrote Tonsillen und Rachenring
- **Diphtherie:** Weißliche, fibrinöse – bei Berührung leicht blutende – Membranen über die Tonsillen hinausreichend, süßlich riechend (Abstrich!), dazu Gaumensegellähmung. Nekrosen bis in die Submukosa, Schwellung der Kieferwinkellymphknoten. Fieber.
- **Herpangina:** Coxsackie-A-Virus. Kleine Aphthen-ähnliche Erosionen auf den vorderen Gaumenbögen, hohes Fieber, Lymphknotenschwellung

— **Pfeiffer-Drüsenfieber** (Lymphoidzellenangina, Monozytenangina, infektiöse Mononukleose): Generalisierte Epstein-Barr-Viruserkrankung des lymphatischen Gewebes. Übertragung durch Mundkontakt (Speichel, Küssen). Tonsillen verdickt, gerötet, Fibrinbeläge, außer Tonsillitis allgemeine Lymphknotenschwellungen, Milzschwellung, Leberschwellung, Myokarditis, Fieber (Paul-Bunnell-Test, Monosticon-Schnelltest – Bestimmung heterophiler Antikörper – in der 2.–3. Woche positiv, lymphomonozytäres Blutbild mit Monozyten und atypischen Lymphozyten. Serologischer Nachweis von Epstein-Barr-Virus). Atemnot bei massiver Hyperplasie

— **Soor:** Weiße Stippchen oder Pilzrasen, darunter flache Erosionen der Schleimhaut (mykologische Untersuchung!)

- **Therapie**
— Bettruhe
— Penicillin oral oder parenteral (1–2 Millionen täglich, mindestens 4 Tage lang), z. B. Megacillin®, bei Allergie Makrolide, z. B. Roxythromycin (Rulid®)
— Analgetika
— Unter Umständen Kreislaufmittel
— Örtlich: Warme Halswickel, Mundspülen mit Kamillentee
— **Angina Plaut-Vincent:** Auswischen des Ulkus mit 5%iger Chromsäure, Policresulen (Albothyl®) oder Antibiotikalösung. Antibiotika per os (Penicillin V – Isocillin®; Erythromycin – Erythrocin®) bei schwerer Symptomatik
— **Diphtherie:** Schon bei Verdacht Diphtherieserum und Penicillin V®, bei Allergie Erythromycin®.
— **Pfeiffer-Drüsenfieber:** Konservativ: Bettruhe, Mundpflege, Flüssigkeitszufuhr. Antiphlogistikum, Antipyretikum, Antibiotikum bei bakterieller Superinfektion (**cave:** kein Aminopenicillin wegen Exanthem). Mitbehandlung durch Internisten. Operativ: Tonsillektomie bei massiver Tonsillenhyperplasie mit Atemnot und protrahiertem schweren Krankheitsverlauf
— **Soor:** Antimykotika wie Nystatin (z. B. Moronal®) oder Ampho-Moronal®; Pinseln mit Farbstoffen

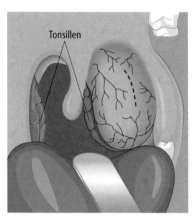

Tonsillen

☐ **Abb. 11.5** Peritonsillarabszess links (Inzisionsstelle eingezeichnet)

- **Komplikationen der Angina lacunaris**
— **Folgekrankheiten:** Endo-, Myo-, Perikarditis, rheumatisches Fieber, Nephritis (daher nach jeder Angina lacunaris Urinkontrolle!). Immunkomplexe und hyperergische Reaktionen
— **Örtliche Komplikationen:** Peritonsillarabszess, Retropharyngealabszess

Peritonsillarabszess (Paratonsillarabszess; ☐ Abb. 11.5, ☐ Abb. F.12.1 und F.12.2)

- **Entstehung**

Die Entzündung breitet sich im Bindegewebe zwischen Tonsille und M. constrictor pharyngis aus (Peritonsillitis) und führt dort zu einer Abszedierung. Kann auch nach Tonsillektomie mit verbliebenen Tonsillenresten und Pharyngitis auftreten.

- **Erreger**

Aerob-anaerobe Mischinfektion. Vorwiegend Streptokokken der Gruppe A. Candida albicans.

- **Symptome**

Wenige Tage nach einer Angina lacunaris einseitige erhebliche Schluckbeschwerden, Stiche ins Ohr, kloßige Sprache, Kieferklemme (Mundöffnung behindert), erneut Fieberanstieg.

- **Befund**
— Rötung und Vorwölbung des vorderen Gaumenbogens einer Seite

- Einseitige Bewegungseinschränkung des weichen Gaumens
- Zäpfchen nach der anderen Seite gedrängt und ödematös
- Druckschmerz bei vorsichtigem Betasten des peritonsillären Gewebes
- Schmerzhafte Schwellung der Kieferwinkellymphknoten
- Ultraschall-B-Scan, Röntgen Hals seitlich, CT bei Verdacht auf Ausbreitung entlang der Halsfaszien
- Doppler-Sonographie bei Verdacht auf Jugularvenenthrombose

Schwer zu diagnostizieren sind Abszesse, die sich hinter der Tonsille bilden und zu einer Verdickung des hinteren Gaumenbogens und einem Ödem des Kehlkopfeingangs führen (**Retrotonsillarabszess!**).

⊘ Cave
Peritonsillarabszesse können in das Spatium parapharyngeum durchbrechen und ins Mediastinum absinken. Dann Lebensgefahr.

- Differenzialdiagnose
- **Uvulaödem** bei Virusinfektionen, hereditärem angioneurotischem Ödem und als allergische Reaktion
- **Kieferklemme:**
  - **Myogen:** entzündlich (Peritonsillarabszess, Mundbodenabszess, Dentitio difficilis) oder Tumorinfiltration (Kieferhöhlenkarzinom, Tonsillenkarzinom, Tumor in der Flügelgaumengrube)
  - **Neurogen:** Tetanus (!)
  - **Arthrogen:** Kiefergelenkserkrankung, Kiefergelenks- und Jochbogen- oder -beinfraktur (dabei auch Kiefersperre)

- Therapie
- Bei Peritonsillitis Versuch mit Penicillin oral oder parenteral (1–2 Millionen Einheiten pro Tag, 4–5 Tage lang), Augmentan®, Cefuroxim (Elobact®) oder Clindamycin (Sobelin®)
- Bei Abszessbildung Inzision und Spreizen auf der Höhe der Vorwölbung nach vorheriger Punktion (um den Abszess zu finden). Cave: Verletzung der A. carotis! Einige Tage lang Nachspreizen mit der Kornzange

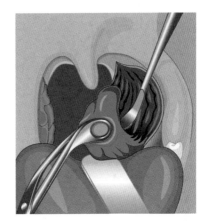

◻ Abb. 11.6 Tonsillektomie

- Bei tiefliegenden Abszessen, die sich schlecht entleeren: Abszesstonsillektomie (»heiße« Tonsillektomie)
- Sonst Tonsillektomie (◻ Abb. 11.6) 4 Tage nach Abszessinzision oder im abszessfreien Intervall

Sepsis nach Angina (Tonsillogene Sepsis)
- Entstehung
Bakterieneinbruch in die Blutbahn auf drei Wegen (◻ Abb. 11.7a) möglich:
- **Hämatogen** über die kleinen Mandelvenen – V. jugularis interna mit Thrombophlebitis (**Jugularisthrombose;** ◻ Abb. 11.7b)
- **Lymphogen** über die abführenden Lymphbahnen in die Kieferwinkellymphknoten, die der V. jugularis interna anliegen. Über eine Periphlebitis kommt es zur Thrombophlebitis der V. jugularis interna.
- Über einen **Abszess** oder eine **Phlegmone** des Spatium parapharyngeum (◻ Abb. 9.5) **Thrombophlebitis der V. jugularis interna.** Von dem infizierten Thrombus der V. jugularis interna wird infektiöses Material mit dem Blut verschleppt. (Außer tonsillogenen kommen auch odontogene Halsphlegmonen vor, die sich bis in das Mediastinum ausbreiten können.)

- Differenzialdiagnose
Nekrotisierende Fasziitis: Infektion mit Streptokokken der Gruppe A, die sich durch ihre enzymatische Aktivität rasch im Subkutangewebe ausbreiten, die Faszien einbeziehen und Gasbläschen bil-

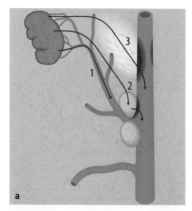

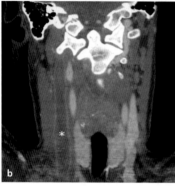

■ Abb. 11.7a,b Sepsis nach Angina. **a** Einbruch in die Blutbahn: *1* über die kleinen Mandelvenen, *2* über die Lymphbahnen und die Kieferwinkellymphknoten, *3* über eine Phlegmone des Spatium lateropharyngeum; **b** Jugularvenenthrombose im Computertomogramm

den. Myositis und Neuritis, Toxic Shock Syndrome. Foudroyanter Krankheitsverlauf mit hoher Mortalitätsrate durch Überrennen der körpereigenen Abwehr. Bei Patienten mit peripheren Durchblutungsstörungen, Immundefizienz, gestörtem Lymphabfluss, Diabetes mellitus.

- **Erreger**

Mischinfektion mit Streptokokken, Staphylokokken, Anaerobiern und Fusobacterium necrophorum.

- **Symptome**

Septische Temperaturen und Schüttelfrost.

- **Befund**
- Druckschmerz und strangförmige Verhärtung der V. jugularis interna vor dem M. sternocleidomastoideus

- Bei der lymphogenen Form verbackene druckschmerzhafte Lymphknotenpakete am Kieferwinkel
- Bei der phlegmonösen Form Infiltration der seitlichen Halsweichteile (Ultraschall-B-Scan und Doppler-Sonographie)
- Im Blutbild Leukozytose und Linksverschiebung. Hohe BKS. Gelegentlich gelingt der Erregernachweis im Blut (Blutkultur), wenn Blut während des Schüttelfrostes entnommen wird
- Bei fortgeschrittenem Krankheitsbild Milzschwellung und septische Metastasen in Lunge, Leber, Haut
- CT, US-B-Scan mit Nachweis der Jugularisthrombose oder der Abszessbildung (■ Abb. 11.7b)

- **Therapie**
- Hohe Gaben von **Antibiotikakombinationen** (z. B. Cefuroxim und Metronidazol – Clont®) oder breitwirkende Penicilline (Augmentan®, Unacid®); Heparinisierung
- **Operative Behandlung entscheidend:** Ausschaltung der Eintrittspforte = Tonsillektomie spätestens nach dem zweiten Schüttelfrost bei der hämatogenen Form. Ausschaltung des Sepsisherdes = Resektion der V. jugularis interna bei Thrombophlebitis der Vene. Eröffnung und Ableitung des Spatium parapharyngeum seitlich am Hals sowie des Mediastinum bei phlegmonösen Prozessen in den Weichteilen, Nekrosektomie bei nekrotisierender Fasziitis

- **Prognose**

Bei rechtzeitiger antibiotischer und operativer Behandlung nicht ungünstig, jedoch stets ernstes Krankheitsbild.

Retropharyngealabszess
- **Definition**

Abszessbildung im Spatium retropharyngeum.

Entsteht bei Abszedierung der retropharyngealen Lymphknoten nach Entzündungen im Nasenrachenraum, meist bei Kindern im 1. und 2. Lebensjahr, oder von der Tonsille ausgehend.

- **Symptome**

Schluckbeschwerden, Verweigerung der Nahrung, Behinderung der Nasenatmung, steife Kopfhaltung, subfebrile Temperaturen.

- **Befund**
- Vorwölbung der Schleimhaut an der Rachenhinterwand. Bei Palpation prallelastisch oder Fluktuation
- Lymphknotenschwellung hinter dem M. sternocleidomastoideus
- Abszessnachweis im CT

- **Therapie**
- Inzision der Rachenhinterwand am liegenden Patienten mit rekliniertem Kopf, um eine Aspiration zu verhindern, bei Kindern in Narkose
- Falls der Abszess nicht erreicht werden kann, Abszesstonsillektomie

- **Differenzialdiagnose**

»Kalter« Retropharyngealabszess als Folge einer Tuberkulose oder Osteomyelitis der Halswirbelkörper.

Chronische Tonsillitis

Engl. *chronic tonsillitis*

- **Definition**

Länger als 3 Monate bestehende Entzündung der Tonsille.

Die Entzündung spielt sich entweder nur in den Krypten (Kryptentonsillitis) oder auch im Parenchym und im peritonsillären Gewebe ab. Sie kann sich ohne stärkere akute Entzündung, aber auch nach rezidivierenden Anginen entwickeln. Zunehmende Vernarbung.

- **Histologie**

Die Krypten enthalten Detritus aus Epithelien, Bakterien, Lymphozyten und Leukozyten. Im Parenchym und im peritonsillären Gewebe finden sich entzündliche Infiltrate und narbige Veränderungen nebeneinander.

- **Symptome**

Keine bis geringe Schluckbeschwerden. Bei Detritus Mundgeruch und schlechter Geschmack. Auch mit rezidivierender akuter Tonsillitis einhergehend.

- **Befund** `F10`
- Tonsillenoberfläche zerklüftet und narbig verändert (vor allem nach früherer Tonsillotomie)
- Vordere Gaumenbögen gerötet
- Schlechte Luxierbarkeit der Tonsillen bei peritonsillären Infiltraten und Vernarbungen
- Aus den Tonsillen lassen sich Detritus und flüssiger Eiter ausdrücken
- Die Tonsillen können vergrößert sein bei gleichzeitigem Vorhandensein von Hyperplasie und entzündlichen Veränderungen, sie können durchaus aber auch klein und atrophiert sein.

- **Therapie**

Konservative Maßnahmen unwirksam. Indikationen zur Tonsillektomie (► Kap. 11.3.4).

(Sog.) Herdinfektion

In den chronisch entzündeten Tonsillen wird durch die Streptokokkenantigene eine Antikörperbildung induziert. Die Tonsillen wirken als Herd (Fokus) durch Aufnahme und Weiterleitung von Antigenen sowie durch Abgabe von Antikörpern, die mit antigen wirksamen Substanzen Immunkomplexe bilden (**Antigen-Antikörperkomplexe**). Die Immunkomplexe führen in herdfernen Organen zu entzündlichen hyperergischen Reaktionen (fehlerhafter Ablauf der Immunreaktion). »Abgekapselte« entzündliche »Herde« im Tonsillengewebe sind für die Auslösung einer Herdinfektion nach heutiger Kenntnis nicht mehr zwingend notwendig. Es genügen z. B. bereits Streptokokkendepots in den Tonsillenkrypten, um eine krankmachende Mittlerrolle zu spielen.

Die wichtigsten Krankheiten, die erfahrungsgemäß durch **Streptokokken** bedingt sein können, sind:
- Rheumatisches Fieber
- Akuter fieberhafter Gelenkrheumatismus (nicht dagegen primär chronischer Gelenkrheumatismus)
- Glomerulonephritis und Herdnephritis
- Entzündliche Herz- und Gefäßkrankheiten
- Pustulosis palmaris et plantaris
- Entzündliche Augenkrankheiten
- Neuritiden (?)

■ **Befund**

Tests, die bei positivem Ausfall für ein Herdgeschehen sprechen, bei deren negativem Ausfall ein Herd jedoch nicht auszuschließen ist, sind:

– Abstrich und Erregernachweis (häufig β-hämolysierende Streptokokken der Serogruppe A)
– Blutbild mit Zeichen für entzündliche Geschehen
– Erhöhte Blutsenkung
– Antistreptolysintiter – nach allmählichem Anstieg hoch
– Provokationstests: Kurzwellenbestrahlung, Ultraschall, Quetschung der Tonsillen. Sie sind jedoch nicht gefahrlos, können zu einem Aufflackern der Herderkrankung führen und sollten daher unterlassen werden.

Auf das Vorliegen eines **Tonsillenfokus** kann aus der Vorgeschichte (rezidivierende Anginen), dem Befund (chronische Tonsillitis) und den Folgekrankheiten nur geschlossen werden. Ein Beweis ist erst durch den Erfolg der Therapie zu erbringen.

■ **Therapie**

Da Pinseln, Gurgeln, Antibiotika per os, Mandelabsaugen und Mandelkappen (Tonsillotomie) keinen Einfluss auf die »Herde« oder die Immunkomplexbildung in den Tonsillen haben, kommt nur die Tonsillektomie in Frage.

In Kürze

Entzündungen des lymphatischen Rachenrings

– Akute Tonsillitis, Angina lacunaris
  – β-hämolysierende Streptokokken, ggf. rezidivierende Infekte
  – Geschwollene, gerötete Tonsillen, Kieferwinkellymphknoten geschwollen
  – Angina tonsillaris, retronasalis, lingualis, Seitenstrangangina
  – Therapie mit Penicillin

▼

– Angina Plaut-Vincent
  – Einseitige Ulzeration mit schmerzhafter Lymphknotenschwellung
  – Borrelia vincenti und Fusobacterium fusiforme
– Besondere Anginaformen: Bei Agranulozytose, Lues, Tuberkulose, Scharlach, Diphtherie, Herpangina, Mononukleose, Soor
– Differenzialdiagnose: Tonsillenkarzinom, Glossopharyngeusneuralgie
– Komplikationen
  – Folgekrankheiten durch Immunkomplexe und hyperergische Reaktionen
  – Örtliche Abszessbildung: Peritonsillar- und Retrotonsillarabszess
  – Jugularvenenthrombose
  – Sepsis nach Angina, Mediastinitis
  – Nekrotisierende Fasziitis
  – Therapie: Tonsillektomie, Abszessspaltung, Drainage, Allgemeintherapie, ggf. Resektion des Thrombus aus der Vena jugularis
– Chronische Tonsillitis
  – Symptome länger als 3 Monate, ggf. rezidivierend, Antistreptolysintiter erhöht
  – Tonsillektomie-Indikation bei Herdinfektion, Fokuskrankheiten und erhöhtem ASL-Titer

11.3.4 Mandeloperationen

Tonsillektomie (Gaumenmandelausschälung, ◻ Abb. 11.6)

Engl. *tonsillectomy*

■ **Indikationen**

– Chronische Tonsillitis mit subjektiven Beschwerden (Pfropfbildung mit Foetor ex ore, Schluckschmerzen)
– Verdacht auf Herdgeschehen (bei Operation antibiotischer Schutz!)
– Stets Endokarditisprophylaxe mit Amoxicillin oder Clindamycin bei Patienten mit Herzvitium oder Herzklappenersatz
– Rezidivierende Anginen (Operation im Intervall!)

- Peritonsillarabszess (als Abszesstonsillektomie oder Operation im Intervall)
- Sepsis nach Angina
- Hyperplastische Tonsillen nur dann, wenn sie bei Kindern ein mechanisches Hindernis darstellen oder wenn es zu Schlafapnoe kommt (▶ Abschn. 11.6).
- Tonsillotomien mit dem Laser werden zunehmend bei Kindern mit Tonsillenhyperplasie zur Größenreduktion durchgeführt, um so die Tonsillenfunktion zu erhalten.
- Einseitig vergrößerte Tonsille oder erhebliche Seitendifferenz zum Ausschluss eines malignen Geschehens (malignes Lymphom!)
- Bakterieller Streuherd bei immunsupprimierten Patienten. Operative Sanierung erforderlich vor Organtransplantation oder Knochenmarktransplantation mit anschließend notwendiger Immunsuppression, bei krankheitsbedingter Immunsuppression z. B. bei malignem Lymphom
- Keine Operationen bei Agranulozytose oder Leukämie und während Poliomyelitisepidemien (postoperativ in früheren Jahren gehäuft bulbäre Form der Poliomyelitis)
- Bei **Hämophilie** Tonsillektomie erst nach vorheriger Substitution oder als Kryotonsillektomie
- Das Alter der Patienten stellt keine Gegenindikation dar.
- Bei trockenen Schleimhäuten (**Pharyngitis sicca**) sollte man zurückhaltend mit der Tonsillektomie sein, das Gleiche gilt für **offene Gaumenspalten**.
- Eine Tonsillektomie bei **Kindern unter vier Jahren** während des Aufbaus der Immunabwehr und der »immunologischen Lernphase« ist nur nach strenger Indikationsstellung bei entsprechender schwerwiegender Symptomatik durchzuführen, evtl. besser als Tonsillotomie. Später ist durch eine Tonsillektomie kein Immundefekt mehr zu erwarten

> **Praxisbox**
>
> **Tonsillektomie**
> Bei Kindern in Intubationsnarkose (am liegenden Patienten mit rekliniertem Kopf), bei Er-
> ▼

wachsenen ebenso oder in örtlicher Betäubung. Nach Schlitzen des vorderen Gaumenbogens wird die Tonsille halbscharf aus dem Tonsillenbett (vom oberen Pol angefangen) unter Schonung der Mm. palatoglossus et palatopharyngeus herauspräpariert und am Zungengrund mit einer Schlinge abgeschnürt. Bluten de Gefäße werden unterbunden (◘ Abb. 11.6).

Mitunter **Nachblutungen** am Operationstag, sobald die Wirkung der Anästhesieflüssigkeit (der Vasokonstringenzien zugesetzt sind) nachlässt, oder am 6. bis 7. Tag, wenn sich die weißlichen Fibrinbeläge (Schorfe) abstoßen. Blutende Gefäße werden bei Nachblutungen umstochen. Bei rezidivierenden Blutungen u. U. Gefäßunterbindung der A. carotis ext. oder ihrer Äste im Spatium parapharyngeum. Auch Embolisation von Ästen der Arteria carotis externa möglich.

Nach der Tonsillektomie hypertrophiert gelegentlich kompensatorisch das lymphatische Gewebe am Zungengrund oder an den Seitensträngen (Globusgefühl!).

Adenotomie (Rachenmandeloperation)

- **Indikationen**

Rachenmandelhyperplasie mit ständigem Schnupfen, Behinderung der Nasenatmung, Schnarchen, Tubenventilationsstörungen, Seromukotympanum, rezidivierende Mittelohrkatarrhe, Nasennebenhöhlenentzündungen, Bronchitis, Tumorverdacht.

> **Praxisbox**
>
> **Adenotomie**
> In Intubationsnarkose in Rückenlage mit rekliniertem Kopf, um eine Blutaspiration zu vermeiden. Abtragen der vergrößerten Rachenmandel mit dem Beckmann-Ringmesser (Adenotom, ◘ Abb. 9.4).

Mandeloperationen
- Tonsillektomie
  - Indikationen: chronische Tonsillitis, rezidivierende Angina, Fokuskrankheiten, Zustand nach Sepsis, (Zustand nach) Peritonsillar- und Retrotonsillarabszess, Hyperplasie mit Schlafapnoesyndrom, einseitig vergrößerte Tonsille, bakterieller Streuherd, Mononukleose
  - Kontraindikation: Agranulozytose, Leukämie
- Tonsillotomie
- Komplikationen: Nachblutung und Nervenverletzung
- Adenotomie bei symptomatischer Rachenmandelhyperplasie, Tumorverdacht

11.4 Tumoren

11.4.1 Gutartige Geschwülste

Juveniles Nasenrachenfibrom (Angiofibrom; ◱ Abb. 11.8)

Engl. *juvenile nasopharyngeal fibroma, angiofibroma*

■ **Definition**
Klinisch bösartiger, histologisch gutartiger Tumor (Angiofibrom) unbekannter Ursache. Auftreten bei männlichen Jugendlichen ab 10. Lebensjahr. Lebhafte Wachstumstendenz. Rückbildungstendenz in manchen Fällen nach der Pubertät.

■ **Lokalisation**
Ursprung von der Fibrocartilago basilaris und der A. sphenopalatina. Breitgestielte Basis am Rachendach und der Nasopharynxseitenwand in Richtung Fossa pterygopalatina und der Unterseite des Keilbeinkörpers, füllt den Nasenrachenraum

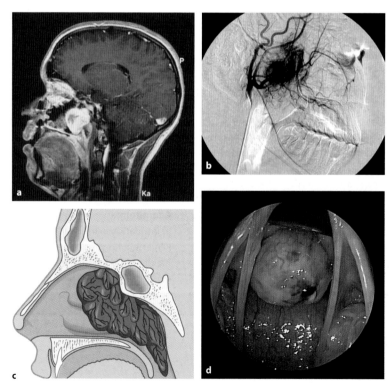

◱ **Abb. 11.8a–d** Juveniles Nasenrachenfibrom. **a** Kernspintomographie; **b** Angiographie der A. maxillaris; **c** Schema; **d** transorale Nasopharyngoskopie

aus und wächst verdrängend und expansiv (klinisch bösartiger Eindruck) in die Nase, in die Nasennebenhöhlen, in die Fossa pterygopalatina und in die Schädelbasis (Clivus, Keilbeinflügel, Sinus cavernosus) (■ Abb. 11.8c).

■ **Symptome**
Verlegte Nasenatmung mit eitriger Rhinitis, Nasenbluten, Kopfschmerzen, Tubenmittelohrsymptome durch Verlegung der Tube, Rhinophonia clausa, Ausfälle der Hirnnerven I–VI bei Schädelbasisinfiltration.

■ **Befund**
▬ **Postrhinoskopisch:** Knolliger, grauroter Tumor von glatter Oberfläche im Nasenrachenraum mit Ausläufern in die Choanen, Gefäßzeichnung an der Oberfläche (Endoskopie!). Bei Palpation sehr hart. Später Auftreibung des Gesichtsschädels (■ Abb. 11.8d).
▬ Im **Computertomogramm** und im **Kernspintomogramm** werden vor allem die Knochendestruktion und die Tumorausdehnung deutlich (■ Abb. 11.8a).
▬ Bei der **digitalen Subtraktionsangiographie** füllt sich der gefäßreiche Tumor mit Kontrastmittel an (■ Abb. 11.8b). Embolisation.

❶ **Cave**
Bei der Probeexzision erhebliche Blutungsgefahr!

■ **Therapie**
▬ Meist kann eine spontane Rückbildung wegen der Blutung und der verlegten Nasenatmung nicht abgewartet werden.
▬ Der Tumor ist kaum strahlensensibel, daher **Operation**: Transfaziale Tumorexstirpation und laterale Rhinotomie oder von der Seite. Bei kleineren Tumoren auch endonasale endoskopische Tumorresektion.
▬ Bei großen Tumoren vorher **Embolisation** der Tumorgefäße und Unterbindung der A. maxillaris.

■ **Komplikationen**
Verbluten. Rezidivneigung, ab dem 25. Lebensjahr jedoch selten.

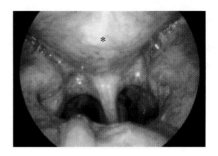

■ **Abb. 11.9** Nasopharynxzyste (*)

■ **Differenzialdiagnose**
▬ **Rachenmandelhyperplasie:** Bei Palpation weich, gelappt, längsgefurcht
▬ **Nasopharynxzyste:** Bei Palpation prall-elastisch, glatt (■ Abb. 11.9)
▬ **Choanalpolyp:** Weich, glasig, nicht am Rachendach gestielt, sondern aus der Choane kommend (■ Abb. 8.31)
▬ **Malignes Lymphom:** Palpatorisch weich, glatte Oberfläche

Chordom
Engl. *chordoma*

■ **Definition**
Klinisch bösartiger Tumor, ausgehend von Resten der embryonalen Chorda dorsalis.

Sitz an der Schädelbasis mit diffuser Tumorausbreitung in die hintere Schädelgrube, die Hypophyse, den Nasenrachenraum, den Sinus cavernosus, die Nasennebenhöhlen und die Nasenhaupthöhle.

■ **Diagnose**
Durch Computer- und Kernspintomographie sowie Probeexzision.

■ **Therapie**
▬ Operativ Tumorexzision oder Tumorreduktion
▬ Postoperativ Protonenbestrahlung

■ **Prognose**
Langfristig ungünstig wegen häufig bereits bei Erstdiagnose gegebener Inoperabilität. Erhebliche Rezidivneigung.

11

Gutartige Tumoren
- Juveniles Nasenrachenfibrom
  - Klinisch lokal bösartiger Tumor bei männlichen Jugendlichen
  - Ursprung aus der Arteria sphenopalatina mit lokaler Ausbreitung und Infiltration der Schädelbasis
  - Behinderte Nasenatmung, Epistaxis, Tubenbelüftungsstörung, Hirnnervenausfälle
  - Diagnostik durch Endoskopie, CT, MRT, Angiographie
  - Therapie: Operative Exstirpation nach Embolisation
- Chordom
  - Klinisch bösartiger Tumor aus Resten der embryonalen Chorda dorsalis
  - Lokal infiltrierend in die Schädelbasis
  - Therapie: Operation und Protonenbestrahlung

F06 **11.4.2 Malignome**

Am häufigsten kommen folgende Tumoren vor:
- Plattenepithelkarzinome
- Adenokarzinome
- Adenoidzystische Karzinome (Zylindrome)
- Lymphoepitheliale Karzinome (Schmincke-Regaud)
- Maligne Lymphome
- Sarkome

- **TNM-Klassifikation**
Die prätherapeutische Einteilung (klinische Klassifikation) der am häufigsten vorkommenden Malignome, der Karzinome, erfolgt nach dem TNM-System nach klinischer Untersuchung mit **Panendoskopie** (Endoskopie sämtlicher Schleimhautbezirke der Luft- und oberen Speisewege).

■■ **Mundhöhle und Lippe**
Umfasst Mundschleimhaut, Alveolarfortsätze, harten Gaumen, Mundboden und Zunge. Tumorstadien:

- TX = Primärtumor kann nicht beurteilt werden
- T_0 = Kein Anhalt für Primärtumor
- Tis = Präinvasives Karzinom (= Carcinoma in situ)
- T_1 = Tumor mit 2 cm oder weniger in seiner größten Ausdehnung
- T_2 = Tumor mit mehr als 2 cm, jedoch nicht mehr als 4 cm Ausdehnung
- T_3 = Tumor mit mehr als 4 cm Ausdehnung
- T_4 = Tumor mit Ausdehnung auf Nachbarstrukturen: a) Knochen, Skelettmuskeln, Haut; b) (zusätzlich) Spatium masticatorium, Processus pterygoideus, Schädelbasis, A. carotis interna

■■ **Oropharynx**
Die gleiche Einteilung gilt für den Oropharynx mit Tonsillen.
- T3 = auch linguale Epiglottis

■■ **Hypopharynx**
- ▶ Kap. 14.5.3.

■■ **Nasopharynx**
Für den Nasopharynx wird die Klassifizierung T1–T4 je nach Anzahl der befallenen, den Raum begrenzenden Wände (Bezirke) vorgenommen:
- T1: Nasopharynx, Oropharynx, Nasenhöhle
- T2: Parapharyngeale Ausbreitung
- T3: Infiltriert Knochenstrukturen der Schädelbasis und/oder Nasennebenhöhlen
- T4: Intrakranielle Ausbreitung und/oder Hirnnerv(en), Fossa infratemporalis, Hypopharynx, Augenhöhle, Spatium masticatorium

■■ **Lymphknoten**
- N_{0-3} zeigt den unterschiedlich starken Befall der regionären Lymphknoten an (Halslymphknotenmetastasen), wobei die Einteilung abhängig ist von der Größe und der Anzahl der Lymphknoten sowie dem ein- oder beiderseitigen bzw. ipsi- oder kontralateralen Befall (die für alle Metastasen von Kopf-Halstumoren gültige Einteilung, ▶ Kap. 20.4.2).
- **Oro- und Hypopharynx**
  - N1: Ipsilateral solitär ≤3 cm
  - N2a: Ipsilateral solitär >3–6 cm
  - N2b: Ipsilateral multipel ≤6 cm

- N2c: Bilateral, kontralateral ≤6 cm
  - N3: >6 cm
- **Nasopharynx**
  - N1: Unilaterale zervikale Lymphknoten oder uni- oder bilaterale retropharyngeale Lymphknoten oberhalb Supraklavikulargrube, ≤6 cm
  - N2: Bilaterale(r) Lymphknoten, ≤6 cm, über Supraklavikulargrube
  - N3a: >6 cm
  - N3b: Lymphknoten in Supraklavikulargrube

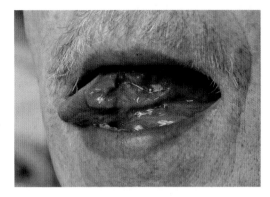

◘ **Abb. 11.10** Ulzeration am Zungenrand

■■ **Fernmetastasen**
- Pathologie
- M0 = keine
- M1 = vorhanden
- pTNM = postoperative histopathologische Klassifikation
- G = Histopathologisches Grading (GX–G4 Differenzierungsgrad)

Malignome der Zunge und des Mundbodens

- **Ätiologie**

Fast stets **Plattenepithelkarzinome**. Entwicklung nicht selten im Bereich von Leukoplakien. Häufig **Alkohol- und Nikotinabusus**, schlechte Mundpflege. Selten mechanische Alterationen durch Prothesendruck, Zähne, Plummer-Vinson-Syndrom (Frauen) infolge Schleimhautatrophie und Eisenmangelanämie.

- **Symptome**

Brennende Schmerzen, verstärkt beim Schlucken, Speichelfluss, Foetor ex ore, Zungenbeweglichkeit eingeschränkt, Schlucken erschwert.

- **Befund**
- Ulzeration am Zungenrand (◘ Abb. 11.10) oder am Zungenrücken bis in den Zungengrund
- Bei Palpation ist in der Umgebung der Ulzeration die Zunge meist in größerer Ausdehnung hart tumorös infiltriert, nicht selten übergehend auf den Mundboden (◘ Abb. 11.11)
- Lymphknotenmetastasen oft beiderseits

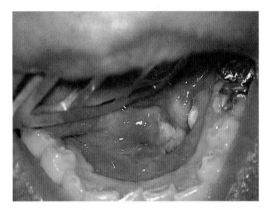

◘ **Abb. 11.11** Ulzeration des Mundbodens

- **Diagnose**

Durch Biopsie, Sonogramm, Computertomogramm, Kernspintomogramm. Staging-Untersuchung zur Ermittlung des M-Stadiums.

- **Therapie**
- Bei Zungenrand- und Zungenrückenkarzinom großzügige Exzision auch mit Laser – evtl. nach Unterbindung der A. lingualis – und (suprahyoidale) Neck dissection der Weichteile.
- **Photodynamische Therapie** (PDT): Durch selektive Aufnahme eines Photosensitizers, z. B. 5-Aminolävulinsäure und anschließender Bestrahlung mit Laserlicht bestimmter Wellenlänge kommt es zur Freisetzung zytotoxischer Radikale, die zu einer Schädigung der Tumorzellen mit nachfolgender Nekrose führen. Einsatz bei Präkanzerosen, Carcinoma in situ und frühinvasiven Karzinomen der Mundhöhle.

- Bei den prognostisch besonders ungünstigen verhornenden Plattenepithelkarzinomen von Zungengrund und Mundboden, die häufig bereits inoperabel zur Behandlung kommen, entweder **simultane Radio-Chemotherapie** durch kombinierte Zytostatika (Carboplatin bzw. Cisplatin/5-Fluoro-Uracil) oder alleinige Strahlentherapie.
- Bei **Operabilität** Zungenteilresektion, Mundbodenteilresektion mit (suprahyoidaler) Neck dissection (u.U. beidseits), ggf. Unterkieferdurchtrennung oder -teilresektion, plastische Maßnahmen (▶ Kap. 20.5).
- **Interstitielle Strahlentherapie** oder **Brachytherapie** im Afterloading-Verfahren bei Rezidivtumoren.

- **Prognose**

Nur 40% 5-Jahres-Überlebensrate bei Zungengrundtumoren, 65% bei Zungenrandtumoren, 60% bei Mundbodentumoren, 95% bei Lippenkarzinomen.

- **Differenzialdiagnose**
- **Zungengrundstruma:** Schilddrüsenknoten in der Gegend des Foramen caecum infolge eines unvollständigen Deszensus der Schilddrüse. Vor evtl. Exstirpation durch Szintigraphie feststellen, ob weiteres Schilddrüsengewebe vorhanden ist, sonst anschließend Substitution erforderlich.
- **Kaposi-Sarkom:** Hochmaligne Tumorbildung u.a. am harten Gaumen, an der Gingiva und seltener im Kehlkopf bei erworbenem Immundefektsyndrom (HIV, ▶ Kap. 20.2.4).

Malignome der Lippen und Wangen

- **Lokalisation**

Fast stets **Plattenepithelkarzinome** der Unterlippe oder der Wangenschleimhaut.

- **Ätiologie**

Leukoplakien sind als Präkanzerosen aufzufassen (nicht selten multiples Auftreten), ebenso M. Bowen. Raucher, insbesondere Pfeifenraucher, sind besonders gefährdet.

- **Befund**

Ulkus mit hartem Rand und Infiltration der Lippe (◘ Abb. 11.12) bzw. der Wange.

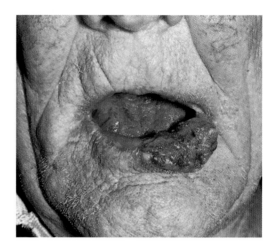

◘ **Abb. 11.12** Ulkus mit hartem Rand und Infiltration der Lippe

- **Diagnose**

Durch Probeexzision und histologische Untersuchung.

- **Therapie**

Großzügige Exzision (meist Keilexzision), ggf. rekonstruktive Plastik (▶ Kap. 8.4 u. 20.5). Exstirpation der regionären Lymphabflussgebiete submental und submandibulär, außerdem Neck dissection und Nachbestrahlung bei N-Stadium 2 und 3.

- **Differenzialdiagnose**

Syphilitischer Primäraffekt.

Malignome des Nasopharynx

- **Vorkommen**

Tumortypen, die besonders im Nasopharynx vorkommen:

- **Karzinome:** Meist verhornende Plattenepithelkarzinome, seltener Adenokarzinome, adenoidzystische Karzinome und Übergangszellkarzinome (Transitional Cell Carcinoma).
- **Nicht verhornende Karzinome** (= lymphoepitheliale Tumoren Typ Regaud)
- **Undifferenziertes (anaplastisches) Nasopharynxkarzinom** (= lymphoepitheliale Tumoren Typ Schmincke), gehäuft in Ostasien. Kanzerogene Nitrosamine.
- **Maligne Lymphome** (lymphoretikuläre Tumoren): Im Nasopharynx vorwiegend Non-

Hodgkin-Lymphome (B-Zell- und T-Zell-Lymphome) mit verschiedenem Malignitätsgrad (▶ Kap. 20.4.4).

■ **Ätiologie**

Beim undifferenzierten Karzinom des Nasopharynx, seltener des Oropharynx, können im Gewebe Epstein-Barr-Viren und im Serum IgA-Antikörper gegen Kapsidantigen und Early-Antigen des Epstein-Barr-Virus nachgewiesen werden. Sie dienen der Therapie- und Rezidivkontrolle und zeigen die Radiosensitivität des Tumors an (humorale Tumormarker).

■ **Histologie**

Mit Hilfe von monoklonalen Antikörpern können bei manchen Tumoren immunologische Tumormarker diagnostisch zur Differenzierung einer als Frischmaterial entnommenen Gewebeprobe nachgewiesen werden (pathohistologische Tumormarker).

■ **Symptome**

— Anfangs nur **Tubenventilationsstörungen** (!)
— **Behinderte Nasenatmung**, schleimig-eitrige Absonderung mit Blutbeimischung. In diesem Stadium oft nicht erkannt
— Später **Hirnnervenausfälle**: Augenmuskellähmungen, Trigeminusneuralgien. Beteiligung des N. vagus und des N. glossopharyngeus bei Vorwachsen zum Foramen jugulare und durch Metastasen

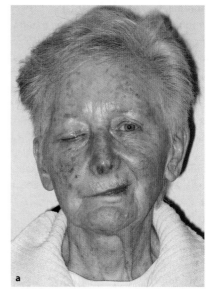
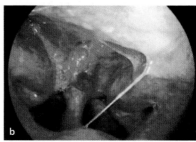

◪ Abb. 11.13a,b Primärtumor im Nasenrachenraum. **a** Nasenrachenmalignom mit Ophthalmoplegie; **b** lymphoepithelialer Tumor (Schmincke-Regaud)

■ **Befund**

Postrhinoskopie und Lupenendoskopie (▶ Kap. 7.2.2):

— Primärtumor im Nasenrachenraum (◪ Abb. 11.13), oft nur klein, im Tubenwinkel als höckriges Granulationsgewebe oder als Schleimhautulzeration zu erkennen
— Bei der Ohrspiegelung retrahiertes Trommelfell oder Seromukotympanum
— Schallleitungsschwerhörigkeit

■ **Diagnose**

— Durch Probeexzision und histologische Untersuchung. In der Hälfte aller Fälle werden zuerst die Lymphknotenmetastasen – nicht selten beidseits – unter und hinter dem Ansatz des M. sternocleidomastoideus an der Schädelbasis und im Nacken entdeckt und nach Exstirpation und histologischer Untersuchung als Malignommetastasen erkannt.
— Danach ist eine intensive Fahndung nach dem Primärtumor im Nasenrachenraum erforderlich – u. U. Narkose, Velotraktor, Endoskopie mit verschiedenen Optiken, Operationsmikroskop. (Das Gleiche gilt bei älteren Patienten mit nicht zu beeinflussendem Tubenmittelohrkatarrh.)
— Computertomogramm oder Kernspintomogramm zur Darstellung der Tumorausdehnung (Staging)

- **Therapie**
- **Lymphoepitheliale Tumoren** und **maligne Lymphome** sind strahlensensibel und zeigen rasche Rückbildungen unter Radiochemotherapie. Bestrahlungen auch der abführenden Lymphwege im Nacken und in den seitlichen Halsweichteilen. Nicht selten Rezidive. Bei generalisierten malignen Lymphomen Zytostatika.
- Auch bei **Plattenepithelkarzinomen** Strahlentherapie bzw. Radio-Chemotherapie, weil die Tumoren operativ praktisch nie radikal zu exstirpieren sind (Einbruch in die Tube und die Schädelbasis!)
- Bei **Metastasen** Neck dissection (▶ Kap. 20.4.2). Perkutane Nachbestrahlung
- Bei **Seromukotympanum** Paukendrainage
- Intrakavitäre oder interstitielle Radiotherapie bei **Rezidiven**
- **Operative Resektion** über einen lateralen Zugang bei umschriebenen Rezidiven

- **Prognose**
50–60% 5-Jahres-Überlebensrate bei strahlensensiblen Tumoren.

- **Differenzialdiagnose**
Bei übelriechenden Borken oder Sekret im Nasopharynx an Bursitis pharyngealis (Tornwaldt-Krankheit) denken: Entzündung einer Bursa pharyngea am Rachendach (persistierende Tasche in der Mittellinie).

Malignome des Oropharynx (Tonsille, Zungengrund)

- **Einteilung**
- Karzinome und Transitional-Zellkarzinome (mit Abstand am häufigsten)
- Lymphoepitheliale Tumoren (Schmincke-Regaud)
- Maligne Lymphome (lymphoretikuläre Tumoren; ▶ Kap. 20.4)

- **Ätiologie**
Neben Nikotin- und Alkoholabusus Infektion mit Humanen Papilloma-Viren 16 und 18.

- **Symptome**
Frühzeitig einseitige Schluckbeschwerden, stechendes Gefühl im Ohr (Otalgie), kloßige Sprache.

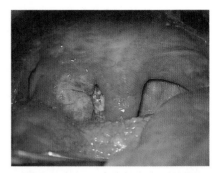

Tonsillenkarzinom

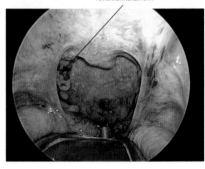

◻ **Abb. 11.14** Ulzeration und geschwüriger Zerfall der Tonsille bei Karzinom

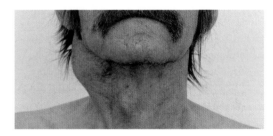

◻ **Abb. 11.15** Metastasierung in die Kieferwinkellymphknoten

- **Befund**
- Ulzeration und geschwüriger Zerfall der Tonsille bei Karzinom (◻ Abb. 11.14), mehr tumoröser Prozess bei malignem Lymphom
- Kieferklemme
- Bei Palpation erscheint die Tonsille verhärtet.
- Ein Übergreifen auf Gaumenbögen, weichen Gaumen und vor allem Zungengrund verschlechtert die Prognose erheblich.
- Frühzeitige Metastasierung in die Kieferwinkellymphknoten (◻ Abb. 11.15)

- **Diagnose**

Durch Biopsie, Sonogramm, Computertomogramm, Kernspintomogramm.

- **Therapie**

Stadienabhängig.
- **CIS, T$_1$:** chirurgische Therapie ist Primärtherapie. Erweiterte transorale Tonsillektomie mit Einschluss der Gaumenbögen und evtl. Teilen des Zungengrundes auch mit CO_2-Laser oder von außen über laterale Pharyngotomie.
- **T$_2$:** Chirurgisch-radiotherapeutische Kombinationsbehandlung.
- **T$_3$, T$_4$:** palliative Tumorverkleinerung mit dem CO_2-Laser, anschließend primäre Radio-Chemotherapie.
- Bei **Karzinommetastasen** zusätzlich Neck dissection und Nachbestrahlung bei N$_2$ und N$_3$.
- Bei **Übergangszellkarzinom** (Transitional Cell Carcinoma), lymphoepithelialem Tumor und malignem Lymphom Bestrahlung der Tonsillengegend und der seitlichen Halsweichteile besser als operative Behandlung. Bei malignen Lymphomen auch Chemotherapie.
- **Schmerztherapie:** In der Onkologie bei Bedarf nach einem festen Zeitplan regelmäßig durch Kombination von peripher und zentral wirkenden opiatfreien und opiathaltigen oralen, später parenteralen Analgetika (Stufenplan), zusätzlich Neuroleptika. Epidurale, u. U. intradurale Applikation mittels Pumpsystem.
- **Supportive Therapie:** Sie dient der Unterstützung des Allgemeinzustandes während und nach der Therapie. Hierzu gehören die Sicherstellung der Ernährung durch Nährsonde, PEG (perkutane endoskopische Gastrostomie) und spezielle Sondennahrung, die Mundpflege mit Soorbehandlung und die Schmerztherapie.
- **Palliative Therapie:** Bei inkurablen Tumoren kommt der Linderung der Schmerzen, der Behandlung von Fötor, Mundtrockenheit und Stomatitis sowie der Sicherstellung der Flüssigkeitszufuhr und der Freihaltung der Atemwege besondere Bedeutung zu.

- **Prognose**

Durch Kombinationstherapie (simultane Radiochemotherapie) haben die inoperablen Patienten dieselben Überlebenschancen wie die operablen mit Nachbestrahlung. 5-Jahres-Überlebensrate: T1: 70%, T2: 50%, T3N0: 1–30%, T4: 20%. Tumoren der Tonsille und des weichen Gaumens haben die beste Prognose, Tumoren der Rachenhinterwand und des Zungengrundes die schlechteste.

- **Differenzialdiagnose**
- Bei Ulzeration: Angina Plaut-Vincent, Agranulozytose, Tuberkulose
- Bei tumoröser Vergrößerung der Tonsille und der Lymphknoten: Hyperplasie, malignes Lymphom

Hypopharynx

Hypopharynxkarzinom ► Kap. 14.5.3.
Pulsionsdivertikel Hypopharynx, ► Kap. 17.3.

11.5 Plastische Maßnahmen

Defekte im Bereich der Mundhöhle entstehen – abgesehen von Lippen-Kiefer-Gaumenspalten (► Abschn. 11.1.1) – durch Tumoroperationen. Defektplastiken werden vor allem an den Lippen, den Wangen, dem Gaumen und zur Abdeckung des Mundbodens erforderlich.

Man verwendet zur **Rekonstruktion**
- von Lippendefekten Rotationslappen aus der gegenüberliegenden Lippe oder Verschiebelappen aus der Wange,
- von Wangen- oder Mundbodendefekten freie Unterarmlappen oder seltener gefäßgestielte myokutane Insellappen des M. pectoralis major,
- des Mundbodens auch eine Fixation der Restzunge an der Wangenschleimhaut,
- des Gaumens und des Oropharynx Lappen aus der Wangenschleimhaut oder der Temporalgegend oder freie Unterarmlappen (s. unten),
- eines funktionsfähigen Unterkiefers Rekonstruktionsplatten aus Titan oder besser freie Beckenkammtransplantate mit Zahnimplantaten.

Viel verwendet werden heute freie, revaskularisierte Transplantate (mikrochirurgischer Gewebetransfer, z. B. ein myokutaner Latissimus-dorsi-Lappen, ein fasziokutaner Unterarmlappen oder ein osteomyokutaner Lappen mit Beckenkamm bei zusätzlichem Unterkieferknochendefekt. Die Transplantate werden an die Gefäße der Empfängerregion angeschlossen (▶ Kap. 20.5).

In Kürze

Malignome
- Plattenepithelkarzinome, Adenokarzinome, adenoidzystische Karzinome, lymphoepitheliale Karzinome, maligne Lymphome, Sarkome
- Tumorklassifikation nach durchgeführter klinischer Diagnostik mit Panendoskopie, Probeexzision und Bildgebung
- TNM-Klassifikation für Mundhöhle, Lippen, Naso-, Oro- und Hypopharynx
- Ursache: Alkohol- und Nikotinabusus, Virusinfektion bei lymphoepithelialem Karzinom und Oropharynxkarzinom
- Befund: Ulzerationen, palpatorisch harte Tumoren, Lymphknotenmetastasen, oft beidseits
- Besonderheiten: Mundhöhlen, Lippe und Wange meistens Plattenepithelkarzinome
- Therapie: Operation, ggf. Nachbestrahlung
- Nasopharynx:
  - Plattenepithelkarzinom, lymphoepitheliales Karzinom, maligne Lymphome mit Tubenbelüftungsstörung, Hirnnervenausfälle
  - Therapie: Häufig Radiochemotherapie, operative Entfernung von Rezidiven, Neck dissection
- Oropharynx:
  - Plattenepithelkarzinom, lymphoepitheliales Karzinom, Lymphom
  - Einseitige Schluckbeschwerden, Otalgie, kloßige Sprache, Kieferklemme
  - Therapie: Chirurgische Exstirpation, Neck dissection, Radiochemotherapie, zusätzlich Schmerz- und supportive Therapie
  - Plastische Maßnahmen: Defektdeckung durch lokale, regionale und Fernlappen, ggf. mikrovaskulär anastomosierte Transplantate

11.6 Schlafbezogene Atmungsstörungen (SBAS; Schlafapnoesyndrom)

Engl. *sleep apnea syndrome*

Definition
Pathologische Veränderung der Atmung im Schlaf mit und ohne Obstruktion der oberen Atemwege. Dies führt zu Störungen des normalen Schlafzyklus, verbunden mit kardiovaskulären Reaktionen und Weckreaktionen, sog. Arousals sowie erhöhter Mortalität und gesteigertem Unfallrisiko.

Beispiel
Der stark übergewichtige Patient leidet unter Tagesmüdigkeit. Er schläft häufig bereits im Sitzen ein. Vor kurzem ist dies auch beim Autofahren passiert. Der Nachtschlaf wird nicht als erholsam erlebt. Seine Ehefrau berichtet über starkes Schnarchen und längere Atempausen während des Schlafes. Bei der Endoskopie finden sich ein verlängertes schlaffes Gaumensegel, ein enger Oropharynx mit Zungenhyperplasie und Tonsillenvergrößerung. Im Schlaflabor kann ein obstruktives Schlafapnoesyndrom diagnostiziert werden. Nach Gewichtsreduktion und Uvulopalatopharyngoplastik stellt sich eine deutliche Besserung der Symptome ein. Die zusätzliche Versorgung mit einer nCPAP-Maske führt zu einer kompletten Symptombeseitigung mit deutlicher Steigerung des Leistungsvermögens.

Einteilung
Nichtobstruktive Formen
Fehlende Aktivierung der Atemmuskulatur.
- Bei der zentralen Apnoe liegt eine zentralnervöse Störung des Atemantriebes vor
- Pulmonale Störungen
- Kardiale Störungen

Obstruktive Formen
Sistieren des Atemstroms durch Verschluss der oberen Atemwege bei fortgesetzter Tätigkeit der Atemmuskulatur.
- Obstruktives Schnarchen bei partieller Einengung der oberen Luftwege, z. B. verlegte Nasenatmung (Schnarchen = Rhonchopathie; Upper Airway Resistance Syndrom; UARS)

— Obstruktive Schlafapnoe bei komplettem inter-
mittierenden Verschluss der oberen Luftwege
von mindestens 10 s Dauer, z. B. bei oropha-
ryngealem Kollaps (OSAS = Obstruktives
Schlafapnoesyndrom)

■ ■ **Gemischte Formen**
Kombination von zentraler und obstruktiver
Form.

■ **Pathophysiologie**
Während des Schlafes kommt es zu gehäuftem Auf-
treten von
— Apnoen mit Sistieren des Atemstroms von
mindestens 10 s Dauer,
— Hypopnoen mit Reduktion des Atemstromes
um mindestens 50%,
— Abfall der arteriellen Sauerstoffsättigung und
Anstieg des Blutdruckes.

Der Schweregrad kann mit dem Apnoe-Hypopnoe-
Index (AHI) erfasst werden, der die Anzahl der Er-
eignisse pro Schlafstunde wiedergibt. Das Risiko für
kardiovaskuläre Folgekrankheiten wie Bluthoch-
druck oder Schlaganfall ist erhöht.

■ **Häufigkeit**
2–5% der erwachsenen Bevölkerung, nimmt im
Alter zu.

■ **Symptome**
Leitsymptome sind das Schnarchen, welches durch
Gewebsvibration im Bereich der oberen Atemwege
entsteht, und die Tagesmüdigkeit mit Einschlafneigung, Sekundenschlaf. Verminderte Leistungsfähigkeit, da der Schlaf nicht erholsam ist.

■ **Diagnose**
— Anamnese und Fragebogen zur Erfassung des
Risikoprofils und der (Tages-)Müdigkeit.
— Da die Atemstörungen während des Schlafes
auftreten, ist die Untersuchung im Schlaflabor
(◘ Abb. 11.16) erforderlich mit polysomnogra-
phischer Registrierung (Polygraphie und Poly-
somnographie) und Analyse von
 — Elektroenzephalogramm
 — Elektrookulogramm
 — Atemstrom und Atemgeräusch

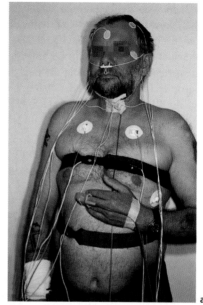

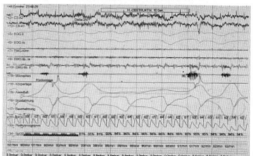

◘ **Abb. 11.16** Schlaflabor. **a** Patient vorbereitet für das Schlaflabor; **b** Polysomnographiekurve

 — thorakalen und abdominalen Atemexkur-
 sionen
 — arterieller Sauerstoffsättigung
 — Blutdruck und Herzfrequenz
 — Elektromyogramm der submentalen und
 der Beinmuskulatur, Körpermuskulatur
— Es lassen sich die verschiedenen Formen und
Schweregrade der SBAS differenzieren und der
AHI bestimmen. Im EEG zeigt sich eine
Schlaffragmentierung. Tiefschlafphasen werden nicht erreicht. Arousal (Aufwachreaktion)
des Patienten mit Beinbewegungen, Bradykar-
die, gefolgt von Tachykardie und Blutdruck-
anstieg als Zeichen der sympathischen Aktivierung.

- Zur Indikationsstellung für das Schlaflabor stehen **portable Screening-Geräte** für die Apnoediagnostik zur Verfügung.
- Der **Schlaf-Latenz-Test** dient der Erfassung der gesteigerten Einschlafneigung am Tag.
- **Fiberoptische Endoskopie** der oberen Luftwege im Wach- und Schlafzustand zur Erkennung der Engstelle im Bereich von Nase, Pharynx oder Larynx (Level I–III).
- Erweiterte **rhinologische Diagnostik** mit Rhinomanometrie, Allergiediagnostik, bildgebenden Verfahren.
- **Laterales Radiokephalogramm** zur Bestimmung des Abstandes Zungengrund-Rachenhinterwand vor und nach operativer Therapie.

- **Ursachen**
- Anatomisch bedingte Einengung der oberen Luftwege im Bereich von Nase und Pharynx, z. B. Septumdeviation, Nasenrachentumor, Tonsillenhyperplasie
- Funktionell bedingte Einengung durch Kollaps der Pharynxwände, Zurücksinken der Zunge mit zu geringem Abstand zwischen Zungengrund und Pharynxhinterwand (laterales Radiokephalogramm)
- Adipositas
- Alkohol
- Sedativa, Tranquilizer und andere Medikamente, die den Atemantrieb hemmen
- Pulmonale, kardiale oder endokrinologische Erkrankungen
- Neuromuskuläre, neurologische und psychiatrische Erkrankungen (z. B. Narkolepsie)
- Larynxstenosen

- **Therapie**

H05 Ziel ist die Normalisierung der Atmung während des Schlafes durch Unterstützung des Atemantriebes bei der zentralen Apnoe und Offenhalten der kollabierenden sowie Erweiterung der verengten Atemwegsabschnitte. Grundlage ist die exakte Diagnostik zur Bestimmung des Apnoemechanismus.

- **Allgemeine Maßnahmen**
- Gewichtsreduktion
- Schlafhygiene mit Vermeiden von Alkohol, Nikotin, Koffein und sedierenden Pharmaka,

Seitenlage, Schlafen mit erhöhtem Oberkörper

- **Medikamentös**
- Theophyllin zur Steigerung des Atemantriebes (fragliche Wirksamkeit)

- **Apparativ**
- Überdruckbeatmung mit nCPAP-Maske (Nasal Continous Positive Airway Pressure) gilt heute als Therapiestandard bei dem häufigen oropharyngealen Kollaps. Durch den positiven Druck werden die erschlafften Pharynxwände offen gehalten (pneumatische Schienung der oberen Atemwege).
- Bissschiene zur Vorverlagerung des Unterkiefers bei Retrognathie

- **Operativ**
- Indiziert zur Beseitigung anatomisch definierter Atemhindernisse sowie zur Straffung erschlaffter Gewebsanteile und als Vorbereitung für die CPAP-Therapie
- Septum- und Muschelchirurgie
- Adenotomie, Tonsillektomie bei lymphatischer Hyperplasie
- Uvulopalatopharyngoplastik zur Verkürzung und Straffung des Gaumensegels, ggf. mit Laser (LAUP)
- Zungengrundverkleinerung mittels Laser oder Elektrokoagulation
- Vorverlagerung des Zungengrundes
- Kieferchirurgische Korrektur
- Multi-Level-Chirurgie

In Kürze

Schlafbezogene Atemstörungen
- Pathologische Veränderungen der Atmung im Schlaf
- Nicht obstruktive Form: Zentral, pulmonal, kardial
- Obstruktive Form: Verschluß oder Verlegung der oberen Atemwege, partiell oder total
- Gemischte Form

▼

- Hypopnoe, Apnoe mit Abfall der Sauerstoffsättigung
- Diagnostik: Schlaflabor, hno-ärztliche und allgemeinmedizinische Untersuchung, Schlaflatenztest, fiberoptische Endoskopie
- Therapie: Allgemein, medikamentös, apparativ, operativ

11.7 Dysphagie (Schluckstörungen; ▶ Kap. 29.3)

Engl. *dysphagia*

- **Definition**

Störung des Schluckvorganges unterschiedlicher Genese entlang des Schlucktraktes von der Mundhöhle bis zum Magen. Zunehmende Häufigkeit im Alter, ab dem 70. Lebensjahr sind ca. 20% der Bevölkerung betroffen.

- **Ursachen**
- Entzündliche Erkrankungen entlang des Schlucktraktes
- Tumoren des Schlucktraktes (z. B. Karzinome)
- Raumforderungen, die von außen den Schlucktrakt verändern, z. B. Struma nodosa, Morbus Forestier (Exophyten der Halswirbelkörper), verlängerter Processus styloideus
- Hypopharynx- und Ösophagusdivertikel
- Membranstenosen des Ösophagus
- ZNS-Erkrankungen (z. B. Apoplex, Multiple Sklerose, Morbus Parkinson)
- Neurogene oder myogene Systemerkrankungen mit Schlucklähmungen, Achalasie
- Zervikalsyndrom
- Kollagenosen, besonders Sklerodermie
- Gastroösophagealer Reflux mit Ösophagitis
- Fremdkörper
- Medikamentös (z. B. Psychopharmaka)
- Psychosomatisch (z. B. Globus nervosus)

- **Symptome**
- Druckgefühl über Pharynx oder Larynx (Globus)
- Schmerzen beim Schlucken

- Aspiration unterschiedlichen Schweregrades
- Unfähigkeit zur Nahrungsaufnahme
- Regurgitation (Divertikel)
- Begleitsymptome, besonders Heiserkeit, nasale Sprache bei Schlucklähmung

- **Diagnose**

Stets interdisziplinär.
- Anamnese
- Fiberoptische transnasale und transorale Endoskopie, evtl. mit Methylenblauschluck (zeigt die Schluckstraße)
- Panendoskopie einschließlich Probeentnahme bei Verdacht auf Tumor, Divertikel oder Fistel
- Manometrie zur Analyse des zeitlichen Druckverlaufes entlang des Schlucktraktes
- Elektromyographie zur Analyse neurogener und myogener Störungen
- pH-Metrie zur Refluxdiagnostik
- B- und M-Mode-Sonographie zur Analyse des oropharyngealen Schluckvorganges, Struma
- Endosonographie zur Beurteilung von Wandveränderungen und Tumoren des Ösophagus
- Röntgenübersichtsaufnahme der Halsweichteile (Fremdkörper; Morbus Forestier)
- Röntgenbreischluck einschließlich Durchleuchtung sowie
- Hochfrequenzkinematographie (bis zu 200 Bilder pro s) unter Verwendung von Kontrastmittel zur Darstellung der gesamten Schluckpassage, zur Differenzierung der Aspiration und zur Berechnung der Passagezeit

Aspirationsformen
- **Prädeglutitive Formen** durch Störung des oralen Bolustransportes mit vorzeitigem Übertritt in den Pharynx
- **Intradeglutitive Formen** durch Störung des Bewegungsablaufes im Bereich von Zungengrund, Pharynxseitenwand, Supraglottis und des Glottisschlusses
- **Postdeglutitive Formen** mit Retention von Speisebrei, der nach Wiedereröffnen der Glottis verzögert in die Trachea übertritt
- **Gastroösophagealer Reflux (GERD):** Rückfluss von Säure oder von Speise aus dem Magen oder Divertikeln, mit Refluxösophagitis und chronischer Laryngitis

- **Therapie**

Sie ist primär funktionell bei funktionellen Störungen, primär chirurgisch bei Tumoren und Divertikeln.

▪ ▪ Funktionelle Therapie

Zum Erlernen des Schluckens:

- Propriozeptive Faszilitation mit Bahnung der Sensibilität
- Spezielle Haltungsänderungen beim Schlucken
- Willkürliches Schluckmanöver

▪ ▪ Chirurgische Therapie

Zur Beseitigung der Grunderkrankung (Tumorresektion, Divertikelspaltung) oder unterstützend zur Vermeidung einer Aspiration:

- Perkutane endoskopische Gastrostomie (PEG) bei schweren Aspirationen, Schlucklähmungen oder Tumorerkrankungen
- Krikopharyngeale Myotomie bei Schlucklähmung
- Laryngomandibulopexie zum Larynx-Hochzug bei Zungengrundresektion, Epiglottisresektion
- Thyreoplastik zur Stimmlippenmedialisierung bei einseitiger Stimmband- oder Schlucklähmung
- Stents bei ösophagotrachealen Fisteln
- Larynxverschluss bei anhaltender Aspiration
- Tracheotomie mit Einsetzen einer blockbaren Kanüle

▪ ▪ Therapie bei Reflux

- Hochstellen des Bettes
- Säurehemmung durch H2-Antagonisten (Ranitidin®) oder Protonenpumpenhemmer (Omeprazol = Antra®), Antazida
- Fundoplicatio

▪ ▪ Allgemeine Therapie

- Speise mit mittlerer Viskosität

In Kürze

Dysphagie
- Störungen des Schluckvorgangs unterschiedlicher Genese
- Symptomatik reicht von Globusgefühl bis Aspiration
- Aspirationsformen: Prä-, intra-, postdeglutitiv
- Differentialdiagnose: Gastroösophagealer Reflux
- Therapie: Funktionell, chirurgisch und medikamentös bei Reflux

---

? Benennen Sie die Ursachen von Zungenbrennen (▶ Abschn. 11.2.1, S. 242f)!

? Welche Formen der Tonsillitis werden unterschieden (▶ Abschn. 11.3.3, S. 248f)?

? Was liegt ursächlich stechenden Schmerzen in der Tonsillenregion zugrunde (▶ Abschn. 11.3.3, S. 249f)?

? Welche Komplikationen treten bei akuter Tonsillitis auf (▶ Abschn. 11.3.3, S. 250f)?

? Wann wird eine Tonsillektomie durchgeführt (▶ Abschn. 11.3.4, S. 254f)?

? Benennen Sie die verschiedenen Formen der Dysphagie, deren Diagnostik und Therapie (▶ Abschn. 11.7, S. 267f)!

? Was versteht man unter einem Nasenrachenfibrom (▶ Abschn. 11.4.1, S. 256f)?

? Äußern Sie sich zu Ätiologie, Häufigkeit, Lokalisation, Symptomatik, Diagnostik und Therapie von Tumoren des oberen Aerodigestivtraktes, besonders hinsichtlich möglicher Unterschiede zum Kehlkopfkarzinom (▶ Abschn. 11.4.2, S. 258f)!

? Worin unterscheidet sich der Paukenerguss beim Kind von dem beim Erwachsenen (▶ Abschn. 11.3.2, S. 247f u. ▶ Abschn. 11.4, S. 256f)?

? Schildern Sie Symptomatik, Diagnostik und Therapie schlafbezogener Atemstörungen (▶ Abschn. 11.6, S. 265f)!

? Wie behandelt man eine Angina tonsillaris (▶ Abschn. 11.3.3, S. 250)?

? Welche malignen Tumoren weisen die beste Prognose mit adäquater Behandlung auf (▶ Abschn. 11.4.2, S. 258f)?

Larynx und Trachea

Der Kehlkopf ist funktionell ein Ventil, das beim Schlucken den Eingang in die Trachea verschließt. Gleichzeitig ist er der Sitz eines Tongenerators zur Erzeugung der menschlichen Stimme. Funktionsausfälle des Ventil- und Stimmbildungsmechanismus bedeuten für den Betroffenen eine erhebliche Einschränkung der Lebensqualität. Die Trachea stellt sich funktionell als Transportrohr der Atemluft dar, das durch seine mechanischen Eigenschaften eine Anpassung bei Körperbewegungen und beim Schlucken erlaubt. Stenosen erfordern besondere therapeutische Konzepte, um die Lebensqualität der Betroffenen entscheidend zu verbessern.

Beispiel

Bei dem 45-jährigen Patienten besteht seit 3 Monaten eine zunehmende Heiserkeit, zuletzt auch mit Belastungsstridor. Er ist starker Raucher. Bei der Laryngoskopie zeigt sich ein exophytischer Tumor des unbeweglichen rechtsseitigen Stimmbandes. Anhand des endoskopischen Befundes Klassifikation des Plattenepithelkarzinoms als $T_3N_2M_0$. Es wird eine Laryngektomie erforderlich. Postoperativ Anbilden der Ersatzstimme.

Beispiel

Nach einem Verkehrsunfall mit Schädelhirntrauma wird ein mehrwöchiger Aufenthalt auf der Intensivstation mit Langzeitintubation erforderlich. Beim Extubationsversuch stellt sich ein zunehmender in- und exspiratorischer Stridor ein. Der Patient muss tracheotomiert und zunächst im Stenosebereich mit einem Stent versorgt werden. Später erfolgt die definitive chirurgische Behandlung mit Querresektion des betroffenen Trachealabschnittes und End-zu-End-Anastomose.

Entwicklung Das Tracheobronchialsystem mit dem Kehlkopf entsteht durch Ausbuchtung aus dem Vorderdarm. Aus dem vorderen oberen Anteil der Ausbuchtung entwickeln sich die Anlagen zur Supraglottis mit der Epiglottis und den Aryknorpeln und aus den oberen Trachealabschnitten die Glottis und die Subglottis mit dem Ringknorpel. Gefäß- und Nervenversorgung sowie Lymphabfluss sind daher supra- und subglottisch verschieden.

Das Zungenbein entstammt dem zweiten und dritten, der Schildknorpel dem vierten und fünften Schlundbogen. Beim Erwachsenen können die Kehlkopfknorpel, zuerst Schild- und Ringknorpel und später die Aryknorpel, verknöchern.

Der M. cricothyroideus (äußerer Stimmlippenspanner) stammt – ebenso wie der M. constrictor pharyngis (Schlundschnürer) – aus Anteilen des vierten Schlundbogens und wird vom N. laryngeus sup. versorgt. Die innere Kehlkopfmuskulatur leitet sich vom sechsten Schlundbogen ab, ihre Innervation erfolgt durch den N. laryngeus inf. (= N. recurrens). Eine besondere Größenzunahme erfährt der Kehlkopf während der Pubertät.

Anatomie und Physiologie

Der Kehlkopf verbindet den Pharynx mit der Luftröhre. Beim Mann tritt er als »Adamsapfel« deutlich hervor.

Das Kehlkopfinnere ist in drei Etagen unterteilt:
- Supraglottischer Raum (Vestibulum laryngitis)
- Glottischer Raum (Glottis, Rima glottidis)
- Subglottischer Raum

Die Kehlkopfmuskulatur setzt sich zusammen aus Stimmlippenspannern, Stimmritzenöffnern und Stimmritzenschließern.

Die Trachea verbindet den Kehlkopf mit den Hauptbronchien und beginnt am Ringknorpel. Sie besteht aus 16 hufeisenförmigen, hinten offenen Knorpelspangen.

Der Kehlkopf ist funktionell sowohl ein Tongenerator zur Erzeugung der Stimme als auch ein Ventil, das das Eindringen von Flüssigkeit und Speisen in die tieferen Luftwege verhindert.

In Höhe der Glottis befindet sich die engste Stelle für die Atmung, die durch Auseinanderweichen der Stimmlippen bei der Einatmung weit geöffnet wird.

12.1 Das knorplige Kehlkopfgerüst
(◘ Abb. 12.1)

Engl. *laryngeal cartilages*

Kehldeckel (Epiglottis) Engl. *epiglottic cartilage*
Löffelförmiger, durchlöcherter, elastischer Knorpel, dessen Stiel (Petiolus) über der vorderen Stimmlippenkommissur liegt. Der freie Epiglottisrand reicht bis in Höhe der Mitte des Zungengrundes nach oben.

Schildknorpel (Cartilago thyroidea) Engl. *thyroid cartilage*
Zwei Platten aus hyalinem Knorpel, die vorn im rechten Winkel zusammengewachsen sind und mit der Eminentia laryngea (Adamsapfel) außen am Hals deutlich vorspringen. Die hinteren Ränder laufen oben und unten in die Schildknorpelhörner aus. Durch Bänder sind die oberen mit dem Zungenbein, die unteren mit dem Ringknorpel verbunden. Zwischen Zungenbein und Schildknorpeloberrand finden sich die **Membrana hyothyroidea**, zwischen Schildknorpelunterrand und Ringknorpel das **Lig.**

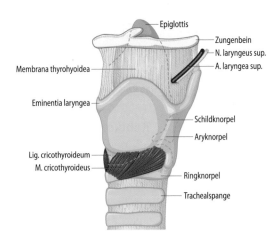

◘ **Abb. 12.1** Kehlkopf: Knorpelgerüst, Membranen, äußere Muskulatur

cricothyroideum (= Lig. conicum, Stelle der Koniotomie!).

Ringknorpel (Cartilago cricoidea) Ein siegelringähnlicher hyaliner Knorpel mit der Platte hinten; engste Stelle des Kehlkopfgerüstes.

Stellknorpel (Cartilago arytaenoidea = Aryknorpel) Die kleinen Knorpelpyramiden sitzen der Ringknorpelplatte auf und sind mit ihr durch Dreh-Gleitgelenke verbunden. An der Basis der Pyramide dient der nach vorn gerichtete **Processus vocalis** als Ansatz für den M. vocalis, der nach lateral gerichtete **Processus muscularis** als Ansatz für die Mm. cricoarytaenoidei. Auf der Spitze der Pyramide sitzen die funktionell bedeutungslosen Wrisberg- und Santorini-Knorpel.

12.2 Kehlkopfinneres
(◘ Abb. 12.2 und ◘ Abb. 12.3)

Engl. *laryngeal cavity*
Es wird in drei horizontale Etagen unterteilt:
- Der **supraglottische Raum** (Vestibulum laryngis) reicht vom Kehlkopfeingang = Aditus laryngis (Epilarynx: freier Epiglottisrand, aryepiglottische Falten, Aryknorpel) bis zu den Taschenfalten. Zwischen der Taschenfalte und der Stimmlippe findet sich auf jeder Seite der

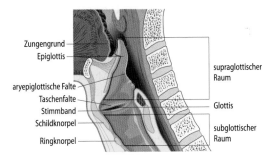

Abb. 12.2 Kehlkopfinneres (von der Seite)

Zungengrund
Epiglottis
aryepiglottische Falte
Taschenfalte
Stimmband
Schildknorpel
Ringknorpel

supraglottischer Raum
Glottis
subglottischer Raum

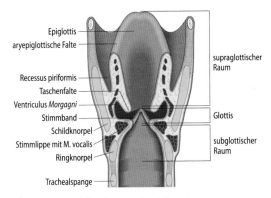

Abb. 12.3 Kehlkopfinneres (von hinten)

Epiglottis
aryepiglottische Falte
Recessus piriformis
Taschenfalte
Ventriculus *Morgagni*
Stimmband
Schildknorpel
Stimmlippe mit M. vocalis
Ringknorpel
Trachealspange

supraglottischer Raum
Glottis
subglottischer Raum

Eingang in den Morgagni-Ventrikel (Ventriculus Morgagni, Ventriculus laryngis).

- Der **glottische Raum** (Glottis, Rima glottidis = Stimmritze) liegt zwischen den Stimmlippen, die die Mm. vocales enthalten. Stimmband (Lig. vocale) = Fasern am Rand der Stimmlippe.
- Der **subglottische Raum** reicht unterhalb der Stimmlippe bis zum unteren Rand des Ringknorpels.

Die **Recessus piriformes** liegen lateral von den aryepiglottischen Falten und gehören nicht zum Kehlkopf, sondern zum Hypopharynx.

Der Kehlkopf ist mit Becherzellen enthaltendem **mehrreihigem Flimmerepithel** ausgekleidet. Das Sekret wird in Richtung Rachen befördert.

Auf den Stimmlippen und stellenweise auch auf der laryngealen Epiglottisfläche findet sich Schleimhaut mit geschichtetem Plattenepithel, das sich im Alter im Kehlkopf ausdehnt.

In Kürze

Kehlkopfknorpel und Kehlkopfinneres
- 4 Knorpel bilden das Kehlkopfgerüst:
  - Epiglottis
  - Schildknorpel: hinten offen
  - Ringknorpel: geschlossen
  - Aryknorpel: sitzen hinten auf den Ringknorpeln auf
- Kehlkopfinneres
  - 3 Etagen: supraglottischer, glottischer und subglottischer Raum
  - Seitlich: Sinus piriformis des Hypopharynx

12.3 Kehlkopfmuskulatur

Engl. *laryngeal muscles*

12.3.1 Stimmlippenspanner

Engl. *vocal cord tensors*

M. cricothyroideus

Vom vorderen oberen Rand des Ringknorpels zum vorderen unteren Rand des Schildknorpels (◘ Abb. 12.4; ◘ Abb. 12.1).

Funktion Nähert visierartig den Schildknorpel an den Ringknorpel und spannt dabei die Stimmlippe (**äußerer Stimmlippenspanner**; ◘ Abb. 12.5a).

Funktionsausfall Beide Stimmlippen schlaff (Der Ausfall eines äußeren Kehlkopfmuskels wirkt sich geringer auch auf die Gegenseite aus). Stimme heiser, kraftlos (◘ Abb. 12.5b).

Innervation Als einziger Muskel vom **N. laryngeus sup.** innerviert, da der Muskel außerhalb des Kehlkopfgerüstes liegt.

Alle übrigen an Atmung und Stimmbildung beteiligten Muskeln sind innere Kehlkopfmuskeln, setzen am Aryknorpel an (◘ Abb. 12.4) und werden vom **N. laryngeus inf. (N. recurrens)** innerviert.

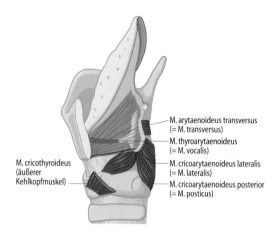

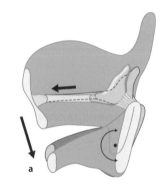

M. arytaenoideus transversus
(= M. transversus)

M. thyroarytaenoideus
(= M. vocalis)

M. cricothyroideus
(äußerer
Kehlkopfmuskel)

M. cricoarytaenoideus lateralis
(= M. lateralis)

M. cricoarytaenoideus posterior
(= M. posticus)

□ Abb. 12.4 Innere Muskulatur des Kehlkopfes (Schildknorpel links entfernt)

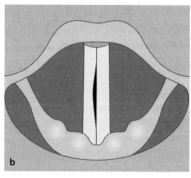

a

b

□ Abb. 12.5a,b Wirkung des äußeren Kehlkopfmuskels (M. cricothyroideus). **a** Funktion; **b** Funktionsausfall rechts

M. vocalis (M. thyroarytaenoideus; □ Abb. 12.4; □ Abb. 12.6a)

Der mediale Anteil zieht von der Innenfläche der vorderen Schildknorpelabschnitte zum Processus vocalis des Aryknorpels. Der Muskel liegt in der Stimmlippe, deren freier Rand unter dem Epithel aus den elastischen Fasern des Stimmbandes (Lig. vocale) besteht (Der laterale Anteil des M. thyroarytaenoideus zieht zur Seitenfläche des Aryknorpels).

Funktion Spannung der Stimmlippen, Verengung der Stimmritze (Rima glottidis) und Feinregulierung des Tones.

Funktionsausfall Einseitig: schlaffe Stimmlippe. Beiderseitig: Bei Phonation bleibt ein ovalärer Spalt zwischen den Stimmlippen bestehen (»Internusschwäche«).

12.3.2 Stimmritzenöffner

Engl. *opener of the glottis*

- **M. cricoarytaenoideus posterior** (M. posticus; . Abb. 12.6b)

Von der Ringknorpelplatte zum Processus muscularis des Aryknorpels.

Funktion Einziger **Glottisöffner** durch Zug am Processus muscularis des Aryknorpels nach hinten medial.

Funktionsausfall Die Glottis kann nicht geöffnet werden. Bei beidseitiger Störung Atemnot!

12.3.3 Stimmritzenschließer

Engl. *closing muscles of the glottis*
Außer dem bereits als Stimmlippenspanner erwähnten **M. vocalis**:

M. cricoarytaenoideus lateralis (M. lateralis; □ Abb. 12.6c)

Von den seitlichen Abschnitten des Ringknorpels zum Processus muscularis des Aryknorpels.

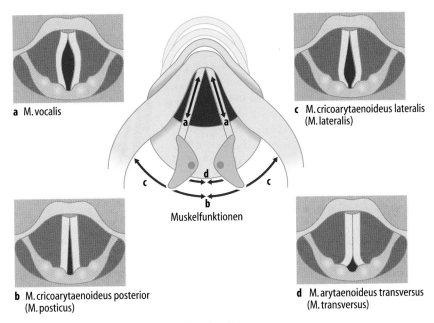

a M. vocalis

c M. cricoarytaenoideus lateralis
(M. lateralis)

d

Muskelfunktionen

b M. cricoarytaenoideus posterior
(M. posticus)

d M. arytaenoideus transversus
(M. transversus)

◘ **Abb. 12.6a–d** Funktion und Ausfall der inneren Kehlkopfmuskeln

Funktion Schließt – abgesehen vom hinteren Drittel – die Glottis durch Zug am Processus muscularis des Aryknorpels nach vorn seitlich.

Funktionsausfall Die Glottis kann nicht geschlossen werden. Bei beidseitiger Störung besteht eine rhombusähnliche Glottisöffnung während der Phonation.

M. arytaenoideus transversus
(M. transversus; ◘ Abb. 12.6d)

Zwischen den Aryknorpeln.

Funktion Schließt das hintere Drittel der Glottis durch Annäherung der Aryknorpel. Unterstützt vom M. arytaenoideus obliquus.

Funktionsausfall Bei beidseitiger Störung bleibt ein hinterer dreieckiger Spalt zwischen den Aryknorpeln während der Phonation bestehen (**Transversus-Schwäche**).

In Kürze

Kehlkopfmuskeln
- Stimmlippenspanner
  - Musculus cricothyroideus: Innervation durch Nervus laryngeus superior. Bei Ausfall schlaffes Stimmband
  - Musculus vocalis: Innervation durch Nervus recurrens. Bei Ausfall einseitig schlaffes Stimmband, ovalärer Spalt
- Stimmritzenöffner
  - Musculus cricoarytaenoideus posterior: Innervation durch Nervus recurrens. Bei Ausfall Paramedianstellung. Bei doppelseitigem Ausfall Atemnot
- Stimmritzenschließer
  - Musculus cricoarytaenoideus lateralis: Innervation durch Nervus recurrens. Bei Ausfall mangelhafter Stimmbandschluss mit rhombusförmigem Spalt.
  - Musculus arytaenoideus transversus: Innervation durch Nervus recurrens. Bei Ausfall hinterer offener dreieckiger Spalt

12.4   Kehlkopfnerven (◘ Abb. 12.7)

Engl. *laryngeal nerves*

N. laryngeus superior Der N. laryngeus superior geht im oberen Halsteil vom N. vagus (X) ab und versorgt mit einem äußeren Ast motorisch den M. cricothyroideus und mit einem inneren Ast sensibel die obere Kehlkopfschleimhaut bis zum Stimmband (außerdem motorische Fasern für die supraglottische Muskulatur). Dieser Ast gelangt zusammen mit der A. und V. laryngea superior durch die Membrana hyothyroidea in den Kehlkopf.

N. laryngeus inferior Der N. laryngeus inferior (N. recurrens) geht im unteren Halsteil bzw. im oberen Thoraxbereich vom N. vagus (X) ab und tritt in den Brustraum ein. Der rechte Nerv zieht um die A. subclavia, der linke reicht noch tiefer herab und zieht um den Aortenbogen. Er ist daher durch Prozesse im Mediastinum stärker gefährdet! Sie steigen danach seitlich zwischen Trachea und Ösophagus wieder zum Kehlkopf hoch (Nähe zum unteren Schilddrüsenpol und zur A. thyroidea inf.) und versorgen motorisch die innere Kehlkopfmuskulatur. Der N. recurrens versorgt außerdem die Schleimhaut der subglottischen Region und der Trachea sensibel.

12.5   Gefäße (◘ Abb. 12.7)

- **A. laryngea superior** und R. cricothyroideus aus A. thyroidea superior aus A. carotis externa (oder A. carotis communis)
- **A. laryngea inferior** (nur für Subglottis und M. cricoarytaenoideus posterior) aus A. thyroidea inferior aus A. subclavia
- Venenabfluss in die **V. jugularis interna**
- **Lymphabfluss:** Die Stimmlippen enthalten nur spärlich Lymphbahnen (prälaryngealer Lymphknoten). Abfluss aus den supraglottischen Abschnitten (Kehldeckel, aryepiglottische Falten, Taschenfalten) in die tiefen Halslymphknoten auf der Gefäßscheide (Nodi lymphatici cervicales profundi). Abfluss aus den subglottischen Abschnitten in die prä- und paratrachealen Lymphknoten (◘ Abb. 12.7).

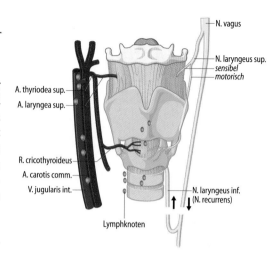

◘ **Abb. 12.7** Gefäße (*rechte* Kehlkopfseite), Nerven (*linke* Kehlkopfseite) und Lymphknoten des Kehlkopfes, obere Trachea

In Kürze

Nerven und Gefäße des Kehlkopfes
- Nervus laryngeus superior
  - Motorische Innervation des Musculus cricothyroideus
  - Sensible Innervation des supraglottischen Raumes
- Nervus laryngeus inferior (Recurrens)
  - Verlauf rechts um die Arteria subclavia, links um die Aorta. Lage zwischen Trachea und Ösophagus
  - Motorische Innervation der inneren Kehlkopfmuskulatur
  - Sensible Innervation von Glottis, Subglottis und Trachea
- Arteria laryngea superior aus Arteria thyroidea superior und Arteria laryngea inferior aus Arteria thyroidea inferior
- Venenabfluss über die Vena jugularis interna
- Lymphabfluss
  - Supraglottisch in die Kieferwinkellymphknoten
  - Glottisch in den präglottischen Lymphknoten
  - Subglottisch in die prä- und paratrachealen Lymphknoten

12.6 Trachea (◻ Abb. 12.7)

Engl. *windpipe, trachea*

Vom Ringknorpel bis zur Bifurkation 16 hufeisenförmige, hinten offene Knorpelspangen, die durch elastisches Bindegewebe verbunden sind. Die Hinterwand der Trachea ist membranös (**Paries membranaceus**) und liegt auf dem Ösophagus. Die Schleimhaut trägt Flimmerepithel. Der seitlichen Trachealwand liegen die Schilddrüsenlappen an, sie sind vor der Trachea durch den Isthmus verbunden. Beim Schlucken hebt sich die Schilddrüse zusammen mit Kehlkopf und Luftröhre.

In Kürze

Trachea
- 16 hufeneisenförmige hinten offene elastische Knorpel
- Verschluss hinten durch Paries membranaceus
- Nachbarorgane: Ösophagus hinten, Schilddrüse seitlich

12.7 Physiologie

Schutzfunktion Das Eindringen von Flüssigkeit oder Speisen in die tieferen Luftwege beim Schlucken wird durch die Ventilfunktion vermieden:
- Der Kehlkopf steigt beim Schlucken hoch. Dadurch drückt der Zungengrund die Epiglottis vor den Kehlkopfeingang und verschließt ihn (die Funktion des Kehldeckels kann auch der Zungengrund allein übernehmen). Mit dem Kehlkopf heben sich die Schilddrüse, nicht jedoch Lymphknoten auf der Gefäßscheide oder laterale Halszysten! Das Heben und Senken von Zungenbein und Kehlkopf beim Schlucken ist im Wesentlichen bedingt durch die Kontraktion der vom Zungenbein und Kehlkopf an der Schädelbasis und am Sternum ansetzenden Muskeln.
- Die Stimmlippen legen sich beim Schlucken aneinander und verschließen die Glottis.
- Der Hustenreflex wird ausgelöst, sobald ein Fremdkörper in den Kehlkopf oder in die Trachea gelangt.

Atmung Die engste Stelle im Kehlkopf liegt in Höhe der Glottis, die durch Auseinanderweichen der Stimmlippen bei der Einatmung weit geöffnet wird (**Respirationsstellung**; ◻ Abb. 13.2a). Stenosen im Kehlkopfbereich führen zu inspiratorischem Stridor, Trachealstenosen zu in- und exspiratorischem Stridor.

Stimmbildung ▶ Kap. 24.2

In Kürze

Physiologie des Kehlkopfes
- Schutzfunktion beim Schlucken
- Respirationsstellung
- Phonation: Phonationsstellung

? Welche Funktion haben die einzelnen inneren Kehlkopfmuskeln (▶ Abschn. 12.3, S. 273f)?

? Welche Funktionen erfüllt der Kehlkopf (▶ Abschn. 12.7, S. 277)?

? Welche Schleimhautauskleidung liegt im Kehlkopfinneren vor (▶ Abschn. 12.2, S. 273)?

? Beschreiben Sie die einzelnen Etagen des Kehlkopfes und nehmen Sie Stellung hinsichtlich möglicher Unterschiede in der Lymphgefäßversorgung (▶ Abschn. 12.2, S. 272f u. ▶ Abschn. 12.5, S. 276)!

? Erläutern Sie den Aufbau der Trachea (▶ Abschn. 12.6, S. 277)!

Untersuchungsmethoden

Die Inspektion beurteilt den Kehlkopf von außen, besonders beim Schluckvorgang. Die Palpation von außen kann zusätzlich Hinweise auf Veränderungen des Kehlkopfgerüstes, Beweglichkeit und Druckschmerz geben. Weitere Untersuchungsmöglichkeiten bieten die indirekte und direkte Laryngoskopie. Neben diesen Untersuchungsmethoden stehen zur Diagnostik bildgebende Verfahren wie CT, MRT und die Sonographie zur Verfügung sowie die Funktionsprüfungen.

13.1   Inspektion

Die Besichtigung des Kehlkopfes von außen ist wichtig, um Prozesse zu erkennen, die auf das Kehlkopfgerüst übergegriffen haben (Tumoren, Perichondritis). Beim Schluckenlassen sieht man bei schlankem Hals, dass der Kehlkopf mit der Schilddrüse unter der Haut nach oben steigt.

13.2   Laryngoskopie

Engl. *laryngoscopy*

13.2.1 Indirekte Laryngoskopie

Engl. *mirror laryngoscopy*
Erstmals an sich selbst durchgeführt 1855 von dem spanischen Gesangslehrer García. Gebrauch von Lichtquelle und Stirnreflektor wie bei der Otoskopie (▶ Kap. 2.3). Zur Laryngoskopie benötigt man ein **Mullläppchen**, um die Zunge zu fassen, und einen **Kehlkopfspiegel**, der eine größere Spiegelfläche als der zur Postrhinoskopie verwendete Spiegel besitzt.

Praxisbox

Indirekte Laryngoskopie (🗗 Abb. 13.1)
Die Zunge wird mit der linken Hand vorgezogen: Der Daumen liegt auf der Zunge, der Mittelfinger an der Unterseite der Zungenspitze. Der Mittelfinger schützt das Frenulum der Zunge gleichzeitig vor den scharfen

▼

Kanten der unteren Schneidezähne. Der Zeigefinger wird verwendet, um eine herabhängende Oberlippe, ggf. auch einen Schnurrbart nach oben zu schieben. Das Licht wird auf die Uvula gerichtet. Der auf der Glasseite angewärmte Spiegel, dessen Erwärmung auf dem eigenen Handrücken überprüft werden muss, wird wie ein Federhalter in die rechte Hand genommen und unter dem Gaumen entlang bis an das Zäpfchen geführt. Der Zungengrund darf dabei nicht berührt werden (Würgereiz!). Das Zäpfchen wird auf die Hinterfläche des Spiegels geladen und nach hinten oben geschoben. Der Spiegelgriff wird im linken Mundwinkel abgestützt.

Durch das Hervorziehen der Zunge richtet sich die Epiglottis auf, und der Einblick in den Kehlkopf wird frei. Sagt der Patient »hi«, stellt sich die Epiglottis noch steiler. Bei starkem Würgereiz kann der Rachen mit einem Xylocain®-Pumpspray (Lidocain) unempfindlich gemacht werden. Zahnprothesen sollten vor der Untersuchung entfernt werden.

Kehlkopfspiegelbild (🗗 Abb. 13.2) Im Spiegel werden die Seiten richtig wiedergegeben (das rechte Stimmband erscheint im Spiegelbild auch auf der rechten Seite des Patienten), vorn (z. B. vordere Kommissur) ist im Spiegel oben, hinten (z. B. Aryknorpel) ist im Spiegel unten.

- Man erkennt ganz oben über dem Kehlkopf im Spiegel den **Zungengrund** und die **Valleculae epiglotticae.**
- Darunter liegt der **Kehlkopfeingang**, der oben vom freien Rand der Epiglottis, rechts und links von den aryepiglottischen Falten und unten von den Aryknorpeln gebildet wird.
- Innerhalb dieser Begrenzung liegen lateral die Taschenfalten und weiter medial die weißen **Stimmbänder** (Ränder der Stimmlippen), zwischen denen man bei der Respiration durch die dreieckige **Glottis** hindurch auf die **Vorderwand der Trachea** mit den oberen Trachealknorpeln sieht (🗗 Abb. 13.2a).
- Bei der **Phonation** (»hi« sagen lassen!) legen sich die Stimmbänder in der Mitte der Glottis

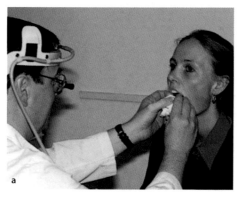
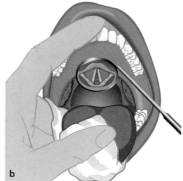

⬛ Abb. 13.1a,b Spiegeluntersuchung des Kehlkopfes. **a** Haltung von Spiegel und Zunge; **b** normaler Kehlkopfspiegelbefund

aneinander und verschließen sie. Die Beweglichkeit der Aryknorpel zeigt sich außerdem an der Entfaltung der lateral von den aryepiglottischen Falten liegenden Recessus piriformes während der Phonation (⬛ Abb. 13.2b).

— Nimmt der Patient gegenüber der normalen Haltung (⬛ Abb. 13.3a) den Kopf weit zurück und steht der Untersucher, lässt sich die **Kehlkopfvorderwand** besonders gut sehen (⬛ Abb. 13.3b).

— Beugt der stehende Patient den Kopf vor, bekommt der Untersucher einen besseren Aufblick auf die **Kehlkopfhinterwand**

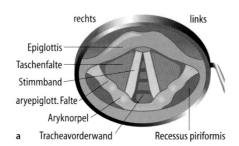

rechts   links

Epiglottis
Taschenfalte
Stimmband
aryepiglott. Falte
Aryknorpel
a   Tracheavorderwand   Recessus piriformis

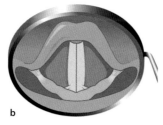

b

⬛ Abb. 13.2a,b Kehlkopfspiegelbild. **a** Respirationsstellung; **b** Phonationsstellung

(⬛ Abb. 13.3c). Man sollte daran denken, dass das im Spiegelbild scheinbar in einer Ebene liegende Kehlkopfinnere eine Tiefenausdehnung von 8–10 cm vom Epiglottisrand bis in den subglottischen Raum hat.

— Eine indirekte Laryngoskopie ist auch mit einer vergrößernden Weitwinkeloptik (Lupenlaryngoskop = **Lupenendoskop**; ⬛ Abb. 13.4a), die durch den Mund bis zur Rachenhinterwand vorgeschoben wird, möglich und kann weitere Aufschlüsse bringen.

— Außerdem lassen sich Kehlkopf und Trachea direkt mit dünnen **flexiblen Endoskopen** (⬛ Abb. 13.4b; ► Kap. 16.2), die durch die Nase über den Naso- und Oropharynx vorgeschoben werden, inspizieren.

— Bei beiden endoskopischen Verfahren erscheinen im Bild die Epiglottis und der Zungenrand unten, die Arytaenoidknorpel im Bild oben.

— **Pathologische Befunde** sind: Rötung, Schwellung, Tumorgranulationen, Ulzerationen, Fremdkörper, Bewegungseinschränkung der Stimmlippen, Rückstände von Speichel im Recessus piriformis (bei Schlucklähmung).

13.2.2 Direkte Laryngoskopie

Engl. *direct laryngoscopy*
Erstmals angegeben von dem Laryngologen Kirstein 1894. Mit beleuchteten starren Rohren oder Rinnenspateln wird der Kehlkopf direkt eingestellt

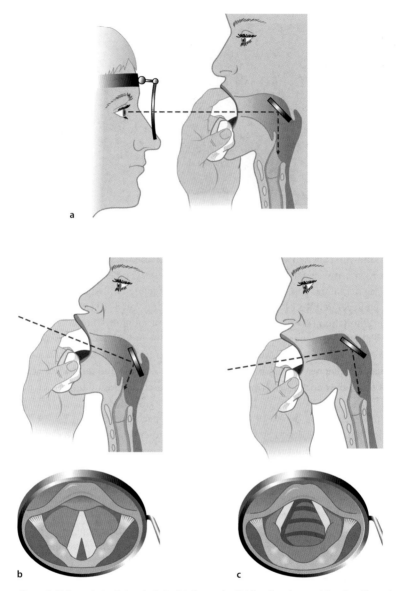

◻ Abb. 13.3a–c a Normale Haltung beim Spiegeln; **b** Besichtigung der Kehlkopfvorderwand (vordere Kommissur); **c** Besichtigung der Kehlkopfhinterwand

und betrachtet. Die Laryngoskope können durch Abstützen auf der Brust zu selbsttragenden Instrumenten werden (Stützautoskopie). Beim Einführen des Laryngoskopes wird – wie bei der direkten Tracheoskopie, der Bronchoskopie und der Ösophagoskopie – der Kopf des Patienten weit nach hinten überstreckt und das Rohr über den mundbodenwärts gedrückten Zungengrund vorgescho-

ben, bis die Epiglottis aufgeladen werden kann (Untersuchung mit flexiblen Endoskopen, s. oben). Die Beatmung geschieht über einen Endotrachealtubus oder JET-Ventilation.

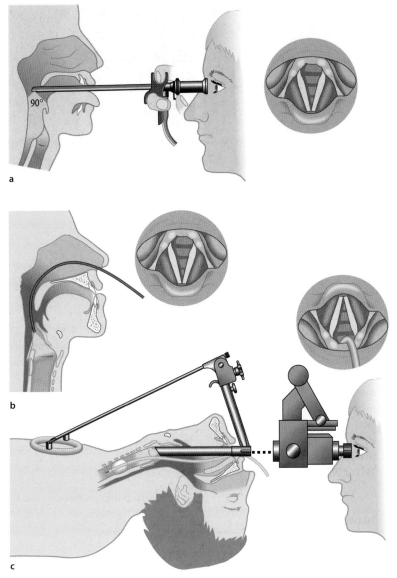

◘ Abb. 13.4a–c a Lupenlaryngoskopie; **b** Flexible Endoskopie Kehlkopf; **c** direkte Laryngoskopie zur Mikrochirurgie des Kehlkopfes

13.2.3 **Mikrolaryngoskopie**

Operationsmikroskop und Endoskop gestatten es, im Zusammenhang mit der direkten Laryngoskopie am liegenden, narkotisierten Patienten (Intubation oder Jetbeatmung) unter 6- bis 40-facher Vergrößerung Diagnose und Therapie von Stimmlippenveränderungen zu verfeinern (Mikrochirurgie des Kehlkopfes, ◘ Abb. 13.4c, endoskopische Operationen, Kehlkopfbehandlungsmöglichkeit mit CO_2-Laserstrahlen, ◘ Abb. 14.23). Durch Verwendung stark vergrößernder Kontaktendoskope kann eine zytologische Beurteilung oberflächlicher Zellschichten nach Anfärben bereits intraoperativ erfolgen. Das Endoskop wird direkt auf die Schleimhaut aufgesetzt.

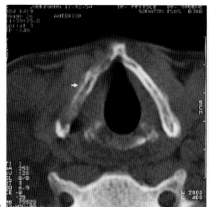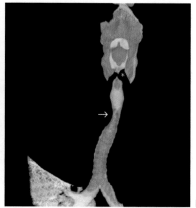

a   b

🔲 **Abb. 13.5a,b** CT des Kehlkopfes. **a** CT im Stimmbandniveau (*Pfeil* = Schildknorpel); **b** 3D-CT Kehlkopf und Trachea bei Trachealstenose (*Pfeil* = Stenose, Stern = Glottisebene)

13.3 Palpation

Bei der Betastung werden die Konsistenz und die Druckschmerzhaftigkeit der Veränderung sowie die Beweglichkeit des Kehlkopfes beim Schlucken und die Lage der Schilddrüse zum Kehlkopfgerüst geprüft. Die Schilddrüse steigt mit dem Kehlkopf beim Schlucken nach oben!

Von großer Bedeutung ist die Palpation der Lymphknotengebiete des Halses, um metastatische Prozesse zu erkennen und sich über Sitz, Ausdehnung und Verschieblichkeit der Metastasen zu orientieren (▶ Kap. 19.1 u. 19.2).

13.4 Bildgebende Verfahren

Engl. *imaging*

Indikationen Knorpelfrakturen, Stenosen, Kehlkopftumoren, Fremdkörper, Laryngozelen, Verlagerung oder Verdrängung des Kehlkopfes.

Computertomographie Die hochauflösende Computertomographie zeigt das Ausmaß der Tumorinfiltration, der Knorpelfrakturen sowie Ausdehnung (Sitz) von Laryngozelen und Stenosen (🔲 Abb. 13.5). 3D-Rekonstruktionen zur virtuellen Endoskopie.

Kernspintomographie ▶ Kap. 2.6.2

Sonographie (Echolaryngographie) Die Ultraschalluntersuchung (**B-Mode**) lässt Stimmlippen- und Taschenfaltengegend, ihre Funktion und ihre pathologischen Veränderungen erkennen. Möglichkeit auch der endolaryngealen Sonographie mit miniaturisierten Endoskopen. Darstellung von Bewegungsabläufen bei der Phonation und beim Schluckakt durch **M-Mode-Sonographie** von außen. Metastasenaufdeckung und Verlaufskontrolle bei der Therapie maligner Tumoren (▶ Kap. 19.4).

In Kürze

Untersuchungsmethoden des Larynx und der Trachea
- Laryngoskopie
    - Indirekt: mit Spiegel und Stirnlampe: seitenrichtige Wiedergabe, anatomisch vorne gelegene Strukturen im Spiegelbild oben
    - Mit Lupenendoskop: seitenrichtige Wiedergabe, anatomisch vorne gelegene Strukturen im Bild unten
    - Mit flexiblem Endoskop transnasal: anatomische Strukturen wie mit Lupenendoskop
    - Direkte Laryngoskopie: mit transoral eingeführtem Laryngoskop

▼

- Mikrolaryngoskopie: zur gezielten
  Inspektion, Probeexzision und Mikro-
  chirurgie, Verwendung eines Opera-
  tionsmikroskops
- Respirations- und Phonationsstellung
- Inspektion und Palpation: Schluck-
  verschieblichkeit, Schmerzhaftigkeit
- Bildgebende Verfahren
  - Computertomographie mit virtueller
    Endoskopie
  - Kernspintomographie
  - Ultraschall-B-Scan einschließlich
    M-Mode

? Was versteht man unter indirekter Laryngoskopie, Lupenlaryngoskopie und direkter Laryngoskopie (▶ Abschn. 13.2, S. 280f)?

? Wie lässt sich die Funktion der Stimmbänder
untersuchen (▶ Abschn. 13.2, S. 280f)?

? Welches bildgebende Verfahren kommt zur
Darstellung der Larynxstrukturen am ehesten
in Frage (▶ Abschn. 13.4, S. 284)?

? Was versteht man unter M-Mode-Sonographie
(▶ Abschn. 13.4, S. 284)?

? Wie erscheinen die Kehlkopfstrukturen im
Spiegelbild, wie im endoskopischen Bild
(▶ Abschn. 13.2, S. 280)?

Klinik

Fehlbildungen verschiedenen Schweregrades führen zur Atemnot. **Verletzungen** des Kehlkopfes entstehen vorwiegend durch äußere Gewalteinwirkung, z. B. bei Verkehrsunfällen oder durch Fremdkörper. Akute **Entzündungen** des Kehlkopfes sind meistens durch Viren bedingt, während chronische Entzündungen häufig durch Nikotinabusus zustande kommen. Zu den spezifischen Entzündungen des Kehlkopfes gehören die Diphtherie, Tuberkulose und Lues. Von besonderer Bedeutung für Stimmbildung und Atmung sind die Stimmbandlähmungen. Kehlkopfkarzinome sind häufig und führen zu erheblichen funktionellen und sozialen Folgen.

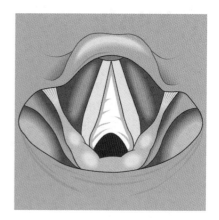

☐ **Abb. 14.1** Segelbildung zwischen den Stimmbändern

14.1 Fehlbildungen

Engl. *malformations*

14.1.1 Bildungsstörungen der Epiglottis

Am häufigsten finden sich angeborene Bildungsstörungen der Epiglottis. Sie können rinnenförmig, hufeisenförmig oder sehr schmal ausgebildet sein. Zusammen mit einer besonderen Weichheit beim Säugling sind sie dann Ursache eines inspiratorischen **kongenitalen Stridors** (Stridor laryngis).

- Therapie
- Zuwarten, bis sich die Kehlkopfknorpel im ersten Lebensjahr festigen
- Evtl. vorübergehend Intubation oder Stenteinlage
- Fixation der Epiglottis am Zungengrund

14.1.2 Segelbildung

Eine Segelbildung (Diaphragma) in der vorderen Kommissur zwischen den Stimmbändern führt ebenfalls zu kongenitalem Stridor (☐ Abb. 14.1).

- Therapie
- **Geschlossene Behandlung:** Durchtrennen des Segels (Laserchirurgie) und evtl. Einnähen eines Kunststoffröhrchens oder

- **Offene Behandlung:** Thyreotomie und Einlegen einer T-förmigen Kunststoffplatte, jeweils bis die Wundfläche überhäutet ist (☐ Abb. 14.7)

14.1.3 Larynxatresie

Eine Larynxatresie führt zur sofortigen Apnoe nach Geburt, wenn nicht über eine zusätzlich vorhandene ösophagotracheale Fistel die Respiration möglich ist.

- Therapie
- Notfallmäßige Durchtrennung eines kurzstreckigen Verschlusses, sonst
- Tracheotomie
- Später: Laryngotrachealplastik (▶ Abschn. 14.2.3)

14.1.4 Laryngozele

- Entstehung
Ausweitungen des Sinus Morgagni im Sinne einer Laryngozele können angeboren oder erworben sein (Pressen, Husten, Glasbläser!). Befindet sich die Aussackung innerhalb des Kehlkopfes (**innere Laryngozele**), wölbt sich das Taschenband vor (Heiserkeit, Luftnot). Tritt sie dagegen zwischen oberer Schildknorpelkante und Zungenbein durch die Membrana hyothyroidea in die Halsweichteile (**äußere Laryngozele**), kommt es zur Vorwölbung außen am Hals (☐ Abb. 14.2 und ☐ Abb. 14.3).

■ **Diagnose**

Im Sonogramm, im Röntgenbild, insbesondere im Computertomogramm und im Kernspintomogramm gute Darstellung des Luftsackes; bei Infektion Sekretspiegelbildung.

■ **Therapie**

Exstirpation von außen. Innere Laryngozelen können endolaryngeal entfernt werden.

14.1.5 Sulcus glottidis

■ **Definition**

Längsfurche (Rinnenbildung) entlang der Stimmlippe.

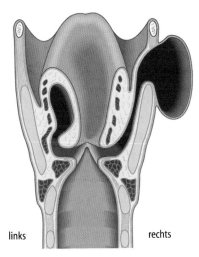

links   rechts

🔳 **Abb. 14.2** Innere Laryngozele *links*. Äußere Laryngozele *rechts* (Blick auf den aufgeschnittenen Kehlkopf von hinten)

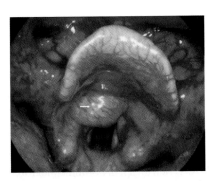

🔳 **Abb. 14.3** Innere Laryngozele (*Pfeil*)

In Kürze

Fehlbildungen
- Weiche Epiglottis
- Larynxatresie: Notfall, ggf. Tracheotomie
- Laryngozele: Ausweitung des Sinus morgagni
  - Innere: Vorwölbung des Taschenbandes
  - Äußere: Vorwölbung außen am Hals
- Sulcus glottidis: Längsfurche des Stimmbandes

14.2 Verletzungen

14.2.1 Äußere Einwirkungen

Stumpfe Gewalteinwirkung (🔳 Abb. 14.4a)

■ **Ursachen**

Hierzu zählen Verkehrsunfälle mit Aufprall auf das Lenkrad, Schlägereien oder Strangulationen. Die stumpfe Gewalteinwirkung führt zu Schildknorpelfrakturen und Blutungen (Hämatom, 🔳 Abb. 14.4b) oder zu Ödemen in den Kehlkopfweichteilen. Atemnot! Bei Schleimhautzerreißung auch Emphyseme. Bei Trachealabriss vom Larynx sofort massive Atemnot.

■ **Therapie**
- Stationäre Überwachung (Ödem, Hämatom im Intervall!)
- Antibiotika, Kortikosteroide, Kalzium i.v., Eiskrawatte
- Bei instabiler Fraktur des Kehlkopfgerüstes Stützen des Kehlkopfes durch endotracheale Intubation oder nach Tracheotomie durch T-Röhrchen (🔳 Abb. 14.5; innere Schienung des Kehlkopfes)
- Bei Fraktur mit Dislokation der Fragmente Chondrosynthese mit Titanplatten
- Bei Trachealein- oder -abriss operative Exploration mit Reanastomosierung

Scharfe Gewalteinwirkung

■ **Ursachen**

Hierzu zählen Schnitt- und Stichwunden, sehr selten Schussverletzungen. Bei Schnittwunden durch Mord- oder Selbstmordversuch kommt es zur Er-

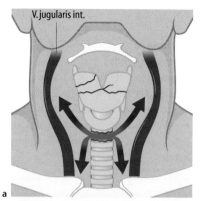

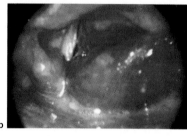

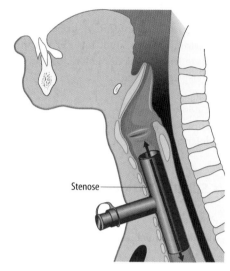

■ **Abb. 14.5** Innere Schienung des Kehlkopfes durch ein T-Röhrchen

■ **Abb. 14.4a,b** Kehlkopftrauma. **a** Schema der stumpfen Gewalteinwirkung mit Frakturen im Schildknorpel und Abriss der Trachea vom Ringknorpel; **b** endolaryngeales Hämatom

öffnung des Kehlkopflumens ober- oder unterhalb des Schildknorpels.

> ❶ **Cave**
> **Blutung in die eröffneten Atemwege!**

■ **Therapie**
Schockbekämpfung, operative Versorgung (wie bei stumpfer Gewalteinwirkung), Blutstillung, Intubation oder Tracheotomie.

■ **Spätfolgen**
Larynx- oder Trachealstenose bei ungenügender Frühversorgung der Verletzung.

14.2.2 Innere Einwirkungen

Fremdkörper
■ **Ursachen**
Gräten, Knochenstückchen, Nadeln in den Valleculae (oft auch in den Tonsillen), den Recessus piriformes oder der Glottis.

■ **Symptome**
– Hustenreiz
– Atemnot
– Stechender Schmerz in Kehlkopfhöhe
– Hustenanfälle, wenn der Fremdkörper die Glottis passiert hat
– Bei größeren Fremdkörpern, die in der Glottis hängen bleiben, Erstickungsgefahr
– Bei längerem Liegen der Fremdkörper können Ödeme (bei Kindern!) oder Drucknekrosen entstehen
– Bei plötzlichem Kehlkopfverschluss »Bolustod«

■ **Diagnose**
Laryngoskopie (flexible Endoskopie). Röntgenaufnahme bei schattengebenden Fremdkörpern.

■ **Therapie**
– Entfernung aus dem Kehlkopf mit Spezialzangen bei indirekter oder direkter Laryngoskopie
– Falls dazu keine Möglichkeit und drohende Erstickung, Kinder an den Füßen hochhalten, u. U. Nottracheotomie (s. auch Bronchialfremdkörper, ▶ Kap. 17.1)

Intubationsschäden
Außer zu Verletzungen der Stimmbänder und Epitheldefekten bei der Intubation kann es nach länger

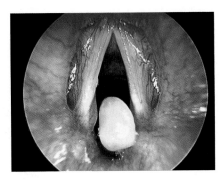

☐ **Abb. 14.6** Intubationsgranulom rechts (Mikrolaryngoskopie)

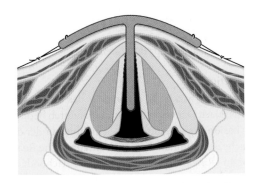

☐ **Abb. 14.7** T-Stück zur Behandlung von Stimmbandsynechien

liegendem Tubus zu umschriebener Granulationsbildung (**Intubationsgranulom**) in der Gegend des unmittelbar unter der Schleimhaut gelegenen Processus vocalis des Aryknorpels – häufig beiderseits – kommen (☐ Abb. 14.6).

▪ **Differenzialdiagnose**
Kontaktgranulom.

▪ **Symptom**
Die Heiserkeit tritt bei Granulationsbildung einige Tage oder Wochen nach der Intubation auf.

▪ **Therapie**
━ Sorgfältige Abtragung – möglichst bei direkter Laryngoskopie mit Hilfe des Operationsmikroskops –, sonst kommt es nicht selten zu Rezidiven
━ Indikation zur Laserchirurgie
━ Nach der Abtragung Stimmschonung

Nach Dauerintubation mit Schädigung der subglottischen Schleimhaut oder der Trachealschleimhaut führen **entzündliche Reaktionen** (Ringknorpelperichondritis, Perichondritis der Trachealringe, Aryknorpelankylose) zu nachfolgender **Stenosierung** von Kehlkopf oder Trachea. Symptome: Zunehmende Atemnot, Stridor. Therapie: Operation (plastische Eingriffe, ▶ Abschn. 14.2.3).

Verbrühungen oder Verätzungen

❶ **Cave**
Glottisödem, Stridor.

▪ **Diagnose**
Anfangs ödematöse Schwellung und Rötung der Kehlkopfschleimhaut, nach einigen Stunden weißliche Fibrinbeläge.

▪ **Therapie**
━ Kortikosteroide
━ Bei Atemnot Tracheotomie, vor allem bei Verbrühungen im Kindesalter gelegentlich notwendig
━ Sonst s. Ösophagusverätzungen, ▶ Kap. 17.2

Synechien
▪ **Ursachen**
Synechien (Narbensegel) zwischen den Stimmbändern der vorderen Kommissur sind Folgen von Verletzungen oder von Tumoroperationen im Kehlkopf, angeborene Segelbildungen ▶ Abschn. 14.1.

▪ **Symptome**
Heiserkeit, Atemnot.

▪ **Therapie**
━ Spaltung des Schildknorpels (Thyreotomie)
━ Durchtrennen der Synechien und Einlegen einer T-förmigen Kunststoffplatte für einige Wochen, bis die vorderen Anteile der Stimmbänder wieder überhäutet sind (☐ Abb. 14.7), oder vorübergehendes Einnähen eines Kunststoffröhrchens in die vordere Kommissur bei geschlossenem Kehlkopf
━ Bei dünnen Narbensegeln endolaryngeale Laserchirurgie

14.2.3 Tracheal- und Larynxstenosen

Engl. *tracheal and laryngeal stenosis*

- **Definition**

F09 Funktionell wirksame Einengung des Tracheallumens. Nach Dauerintubation und dadurch bedingter Läsion der subglottischen Schleimhaut oder der Trachealschleimhaut kommen **entzündliche Reaktionen** (Ringknorpelperichondritis, Perichondritis der Trachealringe, Aryknorpelankylose) mit nachfolgender **Stenosierung** von Kehlkopf oder Trachea vor. Die Stenose kann durch Ausbildung einer Narbe starr sein oder bei Verlust des Stützgerüstes mit Tracheo-, seltener Laryngomalazie auch weich sein. Im letzteren Fall funktionelle Stenose durch Kollaps der Trachealwand beim Einatmen durch den anliegenden Unterdruck.

- **Symptome**

Atemnot, inspiratorischer und exspiratorischer Stridor bei Einengung der Trachea auf etwa die Hälfte des Lumens (bei Einengung des Kehlkopfes inspiratorischer Stridor).

- **Ursachen**
  - Intubationsfolge (◘ Abb. F.18) oder Komplikation nach Tracheotomie
  - Retrosternale Struma, die die Trachea von außen zusammendrückt (Säbelscheidentrachea)
  - Intratracheale Struma
  - Tracheomalazie, Tracheopathia chondroosteoplastica
  - Chronische Laryngotracheitis auch auf dem Boden einer Autoimmunkrankheit als Manifestation der **Relapsing Polychondritis**. Geht einher mit Perichondritis an Ohrmuschel und Nase sowie progredienter Innenohrschwerhörigkeit. Antikörper gegen Kollagen Typ II
  - Narben nach Verletzungen und operativen Eingriffen
  - Fremdkörper
  - Tumoren der Trachea, z. B. Chondrome, Papillome oder Adenome
  - Tumoren, die in die Trachea einwachsen, z. B. Ösophaguskarzinome, Mediastinaltumoren oder Lymphknotenmetastasen

- **Therapie**

Je nach Ursache:
  - Endotracheal (durch das Tracheobronchoskop) Fremdkörperentfernung, Tumoroperation, Synechiedurchtrennung mit Laser
  - Strumaresektion bei retrosternaler Struma
  - Bei Tracheomalazie auch Tracheopexie (Lateralfixation der Tracheawände durch Naht an umgebendes Gewebe oder endotrachealer »Stent«)
  - Bei erhaltenen Trachealringen endotracheale Einlage eines Kunststoffrohres (Trachealendoprothese) für 4 Monate nach vorherigem Ausschneiden der Narben und Schleimhauttransplantation
  - **Larynx- und Trachea-Erweiterungsplastik:** Bei subglottischer Stenose als Folge einer Intubation oder Tracheotomie wird die Ringknorpelplatte gespalten, ein Knorpelstück eingesetzt und ein Kunststoffrohr (Kehlkopfendoprothese) als passagerer Platzhalter für den erweiterten Luftweg eingesetzt.
  - **Querresektion:** Bei Larynx- und Trachealstenosen wird bei Stenosen bis zu 4 cm eine quere Resektion des stenotischen Abschnittes mit End-zu-End-Anastomose ausgeführt. In vielen Fällen Methode der Wahl (◘ Abb. 14.8).
  - **Trachealtransplantation:** Bei längerer Stenose werden dagegen chemisch konservierte homologe (allogene) Tracheaabschnitte implantiert.
  - Bei inoperablen Tumoren der Trachea palliative Einlage eines **Stents** zur Überwindung der Stenose (plastische Operationen am äußeren Hals, ► Kap. 20.5).

Durchführung der **Tracheobronchoskopie** ► Kap. 16.2.

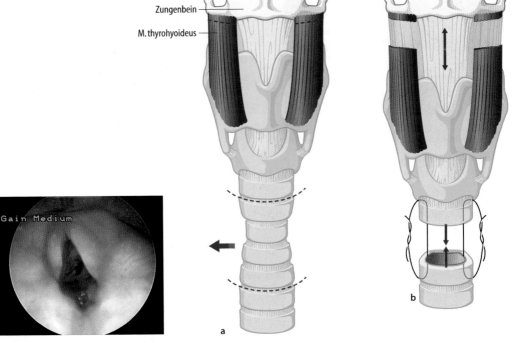

Zungenbein

M. thyrohyoideus

Gain Medium

a

b

Abb. 14.8a,b Subglottische Trachealstenose. **a** Trachealstenose Schema und endoskopisches Bild; **b** Tracheaquerresektion

Verletzungen von Larynx und Trachea
- Stumpfe Verletzungen
  - Knorpelfraktur, Hämatom, Trachealeinriss
  - Innere Schienung, Chondrosynthese, Reanastomosierung
- Scharfe Verletzungen
  - Eröffnung der Atemwege von außen mit Blutung- und Stenosegefahr
  - Fremdkörper
- Intubationsschaden: Intubationsgranulom, Stenosen
- Verbrühungen und Verätzungen: Ödem, Stenosen
- Synechien
- Tracheal- und Larynxstenosen
  - Folge von Verletzungen, Intubation, Struma, Entzündungen
  - Behandlung je nach Ausdehnung und Ursache durch verschiedene chirurgische Verfahren

14.3   Entzündungen

14.3.1 Akute Entzündungen

Laryngitis acuta
Engl. *acute laryngitis*

- **Definition**
Teilerscheinung einer von der Nasen- oder Rachenschleimhaut absteigenden katarrhalischen Entzündung der oberen Luftwege (**Virusinfekt**) oder nach übermäßiger stimmlicher Belastung in trockenen rauchigen Räumen (**nicht-entzündlicher Reizzustand**).

- **Symptome**
Raue Stimme, Heiserkeit bis zur Aphonie, Trockenheitsgefühl, Kitzeln und Brennen im Hals, Hustenreiz, bei stärkerer Entzündung Schmerzen.

- **Befund**
Stimmlippen gleichmäßig gerötet und aufgelockert, Gefäßzeichnung (❏ Abb. 14.9), auf den Stimmlip-

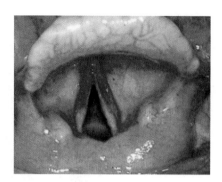

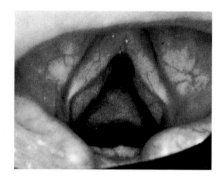

Abb. 14.9 Akute Laryngitis

Abb. 14.10 Subglottisch blassrote Wülste bei Laryngitis subglottica

pen oft etwas Fibrin oder zäher Schleim, Beweglichkeit der Stimmlippen (Respirationsstellung – Phonationsstellung) nicht eingeschränkt.

- **Therapie**
- Stimmschonung, Rauchverbot
- Heiße Halsumschläge, warme Getränke
- Dampfinhalationen mit Zusatz von Kamille oder Salbei für einige Tage werden gegen Trockenheit, Kitzeln und Schmerzen angenehm empfunden (Kein Paraffinöl instillieren! – Gurgeln unwirksam!)
- Bei etwas ödematösen Stimmlippen Kortison (Pulmicort®-Spray) oder Pfefferminzöl-Zusatz
- Bei eitriger Entzündung Fusafungin (Locabiosol® Dosier-Aerosol), Antibiotikum (Tetrazyklin z. B. Doxycyclin®)
- Gegebenenfalls gegen Husten Bromhexin (Bisolvon®)
- Behandlung des Allgemeininfektes

- **Mögliche Folgen**

Schädigung des M. vocalis durch ein entzündliches Infiltrat (**Myositis**) mit nachfolgenden myopathischen Schäden, z. B. »Internusschwäche« (▶ Abschn. 14.4.1).

- **Differenzialdiagnose**

Bei einseitiger Stimmlippenrötung: Karzinom, Tuberkulose.

Laryngitis subglottica (Pseudokrupp)

Engl. *subglottic laryngitis (pseudocroup)*

Beispiel

Das zweijährige Kind ist aus dem Schlaf mit Atemnot, Stridor und bellendem Husten aufgewacht. Durch Schreien und Angstzustände verschlechtert sich die Symptomatik dramatisch. Ein hinzugezogener Notarzt verabreicht Kortikosteroide als Suppositorium, darunter kommt es zu einer raschen Besserung der Symptomatik. Die Anfälle wiederholen sich in den nächsten Jahren mehrmals, vor allem in der feuchtkalten Jahreszeit.

- **Definition**

Bei Virusinfektionen der Kleinkinder kommt es im Rahmen einer akuten Laryngitis vor allem zu einem Ödem des subglottischen lockeren Bindegewebes.

- **Ätiologie**

Viraler Infekt mit bakterieller Superinfektion, meistens Haemophilus influenzae. Begünstigt durch rezidivierende Infekte der oberen Luftwege bei Rachen- und Gaumenmandelhyperplasie.

- **Symptome**

Bellender Husten, inspiratorischer Stridor, Atemnot (Kruppsyndrom = »**Pseudokrupp**«), Fieber.

- **Befund**
- Nur geringe Rötung der Stimmlippen, dagegen subglottisch blassrote Wülste (▶ Abb. 14.10)
- Bei Grippeepidemien oder bakterieller Mitinfektion und absteigender Entzündung Bildung von Fibrinbelägen und Membranen in der Trachea: **stenosierende Laryngotracheitis** (in- und exspiratorischer Stridor!)

- Therapie
- Stationäre Behandlung
- Sedativa, Antibiotika, Kortikosteroide (Suppositorien, z. B. Rectodelt®)
- Freiluftbehandlung oder Sauerstoffzelt. Luft feucht halten
- Bei Borkenbildung Inhalation/Instillation von Tyloxapol (Tacholiquin®)
- Bei drohender Erstickung oder toxischen Zeichen nasale Intubation mit schleimhautschonenden Kunststofftuben (möglichst nicht länger als einige Tage, sonst Schädigung der subglottischen Schleimhaut), später – und besonders bei stenosierender Laryngotracheitis mit Fibrinbelägen in der Trachea – gegebenenfalls Tracheotomie und Absaugen bzw. instrumentelles Entfernen der Krusten aus der Trachea

- Differenzialdiagnose

Aspirierte Fremdkörper, spastische Bronchitis, Diphtherie (= echter Krupp).

Epiglottitis (Epiglottisödem, »Glottisödem«)

Engl. *epiglottitis*

- Definition

Ebenfalls bei kleinen Kindern, aber auch gelegentlich bei Erwachsenen kommt es im Verlauf eines Virusinfektes, einer Infektion mit gramnegativen Keimen (Haemophilus influenzae) oder einer Zungengrundangina zu einem Ödem oder zu einem Abszess der Epiglottis (**Angina laryngis**).
Weitere Ursachen für ein **Larynxödem** sind: Allergie, infizierte Tumoren, Bestrahlungsfolgen, Stauung bei Herzinsuffizienz und Mediastinaltumoren, Insektenstiche, hereditäres angioneurotisches Ödem (= HANE, C1-Esteraseinhibitormangel; primäres Quincke-Ödem ▶ Kap. 11.2.1).

- Erreger

Bei Kindern Haemophilus influenzae, bei Erwachsenen Streptokokken, Staphylokokken und Pneumokokken.

- Symptome

Inspiratorischer Stridor, raue Stimme, starke Schluckschmerzen, kloßige Sprache, Speichelfluss, Fieber, rasch zunehmende Atemnot.

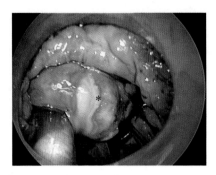

◘ Abb. 14.11 Epiglottitis mit Abszess (*)

- Befund
- Ödematöse glasige Schwellung der Epiglottis, oft auch der aryepiglottischen Falten und der Aryknorpelgegenden (◘ Abb. 14.11)

❶ Cave
Endoskopie kann zu Erstickungsanfall führen.

- Bei Abszedierung starke Rötung und gelblich durchscheinende Kuppe oder nach Abszessentleerung Fibrinbelag am freien Epiglottisrand
- Im Ultraschall-B-Scan Epiglottisverdickung und Abszessbildung.

- Therapie

Stationäre Behandlung: Antibiotika (bei Kindern Cefotaxim – Claforan® oder Unacid®, bei Erwachsenen Cefuroxim – Elobact® oder Unacid®) Kortikosteroide, Kalzium, Eiskrawatte, Stichinzision bei Epiglottisabszess. Bei Atemnot Intubation. Tracheotomie selten erforderlich.

- Prophylaxe

Bei Kindern durch Impfung gegen H. influenzae.

Kehlkopfperichondritis

- Definition

Entzündung der Knorpelhaut von Ring- und Schildknorpel mit möglicher Knorpeleinschmelzung.

- Ursachen
- Epiglottitis bei Angina laryngis
- Ulzerierende spezifische Entzündungen – vor allem Tbc

- Mischinfizierte maligne Tumoren nach Tumorbestrahlung mit höchsten Dosen
- Verletzungen, z. B. auch Verletzungen des Ringknorpels bei der Tracheotomie oder durch lange liegende Trachealkanüle, Intubation oder Magensonde

- **Symptome**

Heiserkeit, starke Schmerzen, vor allem beim Schlucken und beim Betasten des Kehlkopfes, Stechen im Ohr, Atemnot.

- **Befund**

Kehlkopfödem, Einschränkung der Stimmlippenbeweglichkeit, Abszedierung, chronischer Verlauf bei Tuberkulose und Tumoren mit Knorpelsequestrierung und nachfolgenden Narbenstenosen.

- **Therapie**

Tracheotomie, hohe Antibiotikagaben, Inzision von Abszessen, Entfernung sequestrierter Knorpelanteile, Infiltrationsanästhesie des N. laryngeus superior zur Schmerztherapie.

14.3.2 Chronische Entzündungen

Laryngitis chronica

Engl. *chronic laryngitits*

- Ursachen
- Aus einer akuten Laryngitis bei mangelnder Stimmschonung und ungenügender Behandlung
- Bei Arbeiten in staubreicher Umgebung oder bei ungünstigen Witterungsverhältnissen
- Bei Nikotinabusus
- Bei behinderter Nasenatmung und dadurch bedingter ständiger Mundatmung. Dabei spielt häufig eine Schleimhautdisposition eine ungünstige Rolle
- Fortgeleitete Entzündung der Schleimhäute mit chronischer Rhinitis, Sinusitis oder Adenoiditis oder aufsteigend bei Bronchitis (ständiger Husten)
- Bei falscher Stimmtechnik und als Folge lange bestehender funktioneller Stimmstörung
- Bei gastroösophagealem und laryngopharyngealem Reflux (▶ Kap. 17.4.1)

- **Symptome**

Wechselnd starke, über Wochen bestehende Heiserkeit, Reizhusten, Trockenheitsgefühl.

- **Befund**

Stimmlippen gerötet, verdickt, schleimbedeckt oder auffallend trocken, grobe Beweglichkeit nicht eingeschränkt, Kehlkopfschleimhaut insgesamt ebenfalls gerötet und aufgelockert.

- **Therapie**
- Stimmschonung. Verbot von Tabak, Alkohol, scharfen Gewürzen
- Heiße Wasserdampfinhalationen mit Emser Salz® oder Sole (wegen der trockenen Schleimhaut keine abschwellenden Medikamente!). Sekretlösende Medikamente. Aerosole (Trockennebel) sind weniger geeignet als Feuchtnebel, da sie sich wegen der kleinen Tröpfchen nicht im Kehlkopf, sondern vorwiegend in den Bronchien niederschlagen.
- Benzydamin (Tantum® verde) gegen die Schwellung der Kehlkopfschleimhaut
- Ursachen, vor allem ungünstige Berufseinflüsse, ausschalten
- Nasenatmung operativ verbessern, Nebenhöhlenentzündungen behandeln
- Soleinhalationen oder Seeklima
- Bei falscher Stimmtechnik logopädische Behandlung
- Säuresekretionshemmer und Antazida bei Refluxkrankheit

❶ **Cave**
Bei länger als 3- bis 4-wöchiger Heiserkeit unbedingt Karzinom oder spezifische Entzündung durch Probeexzision ausschließen! Das gilt insbesondere bei einseitigen Befunden.

Laryngitis chronica sicca

Sie tritt häufig zusammen mit einer Pharyngitis sicca auf und kann zur Ozaena laryngis führen.

- **Ursachen**

Vorwiegend konstitutionell, verschlechtert durch Arbeiten bei großer Hitze, z. B. Glasbläser, Hochofenarbeiter, Heizer sowie Nikotinabusus.

- **Befund**

Hochgradige Trockenheit im Larynx, auf der Schleimhaut und in der Glottis zäher Schleim und gelblich-braune Krusten, Heiserkeit.

- **Therapie**
- Nur symptomatisch zur Linderung der Trockenheit: Tyloxapol (Tacholiquin®-Instillationen). Inhalationen mit Emser Salz®, Sole oder Bromhexin (Bisolvon®)
- Innenraumbefeuchtung
- Arbeitsplatzwechsel

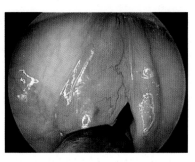

☐ **Abb. 14.12** Laryngitis chronica hyperplastica (Reinke-Ödem)

Laryngitis chronica hyperplastica
- **Befund**
- Lappige polypös-ödematöse Stimmlippen (☐ Abb. 14.12), die in der Glottis flattern können (**Reinke-Ödem** = Ödem im subepithelialen Spalt, dem sog. **Reinke-Raum**)
- Heiserkeit mit tiefer Stimme, Dysphonie, später Aphonie; wechselnde Stimme durch flottierende Polypen
- Vorwiegend bei Rauchern mit Stimmbelastungen (Laryngopathia gravidarum ▶ Kap. 26.3.2). Allergie und Schwerhörigkeit abklären

- **Differenzialdiagnose**
- Entzündlicher **Prolaps des Ventriculus Morgagni**: Ödematöse Schleimhaut zwischen Stimmlippe und Taschenfalte.
- **Dyschylischer Pseudotumor** der Taschenfalte: Eine tumorähnliche Auftreibung der Taschenfalte entsteht durch eine Stenose oder einen Verschluss von Schleimdrüsenausführungsgängen infolge einer chronischen Laryngitis. Das Sekret wird gestaut und eingedickt.
- **Kontaktulkus, -granulom:** Schüsselförmige Ulzeration im Bereich des Processus vocalis (Kontaktulkus), gegenüberliegend oft Pachydermie. Aus dem granulierenden Ulkus kann ein größeres Granulom (☐ Abb. 14.13 u. ☐ Abb. 14.18) entstehen, ähnlich dem Intubationsgranulom. Oft psychosomatisch bedingte Überbeanspruchung der Stimme (z. B. Schausteller, Kasernenhof) mit Zusammenschlagen der Aryknorpel oder durch Reflux von saurem Magensaft (Refluxkrankheit GERD ▶ Kap. 17.4.1).

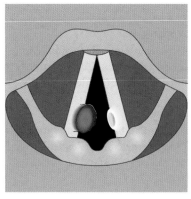

☐ **Abb. 14.13** Pachydermie rechts (*weiß*) und gegenüberliegende Ulzeration, aus der sich ein Granulom (*rot*) entwickelt hat (Spiegeluntersuchung)

- **Therapie**
- Abtragung der polypösen Massen durch »Stripping« der Stimmlippen bei direkter Laryngoskopie mit Hilfe des Operationsmikroskops in Intubationsnarkose (Mikrochirurgie des Kehlkopfes, evtl. Laserchirurgie; ▶ 14.2.3) unter Schonung des Lig. vocale und des M. vocalis
- Bei doppelseitigem Ödem vordere Kommissur von der Dekortikation aussparen, um postoperative Synechien zu vermeiden
- Postoperative Stimmtherapie
- **Entzündlicher Prolaps des Ventriculus Morgagni:** Abtragung
- **Dyschylischer Pseudotumor:** Submuköse Ausschälung aus der Taschenfalte endolaryngeal (Mikrochirurgie des Kehlkopfes)
- **Kontaktulkus, -granulom:**
  - Stimmschonung
  - Versuch mit logopädischer Behandlung

— Größere Granulome in direkter Laryngoskopie abtragen (Indikation zur Lasertherapie), anschließend Stimmtherapie
— Rezidivneigung!
— Säuresekretionshemmer (Ranitidin), Protonenpumpenhemmer (Omeprazol) Antazida
oder Fundoplicatio bei Refluxkrankheit

14.3.3 Spezifische Entzündungen

Diphtherie (Krupp)
Engl. *diphtheria (croup)*

■ **Entstehung**
Durch Absteigen einer Rachendiphtherie früher
häufig, heute sehr selten. Infektion durch Coryne-
bacterium diphtheriae (Löffler).

■ **Symptome**
Wie bei akuter Laryngitis. Stimme aphonisch, dazu
Schluckbeschwerden und bellender Husten, Fieber,
schlechter Allgemeinzustand, toxisches Bild, Atemnot, Zyanose.

■ **Befund**
Wie im Rachen weißliche bis gelbgrüne membra-
nöse Beläge, die beim Ablösen zu einer Blutung führen. Süßlicher Geruch.

■ **Therapie**
— Diphtherieserum, Antibiotikum
— Bei zunehmender Atemnot Tracheotomie

■ **Differenzialdiagnose**
Stenosierende Laryngotracheitis oder subglottische
Laryngitis (Pseudokrupp ▶ Abschn. 14.3.1).

Tuberkulose
Engl. *tuberculosis*

■ **Entstehung**
Sekundär. Meist sputogen bei offener Lungentuber-
kulose, auch hämatogen. Kommt heute selten zur
Beobachtung.

■ **Formen**
Produktive Form und exsudative Form.

■ **Symptome**
Wechselnde Heiserkeit, ins Ohr ausstrahlende
Schmerzen beim Schlucken, vor allem bei ulzerösen
Prozessen, Hustenreiz.

■ **Befund**
— Blassrote Infiltrate
— Flache Granulationen oder Ulzerationen, vorwiegend an den Stimmlippen (ein- oder beiderseitig), an der Kehlkopfhinterwand und an
der laryngealen Epiglottisfläche
— Die Beweglichkeit einer oder beider Stimmlippen kann eingeschränkt sein.

■ **Diagnose**
Röntgenaufnahme der Lunge, Probeexzision, Spu-
tumuntersuchung, Magensaftuntersuchung.

■ **Therapie**
— Kombination verschiedener Tuberkulostatika
je nach Resistenzlage
— Stärkere einseitige ins Ohr strahlende Schmerzen machen eine Leitungsanästhesie (Procain)
oder eine Ausschaltung (70%iger Alkohol)
des N. laryngeus sup. an der Durchtrittsstelle
durch die Membrana hyothyroidea notwendig.

■ **Differenzialdiagnose**
Karzinom (durch Probeexzision ausschließen).

Lues
Engl. *lues*
Die Kehlkopfschleimhaut kann bei einer Rachen-
schleimhautentzündung im Sekundärstadium der
Lues miterkrankt sein (Papeln, Plaques muqueuses).

Im Tertiärstadium kommen sehr selten einmal
Gummen vor (tiefe harte Ulzerationen, Fötor), die
zu einer Zerstörung des knorpligen Kehlkopfgerüstes und nachfolgenden Narbenstenosen des
Kehlkopflumens führen.

Kehlkopfentzündung:
- Akute Entzündungen
  - Laryngitis acuta: Virusinfekt, übermäßige stimmliche Belastung, lokale antientzündliche Therapie
  - Laryngitis subglottica (Pseudokrupp): Subglottisches Ödem bei Kleinkindern. Notfall. Virusinfekt mit bakterieller Superinfektion, meistens durch Haemophilus influenzae, Kortison
  - Stenosierende Laryngotracheitis: Notfalltherapie mit Steroiden, Antibiotika, Sekretolyse
  - Epiglottitis: Virus- oder bakterieller Infekt mit Larynxödem, ggf. Abszessbildung. Therapie mit Antibiotikum, Kortison, ggf. Abszesspaltung
  - Perichondritis: Entzündung des Perichondrium bei Übergreifen von Entzündungen, Tumorinfiltration, Zustand nach Bestrahlung, Verletzungen. Starke Schmerzen, ggf. Abszedierung
- Chronische Entzündungen
  - Laryngitis chronica: aus akuter Laryngitis, Zustand nach Strahlentherapie, trockene Umgebungsluft, Mundatmung, GERD und falsche Stimmtechnik
  - Sicca-Form mit hochgradiger Trockenheit
  - Hyperplastische Form: Reinke-Ödem durch subepitheliale Flüssigkeitseinlagerung
  - Dyschylischer Pseudotumor der Taschenfalte
  - Kontaktgranulom durch Überbeanspruchung der Stimme, GERD
- Spezifische Entzündungen
  - Diphtherie (Krupp): Infektion durch Corynebakterien mit akuter Laryngitis, weißlich grauen Schleimhautbelägen, die leicht bluten. Antiserum, Antibiotikum, ggf. Tracheotomie
  - Tuberkulose
  - Lues

14.4 Kehlkopflähmungen (Stimmlippenlähmungen)

Engl. *laryngoparalysis*

14.4.1 Myogene Lähmungen

Engl. *myopathic paralysis, vocal cord paresis*

- **Definition**

Stimmbandlähmungen durch direkte Schädigung der Kehlkopfmuskulatur.

Selten sind **isolierte Schädigungen** der Kehlkopfmuskeln (spezifische Entzündungen, Diphtherie, Trichinose). Die dabei zu erwartenden Stellungen der Stimmlippen wurden bei der Anatomie der Kehlkopfmuskulatur (▶ Kap. 12.3) beschrieben.

Praktische Bedeutung hat die Schädigung der **Mm. vocales** durch eine akute oder chronische Laryngitis, falls während der Erkrankungszeit die Stimmlippen nicht durch Schweigen ruhiggestellt worden sind. Es bleibt danach gelegentlich ein ungenügender Stimmlippenschluss, eine sog. **»Internusschwäche«** zurück, die sich bei der Spiegeluntersuchung im Offenbleiben eines ovalären Spaltes zwischen den Stimmlippen bei der Phonation zeigt. Die Stimme ist heiser (◘ Abb. 12.6a).   ◀F06

Ein gleicher Befund ergibt sich im hohen Alter (Greisenstimme) und bei sehr geschwächten Patienten durch Nachlassen der Spannung der Stimmlippen.

- **Therapie**

Stimmübungen, Elektrotherapie, Stimmbandunterfütterung mit Kollagen in ausgeprägten Fällen.

14.4.2 Nukleär ausgelöste und zentrale Lähmungen

Engl. *nuclear related and central paralysis*

- **Definition**

Stimmbandlähmungen durch Läsion der Hirnnervenkerngebiete oder des motorischen Kortex und der zentralen Bahnen.

Bulbäre Prozesse äußern sich außer in Stimmlippenlähmungen (N. X) auch in Funktionsstörungen anderer Hirnnerven, vor allem N. V, N. IX, N. XI, N. XII.

Bei Bulbärparalyse treten Schluckstörungen (Dysphagie, ▶ Kap. 11.7) und »Verschlucken« auf. Beim Wallenberg-Syndrom und bei anderen Durchblutungsstörungen, insbesondere im Versorgungsgebiet der A. cerebelli inf. post. kommt es gelegentlich zur homolateralen Stimmlippenlähmung.

14.4.3 Neurogene Lähmungen (infranukleäre Lähmungen)

Engl. *neuroparalysis*

- **Definition**

Stimmlippenlähmung durch Läsionen der Nn. laryngei.

N. laryngeus superior

- **Entstehung**

Allein selten ausgefallen. Gelegentlich bei Verletzungen oder Zustand nach Neck dissection.

- **Befund**

Durch Ausfall des äußeren Kehlkopfmuskels (M. cricothyroideus) Stimmlippe schlaff (◙ Abb. 12.5b).

- **Symptome**

Geringe Heiserkeit, Verlust der hohen Töne und Stimmschwäche, keine Atemnot, Sensibilitätsstörungen der Kehlkopfschleimhaut evtl. mit Aspiration.

N. laryngeus superior und N. laryngeus inferior

- **Entstehung**

Bei Schädigung des N. vagus proximal des Abgangs des N. laryngeus superior (z. B. an der Schädelbasis bei Tumoren oder bei nukleären Vaguslähmungen).

- **Befund**

Durch **Ausfall des äußeren und aller inneren Kehlkopfmuskeln** steht die gelähmte Stimmlippe in der Mittelstellung zwischen Öffnungs- und Schließungsstellung (d. h. Respirations- und Phona-

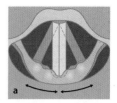

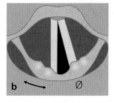
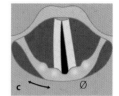

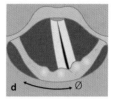
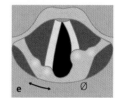

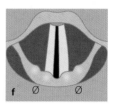
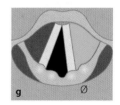

◙ **Abb. 14.14a–g** Stimmlippenlähmungen. Stellung der Stimmlippen abhängig vom Ausfall der Kehlkopfnerven (Spiegelbefund). **a** Normale Stimmlippenbeweglichkeit; **b** Intermediärstellung der linken Stimmlippe bei gleichzeitiger Lähmung des N. laryngeus sup. und des N. laryngeus inf. links; **c** Paramedianstellung der linken Stimmlippe bei Lähmung des N. laryngeus inf. links (= »Rekurrenslähmung links«); **d** Verbesserung der Stimme durch Anlegen der nichtgelähmten Stimmlippe an die gelähmte Stimmlippe links; **e** Verschlechterung der Stimme durch Atrophie der gelähmten Stimmlippe links (sog. Kadaverstellung); **f** Paramedianstellung beider Stimmlippen bei Lähmung des N. laryngeus inf. beiderseits (= »Rekurrenslähmung beidseits«); **g** Medialisierung (Thyreoplastik) durch Einbringen eines Silikonkeiles (*hellblau*)

tionsstellung), also in der **Intermediärstellung** still (◙ Abb. 14.14b). Kein Glottisschluss.

- **Symptome**

Stärkere Heiserkeit, hauchige Stimme, keine Atemnot.

- **Therapie**
- Stimmübungsbehandlung
- Elektrotherapie
- Endoskopische Stimmlippenaugmentation mit Kollagen (zuvor intrakutane Verträglichkeitsprobe), autochtonem Fett, Hyaluronsäure oder Kalziumphosphat-Gel
- Thyreoplastik von außen mit Medialisierung des Stimmbandes (◘ Abb. 14.14g)

N. laryngeus inferior (N. recurrens)

- **Entstehung**

Die **Rekurrensparese** tritt gelegentlich auf nach Strumaoperationen (besonders Rezidivoperationen), bei Struma maligna, Mediastinaltumoren, Metastasen eines Bronchialkarzinoms oder bei Aortenaneurysma und Linksherzinsuffizienz. Seltener bei Neuritiden und als idiopathische oder »rheumatische« Lähmung (nach Grippe?). Man unterscheidet zwischen einseitiger und doppelseitiger Rekurrensparese. Bei mediastinalen Prozessen meist linksseitige Parese.

Beispiel

Die Patientin wurde wegen einer Struma nodosa bereits vor 10 Jahren strumektomiert. Jetzt steht eine erneute Operation an. Postoperativ kommt es zu massiver Atemnot mit inspiratorischem Stridor, der eine Reintubation, später die Anlage eines plastischen Tracheostomas erforderlich macht. Nach 9 Monaten zeigt sich keine Funktionswiederkehr des beiderseits ausgefallenen N. recurrens, so dass eine endolaryngeale laserchirurgische Glottiserweiterung vorgenommen wird. Nach Verschluss des Tracheostomas hat die Patientin eine heisere Stimme, jedoch keine Ruhedyspnoe mehr.

- **Befund**

Durch **Ausfall der inneren Kehlkopfmuskeln**, also des Stimmritzenöffners und der Stimmritzenschließer, müsste man eine Intermediärstellung der Stimmlippe erwarten. Der intakte äußere Kehlkopfmuskel (M. cricothyroideus) zieht jedoch die gelähmte Stimmlippe durch seine Spannfunktion in die Mittellinie, es resultiert die **Median-** bzw. **Paramedianstellung** (◘ Abb. 14.14c und ◘ Abb. 14.15). Eine Paramedianstellung ist auch denkbar durch eine Teilschädigung des N. recurrens, wonach die

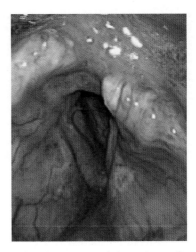

◘ **Abb. 14.15** Rekurrensparese links mit Paramedianstellung (Endoskopisches Bild)

Funktion der Schließer die des einzigen Öffners (des M. posticus) überwiegt (»Postikuslähmung«).

- **Symptome**
- **Einseitige Rekurrensparese**
  - Nur sehr geringe Heiserkeit, Verlust der Singstimme, leichte Stimmermüdung, keine nennenswerte Atemnot durch die in Paramedianstellung stillstehende Stimmlippe
  - Ist die Beweglichkeit der Stimmlippe lediglich eingeschränkt, spricht man von Rekurrensschwäche.
  - Erregbarkeitsprüfung durch Elektromyographie und Magnetstimulation
- **Kadaverstellung**
  - Falls es zu einer allmählichen Atrophie der muskulären Anteile der gelähmten Stimmlippe mit exkavierter Stimmlippe in Intermediärstellung und Verlagerung des Aryknorpels kommt (◘ Abb. 14.14e u. 14.16), wird die Stimme schlechter und hauchig bei großem Luftverbrauch (phonatorische Dyspnoe).
  - Klangloser Husten
- **Doppelseitige Rekurrensparese**
  - Geringe Heiserkeit, starke Atemnot, inspiratorischer Stridor durch Stillstand beider Stimmlippen in Paramedianstellung (◘ Abb. 14.14f)

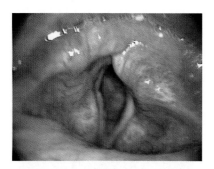

Abb. 14.16 Sog. Kadaverstellung der linken Stimmlippe (Endoskopisches Bild)

■ Therapie

━ **Einseitige Rekurrensparese**
  ▬ Stimmübungsbehandlung
  ▬ Elektrotherapie
  ▬ Ziel der Therapie: Verbesserung der Funktion eines nur geschädigten und nicht durchtrennten Nerven oder Kräftigung der Stimme durch eine Zunahme der Beweglichkeit der nicht gelähmten Stimmlippe, die sich unter Umständen kompensatorisch etwas über die Mittellinie hinaus bis an die gelähmte Stimmlippe legen kann. Das gilt auch für die Behandlung der Intermediärstellung (■ Abb. 14.14d).

━ **Kadaverstellung**
  ▬ Stimmlippenaugmentation mit Einspritzen von Fett, Kalziumphosphatgel, Hyaluronsäure oder Kollagen oder falls ohne Erfolg Thyreoplastik mit Einsetzen eines Silikonkeils, einer Titanspange oder eines Knorpelspans von außen, um das Stimmband zu medialisieren und zu straffen (■ Abb. 14.14g).

━ **Doppelseitige Rekurrensparese**
  ▬ **Tracheotomie** (▸ Abschn. 14.6) und Sprechkanüle wegen der Atemnot oft erforderlich.
  ▬ Besteht die doppelseitige Rekurrensparese länger als 9 Monate, ist mit einer Rückkehr der Nervenfunktion nicht mehr zu rechnen.
  ▬ Um zu verhindern, dass die Patienten Dauerkanülenträger werden, kommt dann die operative Erweiterung der Stimmritze in Frage durch die
  ▬ Einseitige **Arytaenektomie** und **Stimmlippenverlagerung** nach seitlich oben an die Taschenfalte endolaryngeal bei direkter La-ryngoskopie (Mikrochirurgie, auch Laserchirurgie bei der Entfernung des Aryknorpels).

  ▬ **Laterofixation einer Stimmlippe von außen**, wobei der Aryknorpel von außen freipräpariert und er selbst oder nach seiner Entfernung der erhalten gebliebene Processus vocalis an die hintere seitliche Schildknorpelkante genäht werden kann.
  ▬ Laserchirurgische beidseitige **Resektion des Processus vocalis** zusammen mit dem hinteren Stimmbanddrittel.
  ▬ Je stärker die Stimmritze operativ erweitert wird, desto besser ist die Atmung, desto schlechter wird aber die Stimmleistung. Hier gilt es, einen Kompromiss zwischen für die Atmung ausreichender Weite und für die Stimmbildung noch möglicher Weite zu schließen.

14.4.4 Arthrogene Stimmlippenlähmungen

Engl. *arthrogenous laryngoparalysis*

■ Definition
Ankylose des Aryknorpels.

■ Ursachen
Bei chronischer Polyarthritis, nach Langzeitintubation, nach Strahlentherapie und bei lange bestehenden Rekurrenslähmungen.

Funktionelle Stimmstörungen ▸ Kap. 26.3.2.

In Kürze

Kehlkopflähmungen
━ Myogene Lähmungen: Isolierte Muskelschädigung mit spezifischem Ausfallmuster wie Internus- oder Transversusschwäche
━ Nukleäre oder zentrale Lähmungen mit Schluck- und Stimmstörungen
━ Neurogene (infranukleäre) Lähmungen
  ▬ Nervus laryngeus superior: schlaffe Stimmlippe

▼

- Nervus laryngeus inferior: Paramedian-, später Kadaverstellung des Stimmbandes. Medialisierung oder Augmentation der Stimmlippe zur Stimmverbesserung
- Bei beidseitiger Lähmung Atemnot. Glottiserweiterung, ggf. Tracheotomie
- Intermediärstellung bei Ausfall beider Nerven
- **Arthrogene Lähmung** durch Ankylose des Aryknorpels

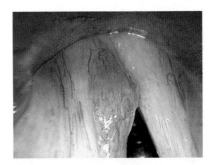

◻ Abb. 14.17 Stimmlippenpolyp links (direkte Laryngoskopie)

14.5 Tumoren des Larynx

14.5.1 Gutartige Geschwülste

Engl. *benign laryngeal tumors*

Stimmlippenpolyp
(◻ Abb. 14.17)
Engl. *vocal cord polyp*

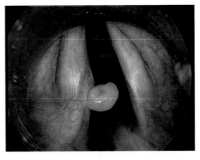

◻ Abb. 14.18 Granulom links (direkte Laryngoskopie)

- **Histologie**
Entzündliche Schleimhauthyperplasie von fibrom- oder angiomartiger Struktur (Pseudotumor) oder echte Fibrome.

- **Befund**
Gestielter oder breitbasig einer Stimmlippe – nicht selten am Übergang vom vorderen zum mittleren Drittel – aufsitzender grauglasiger oder bläulicher, kugeliger »Tumor« (◻ Abb. 14.17). Gelegentlich bei Atmung und Phonation in der Glottis flottierend. Heiserkeit, bei flottierendem Polypen in wechselnder Stärke.

- **Therapie**
Abtragung mit Doppellöffel oder Zängelchen indirekt oder besser und für die Stimmlippe schonender bei direkter Laryngoskopie (mikrochirurgische endolaryngeale Entfernung).

- **Differenzialdiagnose**
Intubationsgranulom, Kontaktgranulom (◻ Abb. 14.18).

Stimmlippenknötchen (Phonationsknötchen)

⟨**H11**⟩
⟨**H07**⟩
⟨**H05**⟩

Engl. *vocal nodules*

- **Ursachen**
Bei Kindern »**Schreiknötchen**«, bei Sängern »**Sängerknötchen**« genannt, entstehen bei mechanischer Überbelastung der Stimmlippen und falscher Stimmtechnik (hyperfunktionelle Dysphonie, ▶ Kap. 26.3.2). Häufig bei starker beruflicher Stimmbelastung und bei Schwerhörigen.

- **Symptome**
Heisere, raue Stimme, die nicht mehr belastungsfähig ist.

- **Befund**
Bis stecknadelkopfgroße **Epithel-** und **Bindegewebsverdickungen** korrespondierend auf beiden Stimmlippen am Übergang vom vorderen zum mittleren Drittel der Stimmritze, dem Ort der größten

F06

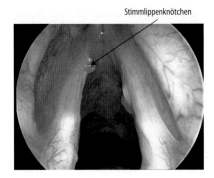

Stimmlippenknötchen

■ **Abb. 14.19** Stimmlippenknötchen (sog. »Hühneraugen« der Stimmlippen)

Schwingungsamplitude und maximaler Belastung (»Hühneraugen« der Stimmlippen; ■ Abb. 14.19).

■ **Diagnose**

Indirekte Larnygoskopie und Stroboskopie. Hörtest.

■ **Therapie**

— Stimmschonung und Stimmübungsbehandlung zum Erlernen richtiger Stimmtechnik

— Arbeitswechsel

— Bei größeren harten, fibrosierten Knötchen mikrochirurgische Abtragung

Kehlkopfpapillomatose des Kindes
(■ Abb. 14.21)

Engl. *laryngeal papillomatosis*

■ **Ursachen**

Humanes Papillomavirus (HPV 6,11), »Schleimhautwarzen«, ähnlich den Warzen der Haut.

■ **Histologie**

Fibroepitheliome.

■ **Symptome**

Heiserkeit bis Aphonie, bei ausgedehnter Papillomatose inspiratorischer Stridor.

■ **Befund**

Blumenkohlartige oder traubige, multiple, blassrote, weiche Geschwülstchen auf den Stimmlippen, aber auch im Bereich der übrigen Kehlkopfschleimhaut.

■ **Therapie**

— Entfernung in direkter Laryngoskopie (Indikation zur Laserchirurgie, auch photodynamisch)

— Zellgifte (Podophyllin), die mehrfach örtlich aufgetupft werden, führen nur selten zu einer Rückbildung.

— Eine Röntgenbestrahlung sollte wegen der möglichen Schädigung des kindlichen Kehlkopfgerüstes nicht durchgeführt werden.

— Medikamentöse Behandlung mit Interferon oder Virostatika (Cidofovir) bisher ohne Dauererfolg.

— Bei plötzlicher Verlegung des Kehlkopflumens durch flottierende Papillommassen ist gelegentlich eine Tracheotomie nicht zu umgehen.

■ **Verlauf**

Die kindlichen Kehlkopfpapillome rezidivieren bis in das Pubertätsalter häufig (oft auch noch bis in das Erwachsenenalter) und müssen in den meisten Fällen mehrfach in Abständen von Monaten oder Jahren abgetragen werden, am besten mit dem CO_2-Laser. Schonendes Operieren ist erforderlich, um narbige Synechien im Kehlkopfinneren, vor allem im Bereich der vorderen Kommissur zu vermeiden. Ausbreitung in Richtung Trachea und Bronchien ist ein prognostisch ungünstiges Zeichen. Dann auch Todesfälle durch Ersticken möglich.

❯ **Papillome beim Erwachsenen sind nicht zurückgebildete kindliche Papillome oder gutartige Tumoren, die zur Entartung neigen (Präkanzerose; ▶ Abschn. 14.5.2).**

Chondrom

■ **Definition**

Meist von der Ringknorpelplatte ausgehender gutartiger Tumor.

■ **Symptome**

Heiserkeit, zunehmende Dyspnoe.

■ **Befund**

Subglottische Vorwölbung von glatter, unveränderter Schleimhaut überzogen, beim Betasten von harter Konsistenz.

- **Diagnose**

Laryngoskopie, Röntgenaufnahme, Computertomographie, Kernspintomographie, Probeexzision.

- **Therapie**

Exstirpation nach Laryngofissur (Spaltung des Kehlkopfes).

- **Prognose**

Günstig, selten Entartung als Chondrosarkom, dann je nach Malignitätsgrad auch Laryngektomie erforderlich.

- **Differenzialdiagnose**
- **Amyloidose des Larynx (»Amyloidtumor«):**
  - **Definition:** Einlagerung von Amyloid in die Schleimhaut, entweder sekundär bei generalisierter Amyloidose oder – aus bisher ungeklärter Ursache – primär tumorartig isoliert im Kehlkopf
  - **Befund:** Kugelige Verdickung im Kehlkopf oder in der Trachea von glatter, gelblich erscheinender Schleimhaut überzogen
  - **Diagnose:** Durch Probeexzision
  - **Therapie:** Kortikosteroide. Bei tumorartiger Ausbildung Exstirpation endoskopisch-mikrochirurgisch, selten Laryngofissur erforderlich
- **Plasmozytom:** Es kommt im Bereich der Schleimhaut der oberen Luftwege vor als malignes Lymphom (periphere B-Zell-Neoplasie; ▶ Kap. 20.4.4) und als extramedulläre Absiedlung eines ossären Plasmozytoms.

In Kürze

Gutartige Tumoren des Larynx
- Stimmlippenpolyp
  - Entzündliche Schleimhauthyperplasie, ggf. Fibrom
  - Mikrochirurgische Abtragung
- Stimmlippenknötchen
  - Epithelverdickung infolge Überbelastung der Stimme
  - Stimmtherapie, ggf. mikrochirurgische Abtragung

▼

- Kehlkopfpapillomatose des Kindes
  - Virusinduzierte Fibroepitheliome
  - Hohe Rezidivneigung
  - Mikrochirurgische Abtragung, ggf. medikamentöse Therapie
  - Malignisierung selten
- Papillom beim Erwachsenen (fakultative Präkanzerose)
- Chondrom: Meist von der Ringknorpelplatte ausgehend

14.5.2 Präkanzerosen

Engl. *precancer*

Epitheldysplasien (◻ Abb. 14.20)

- **Definition**

Darunter fallen die klinischen Bilder der **Leukoplakie und Pachydermie.** Sie kommen als Vorerkrankung eines Kehlkopfkarzinoms in Frage.

- **Befund**

Weißliche, den Stimmlippen aufsitzende, oft erhabene bis höckerige Partien (◻ Abb. 14.20).

- **Histologie**

Einteilung nach Kleinsasser:
- Stadium I: Einfache Plattenepithelhyperplasie
- Stadium II: Epithelhyperplasie mit vereinzelten örtlichen Zellatypien
- Stadium III: Präkanzeröses Epithel (**Carcinoma in situ**) mit Kernatypien, atypischen Mitosen,

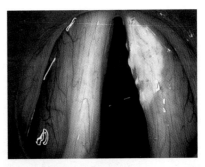

◻ **Abb. 14.20** Epitheldysplasien in Form von Stimmlippenleukoplakien rechts

Reifungsstörungen des Epithels, jedoch ohne infiltrierendes Wachstum = präinvasives Karzinom. (Bei Zerstörung der Basalmembran handelt es sich bereits um ein mikroinvasives Karzinom.)

Die WHO unterscheidet vier Abstufungen der Dysplasie entsprechend dem ansteigenden Entartungsrisiko.

- **Therapie**
- Abtragung am besten im Rahmen einer Dekortikation der Stimmlippe und histologische Untersuchung
- Bei Carcinoma in situ kann eine Strahlentherapie (perkutane Hochvolttherapie) angeschlossen werden, besonders bei flächenförmiger Ausbreitung oder bei Rezidiven. Gute Stimmqualität. Bei jüngeren Menschen ist man mit einer Bestrahlung zurückhaltender.

Papillom (des Erwachsenen) (Abb. 14.21)

Abgesehen von einer rezidivierenden virusbedingten Form, ähnlich den kindlichen Papillomen, kommen beim Erwachsenen solitäre Geschwülste mit stärkerer Verhornung vor.

- **Histologie**

Fibroepitheliome mit breitem vielschichtigem Plattenepithel.

- **Symptome**

Heiserkeit und – je nach Ausdehnung – Atemnot.

- **Befund**

Breitbasig aufsitzende, höckerige rötliche Tumormassen im Kehlkopflumen (Abb. 14.21).

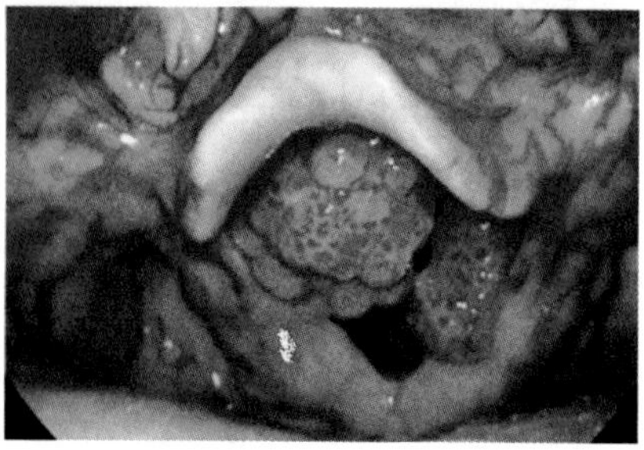

Abb. 14.21 Papillomatose des Kehlkopfes

- **Therapie**
- Operative Entfernung (Indikation zur photodynamischen Laserchirurgie) und sorgfältige histologische Aufarbeitung
- Bei Malignisierung operative Therapie wie bei Larynxkarzinom
- Kaum strahlensensibel, dennoch bei Rezidiven Strahlentherapie angezeigt

- **Prognose**

Zweifelhaft, da die Papillome in 20% der Fälle zu maligner Entartung neigen (Präkanzerose!). Engmaschige Kontrolle erforderlich.

In Kürze

Präkanzerosen
- Epitheldysplasien
  - Leukoplakie
  - Pachydermie
  - Stadieneinteilung I–III von Hyperplasie bis Carcinoma in situ
- Papillom des Erwachsenen
  - Fakultative Präkanzerose
  - Chirurgische Therapie
  - Hohe Rezidivneigung

14.5.3 Kehlkopf- und Hypopharynxkarzinom

Engl. *laryngeal carcinoma and hypopharyngeal carcinoma*

Die Tumoren dieser beiden Regionen werden wegen der engen anatomischen und funktionellen Beziehungen gemeinsam dargestellt (▶ Kap. 11.4.2).

- **Einteilung**

Die Einteilung nach Bezirken, Unterbezirken und Ausdehnung (Staging) zwecks Klassifizierung ist in den Tab. 14.1 und Tab. 14.2 dargestellt.

Diese **prätherapeutische Klassifizierung** (klinische Untersuchung, Laryngoskopie bzw. Endoskopie und bildgebende Verfahren) ist von praktischer Bedeutung für Behandlungsmöglichkeiten und Prognose.

◻ **Tab. 14.1** Einteilung des Kehlkopfkarzinoms (früher »inneres« Kehlkopfkarzinom) und Hypopharynxkarzinoms (früher »äußeres« Kehlkopfkarzinom) nach Bezirken und Unterbezirken.

Kehlkopfkarzinom

Supraglottis	Suprahyoidale Epiglottis (einschließlich freiem Epiglottisrand, lingualer [vorderer] und laryngealer Oberfläche), aryepiglottische Falte, laryngealer Anteil Arytaenoidgegend	Epilarynx (einschließlich Grenzzone)
	Infrahyoidale Epiglottis, Taschenfalten (falsche Stimmlippen)	Supraglottis (ohne Epilarynx)
Glottis	Stimmlippen Vordere Kommissur Hintere Kommissur	
Subglottis		

Hypopharynxkarzinom

Karzinom des Recessus piriformis

Karzinom der Hypopharynxhinterwand

Karzinom der Postkrikoidgegend

◻ **Tab. 14.2** Einteilung der Larynx- und Hypopharynxkarzinome nach Ausdehnung (N-Stadium ▶ Kap. 11.4.2, 20.4.2 u. 23.4.1). **F09**

	Kehlkopfkarzinom	Hypopharynxkarzinom
T_1	Tumor auf einen Unterbezirk begrenzt, Stimmlippe beweglich a: Befall einer Stimmlippe b: Befall beider Stimmlippen	Tumor ≤ 2 cm und auf einen Unterbezirk begrenzt
T_2	Tumor auf 2 Unterbezirke ausgedehnt, Stimmlippe bei Befall eingeschränkt beweglich	Tumor 2–4 cm oder Befall von 2 Unterbezirken
T_3	Tumor in mehr als 2 Unterbezirken, auf den Larynx begrenzt, Stimmlippe bei Befall fixiert	Tumor ≥ 4 cm und/oder Fixation des Hemilarynx
T_4	Einbruch in den Knorpel oder Überschreiten der Organgrenzen	Tumor infiltriert Nachbarstrukturen a: Schildknorpel, Schilddrüse, Ösophagus b: Prävertebrale Faszie, Mediastinum, A. carotis interna

Kehlkopfkarzinom

Engl. *laryngeal carcinoma*

▪ **Vorkommen**

Es erkranken vorwiegend ältere Männer. Der Tumor wird häufiger beobachtet als früher, offenbar nicht nur durch eine verbesserte Diagnostik und eine längere Lebenserwartung, sondern auch wegen der Zunahme äußerer Noxen (Synkarzinogenese). Vor allem ist das Zigarettenrauchen schuld daran, dass die Karzinome der Atemwege heute an erster Stelle der Häufigkeitsstatistik stehen. Etwa 50% aller Malignome des Hals-Nasen-Ohrengebietes sind Kehlkopf- und Hypopharynxkarzinome. Daneben spielt die berufliche Exposition gegenüber Kanzerogenen (Asbest, Chromate, Benzol, Nickel, aromatische Kohlenwasserstoffe) eine Rolle.

▪ **Histologie**

Meist verhornende oder nicht verhornende Plattenepithelkarzinome, selten Adeno- oder gering oder undifferenzierte Karzinome, sehr selten Sarkome

(1%). Vorerkrankungen des Karzinoms können erfahrungsgemäß sein:

- Lange andauernde chronische Laryngitis
- Pachydermien
- Leukoplakien
- Papillome des Erwachsenen

■ **Diagnose**
- Indirekte (mit Spiegel oder Lupenendoskop) und direkte **Laryngoskopie** mit Probeexzision, evtl. Zytologie
- Die **Stroboskopie** kann bereits bei Beginn der Erkrankung eine Beeinträchtigung der Schwingungsfähigkeit der Stimmlippe aufdecken.
- Computer- und Kernspintomogramme ergeben das Ausmaß der Tumorinfiltration und der Metastasen zur Festlegung des Stadiums.
- Die Sonographie hilft bei Metastasensuche und Verlaufsbeobachtung.

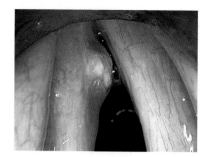

■ **Abb. 14.22** Stimmlippenkarzinom links (T$_{1a}$) (direkte Laryngoskopie)

F09 **Stimmlippenkarzinom**

■ **Prognose**
Relativ günstig,
- weil früh Heiserkeit auftritt und dadurch zeitiger Behandlungsbeginn möglich ist,
- die Stimmlippe relativ wenig Lymphbahnen enthält und dadurch selten und spät Auftreten von Metastasen und
- die Therapiemöglichkeiten gut sind.

■ **Symptome**
Heiserkeit, später Luftnot.

14

H05

❯ **Bei jeder Heiserkeit, die über 3–4 Wochen andauert, Karzinomverdacht! Ausschluss durch Laryngoskopie und gegebenenfalls Probeexzision.**

■ **Befund**
- Stimmlippe einseitig gerötet, verdickt, höckerig, ulzeriert, mit Fibrin bedeckt (■ Abb. 14.22), Lupenlaryngoskopie!
- Beweglichkeit anfangs erhalten. Eine Einschränkung der Stimmlippenbeweglichkeit bedeutet ein Einwachsen in die Aryknorpelgegend und verschlechtert die Prognose erheblich (dann kein isoliertes Stimmlippenkarzinom mehr!).

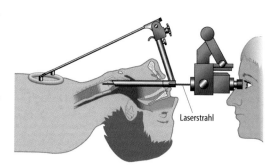

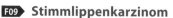

■ **Abb. 14.23** Endolaryngeale Laseroperation

■ **Therapie**
- Bei T$_1$-Tumor heute meist **endolaryngeale Laseroperation** (■ Abb. 14.23).
- Bei erhaltener Stimmlippenbeweglichkeit und Befall einer Stimmlippe (T$_1$) früher vorwiegend **Thyreotomie** (Spaltung des Schildknorpels in der Mittellinie) und **Chordektomie** (Exzision der Stimmlippe mit Musculus vocalis; ■ Abb. 14.24a).
- **Perkutane Radiatio** (Herddosis etwa 60 Gy = 6000 rad) mit guter Stimmqualität. Nach der Chordektomie bildet sich an Stelle der Stimmlippe eine straffe Narbe mit einer brauchbaren Stimme.
- Bei Übergreifen auf die vordere Kommissur und den vorderen Abschnitt der anderen Stimmlippe **vertikale frontolaterale Teilresektion** des Kehlkopfes (■ Abb. 14.24b) oder heute häufiger **endolaryngeale Laserresektion**.

■ **Prognose**
90% 5-Jahres-Überlebensrate bei Operation, wenn die Stimmlippe noch beweglich war; etwa ebenso

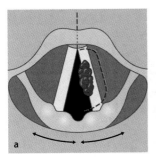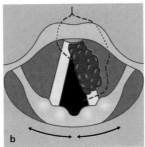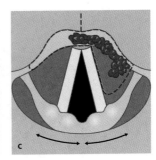

Abb. 14.24a–c Operative Behandlung des Kehlkopfkarzinoms (für Atmung und Stimme funktionserhaltende Teilresektionen). **a** Thyreotomie und Chordektomie; **b** frontolaterale Teilresektion; **c** supraglottische Teilresektion. Bei endolaryngealem Vorgehen entfällt die Thyreotomie

günstig bei Bestrahlung, jedoch keine histologische Tumorkontrolle möglich.

Supraglottisches Karzinom

- **Prognose**

Schlechter als bei glottischem Karzinom,

- weil später erkannt, da erst bei Übergreifen auf das Stimmband Heiserkeit auftritt und
- weil in 40% Metastasen in den tiefen laterozervikalen Halslymphknoten häufig beiderseits auftreten (bei marginalen Tumoren in über 50%).

- **Symptome**

Zunächst uncharakteristisch Druckgefühl im Kehlkopf, später raue Stimme und kloßige Sprache, Heiserkeit, Schluckstörung bei Übergreifen auf den Oropharynx.

- **Befund**
- Auf der Taschenfalte oder der laryngealen Epiglottisfläche granulierender, ulzerierter Tumor (**Abb. 14.25**)
- Später Übergreifen auf die andere Seite, auf das Stimmband oder Durchbruch in den prälaryngealen Fettkörper. Letzteres erkennbar an der Starre der Epiglottis
- Bei Einbruch in den Knorpel: Tumorperichondritis durch Infektion entlang des Tumorzapfens
- Bei Perichondritis möglichst operative Behandlung und keine Bestrahlung!
- Übergreifen auf die Vallecula

- **Therapie**
- Bei T_1- und T_2-Tumoren **endolaryngeale Laserchirurgie** möglich wegen geringer Aspirationsgefahr
- Die operative Therapie ist beim supraglottischen Karzinom – vor allem bei bereits erfolgter Metastasierung – der alleinigen Strahlentherapie überlegen. Die Chemotherapie ist beim Kehlkopfkarzinom weniger erfolgreich. Daher Operation:
- Bei streng halbseitigem Befund: Halbseitenresektion (Hemilaryngektomie), heute nur noch selten ausgeführt
- Bei Befall nur der Epiglottis und des Taschenbandes (bei tumorfreier und gut beweglicher Stimmlippe): auch horizontale **supraglottische Teilresektion** nach Alonso möglich (**Abb. 14.24c**). Danach zunächst Schluckstörungen, bis der Abschluss des restlichen Kehlkopfeinganges beim Schluckakt durch den Zungengrund erfolgt.

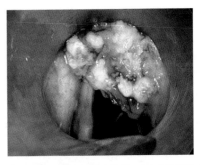

Abb. 14.25 Supraglottisches Karzinom mit Befall beider Taschenfalten und der Epiglottis ($T_2N_0M_0$)

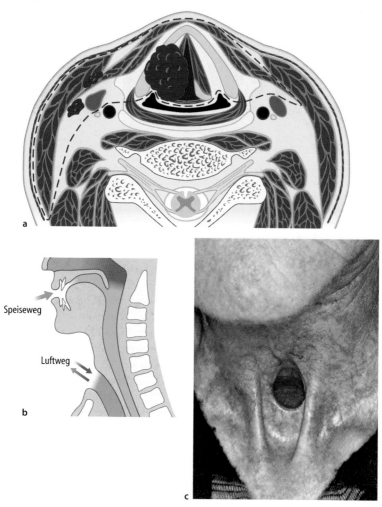

■ **Abb. 14.26a–c** Laryngektomie. **a** Halsquerschnitt mit Neck dissection en bloc (*gestrichelt umrandet*); **b** Trennen von Luft- und Speiseweg; **c** Zustand nach Laryngektomie

Cave
Gefahr der Aspiration bei ausgedehnten Teilresektionen mit Schlussinsuffizienz des Kehlkopfes oder Passagehinderung des Hypopharynx, die eine Tracheotomie erforderlich machen.

— Meist handelt es sich jedoch um ausgedehntere Kehlkopfkarzinome, dann **Laryngektomie** (= Totalexstirpation) und – bei Metastasen – Neck dissection en bloc (■ Abb. 14.26a) sowie perkutane Nachbestrahlung des Operationsgebietes einschließlich der seitlichen Halsregion.

(Diese Behandlung ist auch beim **subglotti-schen Karzinom** – subglottische Ausdehnung eines Stimmlippenkarzinoms – erforderlich, da eine Teilresektion nicht möglich ist. Der Tumor bricht zeitig in den Knorpel ein und metastasiert früh in die prä- und paratrachealen Lymphknoten.)

■ Begutachtung
Die Minderung der Erwerbsfähigkeit des Laryngektomierten auf dem allgemeinen Arbeitsmarkt beträgt für die ersten 5 Jahre 100%, nach Heilungsbewährung 70–80% (▶ Kap. 28.4), (Behinderung

u. a. durch Verlust der sprachlichen Kommunikation, Verlust der Bauchpresse durch fehlenden Glottisschluss, Verlust der Nasenatmung und des Riechvermögens, Schwierigkeiten beim Baden und Schwimmen wegen des Tracheostoma).

- **Heilungsergebnisse**
5-Jahres-Überlebensrate: 65%.

Praxisbox

Laryngektomie
Absetzen des Kehlkopfes einschließlich des Zungenbeines vom Hypopharynx und von der oberen Trachea. Damit Trennen des Luft- und Speiseweges. Das Pharyngostoma wird verschlossen, der Stumpf der Trachea wird als Tracheostoma in die Halshaut eingenäht (◙ Abb. 14.26b,c). Anlegen einer Neoglottis, chirurgische Stimmrehabilitation (► Abschn. 14.7).

Praxisbox

Neck dissection (Radikale Halsausräumung)
(► Kap. 20.4.2)
Sie ist als **kurative Neck dissection** bei bereits tastbaren Metastasen (manifeste Metastasen) erforderlich. Metastasen sollten stets operiert werden, da sie auf Bestrahlung schlecht ansprechen. Nachbestrahlung jedoch wichtig. Sind die Metastasen klein und nicht mit der Umgebung verwachsen, kann auf eine Entfernung von M. sternocleidomastoideus und V. jugularis interna verzichtet werden, sog. **funktionelle Neck dissection**.

Bei erfahrungsgemäß früh metastasierenden Karzinomen (z. B. Taschenfalte, Kehlkopfeingang, Hypopharynx) müssen in jedem Fall die tiefen Halslymphknoten auf der Gefäßscheide kontrolliert werden, auch wenn sie von außen nicht zu tasten waren (Möglichkeit der klinisch latenten Metastasen) (**elektive Neck dissection**). Von dem operativ aufgedeckten Befund wird der Entschluss zur anschließenden Neck dissection abhängig gemacht. Diese wird je nach Sitz des Primärtumors nur in bestimmten Leveln durchgeführt, sog. **selektive Neck dissection**. Sentinel-Lymphknoten ► Kap. 19.4.7.

Ersatzsprache (Rehabilitation des Kehlkopflosen)   H05

- Der Laryngektomierte kann sich mit Hilfe der sog. **Ösophagusersatzstimme** verständigen. In den Ösophagus geschluckte (eingesaugte) Luft wird hochgerülpst (Rülpssprache, Ruktussprache). Ein Stimmklang entsteht dabei am engen Ösophagusmund (»Pseudoglottis«). Die Artikulation ist ungestört, daher ist die üblichere Bezeichnung »Ösophagussprache« nicht korrekt.
- **Stimmprothesen** sind Ventile, die in den Hypopharynxschlauch eingesetzt werden und eine Verbindung zur Tracheahinterwand nahe des Tracheostoma herstellen. Durch sie kann Luft in das Ansatzrohr gepresst werden.
- **Elektronische Sprechhilfe** (»Elektrolarynx«): Kleiner, batteriebetriebener Tongenerator mit vibrierender Platte (Körperschallgeber), der auf den Mundboden oder den äußeren Hals aufgesetzt wird. Die akustische Energie pflanzt sich durch die Weichteile fort. Mit der in Schwingung versetzten Luft im Ansatzrohr (Rachen, Mund, Nase) wird artikuliert. Aus dem Summton werden Sprachlaute. Durch eine Betonungstaste lässt sich in die knarrende, monotone Sprache eine gewisse Satzmelodie bringen. Chirurgische Stimmrehabilitation (► Abschn. 14.7).

❯ **Lebenslange Tumornachsorge mit Kontrollen auf Rezidive und Metastasen!**

Hypopharynxkarzinom
Engl. *hypopharyngeal carcinoma*

- **Ursachen**
Schleimhautschädigung durch kombinierten Nikotin- und Alkoholabusus: Berufliche Faktoren werden diskutiert.

- **Prognose**
Schlechter,
- weil durch uncharakteristische Symptome erst sehr spät erkannt und
- weil sehr früh Metastasierung (in 70% der Fälle), auch beidseits.
- 5-Jahres-Überlebensrate: 35%.

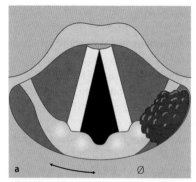

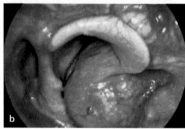

◘ Abb. 14.27a,b Hypopharynxkarzinom. **a** Schema; **b** Hypopharynxkarzinom im linken Sinus piriformis ($T_3N_0M_0$) (Spiegelbefund)

- **Symptome**
- Geringe Schluckbeschwerden, Verschlucken, Stiche zum Ohr, Kloßgefühl, Fremdkörpergefühl
- Häufig werden zuerst die Lymphknotenmetastasen am Kieferwinkel oder hinter und unter dem Ohr an der Schädelbasis bemerkt.
- Heiserkeit erst bei Übergreifen auf den Aryknorpel

- **Befund**
- **F06** ▸ Im Recessus piriformis – beim Spiegeln schlecht zu erkennen – übergreifend auf die aryepiglottische Falte, postkrikoidal im Ösophaguseingang, an der seitlichen oder an der hinteren Wand des Hypopharynx Tumormassen (◘ Abb. 14.27)
- Sekundär Einwachsen in das Kehlkopfinnere (Heiserkeit!), in die Schilddrüse und in die prävertebrale Faszie

- **Therapie**
- Bei T_1- und T_2-Tumoren **Hypopharynxteilresektion** (Laser) möglich, sonst Laryngektomie

mit Hypopharynxteilresektion und Neck dissection. Nachbestrahlung. Bei Hypopharynxresektion evtl. plastische Rekonstruktion erforderlich.
- Bei inoperablen Tumoren oder Fernmetastasen palliative Tumorverkleinerung mit dem CO_2-Laser (schonend, blutarm) und Bestrahlung (Hochvolttherapie) oder simultane Radio-Chemotherapie.
- Danach durch Strahleneinwirkung auf die Speicheldrüsen häufig Beschwerden durch Trockenheit der Schleimhaut (**Strahlensialadenitis**, ▸ Kap. 23.1.3), die nach Einsprayen von synthetischem Speichel in den Mund gelindert werden können (Glandosane®).
- Während der Bestrahlung von Kopf-Halstumoren Pflege der Mundhöhle bei Schleimhautreaktionen (Epitheliolyse, Mukositis) mit Dexpanthenol (Bepanthen®) und Nystatin (Ampho-Moronal® Suspension).
- Chemotherapie meist in Verbindung mit der Bestrahlung als Radio-Chemotherapie mit Carbo- oder Cisplatin/5-Fluoro-Uracil durchgeführt. In 30% der Fälle lang anhaltende komplette Remissionen. Daher Alternative zur Operation, besonders bei T_3–T_4-Tumoren.
- Im Endstadium ist neben einer Tracheotomie gelegentlich auch noch eine Gastrostomie (perkutane endoskopische Gastrostomie = PEG) erforderlich, um den Patienten ernähren zu können. Tod aufgrund Kachexie oder Gefäßarrosion mit Verblutung.
- **Schmerztherapie:** ▸ Kap. 11.4.2

In Kürze

Kehlkopf- und Hypopharynxkarzinom
- Larynxkarzinom
  - TNM-Klassifikation
  - Entstehung durch externe Noxen, insbesondere Nikotin, berufsbedingtes Karzinom
  - Leitsymptom: anhaltende Heiserkeit, später Luftnot und Schmerzen
  - Diagnosestellung: immer durch direkte Laryngoskopie mit Probeexzision

▼

- Stimmlippenkarzinom
  - Günstige Prognose durch Frühsymptom Heiserkeit und schlechtem Lymphabfluss
  - Bei Stimmlippenfixation schlechtere Prognose
  - Endolaryngeale (laserchirurgisch operative) Therapie
- Supraglottisches Karzinom
  - Kloßige Sprache, Heiserkeit, Otalgie
  - Schlechtere Prognose durch häufig bilaterale Halslymphknotenmetastasierung und Ausbreitung in die Umgebung
  - Operative und Strahlentherapie
- Subglottisches Karzinom
  - Schlechtere Prognose durch frühzeitige Metastasierung in die paratrachealen Lymphknoten
  - Häufig Laryngektomie und Neck dissection erforderlich
- Operationsverfahren
  - Endolaryngeal (meist laserchirurgisch) bei kleinen Tumoren: Chordektomie, supraglottische und vertikale Teilresektion
  - Äußere Zugänge bei größeren Tumoren
  - Laryngektomie, falls Teilresektion nicht möglich ist: Trennung von Luft- und Speiseweg
- Stimmrehabilitation
  - Ösophagusersatzstimme
  - Stimmprothese
  - Elektrolarynx
- Hypopharynxkarzinom
  - TNM-Klassifikation
  - Äußere Noxen: Alkohol und Nikotin
  - Leitsymptom: Schluckbeschwerden, Halslymphknotenmetastasen, erst später Heiserkeit und Luftnot
  - Schlechte Prognose
  - Therapie: chirurgisch und/oder Radiochemotherapie

14.6 Tracheotomie

Engl. *tracheotomy*

- **Definition**

Anlage einer direkten Verbindung zwischen Trachea und Halshaut.

- **Indikationen**
- ■ **Klassische Indikationen**

Bei mechanischer Behinderung der Atmung im Kehlkopf oder in der oberen Trachea durch Schleimhautentzündungen, Perichondritis, Tumoren, Fremdkörper, Verätzungen, Verletzungen, Blutungen, Stimmbandlähmungen, Missbildungen.

- ■ **Erweiterte Indikationen**

Bei

- zentralen Schluck- und Atemstörungen,
- Aspiration infolge Schluckstörungen, Stimmlippenlähmung, Tumorresektion im Bereich von Larynx und Pharynx,
- bulbären Krankheitsbildern,
- Apoplex,
- Bewusstlosigkeit nach Schlafmittelvergiftungen oder Schädelhirntraumen, kardiopulmonalen Prozessen, komatösen Zuständen, Polyneuritiden, um eine Aspiration zu vermeiden, die Atmung zu erleichtern (z. B. Totraumverkleinerung), den Bronchialbaum besser absaugen zu können und Sekretstauungen zu vermeiden (»Bronchialtoilette«) und eine künstliche Dauerbeatmung durchführen zu können.

Langzeitintubation und Tracheotomie Durch eine orotracheale **Intubation** kann eine Atemstörung vorübergehend für einige Tage überbrückt werden (**Langzeitintubation** bei Kindern mit Kunststofftuben nasotracheal auch wenige Wochen ohne geblockten Cuff). Kontrolle der Kehlkopf- und Trachealschleimhaut mit dünnen flexiblen Endoskopen durch den liegenden Tubus. Bei Auftreten von Schleimhautschäden, die subglottische Kehlkopfstenosen, Laryngotrachealfisteln oder Trachealstenosen (► Abschn. 14.2.3) zur Folge haben können, wird eine Tracheotomie erforderlich. Man kann sich die Tracheotomie erleichtern, indem man bei liegendem Tubus ohne Zeitdruck die Trachea eröffnet.

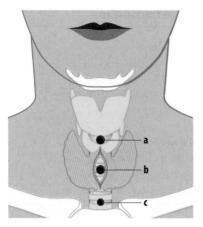

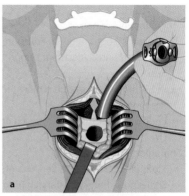

◘ **Abb. 14.28** Luftröhrenschnitt: *a* Koniotomie; *b* Tracheotomie (mit Hautschnitt); *c* Punktionstracheotomie

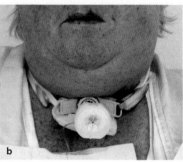

◘ **Abb. 14.29a,b** Trachealkanüle. **a** Einsetzen bei der Tracheotomie; **b** Patient mit eingesetzter Kanüle

---

Praxisbox

Tracheotomie
In Intubationsnarkose oder örtlicher Betäubung. Hautschnitt quer unterhalb des Ringknorpels oder in der Mittellinie des Halses (◘ Abb. 14.28). Tracheotomie (= »obere« Tracheotomie, ◘ Abb. 14.28b). Abwärtsdrängen oder Durchtrennen des Schilddrüsenisthmus, der die oberen Trachealringe bedeckt. Inzision der Trachea und Ausstanzen eines kleinen Fensters in Höhe des 2. oder 3. Trachealknorpels (Tracheostoma). Verletzungen des Ringknorpels vermeiden wegen der Gefahr einer Perichondritis mit einer späteren subglottischen Stenose!

Plastisches Tracheostoma Durch Einnähen der Halshaut an die Trachea entsteht ein epithelisierter Kanal, der einen Kanülenwechsel erleichtert und die Gefahr von Blutungen deutlich reduziert.

Perkutane Dilatationstracheotomie Mit einer Kanüle wird die Trachea ohne Hautschnitt punktiert und der so geschaffene Kanal aufbougiert, bis eine Trachealkanüle eingeführt werden kann. Korrekte Lage wird fiberendoskopisch kontrolliert. Wegen der möglichen Komplikationen (Punktion des Ösophagus, Gefäßarrosion) seltener indiziert (◘ Abb. 14.28c).

Koniotomie (◘ Abb. 14.28a) Als Nottracheotomie Eingehen zwischen dem gut zu tastenden Schildknorpel und dem Ringknorpel durch das Lig. conicum hindurch (Verwendung kann ein Spezialtrokar mit aufgesetzter Kanüle finden). Eine reguläre Tracheotomie ist anzuschließen.

Trachealkanülen Trachealkanülen werden in das Tracheostoma eingesetzt, mit einem Band um den Hals fixiert und sollen täglich gewechselt werden:
- Gebogene **Silber-** oder **Kunststoffkanülen** mit zur Reinigung herausnehmbarem Innenteil gibt es je nach Verwendungszweck in verschiedenen Größen (◘ Abb. 14.29).
- **Lochkanülen**, deren äußere Öffnung man beim Sprechen mit dem Finger verschließt, sowie
- **Sprechkanülen**, die sich bei der Ausatmung durch ein Kläppchen selbst verschließen und so das Sprechen mit der Ausatmungsluft gestatten (z. B. bei beiderseitiger Rekurrensparese).

- Extra lange Kanülen für Stenosen in den tiefen Abschnitten der Trachea.
- Kanülen mit aufblasbarer Gummimanschette zum Abdichten der Trachea bei Blutungen, Aspiration oder bei maschineller Beatmung.

- **Nachbehandlung**

Bei Tracheotomierten und Tracheostomaträgern nach Laryngektomie:
- Luft feucht halten, um eine Krustenbildung zu verhindern (Wasserdampf- oder Soleinhalationen)
- Evtl. Einträufeln von Tacholiquin® (Tyloxapol). Bisolvon® (Bromhexin), Mucosolvan® (Ambroxol). Kein Paraffinöl (Gefahr einer »Ölpneumonie«!)
- Trachea und Hauptbronchus steril durch die Kanüle absaugen

Ein »**erschwertes Décanulement**« kann durch Granulationen, die sich in Höhe eines scheuernden Kanülenendes bilden, durch eine Ringknorpelperichondritis mit nachfolgender subglottischer Stenose (besonders bei Kindern!), durch eine Trachealstenose bzw. eine Tracheomalazie oder durch psychische Faktoren bedingt sein.

❶ Cave
Bei verstopfter Kanüle mit Atemnot sofort Kanüle bzw. Kanüleneinsatz herausziehen und neue Kanüle einsetzen.

Für Laryngektomierte ist die Mitarbeit in Selbsthilfegruppen bzw. die Mitgliedschaft im »Bundesverband der Kehlkopflosen« sinnvoll.

In Kürze

Tracheotomie
- Indikation bei mechanischem Atemhindernis suprastomal, Schluckstörung, zentralen Atemstörungen, Langzeitbeatmung
- Formen:
  - Klassisches Tracheostoma
  - Plastisches Tracheostoma
  - Perkutane Dilatationstracheotomie
  - Koniotomie
- Kanülen: mit Innenteil, Loch-, Sprech-, Beatmungskanülen

14.7 Plastische Chirurgie

Engl. *plastic surgery*
Plastische Maßnahmen an Kehlkopf und Trachea können durchgeführt werden zwecks:

Bilden einer Neoglottis, chirurgische Stimmrehabilitation Nach Laryngektomie operativ angelegter Shunt zwischen Trachea und Hypopharynx oder Ösophagusmund (u. U. unter Verwendung einer Ventilprothese) mit dem Ziel, beim Ausatmen im Bereich der Neoglottis eine Stimmbildung zu erreichen, ohne dass beim Schlucken Flüssigkeit oder Speisen in die Trachea gelangen. Das Tracheostoma muss während des Sprechens mit einem Finger oder einem Ventil verschlossen werden.

Wiederherstellung des Speiseweges Erforderlich nach Resektion des Hypopharynx im Rahmen einer Laryngektomie. Wiederaufbau des Hypopharynx durch einen myokutanen Lappen, freie revaskularisierte Jejunumabschnitte oder einen Unterarmlappen (▶ Kap. 20.5).

Anlegen eines plastischen Tracheostoma (primär epithelisiertes Tracheostoma) Durch gestielte Hautlappen (Transpositionslappen) oder Anteile der Tracheavorderwand oder Vernähen von Haut mit Trachealschleimhaut wird erreicht, dass zwischen äußerer Haut und Trachealschleimhaut kein Wundkanal mit Granulationen bestehen bleibt und die Trachealkanüle nicht zu Gefäßarrosionen führen kann. Das gilt insbesondere, wenn die Tracheotomie tief angelegt werden musste oder wenn abzusehen ist, dass die Kanüle längere Zeit getragen werden muss. Nach dem Décanulement ist ein operativer Tracheostomaverschluss erforderlich.

Plastischer Tracheostomaverschluss Nach erfolgreichem Abklebeversuch des Tracheostomas schichtweiser Verschluss von Trachea und Halshaut, ggf. unter Bildung lokaler Haut- und Muskellappen.

Laryngotrachealstenose ▶ Abschn. 14.2.3.

14.8 Phonochirurgie

Engl. *phonic surgery*

■ **Definition**

Operative Verfahren zur Verbesserung der Stimme. Die Indikationsstellung setzt eine exakte phoniatrische Befunderhebung voraus.

Zu den phonochirurgischen Verfahren zählen:
- Thyreoplastik bei einseitiger Rekurrensparese
- Endolaryngeale Stimmlippenaugmentation bei einseitiger Rekurrensparese und Internusschwäche
- Arytaenoidektomie und Chordektomie sowie Laterofixation bei beiderseitiger Rekurrensparese

In Kürze

Plastische und Phonochirurgie
- Plastische Eingriffe
  - Chirurgische Stimmrehabilitation
  - Wiederherstellung des Speiseweges
  - Tracheostomaverschluss
- Phonochirurgie zur Verbesserung der Stimme
  - Thyreoplastik
  - Stimmlippenunterfütterung
  - Glottiserweiterung

14

❓ Wann klären Sie eine Heiserkeit mit Hilfe einer Mikrolaryngoskopie und Probeexzision ab (▶ Abschn. 14.3.2, S. 296)?

❓ Welches Therapiekonzept ist bei Larynxtraumen erforderlich (▶ Abschn. 14.2, S. 289f)?

❓ Wie unterscheiden sich Reinke-Ödem, Kehlkopfpolyp und Sängerknötchen (▶ Abschn. 14.3.2, S. 297 u. ▶ Abschn. 14.5.1, S. 303f)?

❓ Worin besteht der Unterschied zwischen Intubationsgranulom und Kontaktgranulom (▶ Abschn. 14.2.2, S. 291 u. ▶ Abschn. 14.3.2, S. 297)?

❓ Beschreiben Sie die verschiedenen Formen der Stimmlippenlähmung hinsichtlich Ätiologie und laryngoskopischem Befund (▶ Abschn. 14.4, S. 299f)!

❓ Wie wird die einseitige, wie die beidseitige Rekurrensparese behandelt (▶ Abschn. 14.4, S. 302)?

❓ Welche Präkanzerosen des Kehlkopfes kennen Sie (▶ Abschn. 14.5.2, S. 305f)?

❓ Wie unterscheiden sich supraglottische, glottische und subglottische Karzinome hinsichtlich Symptomatik, Therapie und Prognose (▶ Abschn. 14.5.3, S. 307f)?

❓ Beschreiben Sie die Stadieneinteilung des Hypopharynxkarzinoms und die darauf basierte Therapie (▶ Abschn. 14.5.3, S. 307 u. 312)!

❓ Welche Formen der Stimmrehabilitation kennen Sie (▶ Abschn. 14.5.3, S. 311)?

❓ Wie wird eine Tracheotomie ausgeführt und was ist in der postoperativen Phase zu beachten (▶ Abschn. 14.6, S. 314f)?

❓ Welche phonochirurgischen Verfahren kennen Sie (▶ Abschn. 14.8, S. 316)?

Ösophagus und Bronchien

Ösophagus und Bronchien stellen die kaudale Fortsetzung des oberen Aerodigestivtraktes dar. Sie waren bereits Ende des letzten Jahrhunderts zu einem Teilgebiet der Hals-Nasen-Ohren-Heilkunde durch die Einführung der starren Ösophagoskopie und Tracheobronchoskopie geworden. Die funktionelle Beziehung zu den oberen Luft- und Speisewegen ergibt sich durch dieselbe Schleimhautauskleidung und die ähnliche Ätiologie der Malignome. Mit Einführung der flexiblen Endoskope wurden beide Bereiche zunehmend auch von anderen Fachdisziplinen der Medizin bearbeitet. Zu nennen sind hier die Gastroenterologie, die Abdominalchirurgie, die Pulmonologie, die Pädiatrie und die Intensivmedizin.

Beispiel

Bei der 75-jährigen Patientin kam es während der letzten Jahre zu einer zunehmenden Schluckstörung mit Regurgitation von Speise – vor allem im Liegen. Jetzt ist eine Nahrungsaufnahme praktisch nicht mehr möglich. Die Patientin trägt ein Gebiss. Bei der Laryngoskopie zeigt sich ein Speichelsee im Sinus piriformis. Im Breischluck stellt sich ein *Zenker*-Divertikel von Faustgröße dar, das Kontrastmittel tritt nur in minimalen Mengen in den Ösophagus über. Nach durchgeführter endoskopischer Divertikelspaltung mit dem CO_2-Laser ist die Patientin beschwerdefrei und kann normal schlucken.

Beispiel

Das 2-jährige Kind war zu Hause beim Laufen gestürzt. Sofort danach musste es kurzfristig heftig husten. Der Husten legte sich. Es stellte sich jedoch eine zunehmende Luftnot ein. In der Notfallaufnahme findet sich auskultatorisch ein abgeschwächtes Atemgeräusch über der rechten Lunge. Die Röntgenaufnahme des Thorax zeigt eine überblähte rechte Lunge mit Mediastinalverlegung nach links. Bei der notfallmäßig durchgeführten Tracheobronchoskopie mit starren Endoskopen kann eine den rechten Hauptbronchus verlegende Erdnuss entfernt werden, die zu einem ventilartigen Verschluss bei Exspiration mit Überblähung der Lunge geführt hatte.

Es werden in diesem und in den nächsten Kapiteln (► Kap. 15 bis 17) nur die für das HNO-ärztliche Teilgebiet der Medizin wichtigen Untersuchungsmethoden und Krankheitsbilder abgehandelt.

Anatomie und Physiologie

Der Ösophagus ist ein Muskelschlauch, der am Pharynx beginnt und am Magen endet und die aufgenommene Nahrung befördert. Die Länge der Speiseröhre beträgt ca. 23–26 cm.

Die Trachea teilt sich an der Bifurkation in den linken und den rechten Hauptbronchus auf, die sich in der Lunge weiter verzweigen. Störungen können beim Schluckakt auftreten sowie bei der Atmung durch obstruktive Veränderungen.

15.1   Ösophagus (◘ Abb. 15.1)

Engl. *esophagus*

Die Speiseröhre, ein 23–26 cm langer Muskelschlauch im Mediastinum, besitzt drei Engen. Die erste (obere) Enge befindet sich in Höhe des Ringknorpels (Ösophagusmund = Ösophaguseingang), die zweite (mittlere) in Höhe der Bifurkation (bedingt durch den kreuzenden Aortenbogen), die dritte (untere) im

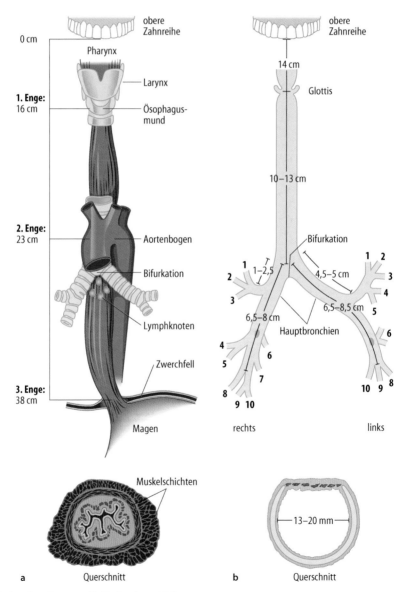

◘ Abb. 15.1a,b a Ösophagus und b Tracheobronchialbaum

Bereich der Kardia. Fremdkörper bleiben meist in der ersten Enge stecken; Verätzungen sind im Bereich der Engen am tiefgreifendsten. Der Ösophagusmund wird durch quere Fasern (Pars fundiformis = Killian-Schleudermuskel) des M. cricopharyngeus gebildet. Darüber liegt an der Hinterwand eine muskelschwache Stelle (**Killian-Dreieck**), durch die sich die Pharynxschleimhaut nach hinten in das Spatium retropharyngeum vorstülpen kann (Zenker-Pulsionsdivertikel; ◻ Abb. 17.2). Unterhalb der Pars fundiformis liegt das **Laimer-Dreieck**, anatomisch ebenfalls eine muskelschwache Stelle.

Die **Ösophaguswand** besteht aus Schleimhaut mit nicht verhornendem mehrschichtigen Plattenepithel und Muskulatur (innere Ring- und äußere Längsmuskulatur).

15.2   Bronchien

Engl. bronchi

Die Trachea teilt sich an der Bifurkation in den steil verlaufenden rechten Hauptbronchus mit Ober-, Mittel- und Unterlappenbronchus und den flacher verlaufenden linken Hauptbronchus mit Ober- und Unterlappenbronchus (◻ Abb. 15.1b). Weitere Aufteilungen in Segmentbronchien. Die Wände enthalten Knorpelspangen. Die Schleimhaut trägt Flimmerepithel, das das Sekret in Richtung Kehlkopf transportiert.

15.3   Physiologie

15.3.1 Schluckakt

▶ Kap. 9.4.

15.3.2 Lungenfunktion

Für das HNO-Gebiet sind vorwiegend die obstruktiven, weniger die restriktiven Lungenfunktionsstörungen wichtig. Obstruktive Störungen treten auf bei allergischen Erkrankungen im Bereich der Bronchioli (Asthma bronchiale), aber auch durch Verlegung der Atemwege (Schleim, Tumoren, Bronchomalazie und Narbenstenosen).

15.3.3 Funktionsprüfungen

— Im Rahmen der **Spirometrie**, z. B. mit dem inspiratorischen und exspiratorischen Tiffeneau-Test, ist eine Aussage über den Sitz des Atemwegshindernisses möglich.

— Mit der **Ganzkörperplethysmographie** (Alveolardruck, Volumenfluss) kann außer der Messung des Atemwegswiderstandes (Resistance) differenzialdiagnostisch zwischen Asthma bronchiale, Bronchomalazie und starren Stenosen unterschieden werden.

— Die **Blutgasanalyse** (O_2) kann bei gestörter Atmung pathologische Werte ergeben.

In Kürze

Anatomie und Physiologie
— Ösophagus
   — Ca. 26 cm langer Muskelschlauch mit drei Engen, Plattenepithelauskleidung
   — Ösophagusmund mit Killian-Schleudermuskel
   — Muskelschwaches Dreieck (Zenker-Divertikel) oberhalb des Mundes
— Bronchien
   — Hauptbronchien
   — Ober-, Mittel- und Unterlappenbronchus
   — Segmentbronchien
   — Flimmerepithel
— Schluck- und Atemfunktion
— Anatomische Nachbarschaftsbeziehungen im Mediastinum, insbesondere zur Aorta

❓ Welche Funktion hat der Ösophagus und wie spiegelt sich dies in seinem anatomischen Bau wider (▶ Abschn. 15.1, S. 320f)?

❓ Wie sind die anatomischen Beziehungen zwischen Ösophagus, Trachea, Bronchien und Aorta (▶ Abschn. 15.1, S. 320 u. ▶ Abschn. 15.2, S. 321)?

❓ Beschreiben Sie die drei Engen des Ösophagus (▶ Abschn. 15.1, S. 320f)!

❓ Wie unterscheiden sich rechtes und linkes Bronchialsystem (▶ Abschn. 15.2, S. 321)?

Untersuchungsmethoden (Endoskopie)

Die Untersuchung des Ösophagus erfolgt durch die starre oder flexible Ösophagoskopie.

Entsprechend kann die Trachea endoskopisch (Tracheobronchoskopie) untersucht werden. Bei Verdacht auf Lymphknotenerkrankungen und Tumoren im Bereich des Mediastinums ist zur Abklärung die Durchführung einer Mediastinoskopie möglich. Weitere diagnostische Verfahren sind Röntgenaufnahmen, Röntgenbreipassagen, CT oder MRT sowie die Funktionsuntersuchungen.

16.1 Ösophagoskopie (◘ Abb. 16.1)

Engl. *esophagoscopy*

16.1.1 Starre Ösophagoskopie
(◘ Abb. 16.1a)

Sie wird am liegenden Patienten in Intubationsnarkose durchgeführt. Starre beleuchtete Rohre (Ösophagoskope) stehen in verschiedener Länge und Dicke zur Verfügung. Als Lichtquelle wird Kaltlicht verwendet. Bei nach hinten überstrecktem Kopf und in Richtung Mundboden gedrückter Zun-

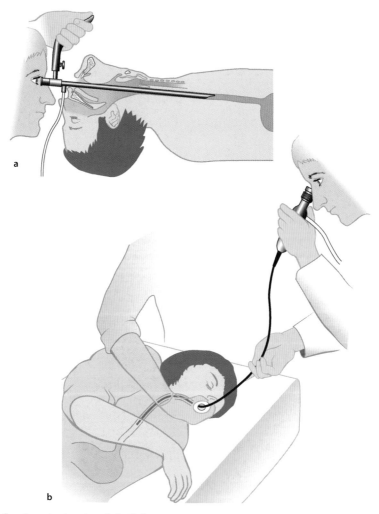

a

b

◘ **Abb. 16.1a,b** Ösophagoskopie. **a** Starr; **b** flexibel

ge wird das Rohr vorsichtig am Zungengrund entlang geschoben, lädt die Epiglottis auf und gelangt – nach Inspektion des Hypopharynx – hinter den Aryknorpeln in den Ösophaguseingang. Nachdem der Widerstand am Ösophaguseingang mit sanftem Druck überwunden ist, lässt sich das Rohr durch die erste Enge hindurch im Lumen des Ösophagus bis zur Kardia vorschieben. Die Schleimhaut ist rosa, glatt und feucht. Die Länge des oberen Speiseweges zwischen der Zahnreihe und der Kardia beträgt beim Erwachsenen 40–50 cm.

Es kann auch ein pneumatisches Ösophagoskop, durch das Luft in den Ösophagus gepumpt wird, zum Erweitern und zum besseren Inspizieren des Ösophaguslumens Verwendung finden.

16.1.2 Flexible Ösophagoskopie
(◘ Abb. 16.1b)

Zu diagnostischen und therapeutischen Zwecken werden (nicht zur Fremdkörperentfernung!) flexible Fiberglasendoskope (Fiberskope) oder Videoendoskope verwendet, mit denen auch Magen- und Duodenumuntersuchungen durchgeführt werden können. Die Untersuchung ist für den Patienten weniger belastend und wird in Oberflächenanästhesie bei linker Seitenlage oder im Sitzen vorgenommen.

- **Pathologische Befunde**
Dies sind Wandstarre, Stenosen, Rötung der Schleimhaut, Granulationen, Tumoren, Ulzera, Fibrinbeläge, Varizen, Fremdkörper.

Pathologische Veränderungen werden mit Optiken näher untersucht, Fremdkörper werden entfernt (starres Rohr!), und aus Schleimhautveränderungen können Probeexzisionen durchgeführt werden.

❶ Cave
Gefahr bei der Ösophagoskopie: Durchstoßen der Ösophaguswand (Ösophagusperforation) mit nachfolgender Mediastinitis!

- **Indikationen zur Ösophagoskopie**
- Fremdkörperverdacht
- Tumorverdacht
- Ungeklärte Schluckbeschwerden im Bereich der Speiseröhre
- Kontrolle nach Verätzungen
- Stenoseverdacht
- Ungeklärte Blutungen
- Blutstillung mittels Laser bei Ösophagusvarizen
- Palliative Tumorresektion mittels Laser
- Anlage einer perkutanen endoskopischen Gastrostomie (PEG)
- Stenteinlage bei Stenose, Fisteln und Blutungen

16.2 Tracheobronchoskopie

Engl. *tracheobronchoscopy*

16.2.1 Starre Endoskopie

Sie wird in Narkose in Form der Beatmungsbronchoskopie am liegenden, relaxierten Patienten vorgenommen. Sauerstoff und Narkosegas werden durch das liegende Rohr zugeführt. Die Bronchoskope haben eine distale Lichtquelle.

Einführen des Bronchoskops durch die Glottis hindurch und Vorschieben in der Trachea bis zur Bifurkation (◘ Abb. 16.2a). Eingehen in den rechten, anschließend in den linken Hauptbronchus und Inspektion aller Bronchialabgänge mit verschiedenen Winkeloptiken.

16.2.2 Flexible Endoskopie

Anstelle der starren Bronchoskope werden zu diagnostischen Zwecken – vor allem auch bei Stenosen, nicht jedoch zur Fremdkörperentfernung – weniger belastende dünne flexible Fiberglasbronchoskope (Fiberskope) in Oberflächenanästhesie eingesetzt. Sie lassen sich durch Nase, Mund oder ein Tracheostoma einführen (◘ Abb. 16.2b). Sie erlauben bei Verwendung entsprechender Lichtquellen und Filter die Untersuchung der **Autofluoreszenz** und können auch zur **photodynamischen Diagnostik** (PDD) mit Hilfe von lichtsensitiven Substanzen angewendet werden. Beide Methoden zeigen Epithelveränderungen in einem frühen Stadium an.

Ein dünnes flexibles Endoskop findet Verwendung zur Schleimhautkontrolle der Trachea bei Langzeitintubation.

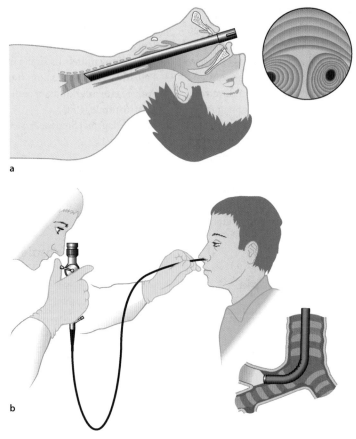

Abb. 16.2a,b Bronchoskopie. **a** Starr; **b** flexibel

- **Pathologische Befunde**

Dies sind Granulationen, Tumoren, Blutungsquellen, Ulzerationen, Fremdkörper.

- **Indikationen zur Tracheobronchoskopie**

Fremdkörperverdacht, Tumorverdacht, Tracheal- und Bronchialstenosen, ungeklärte Blutungen, Nachweis von Schleimhautveränderungen bei spezifischen Entzündungen, Stenteinlage bei Stenosen, Blutungen und Fisteln.

16.3 Mediastinoskopie (Carlens)

Engl. *mediastinoscopy*
In Intubationsnarkose wird das Rohr (Mediastinoskop) von einem Hautschnitt im Jugulum aus vorgeschoben, nachdem der tastende Finger vor der Vorderwand der Trachea unter der prätrachealen Faszie einen Weg bis in Höhe der Bifurkation gebahnt hat. Punktion und anschließend Probeexzision aus prä- und paratrachealen Lymphknoten und aus Mediastinaltumoren unter Verwendung des Operationsmikroskops.

- **Indikationen**
- Abklärung von Lymphknotenerkrankungen oder Tumoren des vorderen Mediastinum, z. B. Metastasen eines Bronchialkarzinoms oder eines malignen Lymphoms und Beurteilung der Operabilität des Tumors
- M. Boeck
- M. Hodgkin
- Lymphknotentuberkulose
- Mediastinaltumoren

❶ Cave
Gefäßverletzung und Blutung bei der
Probeexzision erfordern gelegentlich eine
Thorakotomie, auf die der Operateur vor-
bereitet sein muss.

16.4 Bildgebende Verfahren

Engl. *imaging*
Bei Erkrankungen des Ösophagus, des Bronchial-
baumes und der Lungen sind unterschiedliche radio-
logische Untersuchungen (z. B. Röntgenaufnahmen, Röntgenbreipassage oder Videofluoroskopie,
Computertomogramme, Kernspintomogramme)
entsprechend den vorliegenden Symptomen zur
Diagnosestellung vor der Ösophagoskopie bzw.
der Tracheobronchoskopie indiziert. Lokalisation
und Ausdehnung von Trachealstenosen lassen sich
am besten im Spiral-Computertomogramm sowie
durch Röntgenzielaufnahmen in In- und Exspiration darstellen.

In Kürze

Untersuchungsmethoden
- Ösophagoskopie
  - Starr einschließlich Optiken für Inter-
    ventionen, Probeexzisionen, Fremd-
    körperentfernungen
  - Flexibel: weniger belastend, vorwie-
    gend diagnostischer Einsatz
  - Indikationen: Fremdkörper, Tumoren
    einschließlich Probeexzisionen, Resek-
    tion, Dysphagie, Verletzungen, Steno-
    sen, Blutung, PEG, Stent-Einlage
- Tracheobronchoskopie
  - Starr für Interventionen
  - Flexibel: weniger belastend, insbeson-
    dere diagnostisch
  - In-vivo-Histologie
  - Autofluoreszenz
  - PDD
  - Kontaktendoskopie
- Mediastinoskopie
- Bildgebende Verfahren: CT, MRT, Röntgen
  Breipassage

❓ Welche Indikationen bestehen heute für die
flexible und die starre Endoskopie von Ösophagus und Bronchien und wie werden sie durchgeführt (▶ Abschn. 16.1 u. ▶ Abschn. 16.2,
S. 324f)?

❓ Wie würden Sie einen Ösophagus-, wie einen
Trachealfremdkörper entfernen (▶ Abschn. 16.1
u. ▶ Abschn. 16.2, S. 324f)?

❓ Welche therapeutischen Anwendungen bieten
endoskopische Verfahren (▶ Abschn. 16.1 u.
▶ Abschn. 16.2, S. 324f)?

Klinik

Bei der Speiseröhre und der Trachea spielen Fremdkörper eine besonders große Rolle. Verletzungen
der Speiseröhre werden häufig durch Verätzungen
verursacht. Außerdem können sich an der Speiseröhre Divertikel bilden. Tumoren führen zu Luftnot
und Dysphagie.

17.1 Fremdkörper

17.1.1 Ösophagusfremdkörper

Sie sitzen meist in der **ersten Enge** des Ösophagus:
Fleischbrocken bei zahnlosen Patienten, Münzen
bei Kindern, Knochen, Gräten, Zahnprothesenteile,
Pfirsichkerne (◘ Abb. 17.1).

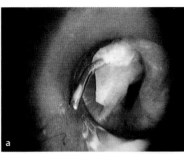

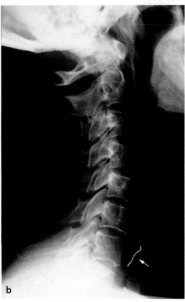

◘ **Abb. 17.1a,b** Ösophagusfremdkörper: Zahnprothese.
a Ösophagoskopie; **b** Röntgenbild der Halsweichteile seitlich
mit Fremdkörper (*Pfeil*)

- **Symptome und Befund**
- Schmerzen
- Stechen und Druck hinter dem Kehlkopf oder
  dem Brustbein
- Appetitlosigkeit bei Kindern
- Bei völliger Verlegung des Ösophaguslumens
  ist das Schlucken von Flüssigkeiten oder
  Speisen unmöglich.
- Hustenreiz durch »Verschlucken« (Eindringen
  von Speichel in Kehlkopf oder Trachea)
- Die seitliche Röntgenleeraufnahme zeigt
  schattengebende Fremdkörper oder einen
  Luftschatten in der Speiseröhre unmittelbar
  über dem Fremdkörper, da das Lumen des
  Ösophagus wegen des Fremdkörpers etwas
  klafft.
- Oft Streckhaltung der Halswirbelsäule

- **Therapie**
Ösophagoskopie (starres Rohr!) und endoskopische
Fremdkörperentfernung mit entsprechenden Fasszangen unter Sicht des Auges. Zu warnen ist vor
blinden Extraktionsversuchen mit sog. Münzen-
fängern oder dem Versuch, Fremdkörper blind mit
Sonden in den Magen zu stoßen.

In der ersten Enge festsitzende und endoskopisch nicht zu lösende Fremdkörper werden durch
eine **kollare Ösophagotomie** von außen entfernt.

17.1.2 Komplikation: Ösophagusperforation

- **Entstehung**
Durch spitze Fremdkörper (Knochen, Metallhaken
an Prothesen), bei ungeschickten Extraktionsversuchen, bei der Ösophagoskopie oder beim Legen
einer Magensonde kann die Ösophaguswand perfo-
riert werden. Mediastinitisgefahr!

- **Symptome und Befund**
- Schmerzen in der Brust und zwischen den
  Schulterblättern
- Luftemphysem der verdickten Halsweichteile
  (Knistern bei Palpation vor allem supraklavi-
  kulär)
- Im seitlichen Röntgenbild Fremdkörper direkt
  (z. B. Knochen) oder indirekt (Fleischbrocken)

durch prävertebralen Luftschatten erkennbar. Kann auch Luft im Mediastinum anzeigen. Eine Verbreiterung der prävertebralen Weichteile zeigt eine Entzündung im periösophagealen Gewebe an.

- Die Röntgenbreipassage des Ösophagus mit wasserlöslichem Kontrastmittel lässt durch den Breiaustritt die Perforationsstelle erkennen, am besten mit Hilfe der Röntgenkinematographie.

- **Therapie**
- Liegt die Perforation – wie meist – im Hypopharynx oberhalb des Ösophagusmundes, lässt sie sich von außen leicht erreichen, liegt sie im oberen thorakalen Teil der Speiseröhre, muss die Verletzungsstelle durch kollare Mediastinotomie, bei Verletzungen im tieferen thorakalen Anteil durch eine Thorakotomie freigelegt und vernäht werden. Im Frühstadium und bei kleinen Verletzungen der Ösophaguswand kann man ohne Operation allein mit antibiotischer Behandlung und Ernährung über eine Magensonde auskommen. Abszesse der Halsweichteile sind nach außen zu drainieren.
- Abgekapselte Mediastinalabszesse hinter der Speiseröhre lassen sich endoskopisch durch Schlitzen der Ösophaguswand eröffnen.
- Breitbandantibiotika aus der Gruppe der Penicilline, Cephalosporine und Gyrasehemmer.

Anmerkung Schleimhautreizungen oder -läsionen des Ösophagus können medikamentenbedingt sein. Tetrazyklinpräparate z. B. sollen mit genügend Flüssigkeit eingenommen werden, um den Ösophagus rasch passieren zu können.

17.1.3 Bronchialfremdkörper

Erste Entfernung eines aspirierten Fremdkörpers durch Killian 1897.

- **Symptome**

Bei Aspiration sind es Hustenanfall, Erstickungsanfall, Stridor. Stechender Schmerz bei spitzen Fremdkörpern.

- **Befund**

Bei Auskultation und mit Hilfe bildgebender Verfahren:
- **Atelektase**, falls Bronchus verschlossen,
- **Überblähung**, falls Ventilverschluss eines Bronchus durch den Fremdkörper. (Der Bronchus weitet sich bei der Inspiration und lässt Luft eintreten.)

Dabei häufig auch Verlagerung des Mediastinum. Metallfremdkörper stellen sich im Röntgenbild und bei der Röntgendurchleuchtung dar (u. U. Hilfe bei der Extraktion). Bei länger liegenden Fremdkörpern eitrige Bronchitis und Granulationsbildung.

> ❯ **Die häufigsten Bronchialfremdkörper bei Kindern sind Erdnusskerne, bei Erwachsenen – vorwiegend im rechten Hauptbronchus – Nadeln, Zahnprothesenteile, Eierschalenteile. Sie werden meist während einer Schreckreaktion aspiriert.**

- **Differenzialdiagnose**

Bei Ösophagusfremdkörpern (also nicht aspirierten, sondern geschluckten Fremdkörpern) kein Hustenanfall (höchstens Hustenreiz oder Hüsteln durch »Verschlucken«), dafür Schluckbehinderung (**Kehlkopffremdkörper**, ▶ Kap. 14.2.2).

- **Therapie**
- Tracheobronchoskopie (starres Rohr!) und endoskopische Entfernung des Fremdkörpers mit verschieden geformten Fasszangen
- Dabei ergeben sich unter Umständen Schwierigkeiten durch kugelige, das Lumen vollständig verschließende Gebilde, die sich schlecht fassen lassen oder wieder abgleiten. Gefahr des plötzlichen Verschlusses auch des anderen Hauptbronchus (Bolustod!).
- Spitze, in der Wand steckende Nadeln sind mitunter nicht einfach zu entfernen.

Durch länger dauernde bronchoskopische Eingriffe besteht bei Kleinkindern die Gefahr einer Schwellung des lockeren subglottischen Gewebes. Eine anschließende vorübergehende Intubation oder – selten – eine Tracheotomie können dann erforderlich werden.

> Jeder plötzliche Hustenreiz beim Kind und eine anhaltende Bronchitis sind zunächst auf eine Fremdkörperaspiration verdächtig und erfordern eine entsprechende diagnostische Abklärung.

In Kürze

Fremdkörper
- Ösophagus
  - Meist in der ersten Enge: Fleischbrocken, Zahnprothesen
  - Symptome: Schlucken nicht möglich, Aspiration, Schmerzen
  - Diagnostik: Röntgen, Endoskopie
  - Therapie: Endoskopische Entfernung
  - Komplikationen: Perforation mit Mediastinitis erfordert operative und Intensivtherapie
- Bronchien
  - Erdnüsse, Zahnprothesenteile
  - Hustenreiz, Stridor, Schmerz
  - Diagnostik: Auskultation, Röntgenbild der Lunge (Atelektase, Überblähung), Endoskopie
  - Therapie: Endoskopische Entfernung

17.2   Verätzungen des Ösophagus

Engl. *corrosive trauma of the esophagus*

Beispiel

Die Patientin verspürte nach Trinken aus der Flasche einen brennenden Schmerz von der Mundhöhle bis retrosternal, danach entwickelte sie Atemnot und einen Schock. Bei der Inspektion der Mundhöhle finden sich multiple mit Fibrin belegte Ulzera. Unter dem Verdacht einer Säureverätzung wird eine Magenspülung und Neutralisation vorgenommen und der Schock intensivmedizinisch behandelt. Nach einer Woche zeigen sich bei der Ösophagoskopie erhebliche Ulzerationen, die eine wochenlange Bougierung erforderlich machen. Jetzt kann die Patientin wieder schlucken, jedoch nur weiche Kost in kleinen Portionen.

Laugen führen zu tiefgreifenden **Kolliquationsnekrosen** = Verflüssigung des Gewebes. **Säuren** führen zu oberflächlichen **Koagulationsnekrosen** = dicke Schorfe.

- Ursachen
- Versehentlich durch Verwechselung der Flasche.
- Kinder trinken aus nicht gesicherten Flaschen, die Ätzmittel enthalten.
- Suizidale Absicht: Prognostisch ungünstiger, da größere Mengen getrunken werden.

Häufigste Ätzmittel sind Laugen in Bäckereien und bei der Seifenherstellung, Waschmittel, Salmiakgeist, Essigsäure, Salzsäure.

17.2.1 Frische Verätzungen

Der Grad der Verätzung ist abhängig von Menge, Konzentration und Einwirkungsdauer des Ätzmittels.

- Symptome

Zunächst brennende Schmerzen in Mund, Rachen und Speiseröhre, Speichelfluss, Brechreiz, evtl. Stridor.

- Befund
- **Örtlich:** Die Mund- und Rachenschleimhaut ist in den ersten Stunden gerötet und ödematös geschwollen. Danach bilden sich weiße Fibrinbeläge. Es kann zu einem Kehlkopfödem und zur Atemnot kommen. Aus den Veränderungen der Mund- und Rachenschleimhaut ist im Allgemeinen – aber nicht immer! – auf die Schwere der Verätzung im Ösophagus zu schließen. Oft Ätzspuren in der Mundumgebung. Daher Frühösophagoskopie.
- **Allgemein:**
  - **Schockzustand**, Intoxikation, Leber- und Nierenschäden, Nierenversagen, Benommenheit
  - **Mediastinitiszeichen** bei Ösophagusperforation: Schmerzen retrosternal und zwischen den Schulterblättern, Mediastinal- und Halsemphysem
  - **Peritonitis** bei Magenperforation: Bauchdeckenspannung, freie Luft im Bauchraum

- **Verlauf**
- Je nach Schwere der Schleimhautschädigung: Bei leichten Verätzungen heilen die Schleimhautläsionen.
- Bei tiefgreifenden Verätzungen mit Zerstörung großer Teile der Schleimhaut bilden sich Ulzera und Fibrinschorfe, nach deren Abstoßung es zu einer reparativen Entzündung mit Bindegewebsproliferation, Narbenbildung und später Stenosen kommt.

- **Therapie**
- **Sofortmaßnahmen**
- Frühösophagoskopie zur Bestimmung der Schädigung.
- Ist die Verätzung nicht länger als 2 h her und bestehen keine Zeichen einer Ösophagus- oder Magenperforation, kann eine **Magenspülung** mit weichem Schlauch durchgeführt werden. Sie ist vor allem erforderlich, wenn bei einem Suizidversuch zusätzlich Tabletten genommen wurden.
- Reichlich **Milch** oder Wasser trinken lassen.
- **Neutralisation** versuchen, wenn viel Ätzmittel getrunken wurde (Suizid) und Behandlung sehr rasch möglich ist (meist nicht sehr effektvoll): Bei Säuren mit Magnesia usta (kein Natriumcarbonat wegen starker Gasbildung), bei Laugen mit verdünnter Essigsäure, Zitronen- oder Orangensaft (neutralisierende Wirkung auch des Magensaftes!).
- **Schockbekämpfung** mit Infusionen (Auffüllen des Kreislaufs mit Volumenersatzmitteln) und Korrektur des Säure-Basen-Haushaltes.
- Kortikosteroide i.v. bei stärkergradigen Schädigungen.
- Antibiotika als Infektionsschutz, Analgetika, Sedativa. Gegebenenfalls Behandlung von Leber- und Nierenschäden. Intubation bei Bewusstlosen, Tracheotomie bei Larynxödem.

- **Nach 8 Tagen**
- **Kontrollösophagoskopie** zur Inspektion der Schwere der Schleimhautveränderungen und des Heilungsverlaufes.
- Bei fehlenden Schleimhautschäden Therapie absetzen.
- Bei Fibrinschleiern und geringen Ätzspuren weiter Antibiotika und Kortikosteroide (per

os) zur Verhütung von stärkeren Bindegewebsproliferationen und Narbenbildungen.
- Bei Schleimhautulzerationen, bei denen nachfolgend mit narbigen Stenosierungen zu rechnen ist, täglich Einführen eines weichen Magenschlauches während einiger Wochen (**Frühbougierung**, um das Lumen zu erhalten).
- Wöchentliche Kontrolle der Schleimhautveränderungen durch Ösophagoskopie (flexible Endoskope), später durch Röntgenbreipassagen (Röntgenkontrastdarstellung des Ösophaguslumens).

17.2.2 Narbenstenosen

- **Entstehung**

Spätfolgen einer Verätzung nach ungenügender Behandlung oder unterlassener Frühbougierung sind Stenosen, häufig ringförmig und im Bereich der zweiten Ösophagusenge oder nur fadenförmiges Lumen über längere Ösophagusabschnitte.

- **Symptome**
- Wenige Wochen nach der Verätzung zunehmende Schluckbehinderung und Abmagerung
- Plötzlicher Stopp, wenn sich Speise vor die Stenose legt

- **Diagnose**

Durch **Röntgenbreipassage**, bei der sich Sitz und Ausdehnung der Stenose nachweisen lassen und durch **Ösophagoskopie** zur Entfernung vor der Stenose sitzender Fremdkörper und zur Feststellung der Weite des Ösophaguslumens.

- **Therapie**

Sondieren der Stenose und Aufbougieren des Lumens:
- Während der diagnostischen Ösophagoskopie Beginn der Bougierung unter Sicht des Auges mit **Vollbougies**, die bei genügender Weite des Ösophagus in den folgenden Tagen mit jeweils dickeren Bougies ohne erneute Ösophagoskopie fortgesetzt werden kann bis zu einem Bougiedurchmesser von 1,5 cm bei Erwachsenen (45 Charrière) und 1 cm bei Kindern (30 Charrière).

- Bei hochgradigen Stenosen Bougieren mit
  Hohlbougies über einen Faden: Der 8 m lange
  Leitfaden, der vorn mit einem Bleikügelchen
  beschwert ist, wandert durch die Stenose bis
  in den Darm. Über den so im Darm fixierten
  Faden werden während einiger Wochen täglich
  Hohlbougies von zunehmender Dicke gescho-
  ben (Dauersondenbehandlung). Vorteil: Keine
  Perforationsgefahr. Später – nach Abschneiden
  des Fadens, der dann durch den Darm abgeht
  – Umstellung auf Vollbougies und – wenn
  möglich – Durchführen der weiteren Bougie-
  rung durch den Patienten selbst über längere
  Zeit. Der Faden kann auch nach Passage der
  Stenose durch ein Gastrostoma zum Magen
  herausgeleitet werden. Es lässt sich dann vom
  Magen aus eine »retrograde Bougierung« mit
  Hohlbougies durchführen.
- Bei narbigem Verschluss Ösophagusersatz
  durch Magenhochzug oder Jejunuminterponat.
- Stenosen des Pylorus erfordern Eingriffe durch
  den Chirurgen (Gastroenterostomie).
- Kann eine Passage nicht wiederhergestellt
  werden, Anlage einer PEG oder Gastro-
  stomie.

Verätzungen des Ösophagus
- Laugen führen zu Kolliquationsnekrosen,
  Säuren zu Koagulationsnekrosen
- Frische Verätzungen
  - Brennende Schmerzen, Speichelfluss,
    Brechreiz, allgemeine Intoxikations-
    zeichen, Mediastinitiszeichen bei Perfo-
    ration
  - Schleimhaut gerötet, geschwollen,
    später Fibrinbelag
  - Verlauf abhängig von Schwere der Ver-
    ätzungen, Stenosegefahr
  - Soforttherapie: Endoskopie, Magen-
    spiegelung, Neutralisation, Schock-
    bekämpfung, Steroide, i.v. Antibiotikum
  - Kontrollendoskopie
  - Frühbougierung

- Spätfolgen
  - Narbenstenose: Zunehmende Schluck-
    behinderung, Aspiration
  - Röntgen Breipassage
  - Therapie: durch Bougierung, ggf. plas-
    tische Operation, PEG

17.3   Divertikel

Engl. *diverticulum*

- **Entstehung**

Infolge spastischer Muskelkontraktionen und has-
tiger Essgewohnheiten kommt es zur sackartigen
Vorwölbung der Schleimhaut des Hypopharynx
an der muskelschwachen Stelle der Hinterwand
(»Killian-Dreieck«) zwischen der Pars obliqua und
der Pars fundiformis (Killian-Schleudermuskel) des
M. cricopharyngeus (Anteil des M. constrictor pharyngis inferior). Dieses Pulsionsdivertikel (Zenker,
◘ Abb. 17.2) ist also eigentlich ein **Hypopharynx-** ◐ F0
divertikel und kein Ösophagusdivertikel.   ◐ F0

- **Symptome**
- Die geschluckte Speise bleibt im Hals stecken
  und wird nach dem Essen unverdaut regurgi-
  tiert.
- Fauliges Aufstoßen
- Betroffen sind fast stets ältere Menschen.
- Je größer das Divertikel ist, desto weniger
  Speise gelangt in den Ösophagus, da der ge-
  füllte Divertikelsack die Speiseröhre zudrückt.

- **Befund und Diagnose**
- Beim Spiegeln des Kehlkopfes oft schaumiger
  Speichel in den Recessus piriformes beidseits.
- Röntgenbreipassage des Ösophagus: Das Di-
  vertikel füllt sich mit Kontrastmittel an. CT.

- **Therapie**
- **Divertikeloperation** von außen (Zugang am
  Vorderrand des linken M. sternocleidomasto-
  ideus): Abtragen oder – allerdings nur bei
  kleinen bis kirschgroßen Divertikeln möglich
  – Einstülpen des Divertikelsackes. Die Fasern

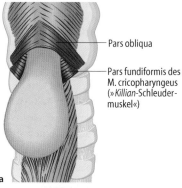

Pars obliqua

Pars fundiformis des
M. cricopharyngeus
(»*Killian*-Schleuder-
muskel«)

a

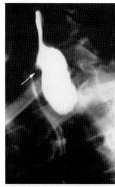

b

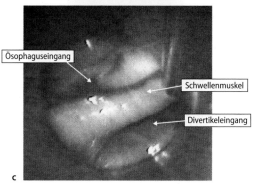

Ösophaguseingang

Schwellenmuskel

Divertikeleingang

c

Abb. 17.2a,b Zenker-Pulsionsdivertikel. **a** Schema;
b Röntgenbild mit Kontrastmittel (Aufnahme von links) mit
Divertikelschwelle (*Pfeil*); **c** Ösophagoskopisches Bild

des Schleudermuskels und der angrenzenden
Ringmuskulatur sollen in jedem Fall durch-
trennt werden (Myotomie), um Divertikelrezi-
diven vorzubeugen.
— **Endoskopische Schwellendurchtrennung
nach A. Seiffert:** Sie wird bevorzugt durchgeführt. Einstellen der Divertikelschwelle im
Ösophagoskop und Durchtrennen der Schwelle bis auf den Divertikelboden mit einer ge-

raden Schere oder heute mit dem CO_2-Laser.
Kleinerer Eingriff, jedoch Gefahr der Blutung
eines in der Schwelle verlaufenden Gefäßes
und der Eröffnung des Mediastinum.

Traktionsdivertikel und Webs
Traktionsdivertikel (zipfelige Ausziehung) des Ösophagus
durch narbige Verwachsung mit mediastinalen Lymphknoten bedürfen im Allgemeinen keiner Behandlung. Keine
Dysphagie.
Selten werden postentzündliche narbige Membranstenosen (Webs) der Ösophagusschleimhaut beobachtet.

In Kürze

Divertikel
— Hypopharynxdivertikel (Zenker-Divertikel,
sogenanntes Pulsionsdivertikel)
— Muskelschwaches Dreieck oberhalb des
Schleudermuskels
— Regurgitation, ggf. Gewichtsabnahme,
Aspiration
— Speichelsee im Sinus piriformis
— Nachweis durch Röntgen-Breipassage
oder CT
— Endoskopische Schwellendurchtren-
nung oder Myotomie von außen
— Traktionsdivertikel
— Durch Narbenzug von außen, z. B. als
Folge von Entzündungen

17.4 Diagnostische und therapeutische Endoskopie

17.4.1 Ösophagus

Engl. *esophagus*
Außer bei der Suche nach Fremdkörpern oder dem
Nachweise von Verätzungsfolgen wird eine Ösophagoskopie durchgeführt zur Diagnosesicherung
bei Verdacht auf Tumoren oder einen Kardiospasmus (zusammen mit der Manometrie) und zur Abklärung von Blutungen aus dem oberen Speiseweg.

Tumoren

Meist **Plattenepithelkarzinome**, am häufigsten im
Bereich der physiologischen Engen, vorwiegend bei

älteren Männern. TNM-Klassifikation. Erhöhtes Risiko bei Alkoholismus und GERD.

- **Symptome**
  - Zunehmende Schluckschmerzen und Schluckbehinderung, bis der Patient nur noch flüssige Nahrung zu sich nehmen kann
  - Blutbeimengungen im Speichel
  - Gewichtsabnahme
  - Nicht selten Rekurrensparese

- **Diagnose**
  - Röntgenbreipassage: Füllungsdefekt, Stenose, die sonst glatte Ösophaguswand erscheint höckerig
  - Ösophagoskopie (▶ Kap. 16.1): Starre Enge mit leicht blutenden höckerigen Granulationen, aus denen eine Probeexzision durchgeführt wird
  - Computertomogramm, Kernspintomogramm

- **Therapie**
- ■■ **Chirurgisch**
  - Mittleres/unteres Drittel: Ösophagektomie, Passagewiederherstellung mit Magen- oder Dickdarmhochzug, Jejunuminterponat, direkte Anastomosierung
  - Oberes Drittel: Ösophagektomie und Laryngektomie oder alleinige Strahlentherapie, evtl. in Kombination mit Chemotherapie, z. B. 5-Fluoro-Uracil, Etoposid und Cisplatin
  - Endoskopische Mukosektomie bei Carcinoma in situ und frühinvasivem Karzinom

- ■■ **Palliativ**
  - Endoskopische Tumorabtragung per Laser. Evtl. in Kombination mit Afterloading-Bestrahlung.
  - Einlage von Endoprothesen bzw. Stentimplantation zur Freihaltung der Passage oder Abdichtung einer ösophagotrachealen Fistel
  - Anlage einer PEG (perkutane endoskopische Gastrostomie-Sonde) bzw. laparoskopische Anlage einer Jejunum-Nährsonde

- **Prognose**

Die Prognose der Ösophaguskarzinome ist allgemein schlecht. Die 5-Jahresüberlebensrate beträgt 10–25% nach »kurativer« Tumorresektion. Im Mittel besteht 1 Jahr lokale Symptomfreiheit nach palliativer Radiotherapie.

- **Differenzialdiagnose**
  - **Dysphagia lusoria:** Schluckbeschwerden, bedingt durch eine A. lusoria. Der abnorme Verlauf der aus dem Aortenbogen links entspringenden rechten A. subclavia zwischen Wirbelsäule und Ösophagus führt zu einer röntgenologisch und ösophagoskopisch nachweisbaren pulsierenden Einengung des Ösophaguslumens. Arteriographie!
  - **Ösophagitis:** Die Ösophagoskopie ergibt bei **Soorbefall** nach langer antibiotischer Behandlung weiße Beläge, bei **Refluxösophagitis** infolge einer gleitenden Hiatushernie mit Kardiainsuffizienz flache, weißlich belegte, leicht blutende Ulzerationen im unteren Ösophagusabschnitt (peptische Geschwüre durch aufsteigenden sauren Magensaft).

Gastroösophagealer Reflux

Engl. *gastro-esophageal reflux disease* (GERD)

- **Entstehung**

Steigt der saure Magensaft bis zum Kehlkopfeingang, kann es zu einer chronischen Laryngitis mit Ausbildung eines Kontaktgranulom, Pharyngitis, Sinusitis oder Seromukotympanum kommen (EERD = extra-esophageal reflux disease). Nachweis des gastroösophagealen bzw. gastrolaryngealen Refluxes durch pH-Metrie und Omeprazol-Test. Bei Kardiainsuffizienz oft mit Helicobacter-pylori-Infektion assoziiert. Erhöhtes Entartungsrisiko.

- **Therapie**
  - Antazida, Säuresekretionshemmer (Ranitidin), Protonenpumpenhemmer (Omeprazol), Eradikationstherapie
  - Fundoplicatio bei therapieresistenten Fällen
  - Schlafen mit erhöhtem Oberkörper

Massive Blutungen stammen aus **Ösophagusvarizen** bei Leberzirrhose und werden mit einer Ballonsonde gestillt oder bei einer Notfallendoskopie sklerosiert bzw. mit dem Laserstrahl verödet.

Kardiospasmus

Engl. *cardiospasm*

- **Definition**

Unvermögen zur reflektorischen Erschlaffung des muskulären Verschlussapparates der Kardia beim Schluckakt.

- **Ursachen**

Bisher nicht restlos geklärt. Neuromuskuläre Störung? Degenerative Veränderungen im Auerbach-Plexus (Achalasie).

- **Symptome**

Magendruck, krampfartige Beschwerden, Schluckbehinderung, Dysphagie, Abmagerung.

- **Befund**
- Bei der **Röntgenbreipassage**: Erweiterung des Ösophaguslumens oberhalb der Kardia, Breistopp und nur langsame Entleerung durch die enge Kardia. Überall glatte Wandkonturen.
- Bei der **Ösophagoskopie**: Glatte Schleimhaut, unterer Ösophagus weit, Kardia eng. Manometrie zeigt stark erhöhte Drucke. Besonders auf Zeichen eines **Kardiakarzinoms** achten: Tumorgranulationen, Starre des engen Ösophagusabschnittes, Steifheit der Ösophaguswand.

- **Therapie**
- Spasmolytika oft ohne Erfolg, dann
- Dehnen der Kardia mit dicken quecksilbergefüllten Gummischläuchen oder – intensiver – mit dem Starck-Dilatator (Spreizinstrument) oder einer Ballonsonde (pneumatische Dilatation)
- Bei Rezidiven operativ: Laparotomie und Myotomie

17.4.2 Tracheobronchialbaum

Engl. *tracheobronchial system*
Die diagnostische Tracheobronchoskopie dient neben der Fremdkörpersuche vor allem der Biopsie bei Verdacht auf Bronchialtumoren oder spezifische Schleimhauterkrankungen sowie zur Abklärung von Blutungen aus den tiefen Luftwegen.

Tumoren

- Gutartige Tumoren: vorwiegend Adenome
- Bösartige Tumoren: meist Karzinome (das Bronchialkarzinom ist beim Mann das mit am häufigsten vorkommende Karzinom! Zigarettenraucher!)

- **Symptome**

Zunächst uncharakteristisch. Bei zunehmender Bronchuseinengung und Sekretstauung mit Infektion bronchitische und pneumonische Zeichen, Husten, Auswurf, Thoraxschmerzen, später Dyspnoe, pfeifende Atmung. Hämoptoe (häufig auch bei Adenomen).

- **Diagnose**
- Computertomographie bzw. Kernspintomographie und Szintigraphie
- Tracheobronchoskopie: Absuchen der Trachea, aller Bronchien und Abgänge sowie Verzweigungen mit vergrößernden Geradeaus- und Winkeloptiken oder flexiblen Endoskopen
- Absaugen von Bronchialsekret (u. U. nach bronchoalveolärer Lavage) zur zytologischen und bakteriologischen Untersuchung
- Entnahme von Gewebeproben mit schlanken und flexiblen Probeexzisionszangen zur histologischen Untersuchung
- Autofluoreszenz und PDD (▶ Kap. 16.2)

- **Befund**
- **Adenom:** gestielt, oberflächlich glatt oder uneben, glänzend, tiefrot (Blutungsgefahr!), Schleimhaut weitgehend intakt (Differenzialdiagnose: intratracheale Struma)
- **Plattenepithelkarzinom:** mehr flächenhaftes Wachstum, kleinhöckerig, granulierend, feste Konsistenz, grauweiß
- **Kleinzelliges Bronchialkarzinom:** Konsistenz weicher, Farbe rötlich und Blutungsneigung

- **Therapie**

Operation (bei gutartigen Tumoren evtl. endoskopische Abtragung bzw. Laserchirurgie) oder Bestrahlung. Einzelheiten siehe in internistischen und chirurgischen Lehrbüchern. Adjuvante Chemotherapie.

Schleimhauterkrankungen

■ **Befund**

Bronchoskopisch zeigen sich folgende Befunde:

- **Tuberkulose:** gelbliche Granulationen und Ulzerationen, später stenosierende Narben, bei tuberkulösen Lymphknoten kommt es zur Kompression des Bronchuslumens oder zur Perforation in den Bronchus.
- **Sarkoidose** (M. Boeck): gelbliche Knötchen oder Plaques mit Granulationen auf der Schleimhaut.

In Kürze

Diagnostische und therapeutische Endoskopie

- Ösophagus
  - Fremdkörper, Verätzungen, Tumoren
  - Tumoren: meist Plattenepithelkarzinome
  - Zunehmende Schluckbeschwerden, Schmerzen, Gewichtsabnahme, Rekurrensparese
  - Ösophagoskopie, Röntgen Breipassage, CT, MRT
  - Therapie: operativ und Radiochemotherapie
  - Palliative Therapie mit Stenteinlage und PEG
  - Differenzialdiagnose: Arteria lusoria, Ösophagitis, GERD
  - Kardiospasmus
- Tracheobronchoskopie
  - Fremdkörper, Tumoren, Entzündungen
  - Tumoren: Adenome, Karzinome
  - Husten, Sekretauswurf, Dyspnoe, Schmerzen, Hämoptoe
  - Endoskopie mit Bronchiallavage, Zytologie, Probeexzision, CT, MRT
  - Andere Erkrankungen: Tuberkulose, Sarkoidose

? Wie machen sich Ösophagusfremdkörper, wie Bronchialfremdkörper klinisch bemerkbar und welche therapeutischen Maßnahmen sind erforderlich (► Abschn. 17.1, S. 330f)?

? Welches Stufenschema der Behandlung von Ösophagusverätzungen kennen Sie (► Abschn. 17.2, S. 333)?

? Wie unterscheiden sich Tumoren, Entzündungen und Kardiospasmus des Ösophagus (► Abschn. 17.4.1, S. 335f)?

? Welche Symptome treten bei der Refluxkrankheit auf und wie wird sie behandelt (► Abschn. 17.4.1, S. 336)?

? Schildern Sie die Pathophysiologie der Ösophagus- und Hypopharynxdivertikel und deren Therapie (► Abschn. 17.3, S. 334f)!

? Beschreiben Sie die Symptomatik und Behandlung des Zenker-Divertikels (► Abschn. 17.3, S. 334f)!

? Wo sind Fremdkörper im Ösophagus am häufigsten lokalisiert (► Abschn. 17.1, S. 330)?

? Wie kommt es zur Ösophagusperforation und wie muss diese behandelt werden (► Abschn. 17.1, S. 330f)?

? Bei welchen Symptomen besteht Verdacht auf Fremdkörperaspiration (► Abschn. 17.1, S. 331)?

? Wie klären Sie eine Refluxösophagitis ab (► Abschn. 17.4.1, S. 336)?

? Welche Ursachen für eine Hämoptoe kennen Sie? (► Abschn. 17.4.2, S. 337)?

Hals

Die Halsregion als Verbindung zwischen Kopf und Thorax umfasst mehrere Strukturen, die von unterschiedlichen medizinischen Fachdisziplinen betreut werden. Neben den Hals-weichteilen spielen die Wirbelsäule mit Gelenken und Muskulatur sowie das Rückenmark eine wichtige Rolle. Außer Erkrankungen des Lymphabflusssystems bei Kopf-Hals-Tumoren und entzündlichen Prozessen manifestieren sich maligne Lymphome, Fisteln und Zysten. Funktionelle Störungen der Halswirbelsäule mit und ohne morphologische Veränderungen finden sich in großer Zahl nach Schleudertraumen ebenso wie Frakturen.

Beispiel

Bei dem 8-jährigen Kind war vor 4 Jahren eine schmerzlose Schwellung oberhalb des Kehlkopfes aufgefallen, die sich in der Folgezeit entzündete. Nach Abszessspaltung und antibiotischer Behandlung verblieb eine Fistel, die chirurgisch exstirpiert wurde. Nach nur wenigen Wochen stellte sich erneut eine Fistel ein, die sich trotz intensiver Lokaltherapie nicht verschloss. Bis heute wurden daher drei weitere Exstirpationsversuche erfolglos vorgenommen. Bei Darstellung im Röntgenbild und Kontrastmittelfüllung zeigte sich eine mediane Halsfistel, die durch den Zungenbeinkörper bis in den Zungengrund reichte. Nach kompletter Resektion der Fistel unter Einschluss des Zungenbeinkörpers heilte der Prozess vollständig aus.

Beispiel

Eine 45-jährige Frau stellt sich erstmals mit Schwellungen im lateralen Halsbereich beiderseits vor. Die HNO-Spiegeluntersuchung ist unauffällig. Im Ultraschall-B-Scan zeigen sich multiple Lymphknoten im Bereich der Halsgefäßscheide, submandibulär und retroaurikulär. Eine entnommene Biopsie zeigt ein malignes Non-Hodgkin-Lymphom, das nach Komplettierung des Stagings chemotherapeutisch behandelt wird.

Anatomie

Der Hals ist ein Bindeglied zwischen Kopf und Brust- raum. Zwischen der Halsmuskulatur und dem Binde- gewebe verlaufen lebenswichtige Gefäße und Ner- ven. Ein besonderes Kennzeichen dieser Region sind die vielen Lymphknoten, die bei der Erkennung von Erkrankungen im Kopf-Hals-Bereich von Bedeutung sind.

18.1 Muskulatur

Engl. *muscular system*
Der **M. sternocleidomastoideus**, der vom Brust- und Schlüsselbein schräg zum Warzenfortsatz zieht, grenzt das vordere vom seitlichen Halsdreieck ab (Regio cervicalis anterior mit Trigonum submandi- bulare und Trigonum caroticum, Regio cervicalis lateralis mit Trigonum omoclaviculare).

Prälaryngeale Muskulatur M. sternothyroideus, M. thyrohyoideus, M. sternohyoideus, M. omohyo- ideus.

Die **Halsfaszien** (oberflächliche, mittlere, tiefe) umgeben Muskeln, Gefäßnervenstränge und Hals- eingeweide.

Spatium parapharyngeum und **Spatium retro- pharyngeum** (▶ Kap. 9.2).

18.2 Große Halsgefäße und Nerven

Sie verlaufen mit ihren Ästen unter den Muskeln (außer der V. jugularis externa; ◘ Abb. 18.1).

Die **V. jugularis interna** mit V. facialis, V. retro- mandibularis und V. thyroidea superior. Die V. jugu- laris interna und die oberflächlich durch das seit- liche Halsdreieck laufende V. jugularis externa münden in die V. subclavia. Der Ductus thoracicus endet im Winkel zwischen der linken V. jugularis interna und der linken V. subclavia. Rechts und links im Winkel münden außerdem die Lymph- abflüsse aus dem Kopf-Hals-Bereich über die Trunci jugulares dexter et sinister in das venöse System.

Die **A. carotis communis** teilt sich am Sinus caroticus (Pressorezeptoren) in die A. carotis interna und die A. carotis externa mit den von ihr im Hals- bereich abgehenden Ästen: A. thyroidea superior, A. pharyngea ascendens, A. lingualis, A. facialis und

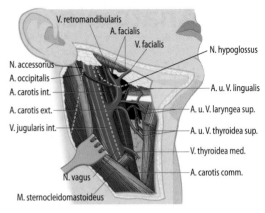

◘ **Abb. 18.1** Halsweichteile (Lage der großen Halsgefäße und Nerven)

A. occipitalis. In der Karotisgabel liegt das Glomus caroticum (Chemorezeptor).

Mit und unter den Gefäßen ziehen der **N. vagus** (X) – in ◘ Abb. 18.1 gestrichelt auf der V. jugularis interna eingezeichnet – aus dem Foramen jugulare kommend in den Brustraum und der Truncus sym- pathicus (Grenzstrang mit Ganglion stellatum).

Der **N. hypoglossus** verläuft lateral der A. ca- rotis ext. durch das Trigonum submandibulare zur Zungenmuskulatur.

Der **Nervus accessorius** zieht vom Foramen jugulare nach hinten zum lateralen Halsdreieck und gibt Äste zum Musculus sternocleidomastoideus und trapezius ab.

Die **A. vertebralis** zieht durch die Foramina transversaria der Halswirbel nach oben und dann über den Atlasbogen nach vorn zum Circulus arte- riosus cerebri (Willisii), ohne Halsäste abzugeben.

Im Trigonum submandibulare kann die **Gl. sub- mandibularis** getastet werden.

18.3 Lymphknoten

❯ **Die Lymphabflussgebiete im seitlichen Hals- bereich haben große Bedeutung für die Er- kennung und Behandlung von Erkrankun- gen, insbesondere auch für Malignome im Kopf-Hals-Bereich und ihre Metastasierung.**

Vergrößerte regionäre Lymphknoten sind zu tasten (◘ Abb. 18.2a):

— **im Parotisbereich** (a) bei Erkrankungen des
äußeren Gehörgangs und der Kopfhaut (Nodi
lymphatici parotidei),

— **auf dem Warzenfortsatz** (b) bei Erkrankungen
der Ohrmuschel und der Kopfhaut (Nodi lymphatici retroauriculares),

— **hinter dem M. sternocleidomastoideus** (c) im
Nacken (nuchal) bei Erkrankungen der Kopf-
haut, der Gl. parotidea und des Nasopharynx
(Nodi lymphatici cervicales superficiales),

— **vor dem M. sternocleidomastoideus** (d) im
Venenwinkel unterhalb des Kieferwinkels und
auf der Gefäßscheide bei Erkrankungen der
Nasennebenhöhlen, der Tonsillen, der Gl. parotidea, des Zungengrundes, des Hypopharynx
und des Kehlkopfes (Nodi lymphatici cervicales profundi mit dem unter dem M. digastricus
liegenden Nodus jugulodigastricus). Über
diese Lymphknoten Hauptabfluss aus dem
Kopf-Hals-Gebiet – einschließlich Schilddrüse,

— **submental** und **submandibulär** (e) bei Erkrankungen der vorderen Zunge, des Mundbodens, der Lippen, der Wange, der Nasennebenhöhlen und bei Zahnwurzelerkrankungen
(Nodi lymphatici submentales bzw. submandibulares),

— **prä-** und **paratracheal** (f) bei Erkrankungen der
subglottischen Region und der Trachea (Nodi
lymphatici praelaryngeales bzw. tracheales),

— **supraklavikulär** (g) in der Fossa supraclavicu-
laris (Nodi lymphatici supraclaviculares) bei
Erkrankungen des Brustraumes (linke Lunge
Abfluss nach rechts außer linker Oberlappen;
supraklavikulär links auch Metastasen eines
abdominellen oder genitalen Karzinoms =
Virchow-Drüse, Mündung des Ductus thoracicus),

— **para-** und **retropharyngeal** bei Erkrankungen
des Naso- und Oropharynx.

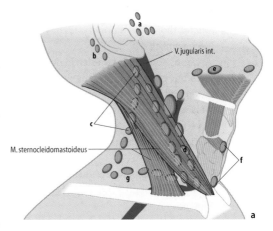

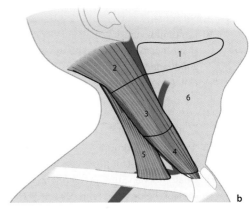

■ **Abb. 18.2a,b** Topographie der Lymphknoten im Halsbereich (**a–g**, s. Text). **b** Leveleinteilung nach Medina für selektive Neck dissection (▶ Abschn. 20.4.2)

In Kürze

Halsanatomie
— Bindeglied zwischen Kopf und Thorax mit
Durchleitung von Nerven und Gefäßen
— Muskulatur zur Haltung und Bewegung
des Kopfes sowie des Kehlkopfes
— Halsfaszien in Längsrichtung unterteilen
die Weichteile in Gleiträume.
— Halsgefäße
— Verlauf unter dem Musculus sternoclei-
domastoideus außer V. jugularis externa.
— V. jugularis interna nimmt das venöse
Blut einer Kopf- und Halsseite auf.

▼

- Ductus thoracicus mündet in den
  Venenwinkel.
- A. carotis communis teilt sich in die
  A. carotis externa mit abgehenden
  Ästen und die A. carotis interna ohne
  Gefäßabgang im Halsbereich.
- A. vertebralis zieht durch die Halswirbel-
  körper zum Atlasbogen nach intradural.
- Nerven
  - Kaudale Hirnnerven: N. vagus, N. acces-
    sorius, N. glossopharyngeus, N. hypo-
    glossus
  - Truncus sympathicus aus dem Brust-
    raum entlang der A. carotis
- Lymphknoten
  - Lymphdrainage in Abhängigkeit der
    Ursprungsregion (Ausbreitung von Ent-
    zündungen, Metastasen)
  - Einteilung in Level 1–6

❓ Welche Lymphknotengruppen werden am Hals
unterschieden (▶ Abschn. 18.3, S. 343)?

❓ Welche anatomischen Strukturen finden sich in
der Halsgefäßscheide (▶ Abschn. 18.2, S. 342)?

❓ Wie verlaufen N. vagus, N. hypoglossus und
N. accessorius nach ihrem Durchtritt durch die
Schädelbasis (▶ Abschn. 18.2, S. 342)?

18

Untersuchungsmethoden

Die Diagnostik des Halses beinhaltet die Inspektion und Palpation des Halses, die oft schon eine erste Differenzierung von Krankheitsbildern erlauben. Weitere Untersuchungsmaßnahmen sind die Gewebeentnahme und bildgebende Verfahren wie Ultraschall, Szintigraphie, CT, MRT und das moderne PET-Verfahren.

> **Eine exakte klinische Untersuchung der tributären Gebiete (Quellgebiete) von Kopf und Hals ist Voraussetzung für die Bewertung von Halslymphknotenschwellungen.**

19.1   Inspektion der Halsstrukturen

Beim Gesunden sind Halslymphknotenschwellungen – außer gelegentlich bei Kindern und sehr schlankem Hals – nicht zu sehen.

> **Sichtbare Lymphknoten entsprechen meist einem krankhaften Zustand.**

Zu achten ist bei der Inspektion weiter auf Verdickungen oder Knotenbildungen der Schilddrüse, der submandibulären und submentalen großen Speicheldrüsen, auf Fistelöffnungen, auf halbkugelartige Vorwölbungen im Bereich der Gefäßscheide oder vor dem Zungenbein, die Halszysten entsprechen können, sowie auf Laryngozelen.

19.2   Palpation

Praxisbox

Palpation
Zu tasten ist bimanuell seitenvergleichend und bei entspannter Haut. Die Untersuchung erfolgt sowohl von vorn als möglichst auch von hinten am sitzenden Patienten (◘ Abb. 19.1), der den Kopf etwas vorneigen soll. Getastet wird von submental zum Kieferwinkel, danach an der Gefäßscheide entlang zum Jugulum, wobei der Kopf etwas zur Gegenseite gedreht wird, anschließend supraklavikulär und schließlich hinter dem M. sternocleidomastoideus und im Nacken.

▼

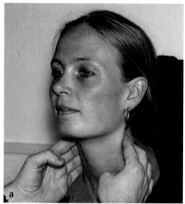

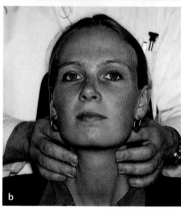

◘ **Abb. 19.1a,b** Palpation der Halsweichteile. **a** Von vorne; **b** von hinten

Zu achten ist auf Anzahl, Größe (Angabe in cm), Druckschmerz, Verschieblichkeit, Anordnung und Konsistenz der Lymphknoten.

❶ **Cave**
Eine Fixation des Knotens spricht für Malignität!

19.3   Gewebeentnahme

Nadelbiopsie, Feinnadelbiopsie und zytologische Untersuchung Die Ergebnisse sind wegen der nur geringen Materialmengen oft nicht aussagekräftig. Verwertbar nur bei positivem Ergebnis.

Probeexzision (Biopsie) Sie ist die sicherste diagnostische Maßnahme und sollte bei allen länger als vier Wochen bestehenden Lymphknotenvergrößerungen durchgeführt werden. Entweder wird ein Teil eines Lymphknotens, besser aber noch ein ganzer Lymphknoten mit Kapsel und angrenzendem Gewebe exstirpiert und zur histologischen und immunologischen Untersuchung gegeben (**cave**: N. accessorius im seitlichen Halsdreieck!).

Skalenusbiopsie (Daniels) Hierbei werden in örtlicher Betäubung präskalenische Lymphknoten mit dem Fettgewebe im Winkel zwischen V. jugularis interna und V. subclavia unmittelbar über der Clavicula (Trigonum omoclaviculare) entfernt (links **cave**: Ductus thoracicus!).

19.4 Bildgebende Verfahren

Engl. *imaging*

19.4.1 Sonographie

- **Ultraschall-B-Mode-Untersuchungen** werden bei der Suche nach Lymphknotenmetastasen und bei der Verlaufsbeobachtung der Lymphknotenveränderungen während und nach der Strahlentherapie bzw. der Radiochemotherapie eingesetzt. Wichtigstes bildgebendes Verfahren.
- Möglichkeiten der **ultraschallgesteuerten Feinnadelbiopsie**
- **Doppler-Sonographie:** Sie ermöglicht die Darstellung des Blutflusses in den Hals- und Kopfarterien, der Gefäßversorgung von Tumoren und Lymphknoten und der Wandinfiltration sowie des Verschlusses von Gefäßen. Dargestellt wird die Frequenzänderung des Ultraschallsignals durch die am Schallkopf vorbeiströmenden Partikel (Erythrozyten). Damit kann auch die Flussrichtung festgelegt werden.
- **Echokontrastverstärker** (Ultravist®) setzen im Gewebe kleine Gaspartikel frei. Dadurch gelingt eine bessere Gewebedifferenzierung.
- Gute Darstellung von Halszysten
- Schilddrüsenveränderungen

19.4.2 Röntgenaufnahme

Röntgenuntersuchungen im Halsbereich werden zur Darstellung der Halswirbelsäule (in 4 Ebenen) und bei Kehlkopf- und Trachealerkrankungen (a.p. und seitlich; ▶ Kap. 13.4) und bei Fremdkörpern durchgeführt. In Verbindung mit einer Kontrastmittelfüllung werden sie zur Fisteldarstellung verwendet.

19.4.3 Computertomographie

Bestimmung der Ausdehnung solider und zystischer Tumoren und vergrößerter Lymphknoten. 3D-Rekonstruktionsverfahren (▶ Kap. 2.6.3); Beziehung und Lage zu den großen Halsgefäßen.

19.4.4 Kernspintomographie

- Derzeit beste Darstellung der Halsweichteile (Tumoren, Metastasen, Lymphome, Speicheldrüsen, große Halsgefäße)
- Lage und Ausdehnung sowie Differenzierung pathologischer Befunde

19.4.5 Untersuchung der Gefäße

- **Angiographie** (digitale Subtraktionsangiographie): Darstellung der Gefäßverläufe und Gefäßveränderungen bzw. des Blutflusses. Embolisation bei Glomus-caroticum-Tumor
- **Ultraschalluntersuchung** (Doppler-Technik) ▶ oben
- **MRA (Magnet-Resonanz-Angiographie)** zur Beurteilung der Halsgefäße und der Vaskularisation pathologischer Prozesse (❏ Abb. 20.3a)

19.4.6 Positronenemissionstomographie (PET)

Nachweis des lokal durch einen malignen Tumor oder seine Metastasen erhöhten Glukosestoffwechsels mit Messung der durch radioaktiv markierte Glukose emittierten Positronen in zweidimensionaler Tomographietechnik. In Kombination mit dem CT und MRT kann die räumliche Zuordnung der stoffwechselaktiven Areale deutlich verbessert werden (PET-CT, PET-MRT). Wird zur Primärtumorsuche bei CUP-Syndrom (▶ Kap. 20.4.3) und zur Rezidivkontrolle eingesetzt. Hörkortex ▶ Kap. 2.6.4.

19.4.7 Lymphographie, Szintigraphie

Lymphoszintigraphie (indirekte Methode): Radionuklide werden nach Injektion lymphogen resorbiert, in den regionären Lymphknoten gespeichert und im Lymphoszintigramm nachgewiesen. Heute ist diese Methode vor allem zum Nachweis des **Sentinel-Lymphknotens** bei malignen Melanomen in Gebrauch, um den bevorzugten Abfluss darzustellen und diese Lymphknoten gezielt zu exstirpieren.

In Kürze

Untersuchungsmethoden Hals
- Klinische Untersuchung durch Inspektion und Palpation, Beweglichkeitsprüfung
- Gewebeentnahme: Feinnadelpunktion, Probeexzision, Lymphknotenexstirpation
- Bildgebende Verfahren
  - Sonographie
  - Röntgenaufnahmen
  - CT, MRT
  - Angiographie
  - PET, Lymphszintigraphie

? Welche Untersuchungsmethode weist die höchste Sensitivität, welche die höchste Spezifität zur Erfassung und Abklärung vergrößerter Lymphknoten auf (▶ Abschn. 19.3, S. 346f u. ▶ Abschn. 19.4, S. 347)?

? Was versteht man unter Lymphographie und bei welchem Krankheitsbild findet sie heute im Kopf-Hals-Bereich Anwendung (▶ Abschn. 19.4, S. 348)?

? Was versteht man unter einer Skalenusbiopsie (▶ Abschn. 19.3, S. 347)?

? Beschreiben Sie Indikation und Durchführung der Mediastinoskopie (▶ Kap. 16.3, S. 326)!

? Welche Verfahren sind zur Darstellung und Beurteilung der großen Halsgefäße sowie gefäßreicher pathologischer Prozesse geeignet (▶ Abschn. 19.4, S. 347)?

? Welche Aussagekraft besitzt die Feinnadelbiopsie (▶ Abschn. 19.3, S. 346)?

? Welche Bedeutung hat das PET (▶ Abschn. 19.4, S. 347f)?

Klinik

Erkrankungen im Halsbereich sind Fehlbildungen, Entzündungen, vor allem der Lymphknoten sowie Verletzungen und Tumoren. Bei Verletzungen können außer dem Binde- und Muskelgewebe auch lebenswichtige Gefäße und Nerven betroffen sein, was zu lebensbedrohlichen Situationen führen kann. Bei Tumorerkrankungen ist die regionäre Metastasierung in die Halslymphknoten sowie deren primäre Erkrankungen von Bedeutung.

20.1   Fehlbildungen

Engl. *malformations*

20.1.1 Mediane Halszysten und Fistelgänge

■ Definition und Lokalisation
Sie sind Residuen des Ductus thyroglossalis (thyreoglossus). Die Zyste liegt in der Mittellinie des Halses zwischen Zungenbein und Kehlkopf. Der Fistelgang zieht durch den Zungenbeinkörper oder hinter ihm entlang bis zum Foramen caecum (◪ Abb. 20.1).

■ Symptome und Befund
Die schleimgefüllte Zyste ist prallelastisch unter der Haut zu tasten und steigt beim Schlucken nach oben. Bei entzündlichen Reaktionen auch Verklebungen mit der Haut. Fluktuation und Durchbruch

nach außen. (Äußere Fisteln entstehen auf diese Weise oder iatrogen nach Inzision.)

Darstellung der Fistel durch CT nach Kontrastmittelfüllung.

■ Therapie
Sorgfältige Exstirpation der Zyste und des Fistelganges unter Resektion des mittleren Teiles des Zungenbeinkörpers. Bei Zurücklassen von Gangresten Rezidive.

■ Differenzialdiagnose
Struma.

❯ Am Foramen caecum kann sich eine Zungengrundstruma entwickeln, die nur bei Nachweis von weiterem Schilddrüsengewebe (Szintigraphie!) vollständig entfernt werden darf.

20.1.2 Laterale Halsfisteln und -zysten

■ Definition und Lokalisation
Sie bilden sich während der embryonalen Entwicklung in unmittelbarer Nachbarschaft des zweiten Schlundbogens (Persistieren des Sinus cervicalis). Die äußere Öffnung des Fistelganges liegt am Vorderrand des M. sternocleidomastoideus meist in Höhe des Kehlkopfes. Der Gang verläuft oberhalb der Karotisgabel zwischen den Gefäßen und mündet als Rest der zweiten Schlundtasche oberhalb der Gaumen-

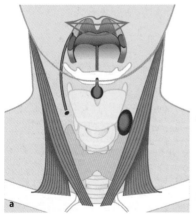
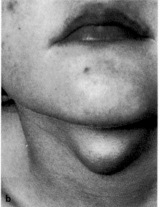
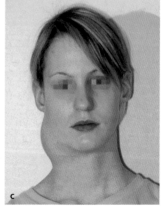

◪ **Abb. 20.1a–c** Mediane und laterale Halsfisteln (-zysten). **a** Schema; **b** mediane Halszyste; **c** laterale Halszyste

mandel in die Fossa supratonsillaris (■ Abb. 20.1a,c und F.19.2).

Abgeschlossene Zysten (branchiogene Zysten, zystische Veränderungen zervikaler Lymphknoten?) lassen sich auf der Gefäßscheide palpieren. Sehr selten Entwicklung eines branchiogenen Karzinoms. Selten Fisteln aus der 3. und 4. Schlundtasche.

- **Therapie**
Totale Exstirpation, sonst Rezidivgefahr.

- **Differenzialdiagnose**
- Karzinommetastasen
- Lymphknotenschwellungen
- Maligne Lymphome
- Neurinom des N. vagus (X): Tiefsitzender glatter, eiförmiger, harter Tumor ohne vertikale Verschieblichkeit, evtl. Ausdehnung nach medial mit Vorwölbung der Pharynxwand
- Lipom: weich, schmerzlos, meist subkutan gelegen
- Glomus-caroticum-Tumor

In Kürze

Fehlbildungen im Halsbereich
- Mediane Halszyste und -fistel: aus Ductus thyreoglossus
- Laterale Halszyste: zystisch umgewandelte Halslymphknoten
- Laterale Halsfisteln: branchiogene Fisteln

20.2 Entzündungen

20.2.1 Halsabszesse

► Kap. 11.3.3

20.2.2 Lymphknotenhyperplasie
(■ Abb. 20.2)

Engl. *lymphoma*
Häufig bei Kindern mit Hyperplasie des lymphatischen Gewebes im Waldeyer-Rachenring. Bei Erwachsenen persistierend nach entzündlichen Erkrankungen im Mund- und Rachenbereich.

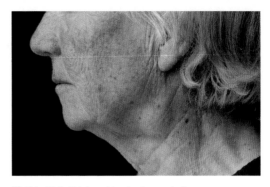

■ **Abb. 20.2** Halslymphknotenhyperplasie

20.2.3 Unspezifische Lymphadenitis colli

Engl. *nonspecific lymphadenitis of the neck*
- Bei Entzündungen in den Organen (**Primärherd**), aus denen die Lymphe stammt, z. B. bei Angina, Peritonsillarabszess und Entzündungen der Rachenmandel durch Streptokokken und Staphylokokken (Druckschmerz)
- Bei **Virusinfektion**, z. B. Pfeiffer-Drüsenfieber (infektiöse Mononukleose) mit Milz- und Leberschwellung (► Kap. 11.3.3)

- **Diagnose**
HNO-Untersuchung, Infektionsserologie, Differenzialblutbild, Ultraschall, Feinnadelpunktion mit Zytologie.

- **Therapie**
Behandlung der Grunderkrankung. Sonst Behandlungsversuch mit Antibiotikum.

> **Falls keine Rückbildung in spätestens vier Wochen erfolgt, sollte eine Diagnosesicherung durch Lymphknotenexstirpation zur Histologie und Mikrobiologie erfolgen.**

20.2.4 Spezifische Lymphadenitis colli

Engl. *specific lymphadenitis of the neck*

Tuberkulose

Engl. tuberculosis
Hämatogen (postprimär, sekundär; Lungenuntersuchung!) oder im Rahmen eines Primärkomplexes (heute selten).

- **Befund**

Derber, verbackener, kaum schmerzhafter Knoten, Haut evtl. livide oder fistelnd.

- **Differenzialdiagnose**

Lymphadenitis bei Infektion mit nichttuberkulösen, sog. **atypischen Mykobakterien**, besonders bei Kindern. Diagnose durch Erregernachweis im Punktat oder Biopsat. Sprechen schlecht auf Tuberkulostatika an, daher primär chirurgische Therapie.

- **Therapie**

Tuberkulostatika und Exstirpation, vor allem bei verkästen und fistelnden Lymphknoten, bei denen eine Chemotherapie kaum Wirkung zeigt, oder zu diagnostischen Zwecken.

Sarkoidose (M. Boeck)

Diagnose durch Probeexzision, ggf. Skalenusbiopsie oder Mediastinoskopie und histologische Untersuchung (Sarkoidose der Nase, ► Kap. 8.10.3).

Lues

Indolente Lymphknoten im Rahmen eines Primäraffektes oder hämatogen im Sekundärstadium.

Diphtherie

Erhebliche Lymphknotenschwellung bei Rachendiphtherie (in den letzten Jahren kaum noch aufgetreten).

Katzenkratzkrankheit (Lymphoreticulosis benigna)

- **Symptome**

Lymphadenitis mit Fieber, Abgeschlagenheit, später papulomatöse und pustulöse Hauteffloreszenzen 2–6 Wochen nach Verletzung durch Tierkrallen.

- **Erreger**

Wahrscheinlich Afipia felis und Bartonella Henselae.

- **Therapie**

Ciprofloxacin (Ciprobay®), Trimethoprim (Infectotrimet®).

Tularämie

Wenige Tage nach Kontakt oder Verletzung durch ein infiziertes Tier (Erreger: Francisella tularensis). Akutes Krankheitsbild.

Toxoplasmose

- **Definition**

Infektion mit Toxoplasma gondii. Häufige Erkrankung, Durchseuchungsgrad der Bevölkerung ca. 40%.

- **Befund**

Isolierte Lymphadenitis vor allem der lokalen Lymphknoten, seltener Allgemeininfekt mit Beteiligung anderer Lymphknotenstationen oder innerer Organe. Schädigung des Fetus während der Schwangerschaft möglich.

- **Diagnose**

Serologisch durch Antikörpernachweis (Sabin-Feldmann-Test) oder DNA-Nachweis (PCR). Lymphknotenbiopsie mit charakteristischer Histologie.

- **Therapie**

Sulfonamide, Pyrimethamin (Daraprim®), in Abhängigkeit von dem Antikörperstatus und dem Antikörpertiter, nur bei frischen, aktiven Infektionen.

Aktinomykose

► Kap. 11.2.1

AIDS (acquired immune deficiency syndrome)

- **Definition**

Infektion mit HI-Virus (human immunodeficiency virus).

- **Pathophysiologie**

Das Virus zerstört die T-Helferzellen (CD4-Zellen) und schwächt die Immunabwehr (Immunmangelsyndrom, zellulärer Immundefekt).

- **Befund und Verlauf**
- **Akute HIV-Infektion** mit Fieber und Lymphknotenschwellung
- **Asymptomatische Latenzzeit**
- **Lymphadenopathiesyndrom:** Einige Monate nach der HIV-Infektion Auftreten schmerzloser Lymphknotenschwellungen im Nacken hinter dem M. sternocleidomastoideus
- **AIDS-related complex** (ARC)
- **Vollbild der Krankheit:** Jahre nach der HIV-Infektion treten Fieber, Diarrhö, Gewichtsverlust und opportunistische Infektionen auf, denen die Patienten nicht selten erliegen. CD4-Zellen < 200 µl. Persistierende Lymphknotenschwellungen
- **Ohr:** Rezidivierende Otitis externa und Otomykosen, periaurikuläre Kaposi-Sarkome, chronische rezidivierende Otitis media mit atypischen Erregern und gehäuften Komplikationen (Mastoiditis, Fazialisparese, Hirnabszess), Hörsturz, retrokochleäre Schwerhörigkeit durch Neuritis und Meningitis, Fazialisparese
- **Nase:** Dermatosen der äußeren Nase, Kaposi-Sarkome, chronisch rezidivierende Sinusitis mit gehäuften Komplikationen und Infektionen durch Pseudomonas und Candida
- **Mundhöhle und Speicheldrüsen:** Haarzellleukoplakie des Zungenrandes, oropharyngeale Candidiasis, Schleimhautulzera, Kaposi-Sarkome
- **Hypopharynx und Larynx:** Therapieresistente Candidiasis, Schluckbeschwerden, Heiserkeit und Dyspnoe durch Kaposi-Sarkome, Lymphome oder Plattenepithelkarzinome
- **Hals:** Kaposi-Sarkome, akute Lymphadenitiden und persistierende indolente generalisierte Lymphknotenschwellung häufig als Initialsymptom, Non-Hodgkin-Lymphome bei 3–5% der Patienten
- **Speicheldrüsen:** Rezidivierende Sialadenitis mit Ausbildung von Parotiszysten

- **Diagnose**

Serologisch durch Nachweis von Antikörpern.

- **Therapie**
- Bisher keine kurative Therapie bekannt
- Passagere Besserung durch antiretrovirale Kombinationstherapie mit Nukleosidanaloga

[AZT, Zidovudin (Retrovir®)], Proteinaseinhibitoren (Saquinavir, Invirase®) oder nichtnukleosidische RT-Inhibitoren (Nevirapin, Viramune®)
- Emtricitabin, Lamivudin
- Symptomatische Therapie der opportunistischen Infektion
- Supportive Therapie bei reduziertem Allgemeinzustand

In Kürze

Entzündungen im Halsbereich
- Halsabszesse
- Lymphknotenhyperplasie
- Unspezifische Lymphadenitis colli bei Organentzündungen und Viruserkrankungen
- Spezifische Lymphadenitis colli
  - Tuberkulose, Sarkoidose
  - Lues, Diphtherie
  - Toxoplasmose
- AIDS
  - Akute Form
  - Lymphadenopathiesyndrom
  - Vollbild mit Organmanifestation
  - Symptomatische antiretrovirale und supportive Therapie

20.3   Verletzungen

Bei den Verletzungen ist zwischen offenen (meistens Stich-, Schnitt- oder Schussverletzungen) und stumpfen Formen (Strangulationen, Aufprall) zu unterscheiden. Die Folgen betreffen Gefäße, Nerven, Luft- und Speisewege. Werden sie nicht erkannt, entwickeln sich u. U. lebensbedrohliche Komplikationen.

- **Befund**
- Schnittverletzungen, Schusswunden, Stichverletzungen
- Blutungen, u. U. heftig aus den großen Halsgefäßen
- Heiserkeit, Atemnot, evtl. erst im Intervall (Hämatom, Ödem)
- Schwellungen, langsam zunehmend als Zeichen einer inneren Blutung mit drohender Atemnot

— Hautknistern als Zeichen eines Emphysems

— Eingespießte Fremdkörper

● **Diagnose**

Die Diagnostik muss immer interdisziplinär erfolgen und sämtliche möglichen Verletzungsfolgen berücksichtigen:

— HNO-Spiegeluntersuchung und Untersuchung der Halsweichteile

— Fiberoptische Untersuchung von Pharynx, Larynx, Trachea und Ösophagus

— Ultraschall-B-Scan-Untersuchung inklusive Doppler-Sonographie zur Abklärung von Gefäßverletzungen von großen Fremdkörpern und Hämatomen

— Computertomogramm und Kernspintomogramm zur genauen Darstellung von Knochen-, Weichteil- und Gefäßverletzungen

— Überprüfung der Hirnnervenfunktion

❯❯ **Aus dem äußeren Befund kann nicht auf das Ausmaß der inneren Verletzungen geschlossen werden. Daher ist immer eine eingehende Diagnostik zur Abklärung erforderlich.**

● **Therapie**

— Atemwege sichern, ggf. Intubation, bei Verlegung des Kehlkopfes auch Tracheotomie

— Blutstillung durch Kompression oder Unterbindung von Gefäßen, ggf. Gefäßnaht und Rekonstruktion bei der A. carotis communis oder A. carotis interna

— Kreislaufstabilisierung

— Heparin bei Gefäßverletzungen zur Vermeidung von Thrombosen

— Stationäre Beobachtung für mindestens 24 h

— Tetanusschutz

— Frakturbehandlung und Fremdkörperextraktion mit CAS-Unterstützung interdisziplinär

— Nervennaht oder -rekonstruktion

— Plastische Maßnahmen im Intervall

In Kürze

Halsverletzungen
— Offene und geschlossene Verletzungen
— Gefahr der Nerven- und Gefäßverletzung, Schleimhautverletzungen
— Notfalltherapie bei Blutungen und Luftnot
— Rekonstruktive Chirurgie

20.4 Tumoren

20.4.1 Benigne Tumoren und tumorartige Neubildungen

Lipom und Lipomatose

● **Definition**

Gutartige, lokalisierte, teilweise multilokuläre Fettgewebsvermehrung, die z. T. gekapselt ist. Bei mehrfacher Ausformung spricht man von Lipomatose. Bei der **Madelung-Erkrankung** handelt es sich um eine diffuse Fettgewebsvermehrung vorwiegend im Nacken- und Kinnbereich. Ätiologisch liegt hier meist ein Alkoholabusus vor.

● **Befund**

Umschriebene oder diffuse weiche Schwellung, die z. T. kugelig erhaben ist.

● **Diagnose**

— Inspektion und Palpation. Weiche, z. T. elastische Tumoren

— Ultraschall-B-Scan-Untersuchung zeigt die Fettgewebsvermehrung, z. T. auch die Kapsel an. Typisch sind fischzugartige Echomuster

— Kernspintomogramm zur sicheren Differenzierung und genauen Lokalisationsbestimmung u. U. erforderlich

● **Differenzialdiagnose**

Zysten, akute Lymphadenitis, maligne Lymphome.

● **Therapie**

Exstirpation bei kosmetisch störendem Lipom oder bei funktioneller Behinderung, z. B. durch Kompression.

Hämangiom

- **Definition**

Gutartige, von Gefäßzellen ausgehende, z. T. ausgedehnte Neubildung.

- **Ätiologie und Pathogenese**

Hämangiome finden sich meistens schon bei Neugeborenen, können jedoch auch im späteren Lebensalter auftreten. Bei Kindern zeigen sich spontane Rückbildungstendenzen. Wachsende Hämangiome können lokal destruieren. Treten die Hämangiome zusammen mit Erkrankungen des zentralen Nervensystems auf, spricht man von **Phakomatosen**. Nach der Gefäßkonfiguration werden kavernöse von nicht kavernösen Hämangiomen unterschieden.

- **Befund**

Unterschiedlich intensiv rötlich-bläulich verfärbte Hautareale, z. T. mit Beteiligung der Schleimhäute, z. T. exophytisches Wachstum. Obstruktion der Atemwege möglich. Spontanblutungen bei Verletzungen oder beim Pressen.

- **Diagnose**
  - Fiberoptische Untersuchung zur genauen Ausdehnungsbestimmung
  - Ultraschallfarbduplexuntersuchung zur Bestimmung des Vaskularisationsgrades, der zuführenden Gefäße sowie der Beziehung zu den großen Halsgefäßen und anderen Strukturen
  - Computertomogramm und Kernspintomogramm zur genauen Ausdehnungsbestimmung
  - Angiographie bei geplanter Embolisation

- **Differenzialdiagnose**
  - Andere vaskularisierte Tumoren, z. B. Glomuscaroticum-Tumor
  - **Lymphangiom:** Hierbei handelt es sich um ektatische Lymphgefäße, die nicht vaskularisiert sind. Lymphangiome müssen bei Kompressionserscheinungen oder Verlegungen von Atem- und Speisewegen reseziert werden.

- **Therapie**
  - Spontane Rückbildungstendenz abwarten
  - Bei wachsenden Hämangiomen Indikation zur Kortisontherapie, Propranolol, Embolisation bzw. operativen Resektion
  - Rezidivneigung gegeben
  - Bei Therapieversagen auch Strahlentherapie möglich
  - Lasertherapie oder Äthoxysklerolinjektion zur Verödung der Gefäße, u. U. in mehreren Schritten

Glomus-caroticum-Tumor

- **Definition**

Gutartiger, von den Zellen des Glomus caroticum ausgehender gefäßreicher Tumor, z. T. hormonaktiv – nicht chromaffines Paragangliom. Seltener sind Glomus-vagale-Tumoren.

- **Symptome**

Schmerzlose Schwellung im lateralen Halsdreieck, z. T. pulssynchrones Ohrgeräusch, Vagus-, Accessorius- und Hypoglossuslähmung im fortgeschrittenen Stadium.

- **Befund und Diagnose**
  - Palpatorisch eher harter, vertikal nicht verschieblicher Tumor in der Karotisbifurkation
  - Auskultatorisch pulssynchrones starkes Strömungsgeräusch
  - Farbduplexsonograpie zeigt gefäßreichen Tumor, der die Karotisgabel aufspreizt und z. T. mit der Gefäßwand verbacken ist. Mehrere ernährende Gefäße
  - Kernspintomogramm zeigt die genaue Tumorausdehnung und -lokalisation in Beziehung zu A. carotis communis, externa und interna (○ Abb. 20.3b)
  - Angiographie (digitale Subtraktionsangiographie, MR-Angiographie) zur Darstellung der zu- und abführenden Gefäße sowie zur Embolisation (○ Abb. 20.3a)
  - PET mit Serotoninrezeptornachweis (DOTA) zur Suche multipler Glomustumoren
  - Neurologischer Status bei Verdacht auf Gefäßwandinfiltration
  - Überprüfung der Hirnnervenfunktion N. VII, IX–XII

- **Therapie**

Chirurgische Exstirpation nach Freilegung der großen Halsgefäße. Der Tumor kann im Allgemeinen von der Gefäßwand getrennt werden. Sollte diese

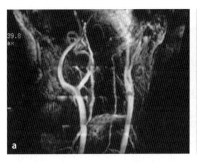
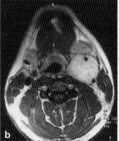
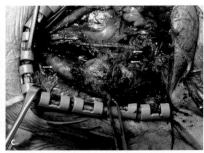

⊡ Abb. 20.3a–c Glomus-caroticum-Tumor. **a** MR-Angiographie mit typischer Lage in der Karotisgabel; **b** Magnetresonanztomographie, **c** Glomus caroticum-Tumor links intraoperativ, linker Pfeil: Arteria carotis communis, rechter Pfeil oben: Arteria carotis externa, darunter: Arteria carotis interna

infiltriert sein, ist ein gefäßchirurgischer Ersatz oder eine endovaskuläre präoperative Stentimplantation erforderlich. Bei besonders stark vaskularisierten Tumoren präoperative Embolisation.

In Kürze

Benigne Tumoren des Halses
- Lipome und Lipomatose
- Hämangiome und Lymphangiome
- Glomustumoren
  - Meist Glomus-caroticum-Tumoren
  - Spezielle Diagnostik einschließlich Angiographie
  - Therapie: Embolisation, operative Entfernung, ggf. mit Gefäßersatz

20.4.2 Lymphknotenmetastasen

▪ **Definition**
Regionäre Metastasierung vorwiegend von Plattenepithelkarzinomen des Kopf-Hals-Gebietes, seltener von thorakalen, abdominalen und urogenitalen Tumoren in die Halslymphknoten (⊡ Abb. F.20).
- Die Prognose eines Tumorleidens ist deutlich schlechter, wenn bei der Erstuntersuchung bereits Metastasen vorhanden sind.
- Dies gilt vor allem für mit den Halsgefäßen und mit der tiefen Halsfaszie verwachsenen (fixierte) Metastasen.
- Die Metastasierungshäufigkeit undifferenzierter Karzinome ist stärker als die ausdifferenzierter Karzinome.

▪ **Einteilung von Lymphknotenmetastasen nach der TNM-Klassifikation**
- N_X Regionäre Lymphknoten können nicht beurteilt werden
- N_0 Keine regionären Lymphknotenmetastasen
- N_1 Metastase in solitärem ipsilateralen Lymphknoten, 3 cm oder weniger in größter Ausdehnung
- N_{2a} Metastase in solitärem ipsilateralen Lymphknoten, mehr als 3 cm, aber nicht mehr als 6 cm in größter Ausdehnung
- N_{2b} Metastasen in multiplen ipsilateralen Lymphknoten, keiner mehr als 6 cm in größter Ausdehnung
- N_{2c} Metastasen in bilateralen oder kontralateralen Lymphknoten, keiner mehr als 6 cm in größter Ausdehnung
- N_3 Metastase im Lymphknoten mehr als 6 cm in größter Ausdehnung. Hinweis: Diese Metastasen sind dann meistens auch fixiert

Modifikation bei malignem Melanom (► Kap. 8.15.2), Schilddrüsenkarzinom (► Abschn. 20.6.3) und Nasopharynxkarzinom (► Kap. 11.4.2)

▪ **Metastasierungshäufigkeit**
- Nase und Nasennebenhöhlen 20%
- Mundhöhle 45%
- Kopfspeicheldrüse 50%
- Nasopharynx 60% (bis 30% bilaterale Metastasen)
- Mittelohr 30%
- Oropharynx 70%

- Hypopharynx 70%
- Kehlkopf 25% (Stimmbandkarzinom nur 7%, supra- und subglottische Karzinome bis zu 50%)

- **Therapie**

Neck dissection (▶ Kap. 14.5.3).
- Definition:
  - Entfernung aller Lymphknoten einschließlich des umgebenden Fett- und Bindegewebes der gesamten Halsseite oder bestimmter regionärer Lymphknotengruppen (sog. Level)
- Indikationen:
  - Manifeste oder wahrscheinliche Halslymphknotenmetastasen bei bekanntem Primärtumor.
  - Lymphknotenmetastasen bei unbekanntem Primärtumor (CUP-Syndrom, ▶ Abschn. 20.4.3).
  - Ggf. bei Halslymphknotentuberkulose, falls diese auf konservative Therapie nicht anspricht.
- Formen:
  - **Kurative Neck dissection** zur Entfernung gesicherter Halslymphknotenmetastasen.
  - **Elektive Neck dissection** bei nicht nachgewiesenen, jedoch nach Art und Lokalisation des Tumors sehr wahrscheinlichen Halslymphknotenmetastasen (Zunge, Zungengrund, Tonsille, Supraglottis).
- Unterteilung nach der Radikalität des Eingriffes:
  - **Radikale Neck dissection:** Sie besteht in der operativen Entfernung des gesamten Lymphgefäße und -knoten enthaltenden Gewebes am Hals. Dazu gehören die V. jugularis interna, evtl. die A. carotis externa bzw. deren Äste, der M. sternocleidomastoideus und das Fettgewebe bis zum vorderen Rand des M. trapezius einschließlich des N. accessorius zwischen Schädelbasis und Supraklavikulargrube. Erhalten bleiben die A. carotis, der N. vagus und die Mm. scaleni. Bei Einbruch des Tumors in die A. carotis communis oder interna präoperativ Stentimplantation, um die Gefäßwand resezieren zu können, oder Gefäßersatz. Erhöhte Komplikationsrate. Plastische Deckung bei Kapsel-

durchbruch der Metastase und Verwachsung mit der Umgebung.
- **Funktionelle** oder **konservierende Neck dissection**: Entfernung des gesamten Fett- und Bindegewebsblockes mit den Lymphknoten en bloc unter Erhalt von N. accessorius, V. jugularis interna und der Muskulatur. Indiziert bei nicht fixierten Lymphknotenmetastasen sowie bilateraler und elektiver Neck dissection.
- **Suprahyoidale Neck dissection:** Ausräumung des Fettgewebes einschließlich der Lymphknoten und der Glandula submandibularis im Trigonum submandibulare und submentale. Indiziert bei kleinen Karzinomen der vorderen Zunge, des Mundbodens oder der Lippe sowie als elektive Neck dissection zum Nachweis von Lymphknotenmetastasen.
- **Selektive** oder **modifizierte Neck dissection:** Ähnlich wie bei der suprahyoidalen Neck dissection beschränkt sich die Ausräumung auf definierte Abschnitte (Level 1–6) des Halses (◘ Abb. 18.2b) in Abhängigkeit von der Art, der Lokalisation und der Größe des Primärtumors. Indikationen bisher noch nicht allgemein anerkannt. Dient vor allem zu Stagingzwecken bei klinisch nicht nachweisbaren Metastasen, jedoch hoher Metastasierungswahrscheinlichkeit.
- **Monoblockresektion** bei topographischer Nachbarschaft von Primärtumor und Lymphabflussgebiet. Gemeinsame Resektion.
- **Postoperative Radio-/Chemotherapie** bei nachgewiesenen Metastasen unter Einschluss des Primärtumor- und des Lymphabflussgebietes.

20.4.3 CUP-Syndrom (Carcinoma with Unknown Primary)

- **Definition**

Klinisch und histologisch manifeste Lymphknotenmetastasen eines malignen Tumors bei nicht nachweisbarem Primärtumor zum Zeitpunkt der Diagnosestellung.

■ **Diagnose**

Intensive Primärtumorsuche durch Panendoskopie im Kopf-Hals-Gebiet, Bronchoskopie, Gastroduodenoskopie, Rekto- und Koloskopie, Untersuchung des Urogenitaltraktes, Positronenemissionstomogramm (PET), multiple Probeexzisionen, u. U. Tonsillektomie.

❯ **Der Primärtumor manifestiert sich meistens im weiteren Verlauf der Erkrankung. Sog. branchiogene Karzinome aus einer lateralen Halszyste oder -fistel sind dagegen sehr selten.**

In Kürze

Lymphknotenmetastasen
- Regionäre Metastasen bei Kopf-Hals-Malignom, meistens Plattenepithelkarzinome
- Unterschiedliche Häufigkeit in Abhängigkeit von der Primärtumorlokalisation
- Seltener Fernmetastasen von anderen und primären Organtumoren
- Prognostischer Faktor
- TNM-Klassifikation N_0-N_3
- Therapie: Neck dissection, seltener nur Radiochemotherapie
  - Kurativ oder elektiv
  - Radikal, funktionell, selektiv
- CUP-Syndrom: Lymphknotenmetastasen bei unbekanntem Primärtumor

20.4.4 Maligne Lymphome

Engl. *malignant lymphoma*

■ **Definition**

Maligne Erkrankung des lymphatischen Systems mit vorwiegender Lymphknotenmanifestation, seltener extranodale Manifestation im Bereich des Tonsillengewebes.

■ **Klassifikation**

Unterteilung anhand morphologischer, vorwiegend immunhistologischer und molekulargenetischer Parameter. Gültig ist die WHO-Klassifikation. Unterteilung erfolgt in zwei Gruppen:

— **Hodgkin-Lymphome (Morbus Hodgkin, Lymphogranulomatose):** Einteilung in die klassischen Hodgkin-Lymphome (ca. 97%, Subtypen nodulär-sklerosierend, gemischt zellulär, lymphozytenarm, lymphozytenreich) und das Lymphozyten-prädominante Hodgkin-Lymphom. Stadieneinteilung I–IV je nach Anzahl befallener Lymphknotenregionen auf einer oder auf beiden Zwerchfellseiten oder extralymphatischer Organe.

— **Non-Hodgkin-Lymphome** (ca. 75%): 6–14 Neuerkrankungen pro 100 000 Einwohner und Jahr. Hochmaligne Lymphome häufiger bei jüngeren Patienten. Niedrigmaligne Lymphome gehäuft bei älteren Patienten. Inzidenz steigend.

  — **B-Zell-Lymphome:** Vorläufer-B-Zell-Neoplasien und periphere B-Zell-Neoplasien mit verschiedenen Subtypen
  — **T-Zell-Lymphome:** Vorläufer-T-Zell-Neoplasien und periphere T-Zell-Neoplasien mit verschiedenen Subtypen

■ **Diagnose**

— Lymphknotenexstirpation aus den Halsweichteilen. Dadurch am ehesten zu diagnostizieren, weil hier die Lymphknoten am besten erreichbar sind; histologische Untersuchung
— Sorgfältige Inspektion des lymphatischen Rachenrings auf Vorliegen tumorverdächtiger Veränderungen
— Allgemeine Staging-Untersuchung zum Nachweis nodaler und extranodaler Manifestationen

■ **Therapie**

Radiotherapie oder Chemotherapie (Mehrfachkombination) je nach Malignitätsgrad und Stadium. Ggf. Knochenmarktransplantation oder Stammzelltransplantation bei Hochrisikopatienten oder als Sekundärtherapie.

■ **Prognose**

Abhängig von Stadium, Erkrankungsalter und Subtyp. Bei Morbus Hodgkin Gesamtüberlebensraten 50–85%, bei Non-Hodgkin-Lymphom 40–85%.

20

Maligne Lymphome
- Maligne Erkrankungen des lymphatischen Systems mit hauptsächlicher Manifestation im Lymphknotenbereich
- Hodgkin-Lymphome
- Non-Hodgkin Lymphome
- Diagnostik durch Probeexzision zur Zelltypisierung und Klassifikation
- Stadieneinteilung als Grundlage für individuellen Therapieplan: Radiotherapie oder Chemotherapie, Knochenmarktransplantation, autologe Stammzelltransplantation

20.4.5 Weichteilsarkome

Engl. *soft tissue sarcomas*

- **Vorkommen und Häufigkeit**

Sie kommen vor allem bei Kindern als Rhabdomyosarkome, bei Erwachsenen als Neuro-, Fibro-, Neurofibro-, Lipo-, Leiomyo-, Synovialzellsarkome, primitiver neuroektodermaler Tumor (PNET), malignes fibröses Histiozytom, malignes Hämangioperizytom, malignes Mesenchymom und maligner peripherer Nervenscheidentumor (MPNST) vor. Insgesamt selten.

- **Befund und Diagnose**
- Schmerzlose, später schmerzhafte Schwellung der Halsweichteile
- Probeexzision zur histologischen Klärung
- Staging-Untersuchung, da frühzeitig hämatogene Metastasierung

- **Therapie**
- International abgestimmte Therapieprotokolle
- Meistens kombinierte Behandlung mit Chemotherapie, Operation und Radiotherapie

Weichteilsarkome
- Selten
- Hämatogene Metastasierung
- Kombinationsbehandlung mit Chemotherapie, Operation und Radiotherapie

20.5 Plastische Chirurgie

Engl. *plastic surgery*

Halsweichteildefekte entstehen z. B. nach großen Tumoroperationen, nach Entfernung voroperierter oder vorbestrahlter Karzinome sowie nach ausgedehnten Verbrennungen oder Hautschäden durch Bestrahlung. Die **Rekonstruktion** erfolgt durch regionale, gestielte oder freie Lappen.

Regionale Lappen Sie werden aus der unbestrahlten, unversehrten Haut der Umgebung gewonnen. Bei allen plastischen Operation sollten die Spannungslinien bzw. die Faltenlinien der Haut beachtet werden. Die Schnittlinien sollten, wenn möglich, mit ihnen übereinstimmen.

Gestielte Lappen
- Brusthautlappen
- Gefäßgestielte **myokutane Insellappen** wie Pectoralis-major- (◘ Abb. 20.4) oder Latissimus-dorsi-Lappen

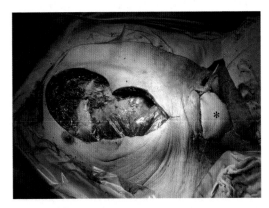

◘ **Abb. 20.4** Pectoralis-major-Lappen links gehoben und in den Defekt am Hals eingedreht (*)

— Seltener Deltopektorallappen, Skapula- und
Nackenlappen
— Verschluss der Entnahmestellen durch Verschie-
belappen oder Spalthaut vom Oberschenkel

Freie Lappen Sie werden verwendet, wenn die Haut
im Bereich der Regionallappen nach vorheriger Bestrahlung oder chirurgischen Eingriffen nicht zu
verwenden ist oder sich für die Defektdeckung aus
funktionellen Gründen nicht eignet. Der mit Ge-
fäßstiel entnommene Lappen wird mit Hilfe einer
mikrochirurgischen Gefäßanastomose an Gefäße
im Empfängergebiet, z. B. A. thyroidea oder A. facialis sowie V. jugularis externa oder interna angeschlossen. Verwendet werden:
— Freier Latissimus-dorsi-Lappen
— Unterarmlappen
— Lappen aus der Iliofemoralregion
— Jejunumtransplantate zur Rekonstruktion von
Schleimhautdefekten, z. B. im Hypopharynx
oder Ösophagus

In Kürze

Plastische Chirurgie
▬ Rekonstruktion von Defekten
▬ Regionale, gestielte und Fernlappen

20.6 Schilddrüse

Engl. *thyroid gland*
Erkrankungen der Schilddrüse können ebenfalls
vom HNO-Arzt diagnostiziert und operativ behandelt werden. Er übernimmt auch die chirurgische
Therapie im Rahmen der Trachealchirurgie sowie
der Behandlung bösartiger Kopf-Hals-Tumoren,
bei denen die Schilddrüse mitbetroffen ist. Die
Funktionsdiagnostik und die medikamentöse Therapie sind Aufgabe des Internisten und Nuklear-
mediziners.

▪ **Symptome**
Schwellung in der Mittellinie des Halses (z. T. asym-
metrisch), Globus nervosum, Schluckbeschwerden,
Einflussstauung, Atemnot bei Kompression der
Trachea, Zeichen der Hyper- oder Hypothyreose,
z. T. Schmerzen.

▪ **Befund und Diagnose**
— **Inspektion** und **Palpation**
— Diffuse Vergrößerung der Schilddrüse Grad 1–3
— Palpatorisch Vergrößerung sowie Knotenbil-
dung erkennbar
— Beim Schlucken verschiebt sich die Schild-
drüse in vertikaler Richtung
— Laryngoskopie
— **B-Scan-Sonographie**
— Bestimmung von Größe, Lage, Form, Nach-
barstrukturen und Differenzierung (Struma
diffusa, Struma nodosa, Adenome, Entzündun-
gen, Malignome)
— Röntgenbreischluckuntersuchung und Hals-
CT bei Verdacht auf Einengung des Lumens
der Trachea
— Feinnadelpunktion zur Dignitätsbestimmung
— Hormonbestimmung freies T_3 und T_4, TSH
basal
— Schilddrüsenszintigraphie zur Beurteilung des
Aktivitätszustandes und Differenzierung von
knotigen Veränderungen (kalte und warme
Knoten) sowie zum Nachweis ektopen Schild-
drüsengewebes oder von speichernden Metastasen beim Karzinom

▪ **Therapie**
— Je nach Befund konservativ durch Internisten
oder chirurgisch durch Allgemeinchirurgen
oder HNO-Arzt
— Resektion der betroffenen Schilddrüsenanteile
bzw. Totalthyreoidektomie bei Malignom nach
vorheriger Identifizierung und Freilegung des
N. recurrens, ggf. unter intraoperativem Monitoring der Rekurrensfunktion über in das
Stimmband eingestochene EMG-Elektroden

20.6.1 Struma

▪ **Klinische Stadieneinteilung (WHO)**
— Stadium 0   Nicht sicht- oder tastbare Vergröße-
rung
— Stadium 1   Tastbare, bei Kopfreklination auch
sichtbare Vergrößerung
— Stadium 2   Tast- und sichtbare Vergrößerung
— Stadium 3   Sehr starke Vergrößerung

20

20.6.2 Schilddrüsenmalignome

- **Einteilung**
- Differenzierte Karzinome (60–70%)
  - Papilläres Adenokarzinom
  - Follikuläres Adenokarzinom
- Undifferenziertes (anaplastisches) Karzinom (3%)
- Medulläres Karzinom (5–10%)

- **TNM-Klassifikation**

Papillär, follikulär, medullär
- $T_1 \leq 2$ cm, begrenzt auf Schilddrüse
  - a: < 1 cm
  - b: 1–2 cm
- T_2 2–4 cm, begrenzt auf Schilddrüse
- $T_3 \geq 4$ cm oder minimale extrakapsuläre Ausbreitung
- T_4 Ausbreitung in benachbarte Strukturen
  - a: Subkutangewebe, Larynx, Trachea
  - b: Mediastinale Gefäße, A. carotis

Undifferenziert/anaplastisch
- T_4
  - a: Begrenzt auf Schilddrüse
  - b: Ausbreitung jenseits der Organgrenzen

20.6.3 Lymphknotenmetastasen

- N_x Keine Beurteilung möglich
- N_0 Keine regionären Lymphknotenmetastasen
- N_1 Regionäre Lymphknotenmetastasen
  - a: im Level VI
  - b: andere Level

In Kürze

Schilddrüsenerkrankungen
- Diagnostik
  - Inspektion, Palpation, Endoskopie
  - B-Sonographie, CT
  - Feinnadelpunktion
  - Hormonbestimmung, Schilddrüsenszintigraphien

▼

- Operative Therapie
  - Enukleation bei isolierten Knoten
  - Subtotale Resektion bei Struma
  - Totale Thyroidektomie beim Malignom
- Struma
  - Stadium 0–3
  - Operative Therapie bei Versagen der konservativen Behandlung oder Kompression der Trachea
- Malignome
  - Meistens Karzinome: differenziert, undifferenziert, medullär, anaplastisch
  - TNM-Klassifikation

❓ Beschreiben Sie die Embryogenese der medianen Halszyste, der medianen Halsfistel, der lateralen Halszyste und der lateralen Halsfistel (▶ Abschn. 20.1, S. 350)!

❓ Beschreiben Sie die bevorzugten Lymphabflussgebiete für entzündliche und tumoröse Prozesse im Kopf-Hals-Bereich (▶ Kap. 18.3, S. 343 u. ▶ Abschn. 20.4.2, S. 356)!

❓ Welche Formen der Neck dissection kennen Sie (▶ Abschn. 20.4.2, S. 357)?

❓ Wie stellen Sie die Diagnose eines Glomus-caroticum-Tumors (▶ Abschn. 20.4.1, S. 355)?

❓ Welche entzündlichen Erkrankungen der Halsweichteile sind Ihnen bekannt und wie sieht deren Behandlung aus (▶ Abschn. 20.2, S. 351f)?

❓ Welche Malignome der Schilddrüse kennen Sie (▶ Abschn. 20.6.2, S. 360)?

Kopfspeicheldrüsen

Neben den drei großen, paarig angelegten Kopfspeicheldrüsen bilden mehrere hundert, im Bereich von Mundhöhle und Pharynx gelegene kleine Speicheldrüsen den für Verdauung, lokale Immunabwehr und Schleimhautschutz wichtigen Speichel. Die sekretorische Drüsenfunktion ist an ein differenziertes Drüsen- und Gangepithel geknüpft, das durch zahlreiche Noxen, Entzündungsvorgänge und Stoffwechselstörungen geschädigt werden kann, was zur Xerostomie führt. Abflussstörungen durch Steine führen zu charakteristischen Krankheitsbildern. Neben den häufigen benignen Tumoren finden sich Malignome, die für die Patienten weitreichende Konsequenzen auch im Äußeren mit sich bringen.

21

Beispiel

Die 50-jährige Patientin bemerkte erstmals vor 3 Jahren eine schmerzhafte Schwellung der rechten Wange, die sich unter konservativer Therapie zurückbildete. Diese Episoden wiederholten sich in der Folgezeit mit zunehmender Häufigkeit und Intensität. Jetzt leidet sie unter fast ständigen Schmerzen und Schwellungen. Der Prozess hat auch die Gegenseite erfasst. Trockene Schleimhaut in Mund, Nase und Auge liegt vor. Bei der Untersuchung zeigt sich eine verhärtete, knotig indurierte Glandula parotidea beidseits. Beim Ausstreichen zeigt sich zäher, fast leimartiger Speichel, der den Gang obstruiert. In der B-Bild-Sonographie findet sich eine vermehrte Echogenität, ein unregelmäßiges Echomuster mit z. T. echoarmen Arealen. Bei der Gangfüllung sieht man im Röntgenbild eine Rarefizierung des Gangsystems mit Ektasien. Die durchgeführte Biopsie ergibt den dringenden Verdacht auf Vorliegen eines Morbus Sjögren sowie eines malignen Lymphoms. Es wird daher neben einer totalen Parotidektomie zur Behandlung der chronischen Parotitis eine Polychemotherapie durchgeführt.

Beispiel

Der Patient hatte eine einseitige knotige Schwellung der Glandula parotidea bemerkt. Das anfänglich langsame Wachstum beschleunigte sich in letzter Zeit erheblich. Seit 2 Tagen bemerkte er eine Fazialisparese auf der rechten Seite sowie starke Schmerzen. Bei der Untersuchung findet sich ein palpatorisch harter, nicht verschieblicher Knoten, auf dem die Haut verbacken ist. Im Ultraschall-B-Scan zeigt sich eine unscharf begrenzte Raumforderung mit unregelmäßigem Echobesatz. In der Kernspintomographie stellt sich ein ca. 3 × 4 cm großer, unscharf begrenzter, mit der Umgebung verbackener Tumor in der Drüse dar. Die Probeexzision ergibt ein Adenokarzinom. Als Therapie wird eine radikale Parotidektomie mit Fazialisresektion und -rekonstruktion durchgeführt.

Anatomie und Physiologie

21

Die drei großen Drüsen der Kopfspeicheldrüsen sind:
- Glandula parotidea (Parotis),
- Glandula submandibularis und
- Glandula sublingualis.

Daneben gibt es viele kleine Speicheldrüsen. Täglich werden etwa 1 bis 1,5 l Speichel abgesondert, der vor allem aus Schleim besteht, aber auch Verdauungsenzyme enthält.

F08 **21.1 Anatomie** (◘ Abb. 21.1)

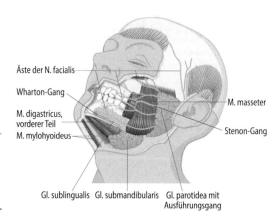

Äste der N. facialis

Wharton-Gang

M. digastricus, vorderer Teil

M. mylohyoideus

M. masseter

Stenon-Gang

Gl. sublingualis Gl. submandibularis Gl. parotidea mit Ausführungsgang

◘ **Abb. 21.1** Große Kopfspeicheldrüsen

Die Glandula parotidea (die Parotisdrüse, die »Parotis«) sitzt vor und unter dem Gehörgang in der Fossa retromandibularis und auf dem M. masseter und reicht nach oben bis an den Jochbogen. Sie ist von einer Faszie bedeckt. Der Ausführungsgang (Ductus parotideus, Stenon-Gang), oberhalb dessen sich gelegentlich ein kleiner akzessorischer Drüsenlappen befindet, zieht über den M. masseter und mündet in der Wangenschleimhaut auf einer Papille gegenüber dem zweiten oberen Molaren. Der Stamm des N. facialis tritt hinten in die Drüse ein und teilt sich in der Drüse in seine Hauptäste. Dadurch, dass die Fazialisäste und weitere Verzweigungen etwa in einer Ebene liegen, kann man einen inneren und einen äußeren Anteil des Drüsenkörpers unterscheiden (Bedeutung für die Parotischirurgie!), ohne dass es sich um zwei getrennte Parotislappen handelt.

Die **Glandula sublingualis** befindet sich im Mundboden unter der Plica sublingualis, während die **Glandula submandibularis** teils auf dem M. mylohyoideus, teils weiter hinten und tiefer auf dem M. digastricus liegt. Der Ausführungsgang (Ductus submandibularis, Warthon-Gang), in den auch ein Teil der kleinen Gänge der Gl. sublingualis ziehen, mündet in der Caruncula sublingualis.

Außer den drei großen paarigen Speicheldrüsen finden sich mehrere hundert kleine Speicheldrüsen in der Gaumen-, Rachen-, Wangen- und besonders Lippenschleimhaut und befeuchten sie.

Sekretorische **Nerven** der Speicheldrüsen:
- Gl. parotidea über N. petrosus minor – Ganglion oticum
- Gl. submandibularis und Gl. sublingualis über Chorda tympani

21.2 Physiologie

- Funktion der Kopfspeicheldrüsen
- **Verdauungsfunktion** (Aufspaltung von Stärkemolekülen durch α-Amylase. Emulgierung von Nahrungsbestandteilen)
- **Exkretorische Funktion** (Jod, Antikörper, Blutgerinnungsfaktoren sowie körperfremde Substanzen, z. B. Antibiotika, Schwermetalle, Viren – z. B. auch HIV)
- **Reinigung** und **Schutzfunktion** für Mundhöhle (Schleimhaut, Zähne!) und Rachen durch den Speichelfluss sowie durch im Speichel enthaltene antibakteriell wirksame Substanzen (Lysozym, IgA, Lactoferrin, α-Amylase)
- Spezifische **Immunabwehr** durch sekretorisches IgA und IgG
- Durch die Befeuchtung der Mundhöhle wird die **Schmeckempfindung** vermittelt und die **Artikulation** ermöglicht. Dysphagie und Dysgeusie bei Mundtrockenheit

- Speichel
- Tägliche Produktion 1000–1500 ml
- **Organische Bestandteile:** Enzyme (vorwiegend α-Amylase, Kallikrein). Immunglobuline, Serumproteine, Muzine und Kohlenhydrate
- **Anorganische Bestandteile:** Protonen, Natrium, Kalium, Kalzium, Magnesium, Bikarbonat, Chlorid, Phosphat

━ Die Gl. parotidea sondert serösen, die Gl. sublingualis vorwiegend mukösen und die Gl. submandibularis serös-mukösen Speichel ab.

━ Speichel wird nach Einbringen von dünnen Kunststoffkathetern in die Ausführungsgänge gewonnen, zunächst ohne und anschließend nach Stimulation (Zitronensäure, Pilocarpin). Es wird die jeweilige Speichelflussrate gemessen (**Sialometrie**). Zusätzlich können chemische, bakterielle und immunologische Analysen des Sekretes durchgeführt werden. Durch den liegenden Katheter ist anschließend eine **Sialographie** möglich. **Sialorrhö**: Vermehrte Speichelproduktion); **Xerostomie**: Mundtrockenheit.

> **In Kürze**
>
> **Anatomie und Physiologie der Speicheldrüsen**
> ━ 3 große paarige Kopfspeicheldrüsen neben zahlreichen kleinen Speicheldrüsen im Mundrachenbereich
> ━ Speichelproduktion ca. 1,5 l pro Tag mit organischen und anorganischen Bestandteilen. Seröse und muzinöse Anteile
> ━ Funktion: Verdauung, Exkretion, Reinigung und Schutz der Zähne, Immunabwehr, Beteiligung bei Schmecken und Artikulation.

❷ Beschreiben Sie den grundsätzlichen Aufbau der Kopfspeicheldrüsen (▶ Abschn. 21.1, S. 366)!

❷ Wie unterscheiden sich die großen Kopfspeicheldrüsen hinsichtlich Zusammensetzung und Menge des produzierten Speichels (▶ Abschn. 21.2, S. 367)?

❷ Welche Funktionen hat der Speichel (▶ Abschn. 21.2, S. 366)?

❷ Was versteht man unter kleinen Speicheldrüsen (▶ Abschn. 21.2, S. 366)?

Untersuchungsmethoden

Auch bei der Untersuchung der Kopfspeicheldrüsen sind Inspektion und Palpation die ersten wichtigen diagnostischen Verfahren. Zur weiteren Differenzierung können Ultraschalluntersuchungen, Röntgenaufnahmen, CT und MRT und Biopsien erfolgen. Außerdem kann mit der Sialochemie die Zusammensetzung des Speichels geprüft werden.

22.1 Inspektion

Zu achten ist bei **äußerer Inspektion** auf:
- Schwellungen der Drüse und der Umgebung (Beispiel: Mumps)
- Rötung (akute Entzündung)
- Verdickung der gesamten Drüse (Beispiel: Stauung bei Speichelstein)
- Umschriebene Verdickung (Tumor)
- Beidseits Verdickungen (Sialadenose. Selten Tumor: Zystadenolymphome)
- Fazialisparese bei tumorösen Erkrankungen der Gl. parotidea (Hinweis auf Malignität)

Zu achten ist bei **Inspektion der Ausführungsgänge** im Mund auf:
- Rötung der Papillen
- Eiteraustritt aus der Papille bei bakterieller Infektion
- Speichelaustritt und Speichelbeschaffenheit, eingedickt bei chronischer Sialadenitis

22.2 Palpation

> **Praxisbox**
>
> **Palpation der Speicheldrüsen**
> Mit zwei Fingern oder bimanuell (von außen und vom Mund her). Zu achten ist auf Verdickungen, diffuse Schwellungen, Konsistenz, Verschieblichkeit von Knoten, Schmerzhaftigkeit und Steine im Ausführungsgang. Bei Verdacht auf einen Stein im Ausführungsgang oder eine Stenose wird der Ausführungsgang mit einer **Silbersonde** sondiert.
> Bei **Druck auf die Drüse** von außen lässt sich im Mund beobachten, ob klarer Speichel,
> ▼

zäher Speichel oder Eiter aus der Papille austritt. Sialochemische oder bakteriologische Untersuchungen können angeschlossen werden.

22.3 Bildgebende Verfahren

Engl. *imaging*

Ultraschalluntersuchungen (B-Mode) Abgrenzung solider von zystischen Prozessen und differenzialdiagnostische Hinweise auf gutartige und bösartige Tumoren anhand von Echomuster, Abgrenzbarkeit und Echodichte (◘ Abb. 22.1); Nachweis von Speichelsteinen.

Röntgenaufnahmen (Leeraufnahmen) Die Untersuchung in mehreren Ebenen dient der Lokalisation von **Speichelsteinen.** Für die Glandula submandibularis, die am häufigsten erkrankt, werden **Mundbodenaufnahmen** durch Einlegen eines Films in den Mund (enorale Aufnahme) und halbschräge Unterkiefer-Mundboden-Aufnahmen angefertigt. Im CT Nachweis größerer Steine ab 1 mm möglich (◘ Abb. 22.2).

Sialographie Röntgenaufnahmen nach Kontrastmittelfüllung des Ausführungsgangsystems der Drüse decken pathologische Befunde auf: Erweiterung oder kugel- und sackförmige Ektasien sowie Rarefizierung bei chronischer Entzündung.

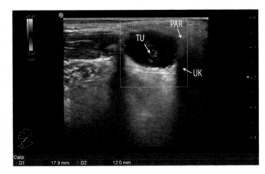

◘ **Abb. 22.1** Sonogramm der Parotis (*PAR*) mit Tumor (*TU*). (*UK* Unterkiefer)

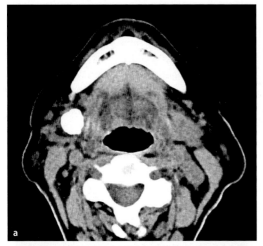

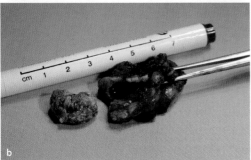

◘ **Abb. 22.2a,b** Sialolithiasis der Glandula submandibularis rechts. **a** CT; **b** exstirpierte Drüse mit Stein

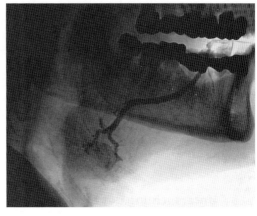

◘ **Abb. 22.3** Chronische Sialadenitis, Sialographie mit rarefiziertem Gangsystem, Bild des entlaubten Baums

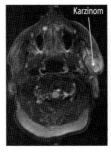

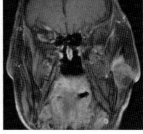

◘ **Abb. 22.4** Speicheldrüsentumor. MRT der Gl. parotidea

Verdrängung bei gutartigen Tumoren, Abbruch und Eindringen von Kontrastmittel ins Gewebe bei bösartigen Tumoren und Stopp bei Steinen oder Fremdkörpern im Gangsystem (◘ Abb. 22.3).

Computer- und Kernspintomogramm Sie geben differenzialdiagnostische Hinweise auf gutartige oder bösartige, infiltrierend wachsende Tumoren (◘ Abb. 22.4) und zeigen ihre Ausdehnung und Begrenzung an (3D-Rekonstruktion, ► Kap. 2.6.3).

Szintigraphie Durchführung mit Technetium (Nuklid ^{99m}Tc). Es zeigen sich Speicherdefekte bei Tumoren, verzögerte Ausscheidung bei Sialadenosen und Sialadenitiden im Endstadium sowie das Sekretionsverhalten der Drüse.

22.4 Bioptische Untersuchungen

Feinnadelaspirationsbiopsie und Zytologie Schonend für N. facialis und keine Gefahr einer Tumorverschleppung wie bei Biopsien mit dicken Nadeln oder Stanzen, jedoch wegen geringer Materialmenge nur aussagekräftig bei positivem Befund. Gezielte Feinnadelbiopsie in Verbindung mit Ultraschalluntersuchung oder Computertomographie. DNA-Zytometrie zur Bestimmung des Malignitätsgrades.

Probeexzision und histologische Untersuchung Gefahr für den N. facialis bei Probeexzisionen aus der Gl. parotidea, daher nur unmittelbar vor dem Tragus gestattet. Am besten operative Freilegung des Tumors und bei Zweifel an Gutartigkeit weiteres operatives Vorgehen von Schnellschnittuntersuchung abhängig machen.

Exzision kleiner Speicheldrüsen aus der Unterlippe bei Verdacht auf Morbus Sjögren.

22.5   Sialochemie (▶ Kap. 21.2)

Die Sialochemie prüft die chemische Zusammensetzung des Speichels.

Mikrobiologische Untersuchung bei eitriger Parotitis.

22.6   Untersuchung des N. facialis
(▶ Kap. 2.7 und 4.4)

22.7   Serologie

- Antikörper gegen Speicheldrüsengewebe (SSA, SSB) bei Verdacht auf Morbus Sjögren.
- Virusserologie bei Verdacht auf Mumps, Zytomegalie, HIV-Infektion

In Kürze

Untersuchungsmethoden der Speicheldrüsen
- Inspektion und Palpation
- Bildgebende Verfahren: Ultraschall B-Scan, Röntgenleeraufnahme, Gangfüllung, CT, MRT
- Biopsie: Feinnadelpunktion, Lippenbiopsie
- Serologie und Sialochemie

? Wie lassen sich Speichelsteine diagnostizieren (▶ Abschn. 22.3, S. 370f)?

? Wann ist die Sialographie indiziert (▶ Abschn. 22.3, S. 371)?

? Welches bildgebende Verfahren wird hauptsächlich zur Abklärung von Speicheldrüsentumoren und -vergrößerungen eingesetzt (▶ Abschn. 22.3, S. 371)?

? Beschreiben Sie die ultrasonographischen Kriterien für gutartige und bösartige Speicheldrüsentumoren (▶ Abschn. 22.3, S. 370)!

? Wann führen Sie eine Feinnadelbiopsie durch (▶ Abschn. 22.4, S. 371)?

? Wann setzen Sie die Sialochemie ein (▶ Abschn. 22.5, S. 372)?

Klinik

Akute Speicheldrüsenentzündungen treten häufig einseitig auf, während chronische Entzündungen auch bei Allgemeinerkrankungen zu finden sind. Dabei können auch Steinbildungen in den Ausführungsgängen ursächlich sein. Davon zu unterscheiden sind schmerzlose Vergrößerungen des Speicheldrüsengewebes durch metabolische und hormonelle Einflüsse. Speicheldrüsentumoren sind in der Mehrzahl gutartig. Bösartige Tumoren gehen häufig mit einer Lähmung des Nervus facialis einher.

23.1 Entzündung (Sialadenitis = Sialoadenitis)

Engl. *inflammation of a salivary gland = sialadenitis*

23.1.1 Akute eitrige Sialadenitis

Engl. *acute purulent sialadenitis*

- **Ursache**

Duktogene Bakterieneinwanderung (Staphylokokken, Streptokokken, Anaerobier) infolge gestörten oder verringerten Speichelflusses bei reduzierter Nahrungsaufnahme, z. B. auch nach Laparotomien und bei marantischen Patienten (meist Glandula parotidea), bei Immunschwäche und bei Speichelsteinen (meist Glandula submandibularis). Selten hämatogen.

- **Symptome und Befund**
- Schwellung und Schmerzhaftigkeit der Drüse bei eitriger Entzündung
- Schwellung des Ausführungsganges, Rötung der Papille, Austritt von Eiter aus der Papille bei Druck auf die Drüse. Fieber
- Bei eitriger Einschmelzung Rötung der Haut, Fluktuation und Durchbruch nach außen oder in die Mundhöhle
- Ultraschall-B-Scan zum Nachweis einer Abszedierung oder eines Sekretstaus, z. B. bei Steinen

- **Therapie**
- Antibiotika nach Antibiogramm, bevorzugt Cefalosporine, z. B. Cefuroxim (Elobact®)

oder Clindamycin (Sobelin®). Antiphlogistika, Antipyretika
- Speichelfluss anregen und in Gang halten: Kaugummi kauen, Zitrone essen, Ascorbinlutschtabletten (Sialogoga)
- Sanftes Ausmassieren der Drüse
- Nach Einschmelzung Inzision von außen (bei der Glandula parotidea und auch der Glandula submandibularis den Verlauf der Fazialisäste beachten!)

23.1.2 Parotitis epidemica (Mumps, Ziegenpeter) H0

Engl. *mumps*

- **Ursache**

Virusinfektion (neurotrope Paramyxoviren) mit 17- bis 21-tägiger Inkubationszeit, seltener Zytomegalie-Virus.

- **Befund**

Schmerzhafte Schwellung der Parotis (ein- oder beiderseitig) ohne Eiterung, Fieber.

- **Komplikationen**

Sensorineurale Schwerhörigkeit oder Taubheit (meist einseitig), Meningitis, Enzephalitis, Orchitis, Pankreatitis.

- **Therapie**

Antipyretikum, Antiphlogistikum, Mundhygiene, warme Umschläge.

23.1.3 Chronisch-rezidivierende Parotitis

Engl. *chronically relapsing parotitis*

- **Definition**

Multifaktorielles Geschehen mit rezidivierenden aszendierenden bakteriellen Infektionen.

- **Ursache**

Viruserkrankungen, primäre Obstruktion durch Dyschylie, Allergien. Später Immunreaktionen.

- **Symptome und Befund**
- In zeitlichen Abständen auftretende, Tage anhaltende, mäßig schmerzhafte Drüsenschwellung – nicht selten bei Kindern.
- Der flockige Speichel schmeckt salzig. Im Intervall kann die Drüse induriert sein.
- Bei der Sialographie oft perlschnurartige Gangektasien (»belaubter Baum«) später mit zunehmender Schädigung des Drüsenparenchyms Rarefizierung des Gangsystems (»entlaubter Baum«) (□ Abb. 22.3).
- Eine Verminderung und Störung der Sekretbildung (Dyschylie) ist nachweisbar. Es findet sich eine überschießende Aktivierung des intraglandulären Kallikreinsystems.
- Eine erhebliche Viskositätszunahme des Speichels, u. U. mit Verlegung des Ausführungsgangsystems, besteht bei der sog. **Elektrolyt-Sialadenitis** (u. a. Natriumgehalt und Phosphohexoseisomeraseaktivität erhöht, gelegentlich Speichelsteinbildung, **obstruktive Sialadenitis**).

- **Therapie**

Antibiotika. Für Speichelfluss sorgen. Gangdilatation. Bei Nichtansprechen der Therapie in seltenen Fällen totale Parotidektomie unter Schonung des N. facialis erforderlich.

23.1.4 Strahlensialadenitis

Engl. *radiation sialadenitis*
Nach Tumorbestrahlungen im Kopf-Hals-Bereich treten entzündliche Schleimhautschäden (Mukositis) und infolge Azinuszellschädigung und verminderter Speichelsekretion funktionelle Störungen in den Speicheldrüsen – beginnend ab 15 Gy, irreversibel ab 40 Gy – auf: Hyposialie, Viskositätsänderung des Speichels, Mundtrockenheit und Soor.

- **Therapie**
- Symptomatisch mit synthetischem Speichel (Glandosane®)
- Mundspülungen mit Salbei
- Antimykotika (Ampho-Moronal®) bei Mund-Soor

23.1.5 Sonderformen der chronischen Sialadenitis (»Immunsialadenitis«)

Engl. *immune sialadenitis*

Sjögren-Syndrom = myoepitheliale Sialadenitis

- Chronisch entzündliche Systemerkrankung mit rezidivierender Gelenkentzündung, Xerostomie, Keratoconjunctivitis sicca, Rhinopharyngitis sicca, neurologische Symptome
- Speicheldrüsenschwellungen, später Karies
- Diagnose durch Biopsie von Lippenschleimhaut mit kleinen Speicheldrüsen (lymphozytär-myoepitheliale Zellinseln als Ausdruck abgelaufener Antigen-Antikörper-Reaktionen)
- Später Untergang des sekretorischen Drüsenparenchyms. Meist Frauen in der Menopause
- Autoimmunkrankheit aus der Gruppe der Kollagenosen (Nachweis von SSA- und SSB-Antikörpern), auch in Assoziation mit anderen rheumatischen Erkrankungen. Retrovirusinfektion?
- Erhöhtes Risiko für das Auftreten von **malignen Lymphomen** in der Gl. parotidea! Nach längerer Krankheitsdauer wabenartige Veränderungen der Drüsenstruktur im Kernspintomogramm

Heerfordt-Syndrom = epitheloidzellige Sialadenitis

Febris uveoparotidea, Sonderform der Sarkoidose, besonders bei jungen Frauen (▶ Kap. 8.10.3, ▶ Kap. 20.2.4).

Uveitis, rezidivierende Speicheldrüsenschwellungen (Biopsie), Fieber, gelegentlich Fazialisparese und Rekurrensparese.

- **Therapie**
- Immunsuppressive Therapie mit Kortikosteroiden, Azathioprin, Cyclophosphamid, IVIG, bei Xerostomie symptomatisch Glandosane®
- Zur Anregung der Speichelsekretion Pilocarpinlösung 1%
- Häufiges Trinken
- Absetzen von Diuretika, Antihypertensiva, Antidepressiva

— Augentropfen
— Zahnärztliche Behandlung wegen Kariesgefahr

HIV-Infektion (▶ Kap. 20.2.4)

Histologisch Bild wie bei Sjögren-Syndrom (sog. HIV-salivary gland disease). Zystenbildung in der Drüse.

In Kürze

Entzündungen der Speicheldrüse
— Akute eitrige Sialadenitis
— Akute virale Sialadenitis: Mumps, Zytomegalie
— Chronisch rezidivierende Sialadenitis: multibakteriell, Strahlensialadenitis
— Sonderformen der chronischen Sialadenitis: Morbus Sjögren, Heerfordt-Syndrom, HIV-Infektion

23.2   Steinbildung (Sialolithiasis)

Engl. *sialolithiasis*

- **Definition**

Konkrementbildung im Ausführungsgangssystem durch Dyschylie. Kristallisationskeime vergrößern sich zu Konkrementen. Zusammensetzung: Kalziumphosphat- oder -karbonatsteine.

- **Vorkommen**

Fast stets in der Glandula submandibularis.

- **Symptome und Befund**

Anfangs nur **beim Essen Schwellung der Drüse** und Spannungsschmerzen, später bleibende Verdickung der Drüse und durch sekundäre Entzündung Symptome der **chronischen Sialadenitis**.

- **Diagnose**
— Steine im Ausführungsgang (◻ Abb. 9.2a) können sublingual getastet und durch **Sondierung** des Ganges mit einer Silbersonde (Speichelgangsonde) nachgewiesen werden.
— Außerdem stellen sich Steine auf der **enoralen Röntgenaufnahme** oder – bei Sitz in der Drüse – auf der schrägen Mundbodenaufnahme

dar und ergeben bei der Sialographie einen Kontrastmittelstopp (◻ Abb. 22.3).
— Steinnachweis am einfachsten durch **Sonographie** oder CT (◻ Abb. 22.2).

- **Therapie**

Versuch einer **Dilatation** des Ausführungsganges durch Sondierung oder aufblasbare kleine Ballonsonden, danach spontaner Abgang oder:
— Steine im vorderen Teil des Ausführungsganges werden durch **Schlitzen des Ganges** entfernt (enorale Operation).
— **Lithotripsie** mittels Ultraschall (Schockwellen extrakorporal oder endoskopisch über Laser (< 12 mm), wenn das Drüsenparenchym noch nicht verändert ist. Oft ohne Dauererfolg.
— Bei tiefliegenden oder im Bereich der Drüse liegenden Steinen und bei gleichzeitig bestehender chronischer Entzündung der Drüse muss die **Drüse von außen exstirpiert** werden. (Dabei Schonung des Ramus marginalis mandibulae des N. facialis, der entlang des horizontalen Unterkieferastes verläuft.) Bei der Gl. parotidea totale Parotidektomie mit Fazialisschonung.

In Kürze

Sialolithiasis
— Meist Glandula submandibularis
— Typische Symptomatik
— Steinnachweis durch Bildgebung
— Steinentfernung, ggf. Exstirpation der Drüse

23.3   Sialadenosen (Sialosen)

Engl. *sialadenosis*

- **Definition**

Rezidivierende oder dauerhafte, nicht entzündliche, schmerzlose Schwellungen der Speicheldrüsen – meist Glandulae parotideae beidseits – später oft verbunden mit verminderter Speichelproduktion und Trockenheit im Mund (Xerostomie).

- **Ätiopathogenese**

Stoffwechselkrankheit. Grundlage ist wahrscheinlich oft eine Schädigung der vegetativen Nervenfasern der großen Kopfspeicheldrüsen.

Es werden unterschieden:

- **Endokrine Sialadenosen** durch hormonelle Störungen: Diabetes mellitus, Keimdrüsenstörungen, Klimakterium, Erkrankungen der Nebennierenrinde, Schilddrüsenfunktionsstörungen
- **Dystrophisch-metabolische Sialadenosen** bei Vitaminmangel, bei chronischem Eiweißmangel (Fehlernährung, Dystrophie), bei Leberzirrhose, bei Essstörungen (Anorexie, Bulimie, vor allem bei jungen Frauen)
- **Neurogene Sialadenosen** bei Dysfunktion des vegetativen Nervensystems
- **Medikamentöse Sialadenosen**, u. a. nach Antihypertonika und Psychopharmaka

- **Symptome und Befund**

Weiche und schmerzlose Schwellung, sonographisch homogene Vergrößerung der Drüse.

- **Diagnose**

Durch Tastbefund, Ultraschall-B-Scan zeigt diffuse Vergrößerung des Drüsenparenchyms, evtl. Feinnadelbiopsie (Schwellung der Azinuszellen), Allgemeinuntersuchung.

- **Therapie**

Grundleiden behandeln, bei starkem Leidensdruck in Ausnahmefällen Parotidektomie bds.

- **Differenzialdiagnose**
- Sog. **Mikulicz-Syndrom**: Keine einheitliche Ätiologie und keine selbständige Erkrankung. Die Schwellung der Speicheldrüsen (und der Tränendrüsen) könnte bedingt sein durch Speicheldrüsentumoren, Sialadenosen, epitheloidzellige Granulomatosen, chronische Sialadenitiden oder durch Erkrankung der Speicheldrüsenlymphknoten. Manifestation der chronisch lymphatischen Leukämie. Diagnose durch Biopsie klären
- **Lipomatose bei Alkoholikern**, dabei Atrophie des Drüsenparenchyms

- **Masseterhypertrophie**: Beim Zubeißen Hartwerden und Hervortreten der Schwellung (Palpation enoral und von außen!). B-Sonographie

---

In Kürze

Sialadenosen
- Nicht-entzündliche Schwellung, meistens der Glandula parotidea
- Ursachen: endokrin, dystrophisch, metabolisch, neurogen, medikamentös
- Differenzialdiagnose: Mikulicz-Syndrom, Lipomatose, Masseterhypertrophie

---

23.4 Tumoren (Sialome)

Engl. *salivary gland tumors (sialomas)*

- - **Vorkommen**

Meist ausgehend von der Glandula parotidea, seltener von den kleinen Speicheldrüsen oder der Gl. submandibularis.

23.4.1 Epitheliale Tumoren

Engl. *epithelioma*

Gutartige Tumoren

Bei den gutartigen Tumoren handelt es sich um Adenome. Sie machen ca. 80% aller Speicheldrüsentumoren aus:

- **Pleomorphe Adenome** (◘ Abb. 23.1) (sog. Mischtumoren): Am häufigsten vorkommende, langsam wachsende Parotisgeschwülste mit buntem epithelialen Zellbild. (In pleomorphen Adenomen entwickeln sich mitunter – in etwa 5% – Karzinome = maligne Entartung besonders in stromaarmen pleomorphen Adenomen!). Die Tumoren reichen gelegentlich mit einem größeren Anteil bis ins Spatium parapharyngeum (Hanteltumor, Eisbergtumor) und sind enoral als Vorwölbung der lateralen Pharynxwand sichtbar.
- **Monomorphe Adenome, Zystadenolymphome** (Warthin-Tumoren): Adenome des Ausführunganges, Onkozytome mitunter

23

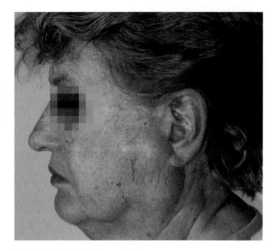

◧ **Abb. 23.1** Parotistumor links

beiderseits: Zystisch-papilläre, gutartige, abgekapselte Tumoren, vor allem bei älteren Männern.

■ **Therapie**

Bei der operativen Entfernung von Adenomen, insbesondere von pleomorphen Adenomen, besteht die Gefahr, Teile des höckerigen Tumors oder der Kapsel zurückzulassen (»Rezidiv«!). Daher genügt eine Enukleation nicht. Die Parotis ist teilweise (meist lateraler Anteil) oder vollständig unter Schonung des N. facialis, der am Foramen stylomastoideum aufgesucht und mit seinen Ästen durch die Drüse hindurch präpariert wird (◧ Abb. 21.1), zusammen mit dem Tumor zu exstirpieren (partielle – oft laterale –, subtotale oder totale Parotidektomie und extratemporale Fazialischirurgie).

Maligne Tumoren (► Fallbeispiel 11, F22)

Maligne Tumoren sind durch ein lokal infiltrierendes Wachstum u. U. mit Fazialisparese, lymphogene oder hämatogene Aussaat gekennzeichnet. Sie machen 20% aller Speicheldrüsentumoren aus:

- **Azinuszellkarzinome**: Neigen zu Rezidiven, selten hämatogene und lymphogene Metastasierung
- **Mukoepidermoidkarzinome**: Ausdifferenzierte Form (low grade) prognostisch günstiger als die – seltenere – undifferenzierte Form (high grade) mit Metastasierung

- **Adenoidzystische Karzinome** (sog. Zylindrome): Langsames, aber besonders gefürchtetes unaufhaltsames Wachstum – nicht selten am N. facialis entlang. Lymphogene regionale und vor allem hämatogene Fernmetastasierung (Lunge, Leber) insbesondere beim soliden Typ. Lange Krankheitsverläufe bekannt
- Adenokarzinome
- Plattenepithelkarzinome
- Undifferenzierte Karzinome
- Karzinome in pleomorphen Adenomen (prognostisch besonders ungünstig)
- Speichelgangkarzinome
- Sarkome
- Maligne Lymphome (► Sjögren-Syndrom, ► Abschn. 23.1.5)
- Metastasen von Kopf-Hals-Tumoren, seltener von anderen Tumoren

- ■ **TNM-Einteilung (Kopfspeicheldrüsen: Gl. parotidea und Gl. submandibularis)**
- ■■ **T – Tumor**
- T_1 Tumor misst in seiner größten Ausdehnung 2 cm oder weniger
- T_2 Tumor misst in seiner größten Ausdehnung mehr als 2 cm, jedoch nicht mehr als 4 cm
- T_3 Tumor misst in seiner größten Ausdehnung mehr als 4 cm und/oder klinische oder makroskopische Infiltration von Weichteilen und Nerven
- T_4 Tumor infiltriert die Umgebung

- ■■ **N – Regionäre Lymphknotenmetastasen** (► Kap. 20.4.2)

M – Fernmetastasen ► Kap. 11.4.2

■ **Befund**

Bei Adenom, Azinuszellkarzinom und Mukoepidermoidkarzinom knotige Verhärtung der Gl. parotidea, langsam wachsend, nicht oder kaum schmerzhaft (◧ Abb. 23.1). Bei den meisten anderen Karzinomen schnelleres Wachstum (außer beim adenoidzystischen Karzinom), Spontanschmerz und häufig Schmerz bei Druck in die Fossa retromandibularis. Verbackensein mit der Haut, Ulzerationen und Durchbruch nach außen oder in den Gehörgang sowie Fazialisparese und Metastasierung sind sichere Zeichen für Malignität!

- Diagnose
- Feinnadelaspirationsbiopsie oder Probeexzision (nur vor dem Tragus)
- Evtl. Gewebeentnahme erst während der Tumoroperation nach Freilegung des Tumors unter Schonung des N. facialis und **Schnellschnitt**, davon weiteres operatives Vorgehen abhängig machen
- **Ultraschalluntersuchung, Computertomogramm** oder **Kernspintomogramm** geben differenzialdiagnostische Hinweise und dienen der Ausdehnungsbestimmung.

- Therapie
- Bei Azinuszellkarzinomen und Low-grade-Mukoepidermoidkarzinomen totale Parotidektomie mit Erhalt des N. facialis. Bei High-grade-Mukoepidermoidkarzinomen, anderen Karzinomen und Sarkomen totale Parotidektomie mit Fazialisresektion und -rekonstruktion
- Neck dissection
- Radiotherapie als Nachbehandlung oder primäre Bestrahlung bei Inoperabilität

- Heilungsergebnisse
Abhängig vom histologischen Typ 20–50% 5-Jahres-Überlebensrate nach Operation.

- Differenzialdiagnose
- **Mesenchymale Tumoren** im Bereich der Speicheldrüsen sind selten, z. B. Angiome, Lymphangiome (besonders bei Kindern), Neurinome, Lipome. Intraglanduläre Lymphome und metastatische Tumorabsiedlungen kommen häufiger vor.
- Beim sog. **Küttner-Tumor** handelt es sich um eine chronische Entzündung der verdickten, verhärteten und sklerotisch veränderten Glandula submandibularis, häufig verbunden mit einer Speichelsteinbildung.
- intaglanduläre Lymphknotenhypertonie oder -metastasen vor allem bei Spinaliomen der Kopfhaut und Karzinomen des äußeren und Mittelohres

23.4.2 Aurikulotemporales Syndrom (*Frey*)

Engl. *auriculotemporal syndrome (Frey's syndrome)*

- Ursache
Nach Parotidektomie fehlgeleitete Regeneration der sekretorischen Parotisnerven. Die sich regenerierenden parasympathischen Fasern folgen den sympathischen Fasern und innervieren die Schweißdrüsen der Haut. Vorkommen gelegentlich auch nach Kiefergelenkfraktur.

- Symptome
Hautrötung durch Vasodilatation und Schweißabsonderung im Wangenbereich vor dem Ohr auf gustatorische und mastikatorische Reize während des Essens (»**gustatorisches Schwitzen**«).

- Therapie
- Örtlich Scopolaminsalbe oder Aluminiumchloridlösung
- Neurektomie des N. tympanicus in der Pauke (▶ Kap. 1.1.2)
- Intrakutane Botulinumtoxin-A-Injektion (Dysport®), heute Therapie der Wahl

> **In Kürze**
>
> **Tumoren der Speicheldrüse**
> - Epitheliale Tumoren
> - 80% gutartig: pleomorphes Adenom, Zystadenolymphom
> - 20% maligne: lokal infiltrierend, Fazialisparese, meistens Karzinome
> - Andere Tumoren: Sarkome, maligne Lymphome, Metastasen, Neurinome, Lipome
> - TNM-Einteilung für Karzinome der Gl. parotidea und submandibularis
> - Diagnose: Bildgebung, Feinnadelpunktion, Probeexzision
> - Therapie: operativ ggf. (zusätzlich) Radiotherapie
> - Komplikationen: Frey-Syndrom, Speichelfistel

23

23.5   Speichelfistel

Engl. *salivary fistula*

- **Ursache**

Verletzungen der Drüse oder des Ausführungsganges, Operationen, spezifische oder unspezifische
Entzündungen, angeboren.

- **Symptom**

Speichelabfluss nach außen, vor allem während des
Essens.

- **Therapie**
- Drüsenfisteln schließen sich von selbst.
- Bei Gangfisteln muss die äußere Fistel operativ
  zu einer inneren gemacht werden oder
- Versuch der Herabsetzung der Speichelsekre-
  tion durch Röntgenstrahlen (Risiko eines Spät-
  karzinoms!) oder Botulinumtoxin-A-Injektion
  oder schließlich
- Exstirpation der Drüse und
- Naht des N. facialis bei Verletzung.

H09 **F06**

23.6   Ranula (Fröschleingeschwulst)

(◻ Abb. 9.2b)

Engl. *ranula, sublingual cyst*

- **Definition**

Retentionszyste unter der Zunge, angeboren oder
durch Obliteration eines der kleinen Ausführungsgänge der Glandula sublingualis entstanden.

- **Befund**

Bläulich durchscheinend, Flüssigkeit enthaltende,
pralle Schwellung, sichtbar bei Anheben der Zungenspitze.

- **Therapie**

Exstirpation oder Marsupialisation.

- **Differenzialdiagnose**

Dermoidzyste: Bei Betasten festes Gewebe. Therapie: Exstirpation.

23.7   Fazialisparesen (▶ Kap. 4.4)

- ❓ Beschreiben Sie Symptomatik und Therapie
  von Speichelsteinen (▶ Abschn. 23.2, S. 376)!
- ❓ Welche Ursachen der akuten Parotitis kennen
  Sie (▶ Abschn. 23.1.1, S. 374)?
- ❓ Was versteht man unter Sialadenosen
  (▶ Abschn. 23.3, S. 376f)?
- ❓ Was versteht man unter einem Sjögren-Syn-
  drom (▶ Abschn. 23.1.5, S. 375)?
- ❓ Wie unterscheiden sich Symptomatik und
  Behandlung von gut- und bösartigen Speichel-
  drüsentumoren (▶ Abschn. 23.4, S. 377f)?
- ❓ Welche Formen der chronischen Sialadenitis
  kennen Sie (▶ Abschn. 23.1, S. 374f)?

Stimm-, Sprech- und Sprachstörungen

Sprachstörungen haben eine zentrale Ursache, Sprechstörungen entstehen durch fehlerhafte Artikulation, Stimmstörungen (Symptom Heiserkeit) dagegen durch fehlerhafte Phonation.

Die Stimm- und Sprachheilkunde – seit 1992 als Phoniatrie/Pädaudiologie ein Fachgebiet der Medizin – ist in manchen Orten eine selbstständige Abteilung an Kliniken.

Das Arbeitsgebiet der Logopäden umfasst nach ärztlicher Verordnung Diagnose und Therapie der Stimm- und Sprachstörungen.

Beispiel

Die 43-jährige Lehrerin stellt sich mit zunehmender Stimmschwäche vor. Seit Jahren hat sie immer wieder kurze Phasen von Heiserkeit verbunden mit Räusperzwang nach starker stimmlicher Belastung. Jetzt ist die Stimme bereits nach kurzer Zeit erschöpft, heiser und kraftlos. Das Sprechen bereitet Mühe und ist schmerzhaft. Bei der Lupenlaryngoskopie mit Stroboskopie zeigt sich ein verengter Larynxeingang mit zusammengepressten Stimmbändern und Vorwölben der Taschenfalten. Die Epiglottis ist abgesenkt, die Tonhaltedauer verkürzt. Unter der Diagnose einer hyperfunktionellen Dysphonie mit sekundärer Dekompensation wird eine Berufspause eingelegt und eine logopädische Therapie durchgeführt. Allmählich kommt es zu einer Besserung der Stimme. Der bisherige Beruf kann jedoch nicht mehr ausgeübt werden.

Beispiel

Bei dem 6-jährigen Kind zeigt sich eine Sprachentwicklungsverzögerung verbunden mit verminderter Aufmerksamkeit, Mängel in der Artikulation und im Richtungshören. Die otoskopische Untersuchung sowie die audiometrische Diagnostik einschließlich otoakustischer Emissionen und Hirnstammaudiometrie ergeben Normalbefunde. Unter der Diagnose einer zentralen auditiven Wahrnehmungsstörung wird ein spezielles Hör- und Aufmerksamkeitstraining nach Anpassung von Hörgeräten durchgeführt. Die Symptomatik bessert sich wesentlich im Verlauf von einem Jahr.

■ **Ursache**

Manche Stimm- und Sprechstörungen haben ihre Ursache in einem fehlerhaften Gebrauch der Atemmuskulatur beim Sprechen und dadurch bedingter falscher **Atemtechnik**: Gewöhnlich werden Brust- und Bauchatmung gleichzeitig ausgeführt (kosto-abdomineller Atemtyp), indem sich bei der Inspiration das Zwerchfell senkt und die Rippen heben. Eine lockere Atmung (vorwiegend durch Zwerchfellbewegungen) ist beim Reden und Singen wichtig, ungünstig sind übermäßiges Anheben des Brustkorbs mit Betonung der Brustatmung sowie eine Verkrampfung der Muskulatur beim Ausatmen.

■ **Atemmuskulatur**
– **Zwerchfell**
– **Zwischenrippenmuskeln:** Mm. intercostales externi (Inspiration) schräg von hinten oben nach vorn unten. Mm. intercostales interni (Exspiration) schräg von hinten unten nach vorn oben
– **Atemhilfsmuskulatur:** Bauchmuskeln, Brustmuskeln, lange Rückenstrecker, Mm. scaleni

Sprach- und Stimmbildung

Zur Bildung der Sprachlaute ist ein Resonanzraum (Mundhöhle, Rachen, Nase, Nasennebenhöhlen) notwendig. Dieser Raum kann durch Lippen, Zunge, Gaumensegel verändert werden. Die Stimmbildung erfolgt durch die Stimmlippen. Diese werden durch die aus der Lunge ausströmende Luft in Schwingungen versetzt. Die Sprachentwicklung ist an ein intaktes Gehör gebunden und durchläuft mehrere Phasen bis nach der Pubertät.

24.1 Bildung der Sprachlaute

Die verschiedenen Sprachlaute werden aus dem Stimmklang durch Veränderung des Ansatzrohres (Resonanzraum) gebildet. Es umfasst den supraglottischen Raum sowie Rachen, Mundhöhle, Nase und Nebenhöhlen. Das Ansatzrohr kann durch die Bewegungen der »**Sprechmuskulatur**« in Lippe, Zunge, Kiefer und Gaumensegel geformt werden. **Vokale** werden bei offenem Ansatzrohr gebildet (◻ Abb. 24.1). **Konsonanten** entstehen durch Verschluss (Sprenglaute) oder Verengung (Reibelaute) an einer der drei Artikulationszonen:

- Lippen
- Zungenspitze und vorderer Gaumen
- Zungenrücken und Gaumen

◻ **Tab. 24.1** Entstehung der Konsonanten

	Stimmhaft	Stimmlos	Nasal
1. Verschlusslaut Reibelaut	B W	PF	M
2. Verschlusslaut Reibelaut	D S	T SS	N
3. Verschlusslaut Reibelaut	G J	K CH	Ng

Die Konsonanten können stimmhaft oder stimmlos sein. Nasallaute entstehen bei offener Verbindung vom Rachenraum zur Nase (◻ Tab. 24.1).

24.2 Stimmbildung

Engl. *voice production*

- **Definition**
Die Stimme bezeichnet den im Kehlkopf erzeugten Ton.

- **Entstehung**
Die Stimmlippen treten zusammen (Phonationsstellung; ◻ Abb. 13.2b). Die Stimmlippenschwingungen

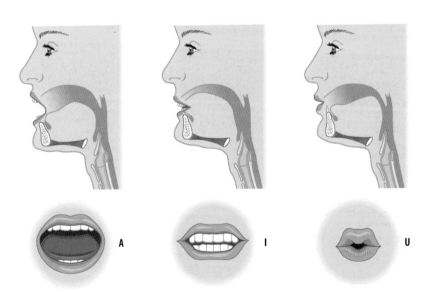

◻ **Abb. 24.1** Bildung der Vokale A, I, U

werden durch die aus der Lunge ausströmende Luft verursacht (myoelastische aerodynamische Theorie).

- **Tonhöhe**

Sie hängt ab von der Zahl der Stimmlippenschwingungen pro Sekunde, diese wiederum von der anatomischen Beschaffenheit (**Länge** und **Masse**) und der **Spannung** der Stimmlippen sowie von der Atemstromgeschwindigkeit und dem Anblasdruck:

- Tiefe Stimmlage: lange Stimmlippen
- Hohe Stimmlage: kurze Stimmlippen

> **Je gespannter die Stimmlippen mit den Stimmbändern sind, desto höher ist der Stimmklang.**

In der Pubertät sinkt durch das Wachsen des Kehlkopfes und die Verlängerung der Stimmlippen die Stimme der Knaben um eine Oktave, die der Mädchen um eine Terz (**Stimmwechsel**, Mutation).

Der **Sprachlaut** entsteht erst im Ansatzrohr oberhalb der Stimmbänder aus dem obertonreichen Stimmklang durch entsprechende **Artikulation**.

Stimmumfang 1–2 1/2 Oktaven.

Stimmregister Brust-, Mittel-, Kopfregister. Jodeln = Springen von der Brust- zur Kopfstimme.

Sprechstimmlage Im unteren Drittel des individuellen Gesamtstimmumfangs, bei Männern eine Oktave tiefer als bei Frauen.

Klangfarbe (Stimmklang) Abhängig von den Verhältnissen im Ansatzrohr, offene und gedeckte Singstimme.

> **Nach den letzten vier Punkten wird die Stimmgattung bestimmt (männlich: Bass, Bariton, Tenor; weiblich: Alt, Mezzosopran, Sopran).**

Stimmstärke Abhängig von der Stärke des Anblasdruckes, von Form, Spannung und Schwingungsamplitude der Stimmlippen und von der Form des Ansatzrohres.

Stimmeinsatz Gehaucht, weich = geöffnete Stimmlippen. Fest, hart, gepresst = geschlossene Stimmlippen.

Kommandostimme Große Stimmstärke nach tiefer Inspiration, harter Stimmeinsatz.

Flüstern Stimmlippen geschlossen, »Flüsterdreieck« zwischen den Aryknorpeln offen.

»Bauchreden« Veränderung der Stimme durch Verengung und Verstellung des Ansatzrohres.

Taschenfaltenstimme Durch Zusammenpressen der Taschenfalten entsteht eine gepresste, rauhe Stimme.

Ösophagusersatzstimme Der Kehlkopflose bildet H05 den Stimmklang durch Hochrülpsen der Luft aus dem Ösophagus, die dann am Ösophagusmund (»Pseudoglottis«) vorbeistreicht und diesen in Schwingungen versetzt.

Stimmstörungen Sie treten auf, falls die Schwingungsfähigkeit der Stimmlippen und der Stimmlippenschluss behindert sind. Sie führen zu heiserer (dysphonischer) oder tonloser (aphonischer) Stimme! **Sprechstörungen** dagegen treten bei Störungen der Artikulation auf.

In Kürze

Sprach- und Stimmbildung
- Phonation: Stimmlage, Stimmwechsel, Stimmgattung
- Artikulation im Ansatzrohr mit Artikulationszonen
- Ersatzstimmbildung
- Stimm-, Sprech- und Sprachstörungen

? Was versteht man unter Phonation und Artikulation (▶ Abschn. 24.1 u. ▶ Abschn. 24.2, S. 384f)?

? Was versteht man unter Artikulationszonen (▶ Abschn. 24.1, S. 384)?

? Welche Stimmgattungen kennen Sie (▶ Abschn. 24.2, S. 385)?

? Wie entsteht die Stimme (▶ Abschn. 24.2, S. 384f)?

Funktionsprüfung

Die Funktionsprüfung von Stimm-, Sprech- und Sprachstörungen umfassen den Sprach- und den Stimmstatus. Zur weiteren Diagnostik gehört die Stroboskopie, bei der die Stimmlippenschwingungen sichtbar gemacht werden können. Die Elektromyographie überprüft die Funktion der inneren und äußeren Kehlkopfmuskulatur. Spezielle Untersuchungen sind die Sonagraphie (elektroakustische Aufzeichnung der Sprache) und die Elektroglottographie (Überprüfung des Öffnens und Schließens der Glottis).

Zur Prüfung der Sprache und der Stimme gehört eine HNO-ärztliche Untersuchung einschließlich erforderlicher Hörprüfungen (audiometrische Untersuchungen).

25.1 Sprachstatus

Geprüft werden u. a.:
- Freies Sprechen, Lesen,
- Nacherzählen, Nachsprechen,
- Sprachverständnis, Wortfindung,
- Artikulation, Sprechtempo und
- Sprachlaute (einschließlich Nasallaute).
- Ggf. Intelligenztests,
- pädiatrische Untersuchung sowie
- psychologische und neurologische Untersuchung.

25.2 Stimmstatus

Geprüft werden u. a.:
- Qualität der Sprech-, Ruf- und Singstimme,
- Stimmeinsätze,
- Stimmumfang,
- Tonhaltedauer und
- Prüfung der Atemtechnik.

▶ 25.3 Stroboskopie

Engl. *stroboscopy*

- **Definition**
Hierbei werden die für die Betrachtung mit dem bloßen Auge zu schnellen **Stimmlippenschwingun-**

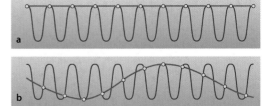

❑ **Abb. 25.1** Stroboskopie. **a** Stimmlippenschwingungen und Lichtblitze synchron, Stimmlippen stehen scheinbar still; **b** Phasenverschiebung zwischen Schwingungen und Blitzen, hierdurch scheinbar verlangsamter Ablauf der Stimmlippenschwingungen

gen sichtbar gemacht: Anstelle der gewöhnlichen Lichtquelle wird ein Gerät verwandt, das Lichtblitze erzeugt (Stroboskop). Die Zahl der Lichtblitze wird zunächst über ein Kehlkopfmikrophon mit der Zahl der Stimmlippenschwingungen (Frequenz eines Singtons) synchronisiert. Man sieht dann von jeder Stimmlippenschwingung die gleiche Phase. Die Stimmlippen stehen scheinbar still (❑ Abb. 25.1a).

Durch geringe Erhöhung oder Erniedrigung der Zahl der Lichtblitze wird von jeder Stimmlippenschwingung eine etwas verschobene Phase beleuchtet. Es ist dann ein scheinbar verlangsamter Ablauf einer Stimmlippenschwingung zu sehen, die sich aus den aufeinanderfolgenden verschiedenen Phasen zahlreicher Schwingungen zusammensetzt (❑ Abb. 25.1b).

Bei der Stroboskopie werden festgestellt:
- Seitengleichheit und Regelmäßigkeit der Stimmlippenbewegungen
- Größe der Amplituden der Schwingungen
- Bewegungsablauf der Stimmlippenschwingungen (normal wellenförmig)
- Randkantenverschiebungen

- **Indikationen**
- Erkennen einer **funktionellen Stimmstörung**.
- Erstes Erkennen einer Infiltration einer Stimmlippe (Entzündung, Tumor), deren Schwingungsfähigkeit dadurch eingeschränkt oder aufgehoben wird.
- Bei der Stroboskopie können zusätzlich ein Lupenendoskop oder ein Operationsmikroskop bei der Befunderhebung verwandt werden.

25.4   Elektromyographie

Engl. *electromyography*

- **Definition**

Ableitung der Aktionspotenziale (Nadelelektrode!) von den inneren und äußeren Kehlkopfmuskeln zur Differenzialdiagnose neurogener, myogener und arthrogener Funktionsstörungen.

25.5   Sonagraphie

- **Definition**

Elektroakustische Aufzeichnung der Sprache durch Zerlegen der Schallwellen (Spektralanalyse) nach Frequenz, Lautheit und Zeitablauf.

25.6   Elektroglottographie

Engl. *electroglottography*

- **Definition**

Verfahren zur Registrierung des zeitlichen Ablaufes des Öffnens und Schließens der Glottis in Echtzeit. Der Widerstand für einen transglottisch fließenden hochfrequenten Wechselstrom wird durch die Stimmlippenbewegung amplitudenmoduliert und kann oszillographisch registriert werden.

In Kürze

Funktionsprüfungen
- Sprach- und Stimmstatus
- Stroboskopie
- Elektromyographie, Elektroglottographie, Sonagraphie

? Welche Verfahren der Stimmdiagnostik kennen Sie (▶ Abschn. 25.3 bis ▶ Abschn. ■■■, S. 388f)?

? Was versteht man unter Stroboskopie (▶ Abschn. 25.3, S. 388)?

? Wie kann man die Funktionstüchtigkeit der Kehlkopfmuskeln auch einzeln prüfen (▶ Abschn. 25.4, S. 389)?

Klinik

Neben einer verzögerten Sprachentwicklung äußern sich Sprach- und Sprechstörungen in Stammeln, Poltern, Stottern. Außerdem gibt es zentrale Sprachstörungen aufgrund von Erkrankungen des Gehirns. Stimmstörungen werden in organisch und funktionell bedingte Stimmstörungen eingeteilt.

26.1 Sprachentwicklung

Engl. *speech and language development*

26.1.1 Normale Entwicklung

- Ab 2. Monat Lallen
- Ab 8. Monat Echolalie und erstes Sprachverständnis
- Ab einem Jahr Einwortsätze
- Mit 1 1/2 Jahren Zweiwortsätze
- Mit 3 Jahren Mehrwortsätze
- Ab 4 Jahren vollständiger Spracherwerb
- Mit 7 Jahren abgeschlossener Spracherwerb

26.1.2 Verzögerte Sprachentwicklung

Engl. *delayed speech and language development*

- **Definition**

Die Störung äußert sich in nicht altersgemäßem Wortschatz, Dysgrammatismus (unkorrekter Satzbau) und Stammeln.

- **Ursache**

Schwach ausgebildeter Sprechantrieb, ungenügende sprachliche Anregung, familiäre Sprachschwäche, auditive Teilleistungsstörungen, allgemeiner Entwicklungsrückstand. Falls keine Hirnschädigung vorliegt, harmlose Störung, die bei sonst ungestörter Intelligenz bei Beschäftigung mit dem Kind durch Eltern, Geschwister oder im Kindergarten bis zur Einschulung behoben ist.

- **Therapie**

Ab 3–4 Jahren logopädische Behandlung. Weitere Ursachen:

Verzögerte Sprachentwicklung durch Hörstörungen (▶ Kap. 5.2.10)

❯ **Taub geborene Kinder bleiben stumm (Taubstummheit). Bei Verlust des Gehörs vor dem 7. Lebensjahr geht die bis dahin erworbene Sprache wieder verloren.**

- **Prälingual ertaubt** = Taubheit, ehe die Sprache erworben werden konnte
- **Postlingual ertaubt** = Taubheit und Sprachverlust nach vollständigem Spracherwerb im 7. Lebensjahr)

Verzögerte Sprachentwicklung durch Intelligenzdefizite

- **Ursache**

Organische Hirnschädigung unterschiedlicher Ursache. Die Feststellung des Intelligenzquotienten ist in diesen Fällen durch sprachfreie Tests erforderlich. Beim **Autismus** liegt eine schwere Wahrnehmungsstörung vor, bei der das Gehörte nicht verwertet werden kann. Keine situationsadäquate Reaktion.

Sprachentwicklungsstörung durch auditive Teilleistungsschwäche (zentrale Wahrnehmungsstörung)

- **Ursache**

Frühkindlicher Hirnschaden. Erbliche oder geburtsbedingte Hirnreifungsverzögerung. Ungünstige akustische und familiäre Umgebung ohne Anreiz zum bewussten Hören. Reizüberflutung.

- **Symptome**

Störung der auditiven Aufmerksamkeit (Konzentration), der auditiven Merkfähigkeit, des Richtungshörens u. a. (▶ Fallbeispiel F10f).

- **Differenzialdiagnose**

Mutismus. Es handelt sich um eine psychisch bedingte Stummheit. Sie tritt nach teilweisem oder vollzogenem Spracherwerb auf.

- **Therapie**

Hör- und Aufmerksamkeitstraining, ggf. Hörgeräteanpassung zur Anhebung des akustischen Nutzsignals.

Sprachentwicklung
- Normale Entwicklung in den ersten Lebensjahren
- Sprachentwicklungsverzögerungen: auditiv, kognitiv, intellektuell, zentral-auditiv

26.2 Sprach- und Sprechstörungen

Engl. *language disorder and speech disorder*

Sprachstörung = Störung der gedanklichen Erzeugung von Sprache und Sprechstörung = Störung der motorischen Erzeugung von Sprachlauten.

26.2.1 Stammeln

Engl. dyslalia, stammer

(Dyslalie, Lautbildungsfehler, Störungen der Artikulation)

Das physiologische Stammeln des Kleinkindes soll nach dem 4. Lebensjahr verschwunden sein. Danach bestehenbleibende Lautbildungsfehler bedürfen der Behandlung. Stammeln kann funktionell oder organisch bedingt sein.

> Stets Schwerhörigkeit ausschließen bzw. behandeln (hörverbessernde Operation, Hörgerät, Cochlea-Implantat).

- **Sigmatismus.** Lispeln (falsche Bildung der S-Laute; häufigstes Stammeln):
  - als **Sigmatismus addentalis**: Zungenspitze an der Hinterfläche der Schneidezähne,
  - als **Sigmatismus interdentalis**: Zunge vorn zwischen den Zähnen,
  - als **Sigmatismus lateralis**: Die Luft entweicht einseitig in die Backentasche und
  - **Asigmatismus**: S-Laute werden nicht gebildet, sondern durch andere Laute (meistens D) ersetzt.
- **Gammazismus.** Kappazismus, Lambdazismus, Rhotazismus = Falschbildung der G-, K-, L- und R-Laute.
- **Rhinophonie** (= **Rhinolalie, Näseln**; Nachweis ▶ Kap. 6.3.3)

- **Rhinophonia clausa** (geschlossenes Näseln). Ursachen: Meist organisch. Verlegte Nase durch Schnupfen, Polypen, vergrößerte Rachenmandel, Tumoren, doppelseitige Choanalatresie: Nasallaute werden ohne Nasenresonanz gesprochen (»Stockschnupfen«)
- **Rhinophonia aperta** (offenes Näseln). Ursachen: Organisch bei Gaumenspalte oder Gaumensegellähmung bzw. -schwäche (z. B. Diphtherie oder Myasthenia gravis pseudoparalytica). Alle Laute haben einen nasalen Beiklang. Funktionell bei Schonstellung des Gaumensegels
- **Rhinophonia mixta** (gemischtes Näseln). Bei Kombination von verlegter Nasenatmung und Gaumensegelschwäche

- Therapie
- Bei organischer Ursache kausale Behandlung, z. B. bei Gaumenspalten Operation, sonst
- Sprachübungsbehandlung durch Logopäden mit Erlernen der richtigen Technik bei der Lautbildung, Training der Zungen- und Mundmotorik, u. U. Hörtraining nach Hörgeräteversorgung,
- kieferorthopädische oder kieferchirurgische Therapie bei korrekturbedürftigen Kieferanomalien.

26.2.2 Poltern

Engl. *battarism*

- Definition

Sprachformulierungsschwäche. Hastiges, verwischtes Sprechen mit Auslassungen, Umstellungen oder Wiederholungen von Lauten und Silben.

- Therapie

Erziehung zu langsamem Sprechen.

26.2.3 Stottern (Balbuties)

Engl. *stuttering*

- **Definition**

Redeflussstörung mit Störung der Koordination der Sprechmuskulatur, die sich in Hemmungen und Unterbrechungen des Sprechablaufs äußert (**tonisches** – Mmmmutter – oder **klonisches** – Ta Ta Ta Tante – Stottern).

- **Symptome**

Mitbewegung der Extremitäten. Singen meist nicht behindert. Beginn oft zwischen dem 3. und 4. Lebensjahr, bei der Einschulung oder in der Pubertät.

- **Ursache**

Unbekannt. An der Entstehung sind körperliche, seelische und interpersonelle Faktoren beteiligt, meist familiäre Disposition.

- **Therapie**

Durch Logopäden und Psychologen. Sehr schwierig und nicht immer erfolgreich. Besteht in Atemschulung, Üben von langsamem und rhythmischem Sprechen, Verhaltenstherapie, Entspannungsübungen (z. B. autogenes Training).

26.2.4 Zentrale Sprachstörungen

Engl. *cerebral speech disorder*

Aphasien, Dysphasien

- **Definition**

Bei organischen Gehirnerkrankungen (Blutung, Tumor) im Bereich der Sprachzentren kommt es zu Störungen oder dem Verlust der bereits erworbenen Sprache.

- **Motorische Aphasie**: Störung der Wortbildung bei nur geringfügig beeinträchtigtem Sprachverständnis durch Läsion im Broca-Sprachzentrum (3. Stirnwindung)
- **Sensorische Aphasie**: Störung des Sprachverständnisses und der Ausdrucksfähigkeit bei erhaltenem Sprechvermögen durch Läsion im Wernicke-Sprachzentrum (obere Schläfenwindung)

- **Amnestische Aphasie**: Störung der Worterinnerung, Wortfindungsstörungen, Gegenstände können nicht benannt werden (untere Schläfenwindung; otogener Hirnabszess)

26.2.5 Sprechstörungen, zentrale Stimmstörungen

Engl. *speech disorders, cerebral dysphonia*

- **Definition**
- **Dysarthrien** und **Dysarthrophonien**: Zentrale Sprechstörungen einschließlich Stimm- und Atemstörungen durch Erkrankungen zerebraler Zentren, zentraler Bahnen und der Kerne der Hirnnerven. Vorkommen z. B. als spastische Lähmungsformen der Sprechmuskulatur. Der gesamte Sprechvorgang ist gestört, z. B. bei M. Parkinson, Kleinhirnläsionen, Schädigung des motorischen Kortex.
- **Stimm-** und **Sprechapraxie**: Gestörte Programmierung des Stimm- und Sprechablaufes. Störungen der Sprechfunktion durch periphere infranukleäre Lähmung einzelner Hirnnerven (z. B. N. glossopharyngeus, N. hypoglossus) nennt man **Dysglossien**.

- **Therapie**

Logopädische Stimm- und Sprechrehabilitation unter Beachtung neuropsychologischer Gesichtspunkte, Grundleiden beheben, Behandlung der Schluck- und Atemstörung.

> **In Kürze**
>
> **Sprach- und Sprechstörungen**
> - Stammeln durch Störung der Lautbildung: Sigmatismus, Gammazismus, Rhinophonie, physiologisch beim Kleinkind
> - Poltern
> - Stottern als Redeflussstörung
> - Zentrale Sprachstörungen: Dys- und Aphasien
> - Sprechstörungen: Dysarthrien, Apraxie

26.3 Stimmstörungen

Engl. *dysphonia*

- **Definition**

Störungen der Stimmbildung.

26.3.1 Organische Stimmstörungen

Kehlkopferkrankungen, ▶ Kap. 14.

26.3.2 Funktionelle Stimmstörungen

Dyskinetische Stimmstörungen

Hyper- und **hypofunktionelle Dysphonien** entstehen durch Überbelastung der Stimme, falsche Belastung der Stimmlippen oder falsche Stimmtechnik: Entweder zu starke Anspannung oder aber Schonhaltung der Stimmlippen beim Sprechen. Auftreten der Dysphonien besonders bei Berufen mit überforderter Stimme (Lehrer, Pfarrer), die dann meistens hyperfunktionell sind. »Internusschwäche« ▶ Kap. 14.4.1.

- **Symptome und Befund**
- Die Stimme wird schon bei kleinen Belastungen heiser, rau und wenig tragend
- Druckgefühl im Kehlkopf, Kratzen im Hals und eine Rötung der freien Stimmlippenränder
- Entstehung von Stimmlippenknötchen (▶ Kap. 14.5.1) – fast nur bei Frauen – möglich
- Lupenlaryngoskopie, Stroboskopie:
  - **Hyperfunktionelle Dysphonie**: Verengung des Kehlkopfeinganges mit zusammengepressten Stimmlippen, vorgewölbten Taschenfalten und tiefliegender Epiglottis
  - **Hypofunktionelle Dysphonie**: Unvollständiger Stimmlippenschluss, Hochstand der Epiglottis, eher schlaffe Larynxsuprastruktur
- Tonhaltedauer verkürzt
- Verstärker Einsatz der Stimmhilfsmuskulatur; Kehlkopf druckschmerzhaft

- **Therapie**

Stimmübungsbehandlung, Atemübungen, lockeres Sprechen, u. U. Librium® oder Valium®, psychologische Betreuung.

- **Differenzialdiagnose**
- **Spastische Dysphonie**: Hochgradiges Pressen und Ächzen bei der Stimmbildung. Psychische Genese! Therapie: Botulinum-Toxin-Injektion (Dysport®) in die Stimmlippe, Psychotherapie.
- Stimmstörung bei **Myasthenia gravis pseudoparalytica**: Leicht ermüdbare Stimme mit nachfolgender Erholung
- Stimmstörung bei **Globus pharyngis**
- **Hormonelle Stimmstörung** im Klimakterium oder nach Hormonmedikation (z. B. Kombinationspräparaten mit androgenen Hormonen oder Anabolika: Die Stimme wird tiefer und brüchig infolge Zunahme der Muskulatur im Verhältnis zum Bindegewebe. Virilisierung der Stimme)
- **Laryngopathia gravidarum**: Heiserkeit durch Ödembereitschaft und Auflockerung der Stimmlippen, verschwindet nach der Entbindung. (Bei Auftreten auf Zeichen einer Präeklampsie achten!)
- Dysphonie bei Zervikalsyndrom (▶ Kap. 5.2.1)
- Submuköse Blutung in der Stimmlippe nach Überschreien oder Überbeanspruchung der Stimme
- **Phonasthenie**: anlagebedingte Stimmschwäche.

Behandlung der Grunderkrankung, logopädische Therapie.

Psychogene Dysphonie und Aphonie

- **Definition**

Psychische Traumen können dazu führen, dass die Stimmlippen beim Sprechen nicht in Phonationsstellung gebracht oder aber fest zusammengepresst werden (Phononeurosen).

- **Symptome**
- Die Stimme ist heiser bzw. tonlos, klangvolles Husten möglich!
- Bei der Spiegeluntersuchung Beweglichkeit der Stimmlippen. Keine entzündlichen Zeichen
- Häufiger bei Frauen als bei Männern
- **Hyperfunktionelle Form**: Stimme heiser bzw. tonlos, Stimmlippen und evtl. Taschenfalten zusammengepresst, Epiglottis gesenkt

— **Hypofunktionelle Form:** Stimme heiser bzw. tonlos, kein Stimmlippenschluss, Epiglottis aufgerichtet

■ Therapie

Aus dem klangvollen Husten heraus Entwicklung der Stimme oder Eingehen auf die seelischen Schwierigkeiten und mit Atem- und Stimmübungen versuchen, die Stimme aufzubauen. Die früher übliche Überrumpelung mit Einführen einer Metallkugel zwischen die Stimmlippen, um einen Würg- und Erstickungsanfall und danach eine laute Stimme auszulösen, sollte unterlassen werden.

Mutationsstörungen

■ Definition

Die **Mutationsfistelstimme** ist die Folge eines gestörten Stimmwechsels vor allem bei Knaben.

Das Kehlkopfwachstum während der Pubertät führt in diesen Fällen zu einer starken Spannung der Stimmlippen. Die Mutationsfistelstimme tritt gelegentlich auch als funktionelle (psychisch bedingte) Störung auf, wenn die Freunde der Knaben noch nicht im Stimmbruch sind und weiter kindlich sprechen. Während des Stimmwechsels (▶ Kap. 24.2, Stimmbruch) soll die Stimme, die zwischen hoch und tief schwankt, geschont werden.

■ Therapie

— Stimmübungsbehandlung unter leichtem Druck auf den Schildknorpel zur Entlastung des Zuges des M. cricothyroideus.
— Die unvollständige Mutation erfordert ebenfalls eine stimmtherapeutische (logopädische) Behandlung.
— Das Ausbleiben der Mutation ist hormonell bedingt: persistierende Kinderstimme (früher durch Kastration von Knaben absichtlich herbeigeführt: **Kastratenstimme**).

Inspiratorischer funktioneller Stridor (»Stimmritzenkrampf«)

Bei der Einatmung öffnen sich die Stimmlippen nicht, sondern schließen sich im Gegenteil in der Mittellinie (paradoxe Stimmlippenbewegungen).

■ Therapie

Atemübungen, Psychotherapie.

Ictus laryngis

■ Definition

Hustenanfall, der in einen Glottiskrampf übergeht, gelegentlich bei Männern. Der Glottiskrampf kann von kurzer Bewusstlosigkeit gefolgt sein.

■ Ursache

Unbekannt.

■ Differenzialdiagnose

Laryngospasmus (Glottiskrampf) infolge Tetanie oder im Rahmen einer Spasmophilie bei Kindern oder Folge eines Fremdkörperreizes.

■ Therapie

Kalzium und CO_2-Rückatmung. An aspirierte Fremdkörper denken!

Singultus (Schluckauf)

■ Definition

Ruckartiges Einatmen und rascher Glottisschluss ausgelöst durch nicht willkürlich steuerbare krampfartige Zwerchfellkontraktionen (Zwerchfellspasmus).

■ Therapie

Atem anhalten (respiratorische Azidose) und Pressen. Plötzliches Erschrecken kann zur Unterbrechung des Reflexes führen. Bei lange anhaltendem Singultus nach zentral-nervösen oder peripheren organischen Ursachen suchen. Passageres Ausschalten des N. phrenicus durch Lokalanästhesie.

> **In Kürze**
>
> **Stimmstörungen**
> — Störung der Stimmbildung
> — Organische Stimmstörung durch Kehlkopferkrankung
> — Funktionelle Stimmstörungen
>   — Dyskinetische Stimmstörungen (hypo- und hyperfunktionell) durch falsche Stimmtechnik und -belastung
>   — Neurogen
>   — Hormonell und medikamentös
> — Psychogen
> — Mutationsstörung
> — Stimmritzenkrampf und Laryngospasmen

? Welche Formen der verzögerten Sprachentwicklung kennen Sie (► Abschn. 26.1.2, S. 392)?

? Welche Formen der Aphasie werden unterschieden (► Abschn. 26.2.4, S. 394)?

? Was versteht man unter einer Mutationsfistelstimme (► Abschn. 26.3.2, S. 396)?

? Benennen Sie die häufigsten Artikulationsstörungen (► Abschn. 26.2.1, S. 393f)!

? Was versteht man unter einer hyperfunktionellen und hypofunktionellen Dysphonie
(► Abschn. 26.3.2, S. 395)?

? Was versteht man unter Dysarthrie
(► Abschn. 26.2.5, S. 394)?

Begutachtung

Gutachten erfordern ein hohes Maß an Sachkenntnis, Erfahrung und Urteilsvermögen. Sie setzen strikte Neutralität und Unabhängigkeit des Gutachters voraus. Um Einzelfälle hinsichtlich des Ausmaßes einer Schädigung miteinander vergleichen zu können, müssen möglichst quantifizierbare Befunde erhoben und daraus – anhand von Tabellen – abstrakte Werte der Schädigung bezogen auf gesunde Normalpersonen errechnet werden. Die Begutachtung bedient sich dabei wissenschaftlicher Methoden und Erkenntnisse, sie selbst ist jedoch eine Maßnahme des Sozialrechtes.

Allgemeines

Gutachten werden von verschiedenen Auftraggebern wie Berufsgenossenschaften, Versicherungen, Gerichten oder den Rentenversicherungsträgern in Auftrag gegeben. Sie erfordern eine objektive, neutrale Betrachtungsweise der Befunde und Fakten.

Gutachten für die **Rentenversicherung** haben aufgrund der medizinischen Befunde zur Berufsunfähigkeit und Erwerbsunfähigkeit Stellung zu nehmen.

Bei der Begutachtung nach dem **Bundesversorgungsgesetz**, dem **Bundesentschädigungsgesetz** und der **gesetzlichen Unfallversicherung** muss durch Anamnese und Befund zunächst der **Kausalzusammenhang** zwischen dem schädigenden Ereignis und dem Schaden mit der nötigen Wahrscheinlichkeit festgestellt werden. Danach ist die schadensbedingte **Minderung der Erwerbsfähigkeit (MdE)** auf dem allgemeinen Arbeitsmarkt in Prozenten nach den bestehenden Richtlinien zu schätzen. Außerdem soll ein besonderes berufliches Betroffensein berücksichtigt werden.

In der gesetzlichen Unfallversicherung unterscheidet man zwischen den Folgen eines Arbeitsunfalls und einer Berufskrankheit und grenzt sie gegen eine mögliche endogene Ursache ab.

Im **Schwerbehindertenrecht** wird – anstelle der MdE – der **Grad der Behinderung (GdB)** festgesetzt. Die »Versorgungsmedizinischen Grundsätze« als Grundlage für das Schwerbehindertenrecht führen neben dem bekannten Begriff des **Grades der Behinderung** (GdB final bezogen auf alle Gesundheitsstörungen) den **Grad der Schädigungsfolgen** (GdS kausal bezogen auf die Schädigungsfolgen) ein. Beide Begriffe beziehen sich auf die Einschränkungen des Individuums in allen Lebensbereichen, unabhängig von der Berufstätigkeit. Der GdB/GdS wird ohne Einheit angegeben und entspricht in der Höhe dem prozentualen Wert der MdE.

In der **privaten Unfallversicherung** wird ein Dauerschaden nach den in einer »Gliedertaxe« aufgeführten Prozentsätzen der Invalidität geschätzt.

Häufig werden Gutachten zur Frage der Berufskrankheit »Lärmschwerhörigkeit« erstellt. Eine ärztliche Anzeige wird bei der zuständigen Berufsgenossenschaft bei einem hochfrequenten Hörverlust erstattet. Beurteilt werden müssen darüber hinaus Folgen von Schädeltraumen, Schädel-Hirn-Traumen, ärztlichem Fehlverhalten oder von Erkrankungen:

- im Ohrbereich mit Hör- und Gleichgewichtsstörungen,
- im Gesichts-, Nasen- und Nebenhöhlenbereich mit Riech- und Schmeckstörungen, Behinderung der Nasenatmung und Gesichtsentstellungen und
- im Kehlkopf- und Trachealbereich mit Stimmstörungen und Atemnot.

In Kürze

Begutachtung
- Berufs- und Erwerbsunfähigkeit
- MdE, GdB/GdS, Gliedertaxe
- Berufskrankheit Lärmschwerhörigkeit

MdE-Werte (GdB-Werte)

Richtlinien zur Schätzung einer MdE für die verschiedenen Funktionsstörungen. (Sie entsprechen den **Anhaltspunkten** für die ärztliche Gutachtertätigkeit des Bundesministeriums für Arbeit und Sozialordnung.)

28.1 Ohr

Äußeres und Mittelohr
- Verlust einer Ohrmuschel 20%
- Chronische Mittelohrentzündungen mit andauernder beidseitiger Sekretion (zusätzlich Hörverlust) 20%

Gehör Aus den Tabellen lassen sich aufgrund der Ergebnisse der Tonaudiometrie und vor allem der Werte der Sprachaudiometrie die prozentualen Hörverluste gegenüber dem Normalhörigen ablesen und danach die MdE festsetzen (Feldmann, ◻ Tab. 28.1), z. B.:

Ohrgeräusche
- Ohne nennenswerte psychische Begleiterscheinungen 0–10%
- Mit erheblichen psychovegetativen Begleiterscheinungen 20%
- Mit wesentlicher Einschränkung der Erlebnis- und Gestaltungsfähigkeit (z. B. ausgeprägte depressive Störungen) 30–40%

- Mit schweren psychischen Störungen und sozialen Anpassungsschwierigkeiten mindestens 50%

Gleichgewicht Berechnung von GdB/MdE aus der Intensität der auftretenden Schwindelbeschwerden, resp. vestibulären Reaktionen und den Belastungsstufen, bei denen diese vestibulären Reaktionen auftreten.
- Gleichgewichtsstörungen ohne wesentliche Folgen 0–10%
- Gleichgewichtsstörungen mit leichten Folgen 20%
- Gleichgewichtsstörungen mit mittelgradigen Folgen 30–40%
- Gleichgewichtsstörungen mit schweren Folgen 50–70%
- MdE-Tabelle für vestibuläre Störungen der Gleichgewichtsregulation nach Stoll (◻ Tab. 28.2)

Morbus Menière
- Mehrmals monatlich schwere Anfälle 50%

Fazialisparese
- Einseitig bis 40%
- Beidseitig komplette Lähmung 50%

◻ **Tab. 28.1** Hörverlust-Grade und MdE

Hörverlust	Umgangs-sprache	Schwerhörigkeitsgrad	Minderung der Erwerbs-fähigkeit (MdE)	
			Einseitig	Doppelseitig
100%	–	Taubheit	20%	80%
Vor dem endgültigen Spracherwerb 100%	–	Taubheit	20%	100%
80–95%	0,25 m	An Taubheit grenzende Schwerhörigkeit	15%	70%
60–80%	0,25–1 m	Hochgradige Schwerhörigkeit	10%	50%
40–60%	1–4 m	Mittelgradige Schwerhörigkeit	10%	30%
20–40%	>4 m	Geringgradige Schwerhörigkeit	0%	15%

◻ Tab. 28.2 MdE-Tabelle für vestibuläre Störungen der Gleichgewichtsregulation. (Nach Stoll 1979/1982)

			Ruhelage	Niedrige Belastung	Mittlere Belastung	Hohe Belastung	Sehr hohe Belastung
Intensitätsstufen	Heftiger Schwindel, vegetative Erscheinungen	4	100	80	60	40	30
	Sehr starker Schwindel, erhebliche Unsicherheit	3	80	60	40	30	20
	Starke Schwindelbeschwerden, deutliche Unsicherheit	2	60	40	30	20	10
	Geringe Schwindelbeschwerden, leichte Unsicherheit	1	40	30	20	10	< 10
	Weitgehend beschwerdefrei (mit und ohne objektivierbare Symptome)	0		< 10	< 10	< 10	< 10
MdE-Tabelle			0	1	2	3	4
					Belastungsstufen		

28.2 Nase, Nebenhöhlen, Riechvermögen

Engl. *nose, paranasal sinuses, smell*
- Völliger Verlust der Nase 50%
- Stinknase (Ozaena) 20–40%
- Verengung der Nasengänge (mit Behinderung bis Aufhebung der Nasenatmung) bis 20%
- Chronische Nebenhöhlenentzündungen 20–40%
- Völliger Verlust des Riechvermögens 10–15%

28.3 Mundhöhle, Rachen, Ober- und Unterkiefer

Engl. *proper oral cavity, throat, upper jaw, lower jaw*
- Lippendefekt 20–30%
- Mundtrockenheit 0–20%
- Funktionsstörungen der Zunge 30–50%
- Kieferklemme 50%
- Verlust eines Teiles des Unterkiefers 0–50%
- Verlust des Oberkiefers 0–40%
- Gaumendefekt 30–50%
- Schluckstörungen ohne wesentliche Behinderung der Nahrungsaufnahme 0–10%
- Schluckstörungen mit erheblicher Behinderung der Nahrungsaufnahme 20–40%

- Schluckstörungen mit häufiger Aspiration und erheblicher Beeinträchtigung des Kräfte- und Ernährungszustandes 50–70%
- Völliger Verlust des Schmeckvermögens 10%

28.4 Kehlkopf, Luftröhre, Stimme und Sprache

Engl. *larynx, windpipe, voice, speech*
- Verlust des Kehlkopfes bei guter Ersatzstimme 70%
- In allen anderen Fällen 80%
- Bis zu 5 Jahre Heilungsbewährung 100%
- Tracheostoma 40%
- Trachealstenose: abhängig vom Ausmaß der Funktionsbeeinträchtigung 0–100%
- Stimmstörungen 0–50%
- Artikulationsstörungen 10–50%
- Heiserkeit 10–20%
- Rekurrensparese einseitig 10–20%
- Rekurrensparese doppelseitig 50–70%

In Kürze

MdE- und GdB-Wert

— Ohr: Tabellen zur Quantifzierung von Hör- und Gleichgewichtsstörungen, Fazialisparesen
— Nase: Riechstörungen, chronische Entzündung, Tumoren, äußeres Erscheinungsbild
— Mundhöhle: Gesichtsschädel, Schmeckstörungen
— Pharynx: äußeres Erscheinungsbild, Tumoren, Schluckstörungen, Sprechstörungen
— Kehlkopf und Luftröhre: Stimmstörungen, Laryngektomie, Tracheostoma, Stenosen, Rekurrensparesen

? Wie werden der Grad der Schwerhörigkeit und die sich daraus ergebende MdE ermittelt (▶ Abschn. 28.1, S. 404)?

? Welche MdE wird durch einseitige Taubheit, welche durch beidseitige Taubheit bedingt (▶ Abschn. 28.1, S. 404)?

? Welche MdE ergibt sich nach Laryngektomie (▶ Abschn. 28.4, S. 405)?

? Welche MdE liegt bei Anosmie und Ageusie vor (▶ Abschn. 28.2, S. 405)?

? Wann ist der Nachweis der Kausalität gefordert (▶ Kap. 27, S. 402)?

Leitsymptome und Differenzialdiagnose

Leitsymptome sind Zeichen, die typisch für eine Erkrankung sind oder die mögliche Differenzialdiagnosen eingrenzen. Sie führen zur gezielten Einengung möglicher Diagnosen. Häufig sind sie mit den Gesundheitsstörungen, wie sie der GK 2 der neuen Approbationsordnung definiert, identisch.

Leitsymptome in der Hals-Nasen-Ohrenheilkunde

29.1 Ohrerkrankungen

29.1.1 Schmerz

- Ohrenschmerzen bei:
  - Gehörgangsfurunkel
  - Perichondritis der Ohrmuschel
  - Akuter Otitis media
  - Mastoiditis
  - Aufflackern einer chronischen Otitis media
  - Zoster oticus
  - Verletzungen

- Druckgefühl im Ohr bei:
  - Cerumen obturans
  - Fremdkörper im Gehörgang
  - Tubenmittelohrkatarrh
  - Menière-Krankheit
  - Hörsturz

- Ausstrahlende Schmerzen im Ohr (Otalgie) bei:
  - Erkrankungen des Kiefergelenks (Costen-Syndrom)
  - Parotiserkrankungen
  - Zahnerkrankungen
  - Rachenentzündungen (Seitenstrangentzündung, Tonsillitis)
  - Zungengrundentzündung und -tumoren
  - Kehlkopfentzündung (Perichondritis, Tumoren)
  - Lymphadenitis am Hals und Tumormetastasen
  - Neuralgien der Nn. V, IX und X
  - Halswirbelsäulenveränderungen
  - Zervikalsyndrom

- Druckschmerz:
  - Am Tragus bei Gehörgangsfurunkel
  - Auf dem Warzenfortsatz bei Mastoiditis
  - In der Umgebung des Ohres bei Lymphadenitis

29.1.2 Absonderung

- Ohrenschmalz:
  - Gelb oder braun, flüssig oder fest

- Eiter:
  - **Rein eitrig** bei Furunkel
  - **Serös-eitrig** im Beginn einer akuten Mittelohrentzündung unmittelbar nach der Trommelfellperforation oder bei nässendem Ekzem
  - **Schleimig-eitrig** bei perforierender akuter Mittelohrentzündung oder chronischer Schleimhautentzündung
  - **Schmierig-eitrig** und fötide bei chronischen Knocheneiterungen (Cholesteatom) oder Gehörgangsekzem

- Blut:
  - **Rein blutig** bei Ohrverletzungen und Felsenbeinlängsfraktur
  - **Serös-blutig** bei Grippeotitis
  - **Blutig-eitrig** bei malignen Tumoren oder granulierender Entzündung

- Liquor:
  - Wasserklar oder mit Blut vermischt bei Felsenbeinlängsfraktur

29.1.3 Schwellung

- Vor dem Ohr bei:
  - Parotitis, Parotistumor, Sialose
  - Gehörgangsfurunkel vor dem Tragus
  - Zygomatizitis am Jochbogenansatz
  - Lymphadenitis im Parotisbereich

- Hinter dem Ohr bei:
  - Gehörgangsfurunkel in der Umschlagfalte
  - Mastoiditis auf dem Warzenfortsatz
  - Sinusthrombose am Emissarium mastoideum
  - Lymphadenitis (infolge Gehörgangsfurunkel oder infizierter Wunden)

- Der hinteren oberen Gehörgangswand vor dem Trommelfell bei:
  - Mastoiditis

29.1.4 Ohrgeräusche (Tinnitus aurium)

(Die subjektive Lautheit und Frequenz eines Geräusches kann mit dem Tonaudiometer erfasst – »objektiviert« – werden.)

- **Sausen, Brummen, Rauschen (therapeutisch beeinflussbar) bei:**
- Gehörgangsverschluss
- Mittelohrkrankheiten
- Otosklerose
- Menière-Krankheit
- Hörsturz

- **Zischen, Pfeifen (therapeutisch schwer zu beeinflussen) bei:**
- Akustischem Trauma
- Innenohrkrankheiten
- Erkrankungen des Hörnerven
- Durchblutungsstörungen
- Intoxikationen

- **Pulsierend (therapeutisch beeinflussbar durch Behandlung des Grundleidens) bei:**
- Akuter Otitis media und Mastoiditis (klopfend)
- Hypertonie
- Glomustumor
- Angiomen
- Zerebralen Gefäßmissbildungen
- Aneurysmen (gelegentlich objektiv mit Stethoskop nachweisbar)
- Myoklonien des M. tensor tympani oder der Gaumenmuskulatur

29.1.5 Schwerhörigkeit

- **Schallleitungsstörung bei:**
- Verlegung des Gehörgangs (Atresie, Zerumen, Fremdkörper)
- Mittelohrerkrankungen, -verletzungen und -missbildungen

- **Schallempfindungsstörung**
- **Sensorineural bei:**
  - Innenohrmissbildungen
  - Intoxikationen
  - hereditärer Schwerhörigkeit

- Altersschwerhörigkeit (vorwiegend sensorisch)
- Zervikalsyndrom
- **Sensorisch bei:**
  - Labyrintherkrankungen (Corti-Organschäden: Rekruitment positiv)
  - vaskulären Schäden (Rekruitment positiv)
  - Menière-Krankheit (Rekruitment positiv)
  - Hörsturz (Rekruitment positiv)
  - Akustisches Trauma
- **Neural bei:**
  - Erkrankungen des Hörnerven (Rekruitment positiv oder negativ)
  - Akustikusneurinom (Rekruitment positiv oder negativ)
  - Zentralen Schwerhörigkeiten

- **Kombinierte Schwerhörigkeit (Schallleitungs- und Schallempfindungsschwerhörigkeit) bei:**
- Gleichzeitiger Erkrankung des Mittel- und des Innenohres, z. B. bei Otosklerose oder bei Mittelohrentzündungen mit Labyrinthbeteiligung

29.1.6 Vestibulärer Schwindel

- **Periphere Labyrinthaffektionen:**
- Labyrinthitis
- Labyrinthausfall
- Labyrinthtrauma, Labyrinthfistel
- Labyrinthintoxikation
- Labyrinthlues
- Menière-Krankheit
- Commotio labyrinthi
- Experimentelle Vestibularisprüfungen
- Kinetosen

- **Retrolabyrinthäre Affektionen:**
- Neuronitis vestibularis
- Zoster oticus
- Akustikusneurinom
- Intoxikation

- **Zerebrale Affektionen:**
- Kleinhirnerkrankungen
- Hirnerkrankungen
- Hirntumoren
- Hirndurchblutungsstörungen

- Hirnverletzungen (Commotio oder Contusio cerebri)
- Hirnstammerkrankungen

29.1.7 Fazialisfunktionsstörungen

- **Bei Entzündungen:**
- Sog. Otitis externa maligna
- Akute Otitis media
- Mastoiditis
- Chronische epitympanale Otitis media (Cholesteatom)
- Viruserkrankungen (Zoster oticus, Grippe)
- Idiopathische Parese (Bell)

- **Bei Traumen:**
- Felsenbeinlängsfraktur
- Felsenbeinquerfraktur
- Parotisverletzungen
- Iatrogen bei Operationen (Ohr, Gl. parotidea)

- **Bei Tumoren:**
- Parotismalignom
- Mittelohrkarzinom
- Glomustumor
- Akustikusneurinom

29.2 Nasen- und Nasennebenhöhlenerkrankungen

- **Behinderte Nasenatmung bei:**
- Muschelschwellung
- Nasenpolypen
- Septumdeviation
- Tumoren der Nase und der Nebenhöhlen
- Choanalatresie
- Rachenmandel
- Juvenilem Nasenrachenfibrom
- Fremdkörper

- **Schmerzen bei:**
- Nasenfurunkel
- Akuter und chronischer Nebenhöhlenentzündung
- Tumoren der Nase und der Nebenhöhlen
- Verletzungen (s. unten bei Blutung)
- Kopfschmerzen

- **Absonderung (Schnupfen)**
- **Wässrig-serös** bei:
  - Allergischer Rhinitis
  - Hyperreflektorischer Rhinitis
  - Liquorabfluss
- **Serös-schleimig** bei:
  - Akuter Rhinitis
  - Serös-polypöser Nebenhöhlenentzündung
- **Eitrig** bei:
  - Eitriger Nebenhöhlenentzündung
  - Odontogener Kieferhöhleneiterung
- **Borkig** bei:
  - Rhinitis atrophicans
  - Ozaena

- **Blutungen**
- **Nasenbluten:**
  - Örtlich bedingt
  - Symptomatisch
- **Verletzungen:**
  - Nasenbeinfraktur
  - Mittelgesichtsfraktur
  - Frontobasale Fraktur
- **Tumoren der Nase und der Nebenhöhlen**

- **Schwellung**
- **Schwellung der äußeren Nase** bei:
  - Nasenfurunkel
  - Rhinophym
  - Basaliom
- **Wangenschwellung** bei:
  - Komplikationen der Nebenhöhlenentzündungen
  - Tumoren der Nase und der Nebenhöhlen
  - Verletzungen (s. oben bei Blutung)

29.3 Mund-, Rachen- und Ösophaguserkrankungen

(Dysphagien und Schluckstörungen)

- **Schluckschmerzen**
- Bei **Entzündungen**:
  - Glossitis
  - Stomatitis
  - Tonsillitis
  - Anginen

- Peritonsillarabszess
- Mundbodenabszess
- Pharyngitis
- Soor
- Epiglottitis
- Ösophagitis
- Bei **Verletzungen**:
  - Zungenbiss
  - Pfählungsverletzung
  - Verbrühung
  - Verätzung
  - Fremdkörper
- Bei **Tumoren**:
  - Zungenkarzinom
  - Mundbodenkarzinom
  - Oropharynxkarzinom
  - Hypopharynxkarzinom
  - Ösophaguskarzinom
- Bei **Glossopharyngeusneuralgie**

- **Schluckbeschwerden bei:**
- Xerostomie
- Pharyngitis sicca
- Globus pharyngis
- Tonsillenhyperplasie
- Chronischer Tonsillitis
- Spaltbildungen
- Zungengrundstruma
- Hypopharynxdivertikel
- Dysphagia lusoria
- Ösophagotrachealer Fistel
- Ösophagusstenose
- Refluxösophagitis
- Ösophagusvarizen
- Amyloidose
- Sklerodermie
- Kardiospasmus
- Funktionsstörungen der Halswirbelsäule
- Erkrankungen der Schlundmuskulatur (myogene Dysphagie)

- **Schlucklähmung (neurogene Dysphagie) bei:**
- Gaumensegelparese
- Hirnnervenlähmung Nn. IX, X, XII
- Bulbärparalyse
- Hirntumor

29.4 Kehlkopf- und Tracheaerkrankungen

- **Heiserkeit**
- Bei **Entzündungen**:
  - Laryngitis
  - Reinke-Ödem
  - Kehlkopfgranulom
  - Diphtherie
- Bei **Missbildungen**:
  - Laryngozele
  - Segelbildung
  - Sulcus glottidis
- Bei **Stimmlippenlähmungen**:
  - Rekurrensparese
  - Myopathische Lähmung
  - Bulbäre Lähmung (N. X)
- Bei **Verletzungen**:
  - Stumpfe Kehlkopfverletzung
  - Scharfe Kehlkopfverletzung
  - Intubationsschaden
  - Verbrühung
  - Verätzung
  - Fremdkörper
  - Synechie
  - Stenose
- Bei **Tumoren**:
  - Stimmlippenpolyp
  - Stimmlippenknötchen
  - Kehlkopfpapillom
  - Pachydermie
  - Kehlkopfkarzinom
- Bei **Stimmstörungen**:
  - Dyskinetische Stimmstörung
  - Mutationsstörung
  - Funktionelle Dysphonie und Aphonie
  - Hormonelle Stimmstörung
  - Stimmstörung bei Globus pharyngis

- **Atemnot**
- Bei **Entzündungen**:
  - Epiglottitis
  - Larynxödem
  - Pseudokrupp
  - Diphtherie
- Bei Missbildungen:
  - Segelbildung
  - Laryngozele

- Bei **Verletzungen**:
    - Stumpfe Verletzung
    - Scharfe Verletzung
    - Doppelseitige Rekurrensparese
    - Fremdkörper
    - Stenose
    - Synechie
- Bei **Tumoren**:
    - Papillom
    - Kehlkopfkarzinom
    - Hypopharynxkarzinom
    - Trachealtumor
    - Bronchialtumor
- Bei **Rhonchopathie**

29.5   Speicheldrüsenerkrankungen

- ■ **Schmerzen bei:**
- Sialadenitis
- Sialolithiasis
- Karzinom

- ■ **Schwellung bei:**
- Sialadenitis
- Sialolithiasis
- Sjögren-Syndrom
- Heerfordt-Syndrom
- Sialose
- Zyste
- Pleomorphem Adenom
- Karzinom

- ■ **Mundtrockenheit (Xerostomie) bei:**
- Vermindertem Speichelfluss (Sialopenie)
- Chronischer Sialadenitis
- Strahlensialadenitis
- Sjögren-Syndrom
- Plummer-Vinson-Syndrom
- HIV-Infektion
- Psychopharmaka
- Sympathikomimetika
- Atropin

- ■ **Vermehrter Speichelfluss (Sialorrhö) bei:**
- Entzündungen in Mund und Rachen
- Tumoren in Mund und Rachen

29.6   Symptome bei Halswirbelsäulen-Gefügestörungen

- Schwindelbeschwerden
- Innenohrschwerhörigkeit
- Tinnitus
- Dysphonie
- Dysphagie (Globusgefühl)
- Migräne
- Myogelosen
- Okzipitalneuralgie

Vom Hauptsymptom zur häufigsten Diagnose

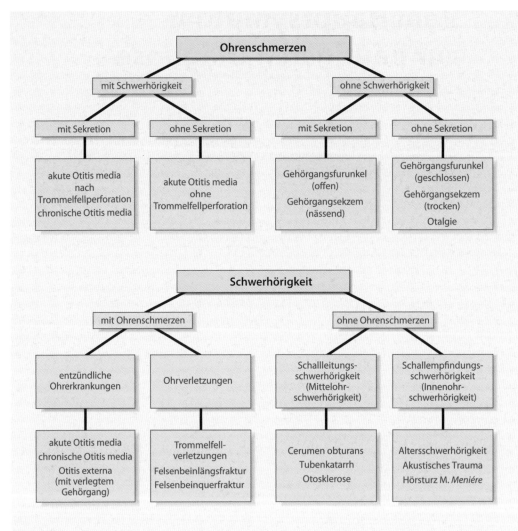

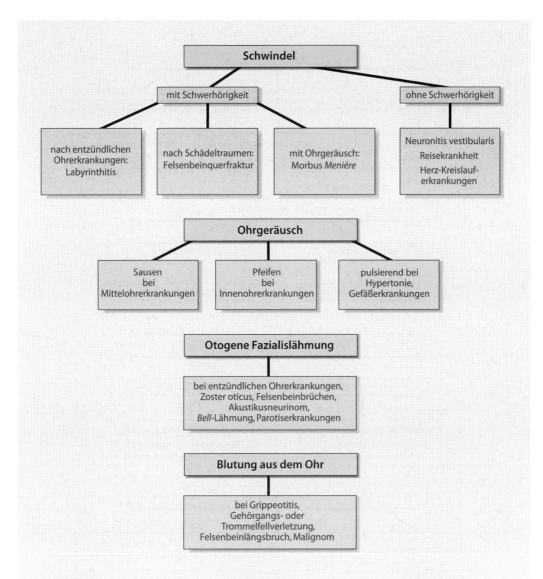

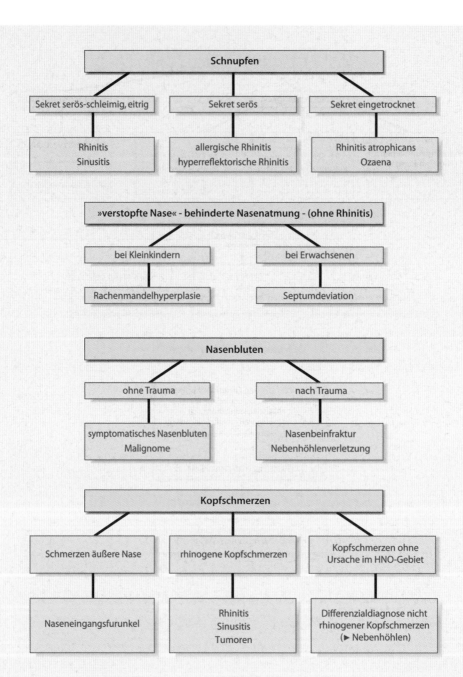

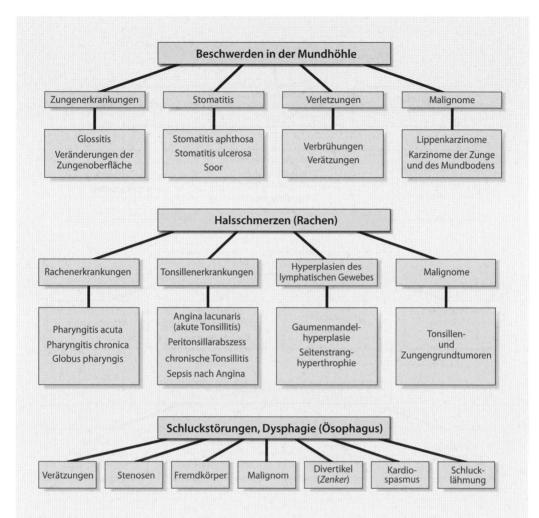

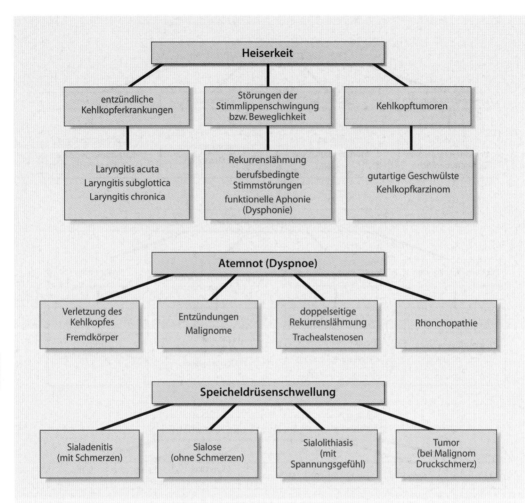

Anhang

Ausgewählte Medikamente (April 2012)

Die Liste stellt eine Auswahl bewährter Medikamente dar. Sie erhebt keinen Anspruch auf Vollständigkeit oder Richtigkeit. Die Ordnung nach Organen dient der besseren Orientierung für den Leser.

Ohr

Gruppe	Generika	Handelsname®
Antibiotika		
Betalaktam-Antibiotika	Penicillin V	Isocillin
Aminopenicilline	Amoxicillin	Amoxicillin STADA
Isoxazolylpenicilline	Flucloxacillin	Staphylex
Acylaminopenicilline	Piperacillin	Piperacillin, Piperacillin-ratiopharm
Kombination von Penicillinen mit Beta-Laktamase-Inhibitoren	Ampicillin + Sulbactam Amoxicillin + Clavulansäure	Unacid Augmentan
Cephalosporine	Cefazolin Cefuroxim Ceftriaxon Ceftazidim Cefotaxim Cefepim, Imiperem + Cilastatin	Cefazolin-saar Elobact Rocephin Fortum Claforan Maxipimen, Zienam
Makrolide	Erythromycin Roxithromycin Clarithromycin	Erythrocin Rulid Klacid
Lincosamide	Clindamycin	Sobelin
Gyrasehemmer	Ofloxacin Ciprofloxacin Ciprofloxacin	Tarivid Ciprobay Ciloxan Ohrentropfen
Tetrazykline	Doxycyclin	Doxycyclin STADA
Breitspektrumantibiotikum	Fosfomycin	Monuril
Antimykotika		
	Bifonazol Miconazol Nystatin	Mycospor Daktar Moronal
Virustatika		
	Aciclovir Famciclovir	Zovirax Famvir
Glukokortikoide		
	Triamcinolon Prednison Prednisolon	Volon A Tinktur N Decortin (Solu-)Decortin H
Osteologika		
	Natriumfluorid	Tridin
Lokaltherapeutika		
	Wasserstoffsuperoxid 1%ig Argentum nitricum 5%ig	

Gruppe	Generika	Handelsname®
Lokalanästhetika		
	Lidocain 4%ig	Xylocain
	Procain 1%ig	Procain
Volumenersatzmittel		
	Hydroxyethylstärke mit Zusatz von Procain oder Pentoxifyllin	HAES-steril 6% mit Zusatz von Procain oder Trental
Durchblutungsfördernde Mittel		
	Naftidrofuryl	Dusodril retard
Kalziumantagonisten	Nimodipin	Nimotop
	Flunarizin	Flunavert
Vasodilatantien	Pentoxifyllin	Trental
Pflanzliche Mittel	Ginkgo biloba	Tebonin forte
Antivertiginosa		
	Dimenhydrinat	Vomex A
	Betahistin	Vasomotal, Aequamen
	Scopolamin	Scopoderm TTS Transdermales Pflaster
	Picrotoxin	Vertigo-Heel
	Flunarizin	Flunavert
Osmotisch wirksame Mittel		
	Mannitol	Osmofundin
Diuretika		
	Acetazolamid	Diamox
	Furosemid	Lasix
	Etacrynsäure	Hydromedin
Antiarrhythmika		
	Lidocain 2%	Xylocain Injektionslösung
Transmitter		
	Glutamat	Glutamin Verla
Ototoxische Medikamente		
Aminoglykosidische Antibiotika	Gentamicin	Refobacin
	Streptomycin	Strepto-Fatol
	Neomycin	Myacyne
	Tobramycin	Gernebcin
Zytostatika	Cisplatin	Cisplatin TEVA
	Carboplatin	Carboplatin GRY
Diuretika	Furosemid	Lasix
	Etacrynsäure	Hydromedin
Antimalariamittel	Chinin	Limptar N
Schmerzmittel	Acetylsalicylsäure	Aspirin
	Diclofenac	Voltaren

Nase und Nasennebenhöhlen

Gruppe	Generika	Handelsname®
Antibiotika		
Aminopenicilline	Amoxicillin	Amoxicillin STADA
Isoxazolylpenicilline	Flucloxacillin	Staphylex
Kombination von Penicillinen mit Beta-Laktamase-Inhibitoren	Ampicillin + Sulbactam Amoxicillin + Clavulansäure	Unacid Augmentan
Cephalosporine	Cefuroxim Cefalexin	Elobact Cephalex ratiopharm
Makrolide	Erythromycin Roxithromycin Clarithromycin Azithromycin	Erythrocin Rulid Klacid Zithromax
Lincosamide	Clindamycin	Sobelin
Gyrasehemmer	Ofloxacin Levofloxacin Ciprofloxacin	Tarivid Tavanic Ciprobay
Nitroimidazole	Metronidazol	Clont
Sulfonamide	Trimethoprim-Sulfamethoxazol	Cotrim ratiopharm
Aminoglykoside	Streptomycin	Strepto-Fatol
Antimykotika		
	Amphotericin B Bifonazol Clotrimazol Fluconazol Flucytosin Ketoconazol Miconazol Nystatin Voriconazol	Amphotericin B Mycospor Canesten Diflucan Ancotil Nizoral Daktar Moronal VFEND
Antileprotika		
	Dapson Clofazimin, Rifampicin	Dapson-Fatol RIFA
Mukolytika		
	Acetylcystein Ambroxol Bromhexin	Fluimucil Mucosolvan Bisolvon
Immunsuppressiva		
	Azathioprin Methotrexat	Imurek Methotrexat Lederle
Zytostatika		
	Cyclophosphamid	Endoxan

Gruppe	Generika	Handelsname®
Salicylate		
	Acetylsalicylsäure	ASS, Aspirin
Rhinologika		
Sympathomimetika	Naphazolin	Privin
	Oxymetazolin	Nasivin
	Xylometazolin	Otriven
Abschwellende Kombinations-präparate	Triprolidin + Pseudoephedrin	Rhinopront Kombi
Kombination mit Steroiden	Xylometazolin + Dexamethason	Otriven + Dexa-RhinospraySine
Pflanzliche Therapeutika		Sinupret
Antihistaminika	Azelastin	Allergodil
	Cetirizin	Zyrtec
	Clemastin	Tavegil
	Fexofenadin	Telfast
	Levocabastin	Livocab
	Levocetirizin	Xusal
	Loratadin	Lisino
	Desloratadin	Aerius
Mastzellstabilisatoren	Cromoglicinsäure	Intal
		Vividrin
	Nedocromil	Irtan
Topische Kortikoide	Beclometason	Beclomet
	Budesonid	PulmicortTopinasal
	Flunisolid	Syntaris
	Fluticason	Flutide nasal
	Mometasonfuroat	Nasonex
	Fluocortolon	Ultralan
Systemische Kortikoide	Prednison	Decortin
	Prednisolon	Decortin H
	Methyl-Prednisolon	Urbason
	Fluocortolon	Ultralan
	Dexamethason	Fortecortin
Parasympatholytika	Ipratropium-Bromid	Atrovent
Spezifische Immuntherapeutika		
	Allergenextrakte	ALK - depot SQ
		Avanz
		Allergovit
		Pollinex
		SLITone plus s.l.
Therapie des allergischen Schocks		
Phosphodiesterase-Hemmer	Theophyllin	Bronchoretard
Beta-2-Sympathomimetika	Fenoterol	Berotec
Histaminrezeptorenblocker H1	Clemastin	Tavegil
	Dimetinden	Fenistil
H2	Cimetidin	Cimetidin Hexal etc.
	Ranitidin	Sostril

Gruppe	Generika	Handelsname®
Kortikoide s.o.		
Sympathomimetika	Adrenalin (Epinephrin) i.v.	Suprarenin Fastject Infecto Krupp
Weitere Rhinologika		
Vitaminhaltige Präparate	Dexpanthenol	Bepanthen Nasensalbe
Schleimhautpflege, Sekretagoga	Meerwasser Meerwasser + Dexpenthenol Mineralische Nasensalbe Hyaluronsäure	Emser Salz-Lösung Emser Nasensalbe Emser Nasenspray Minerasol Hysan Nasenspray
Adstringentien	Argentum nitricum 10%ig + Acetyl-tannat Chromsäure Trichloressigsäure	Rhinoguttae Argenti diacetylotannici proteinici 3% SR Nasentropfen
Lokalanästhetika		
	Lidocain 4%ig Pantocain 4%ig	Xylocain
Tracer zum Nachweis einer Liquorfistel		
	Fluorescein 10%ig	Fluorescein Alcon

Mundhöhle und Pharynx

Gruppe	Generika	Handelsname®
Antibiotika		
Beta-Lactamantibiotika	Penicillin V	Isocillin
Kombination von Penicillin mit Beta-Laktamase-Inhibitoren	Ampicillin + Sulbactam Amoxicillin + Clavulansäure	Unacid Augmentan
Aminopenicilline	Ampicillin	Ampicillin
Cephalosporine	Cefuroxim	Elobact
Makrolide	Roxithromicin Erythromicin	Rulid Erythrocin
Tetrazykline	Doxycyclin	Doxycyclin STADA
Kortikoide		
	Prednison Prednisolon	Decortin (Solu)DecortinH
Mukolytika		
	Acetylcystein Ambroxol Bromhexin	Fluimucil Mucosolvan Bisolvon

Gruppe	Generika	Handelsname®
Mund- und Rachentherapeutika		
Antiinfektiva	Fusafungin	Locabiosol-DosierAerosol
Antimykotika	Amphotericin B Nystatin	Ampho-Moronal Moronal
Virustatika	Famciclovir Aciclovir	Famvir Zovirax
Lokalanästhetika	Benzocain Lidocain 4%ig Benzydamin	Anaesthesin-Pastillen Xylocain Spray Tantum Verde
Desinfektiva, Antiseptika	Hexetidin Policresulen Cetylpyridiniumchlorid Povidon-Jod	Hexoral Albothyl Dobendan Strepsils Betaisodona
Farbstoffe mit antiseptischer Wirkung	Pyoktannin 1%ig Gentianaviolett 1%ig	Lösung Lösung
Adstringentien	Argentum nitricum 5%ig Chromsäure 5%ig Salicylspiritus 3%ig	Lösung Lösung
Vitaminpräparate	Dexpanthenol Retinol + Tocopherol	Bepanthen Lutschtabletten Rezeptur
Sekretagoga	Emser Salz	Emser Pastillen echt ohne Menthol
Synthetischer Speichel	Carmellose und Mineralsalze	Glandosane
Topische Sympathomimetika	Adrenalin	InfektoKrupp Inhal
Topische Kortikoide	Budesonid Triamcinolonacetonid	Pulmicort-Spray Volon A-Haftsalbe
Therapeutika bei schweren allergischen Reaktionen		
Systemische Kortikoide s.o.		
Sympathomimetika	Adrenalin (Epinephrin)	Suprarenin Fastject
Enzyminhibitoren		
	C1-Esterase-Inhibitor	Berinert
Chemotherapeutika s. Larynx u. Trachae		
Bradykinin-Rezeptur-Antagonist	Icatibaut	Firazyr®
Therapeutika bei GERD		
H2-Antagonisten	Ranitidin	Zantic
Protonenpumpenhemmer	Omeprazol	Antra
Antazida	Magnesiumhydroxid	Maaloxan
ACE-Hemmer		
	Captopril Ramipril	Capto-CT Ramipril, Delix

Larynx und Trachea

Gruppe	Generika	Handelsname®
Antibiotika		
Cephalosporine	Cefotaxim	Claforan
	Cefuroxim	Elobact
Kombination von Penicillin mit Beta-Laktamase-Inhibitoren	Ampicillin+Sulbactam	Unacid
Tetrazykline	Doxycyclin	Doxycyclin STADA
Lokaltherapeutika		
Antiinfektivum	Fusafungin	Locabiosol Dosier-Aerosol
Antimykotikum	Nystatin	Moronal
Mukolytika/Expektorantia	Acetylcystein Ambroxol Bromhexin Tyloxapol	Fluimucil Mucosolvan Bisolvon Tacholiquin
Topische Kortikoide	Budesonid	Pulmicort-Spray
Sekretagoga	Meersalz	Emser Inhalationslösung
Vitaminpräparate	Dexpanthenol	Bepanthen Lösung
Synthetischer Speichel	Carmellose und Mineralsalze	Glandosane
Lokalanästhetika	Tetracain 4%ig Lidocain Benzydamin	Xylocain Pumpspray Tantum Verde
Systemische Kortikoide		
	Prednison Prednisolon	Decortin Rectodelt Supp (Solu)DecortinH
Therapeutika bei GERD		
H2-Antagonisten	Ranitidin	Zantic
Protonenpumpenhemmer	Omeprazol	Antra
Antazida	Magnesiumhydroxid	Maaloxan
Chemotherapeutika		
	Cisplatin	Cisplatin
	Carboplatin	Carboplatin-GRY
	Etoposid	Vepesid
	5-Fluoro-Uracil	5-FU axios
Photosensitizer	Aminolävulinsäure	Gliolan
Antiserum		
	Diphtherie-Antiserum	

Ösophagus

Gruppe	Generika	Handelsname®
Antibiotika		
Beta-Lactamantibiotika	Penicillin V	Isocillin
Cephalosporine	Cefazolin	Cefazolin
	Cefuroxim	Elobact
	Ceftriaxon	Rocephin
	Ceftazidim	Fortum
	Cefotaxim	Claforan
Gyrasehemmer	Ofloxacin	Tarivid
	Ciprofloxacin	Ciprobay
	Levofloxacin	Tavanic
Topisches Antimykotikum		
	Nystatin	Moronal
Therapeutika bei GERD		
H2-Antagonisten	Ranitidin	Zantic
Protonenpumpenhemmer	Omeprazol	Antra
Antazida	Magnesiumhydroxid	Maaloxan
Systemische Kortikoide		
	Prednisolon	Decortin H
Chemotherapeutika s. Larynx u. Trachae		

Hals

Gruppe	Generika	Handelsname®
Antibiotika		
Gyrasehemmer	Ciprofloxacin	Ciprobay
Sulfonamide	Trimethoprim-Sulfamethoxazol	Cotrium
	Trimethoprim	Infectotrimet
	Pyrimethamin	Daraprim
Antiretrovirale Therapeutika		
Nukleosid-Analoga	AZT = Zidovudin	Retrovir
Protease-Inhibitoren	Saquinavir	Invirase
	Atazanavir	Reyataz
	Fosamprenavir	Telzir
	Lopinavir	Kaletra
Nicht-nukleosidische RT-Inhibitoren	Nevirapin	Viramune
	Efavirenz	Sustiva
Nukleosid/Nukleotid-Kombinationen	Tenofovir/Emtricitabin	Truvada
	Abacavir/Lamivudin/Zidovudin	Trizivir
Systemische Kortikoide		
	Prednisolon	Decortin H
Sklerosierungsmittel	Lauromacrogol	Aethoxysklerol

Kopfspeicheldrüsen

Gruppe	Generika	Handelsname®
Antibiotika		
Cephalosporine	Cefazolin	Cefazolin
	Cefuroxim	Elobact
	Ceftriaxon	Rocephin
	Ceftazidim	Fortum
	Cefotaxim	Claforan
Lincosamide	Clindamycin	Sobelin
Systemische Kortikoide		
	Prednisolon	Decortin H
Lokaltherapeutika		
Sialagoga	Ascorbinlutschtabletten	
	Pilocarpin	Salagen Tbl
Synthetischer Speichel	Carmellose und Mineralsalze	Glandosane
Immuntherapeutika	intravenöse Immunoglobuline	IVIG
Sekretionshemmer		
Anticholinergikum	Scopolamin-Salbe	
Muskelrelaxans	Botulinum-Toxin A	Dysport, Botox

Stimmstörungen

Gruppe	Generika	Handelsname®
Muskelrelaxanzien		
	Botulinum-Toxin-Injektion	Botox, Dysport
Psychopharmaka		
Benzodiazepine	Chlordiazepoxid	Librium
	Diazepam	Valium

Hand- und Lehrbücher des Fachgebietes

Arnold W, Ganzer U (2011) Checkliste Hals-Nasen-Ohrenheilkunde, 5. Aufl. Thieme, Stuttgart

Baker SR (2007) Local Flaps in Facial Reconstruction, 2nd edition, Mosby, St. Louis

Brackmann D, Shelton C, Arriaga M (2010) Otologic Surgery, 3rd ed. Saunders, Philadelphia

Denecke HJ (1980) Die oto-rhino-laryngologischen Operationen im Mund- und Halsbereich. Kirschnersche Operationslehre, Bd V, Teil 3, 3. Aufl. Springer, Berlin Heidelberg New York

Denecke HJ, Ey W (1984) Die Operationen an der Nase und im Nasopharynx. Kirschnersche Operationslehre, Bd V, Teil 1, 3. Aufl. Springer, Berlin Heidelberg New York

Denecke HJ, Denecke MU, Ey W (1993) Die Operationen an den Nasennebenhöhlen und der angrenzenden Schädelbasis. Kirschnersche Operationslehre, Bd V, Teil 2, 3. Aufl. Springer, Berlin Heidelberg New York Tokio

Ernst A, Freesmeyer WB, Hofmann M (2008) Funktionsstörungen im Kopf-Hals-Bereich: für Mediziner und Zahnmediziner, 1. Aufl. Thieme, Stuttgart

Feldmann H (2006) Das Gutachten des Hals-Nasen-Ohrenarztes, 6. Aufl. Thieme, Stuttgart

Feldmann H, Lenarz T, Wedel H von (1998) Tinnitus, 2. Aufl. Thieme, Stuttgart

Fisch U (2007) Tympanoplasty, mastoidectomy and stapes surgery. 2. Aufl. Thieme, Stuttgart

Francis HW, Niparko J (2011) Temporal Bone Dissection Guide. Thieme, Stuttgart

Gleeson M (2008) Scott-Brown's Otorhinolaryngology: Head and Neck Surgery, 7th ed. Hodder Arnold

Haid CT (2002) Schwindel aus interdisziplinärer Sicht. Thieme, Stuttgart

Heppt W, Bachert C (2010) Praktische Allergologie, 2. Aufl. Thieme, Stuttgart

Hildmann H, Sudhoff H, Dazert S, Hagen R (2011) Manual of Temporal Bone Exercises. Springer, Berlin Heidelberg New York Tokio

IMPP-Gegenstandskatalog (IMPP-GK 2) für den schriftlichen Teil des Zweiten Abschnitts der Ärztlichen Prüfung (2011). Institut für medizinische und pharmazeutische Prüfungsfragen, Rechtsfähige Anstalt des öffentlichen Rechts, Mainz, 3. Aufl.

Jackler RK, Brackman DE (2005) Neurotology, 2nd ed. Mosby, St. Louis

Jackler RK (2009) Atlas of Skull Base Surgery and Neurotology, Thieme Medical Publishers

Kastenbauer R, Tardy ME (2004) Ästhetische und Plastische Chirurgie an der Nase, Gesicht und Ohrmuschel, 3. Aufl. Thieme, Stuttgart

Kießling J, Kollmeier B, Diller G (2008) Versorgung und Rehabilitation mit Hörgeräten, 2. Aufl. Thieme, Stuttgart

Kösling S, Bootz F (2010) Bildgebung HNO-Heilkunde. Springer, Berlin Heidelberg New York Tokio

Lehnhardt E, Laszig R (Hrsg) (2009) Praxis der Audiometrie, 9. Aufl. Thieme, Stuttgart

Lenarz T (Hrsg) (1998) Cochlea-Implantat. Springer, Berlin Heidelberg New York Tokio

Lore J, Medina J (2004) An atlas of head and neck surgery, 4th ed. Saunders, Philadelphia

Mann W, Welkoborsky H-J, Maurer J (1997) Kompendium Ultraschall im Kopf-Hals-Bereich. Thieme, Stuttgart

Martini A, Stephens D, Read AP (2007) Genesis, Hearing, and Deafness: From Molecular Biology to Clinical Practice. Informa Healthcare

Mrowinski D, Scholz G (2006) Audiometrie, 3. Aufl. Thieme, Stuttgart

Naumann HH (Hrsg), Helms J, Herberhold C, Ksatenbauer E (1992–1995) Oto-Rhino-Laryngologie in Klinik und Praxis: Bd. 1 Ohr; Bd. 2 Nase, Nebenhöhlen, Gesicht, Mundhöhle, Pharynx und Kopfspeicheldrüsen; Bd. 3 Hals. Thieme, Stuttgart

Naumann HH (1995) Kopf- und Hals-Chirurgie. Indikationen, Technik, Fehler und Gefahren. Operations-Manual: Kopf- und Hals-Chirurgie, 3 Bd. 2. Aufl., Thieme, Stuttgart

Plester D, Hildmann H, Steinbach E (1989) Atlas der Ohrchirurgie. Kohlhammer, Stuttgart

Probst R, Grevers G, Iro H (2008) Hals-Nasen-Ohrenheilkunde, 3. Aufl. Thieme, Stuttgart

Scherer H (1997) Das Gleichgewicht, 2. Aufl. Springer, Berlin Heidelberg New York Tokio

Simmen D, Jones N (2005) Chirurgie der Nasennebenhöhlen. Thieme, Stuttgart

Stamm AC, Draf W (2000) Micro-endoscopic surgery of the paranasal sinuses and the skull base. Springer, Berlin Heidelberg New York Tokio

Steiner W (1997) Endoskopische Laserchirurgie der oberen Luftwege und Speisewege. Thieme, Stuttgart

Stoll W, Most E, Tegenthoff M (2004) Schwindel und Gleichgewichtsstörungen, 4. Aufl. Thieme, Stuttgart

Strutz J, Mann W (Hrsg) (2009) Praxis der HNO-Heilkunde, 2. Aufl., Thieme, Stuttgart

Stuck B, Maurer JT, Schredl M, Weeß H-G (2011) Praxis der Schlafmedizin. Springer, Berlin Heidelberg New York Tokio

Theissing J, Rettinger G, Werner JA (2006) HNO-Operationslehre. Thieme, Stuttgart

Thumfart W, Platzer W, Gunkel A, Maurer H, Brenner E (1998) Operative Zugangswege in der HNO-Heilkunde. Thieme, Stuttgart

Wendler J, Seidner W, Kittel G, Eysholdt U (2005) Lehrbuch der Phoniatrie und Pädaudiologie, 4. Aufl. Thieme, Stuttgart

Wigand ME (1989) Endoskopische Chirurgie der Nasennebenhöhlen und der vorderen Schädelbasis. Thieme, Stuttgart

Wittekind C, Meyer HJ (2010) TNM: Klassifikation maligner Tumoren, 7. Auflage. Wiley-Blackwell

Zenner H-P (2008) Praktische Therapie von Hals-Nasen-Ohrenkrankheiten. Schattauer, Stuttgart New York

Stichwortverzeichnis

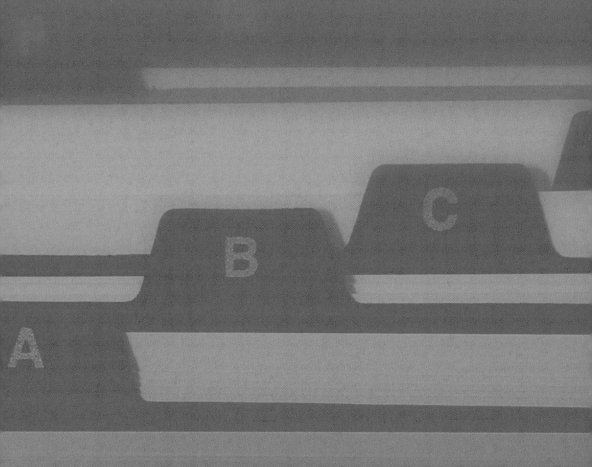

Printing: Ten Brink, Meppel, The Netherlands
Binding: Stürtz, Würzburg, Germany